中医精神病学专家王彦恒辨治精华

中西医结合论治
焦虑障碍

主　　审　王彦恒

主　　编　贾竑晓　康玉春

编　　委　（按姓氏笔画排序）

王　琳　王群松　尹冬青　冯秀杰　朱　虹

仲　捷　刘　杰　闫少校　张晓钢　季向东

袁海宁　贾竑晓　康玉春

学术秘书　刘　杰

人民卫生出版社

图书在版编目（CIP）数据

中西医结合论治焦虑障碍 / 贾竑晓,康玉春主编 . —北京：人民卫生出版社,2018

ISBN 978-7-117-27096-0

Ⅰ.①中… Ⅱ.①贾… ②康… Ⅲ.①焦虑 - 中西医结合疗法 Ⅳ.①R749.705

中国版本图书馆 CIP 数据核字（2018）第 167264 号

| 人卫智网 | www.ipmph.com | 医学教育、学术、考试、健康，购书智慧智能综合服务平台 |
| 人卫官网 | www.pmph.com | 人卫官方资讯发布平台 |

中西医结合论治焦虑障碍

主　　编：贾竑晓　　康玉春
出版发行：人民卫生出版社（中继线 010-59780011）
地　　址：北京市朝阳区潘家园南里 19 号
邮　　编：100021
E - mail：pmph @ pmph.com
购书热线：010-59787592　010-59787584　010-65264830
印　　刷：北京画中画印刷有限公司
经　　销：新华书店
开　　本：710×1000　1/16　　印张：27
字　　数：499 千字
版　　次：2018 年 7 月第 1 版　2018 年 7 月第 1 版第 1 次印刷
标准书号：ISBN 978-7-117-27096-0
定　　价：69.00 元

打击盗版举报电话：**010-59787491　E-mail：WQ @ pmph.com**
（凡属印装质量问题请与本社市场营销中心联系退换）

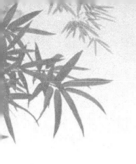

前　言

　　焦虑障碍是现代社会人群中最常见的精神障碍之一，具有很高的患病率，有研究显示，其终身患病率为 13.6%~28.8%，年患病率为 5.6%~19.3%。焦虑障碍由于症状繁复、病程迁延、缺乏客观诊断指标等常导致患者多处就诊、反复检查、疑医惧药等，进而社会功能与生活质量下降，健康、社会关系、职业、家庭生活等多方面受损。他们经常因情绪相关的躯体症状，反复就诊于临床各科，造成了医疗资源的沉重负担。有调查显示，医疗资源利用率高的人群中，21.8% 为焦虑障碍。虽然抑郁障碍由于较高自杀率备受大众关注，但焦虑障碍因较大的精神压力、多样的躯体表现和沉重的经济负担也应引起广大医务工作者和社会大众的重视。

　　中医药在我国有着深厚的土壤，其中所蕴含的哲学思想和人文精神早已融入到百姓的血脉之中，深受百姓喜爱，再加上很多人担心西药的不良反应，相当一部分焦虑障碍患者常常会选择中医或中西医结合治疗。中医药学治疗焦虑障碍有着自身的特色和优势，因此无论是中医还是中西医结合工作者有必要对焦虑障碍的中西医结合诊治有一个系统的认识。

　　古代中医文献中虽无"焦虑"这一病名，但其临床表现和"惊悸""怔忡""灯笼病""郁证""百合病""脏躁""奔豚"等病证有部分相似相通之处。中医对这些病有生动详细的论述，理法方药完备，值得学习借鉴，其所提出的很多认识和治疗康复方法值得进一步探究。

　　王彦恒老中医为首都医科大学附属北京安定医院主任医师，第五、六批全国老中医药专家学术经验继承工作指导老师，第四、五批北京市老中医药专家学术经验继承工作指导老师，第三届首都国医名师。王老从 1961 年到首都医科大学附属北京安定医院从事中医精神科临床工作开始，便对焦虑障碍的中医病因病机和治法进行了不懈的探索，迄今已有 50 余年，形成了完整的理论体系，积累了丰富的行之有效的临床经验，取得了丰硕的成果。具体体现在如下几个方面：①从"脑主神明"理论出发认识焦虑障碍的临床表现和病因病机，认为焦虑障碍的本质是脑神功能系统失调所引发的人体精神、情志、气血、脏腑、经络的紊乱状态，体现在躯体、情志等多个方面；②强调"益肾平虑法"是治疗焦虑障碍的基本大法，临床中当形神同治，以通为顺；③注重辨证论治和个性化治疗：焦虑障碍的患者存在不同的人群特征，发病时的相关躯体、心理和社会因素存在差异,而其中又有很多不同亚型,因此需要辨证分型论治和个性化论治。④重视但不拘泥于古代医家经验,强调从古代病证治疗经验如"惊悸""怔忡""灯笼病""郁证""百合病""脏躁""奔豚"等中汲取有效营养为焦虑障碍治疗服务,但又不墨守成规。

焦虑障碍为精神科临床常见病,精神专科医院有诊断明确的轻、中、重度代表性病例资源,因此要想全面深刻地理解焦虑障碍的中医诊治经验,必须有来自于专科医院的拥有丰富临床实践经验的中医精神科专家的声音。王彦恒老中医是一位毕生致力于研究中医诊治精神疾病的国家级名老中医,有着56年的中医临床实践经验,已在此领域形成了经过临床验证的完整的学术思想体系。因此,作为王老的学术继承人,我们有必要将王老诊治焦虑障碍的学术思想以专著的方式进行整理发表,并加以发扬,以促进中医治疗焦虑障碍临床水平的提高,帮助广大的焦虑障碍患者及其家庭摆脱疾病困扰,造福于社会。

本书首先介绍了与焦虑障碍相关的西医基础知识,内容包括焦虑障碍的概念、流行病学特征、影响因素、临床表现、诊断标准和治疗等,使读者对焦虑障碍这一疾病有一个基本的认识。随后介绍了焦虑障碍的中医学术源流,中医对脑及脑神的认识,脑、五神脏与焦虑的关系,并在此基础上概括性地论述了焦虑障碍的中医及中西医结合诊治策略与思路,较为完整地体现了王老治疗焦虑障碍的学术思想。然后重点介绍了与焦虑相关的中西医相关病证的中西医结合治疗、康复、调护,突出中医临床疗效和实用性,有助于广大读者对焦虑障碍的中西医结合诊治有一个全面而又深刻的认识,进一步了解王老治疗焦虑障碍的学术观点和临床经验。最后,精选了历代中医著作中有关焦虑障碍的医论、医方和医案,供读者参考借鉴。

虽然我们尽最大努力去理解和介绍王老中医治疗焦虑障碍的学术思想和临床经验,但难免存在一定的局限性,且不同地域、不同临床科室对焦虑障碍认识可能存在差异性,因此本书可能有一些疏漏和不妥之处,欢迎各位读者指正。

贾竑晓　康玉春

2018 年 2 月 28 日于北京

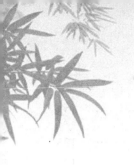

目 录

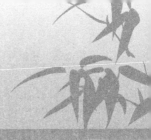

第一章

焦虑障碍的西医基础

第一节　焦虑障碍的概念

　　焦虑障碍，又称焦虑症或焦虑性神经症，该疾病的概念久经变迁；目前主要指以焦虑为主要临床表现的精神障碍，具有高发病率、高疾病负担和高共病率的特点。焦虑障碍是精神科临床上最常见的疾病之一，据报道其终身患病率高达 28.8%，高于心境障碍和物质滥用障碍。由于患病人数众多，所以导致疾病负担较重；2010 年进行的一项欧洲脑部疾病的医疗总成本研究显示，焦虑障碍（包括广泛性焦虑障碍、惊恐发作和社交焦虑障碍）所占治疗成本负担排名第四位。

　　焦虑是一种非常常见的负性情绪，是当人们在遇到某些情况，如挑战、困难或危险时，出现的一种正常的情绪反应。焦虑有时也出现在没有明显客观原因的情况下，它的特点是内心的不安感或无根据的恐惧感，常伴有躯体、认知和行为的相应表现。当焦虑情绪明显严重于客观事件或处境所能诱发的程度，或焦虑情绪的持续时间过长，则有可能成为病理性的，称为焦虑症状或焦虑状态，如符合相关诊断标准时就可诊断为焦虑障碍。但有时"正常的"焦虑和"病理性"焦虑并不容易区分，人与人之间的差异非常巨大，因此美国精神病学会（APA）《精神障碍诊断与统计手册》第 4 版和第 5 版（DSM-Ⅳ 和 DSM-5）提出只有"当焦虑、担忧或躯体症状引起有临床意义的痛苦，或是社交、职业或其他重要功能方面受到严重损害"时，方能确定为"病理性"焦虑。

　　在西方医学和哲学的体系中，对焦虑的研究和思考起源于古希腊。焦虑（anxiety）一词起源于印 - 欧语系，希腊语中也有出现，表示个体在面临威胁时产生的紧张、发抖或窒息症状。虽然被西方誉为医学之父的希波克拉底（前 460 年—前 370 年）在他的著作中多次描述了焦虑的症状，但是直到 19 世纪末期，心理学家弗洛伊德（1856—1939 年）才首次提出"焦虑性神经症"的概念，并明确地把焦虑症与抑郁和神经衰弱区分开来。之后弗洛伊德进一步将焦虑性神经症分为两类：一类是焦虑的情绪症状为主要表现的患者，仍称为焦虑性神经症；另一类则主要表现为焦虑的躯体症状，称之为焦虑性癔症。后者包括了我们目前所说的广场恐怖症。曾有一段时间恐怖症状被认为是思维症状而非情绪症状。根据恐怖对象的不同，弗洛伊德将恐怖症分为一般恐怖症和特定恐怖症，前者是指对某些让人害怕的事物的夸大恐惧，而后者与目前特定恐怖症的定义有所不同，是指对正常人不会害怕的事物的恐惧。

到目前为止，强迫障碍与焦虑障碍的关系仍在不断变化。弗洛伊德认为它们两者的核心都是焦虑问题，因为采用了不同的防御机制，所以表现出不同的症状。而其他人则认为强迫障碍是一组病因不明的单独的神经症。因此，不同的观点在不同的疾病分类系统中也有不同的表现。美国精神病学会（APA）《精神障碍诊断与统计手册》第 3 版（DSM-Ⅲ）将强迫性神经症归于焦虑障碍，而此后 DSM-Ⅲ-R、DSM-Ⅳ、DSM-Ⅳ-R 基本沿用之前标准，将强迫障碍看作是焦虑障碍的一个亚型。直到 2013 年 DSM-5 重新将强迫及相关障碍编码作为一个独立的疾病，与焦虑障碍区分开来。在这一点上，世界卫生组织《疾病和有关健康问题的国际统计分类》第 10 版（ICD-10）没有明确地把焦虑障碍和强迫障碍分开，而把两者同归在神经症性障碍里。中国制定的《中国精神障碍分类与诊断标准》第 3 版（CCMD-3）与 ICD-10 较为接近，保留了"神经症"的概念，仍然将焦虑障碍与强迫障碍归属于神经症的范畴。

第二节　焦虑障碍的流行病学研究

一、焦虑障碍流行病学

不论国际还是国内，焦虑障碍的患病率在所有精神障碍中都是很高的。世界卫生组织（world health organization，WHO）的世界精神卫生调查（world mental health surveys，WMHS），于 2008 年发布了首批 17 个国家 / 地区的调查结果，焦虑障碍年患病率为 6.8%，在各类精神障碍中高居榜首；分国家和地区统计，绝大多数（15/17）也是以焦虑障碍的患病率最高。2009 年发表的鲁、浙、青、甘四省的精神疾病流行病学调查的汇总分析，焦虑障碍的月患病率为 5.6%，仅次于心境障碍（6.1%），居第二位。因此，我国焦虑障碍的防治是突出的公共卫生问题。虽然焦虑障碍的发病率不低，但干预率很低，中国只有 6.1% 的焦虑障碍患者得到了正确的治疗。

常见焦虑障碍的流行病学：

1. 广泛性焦虑障碍　广泛性焦虑障碍（generalized anxiety disorder，GAD）是最常见的一种焦虑障碍。GAD 的 12 个月患病率为 1%~4%，终生患病率接近 6%。与其他人种相比，GAD 在白人中的发病率更高。发病年龄呈双峰式分布，中位年龄为 31 岁，平均年龄为 32.7 岁。据具有代表性的流行病学调查显示，美国总体人群在过去一年内的 GAD 患病率为 3.1%，终生患病率为 5.7%；女性患病率约为男性的两倍。GAD 发病年龄变异性较大：有些个体于童年期发病，大多数始于成年早期，另一个发病高峰为老年期，往往发生于慢性躯体疾病的背景之下。

就定义而言，GAD 是一种慢性疾病，6 个月是诊断焦虑的最短时长，大多数患者在寻求治疗前已罹患该病数年。GAD 在初级医疗保健机构中尤为普遍，存在于 7%~8% 的患者中。然而，患者很少报告担忧症状。初级保健机构（而非精神卫生机构）患者的主要表现是躯体症状，如头痛或消化道不适。GAD 患儿往往表现为复发性腹痛及其他可能导致他们远离学校的躯体症状。

2. 社交恐怖症 社交恐怖症（social anxiety disorder，SAD）是最常见的焦虑障碍之一，终生患病率约为 8%~12%，女性较男性常见，发达国家发病率（6.1%）较发展中国家高（2.1%）。SAD 发病较早，多起病于青春期（平均 12 岁），常呈慢性迁延病程。低教育成就、低社会经济地位、单身或与伴侣分离、共病重性抑郁障碍（major depression disorder，MDD）与 SAD 发病率的升高相关。

3. 惊恐障碍 对惊恐障碍（panic disorder，PD）的回顾性调查发现约 40% 的成年患者是从 20 岁前开始发病，且女性发病率约为男性的 2 倍，2000 年 WHO 的统计显示：在男性，10 000 人中非洲 309 人，东亚 330 人患病；在女性，10 000 人中非洲 613 人，北美、大洋洲、欧洲 649 人患病。

4. 创伤后应激障碍 国外研究发现，创伤后应激障碍（post-traumatic stress disorder，PTSD）的终生患病率为 9.2%，当前（1 个月）患病率为 2.4%。超过 76% 的加拿大人报告称自己曾经历过严重的创伤性事件。美国和欧洲的社区研究显示，PTSD 的终生患病率为 6.4%~6.8%，12 个月患病率为 1.1%~3.5%。导致 PTSD 的最常见创伤形式包括亲人的意外去世、性攻击、亲人重伤或重病、生育罹患重病的子女及被配偶或照料者殴打。PTSD 常于 25~30 岁之间起病，女性患病率为男性的 2 倍。

二、对个体的影响及社会负担

焦虑障碍对患者的健康状况、家庭生活、社会关系和职业功能等多方面产生不同程度的负性影响，而生存质量下降反过来会导致焦虑障碍的复发率增高。慢性化的病程经常会使患者的社会支持功能受到严重损害，导致患者出现共病抑郁症等其他精神障碍的现象。

焦虑障碍本身的症状痛苦，而病程慢性化、医疗需要大和社会功能受损明显等,给患者和患者家庭带来了沉重的心理和经济负担。有研究对人均经济负担和国家经济负担进行了荟萃分析,结果显示焦虑障碍人均直接经济负担最低为 256 美元 / 年,最高为 8829 美元 / 年,人均间接经济负担最少为 328 美元,最多达到 8655 美元 / 年。只有美国进行了焦虑障碍国家经济负担的研究,约为 700 亿美元 / 年。而到目前为止不仅是患者,还有部分医务人员也对焦虑障碍的认识不足,许多焦虑障碍的患者在得到确诊之前,常因为焦虑情绪导致的躯体化症状反复就诊于多个临床科室,进行了许多不必要的检查和治疗,不仅浪费了患者的金钱和时间,还带来了大量的医疗资源的占用和浪费。

三、病程和预后

焦虑障碍常常表现为慢性病程、低自发缓解率和高复发率,并且患者的预后与患者个体素质有很大关系,不同障碍类型间差异也较大,经过治疗患者会在一段时间内有一定的改善,但总体来说患者预后较差。广泛性焦虑障碍就是一个典型的慢性疾病,很多患者在其青少年时期就已经发病。美国普通社区的青少年 12 个月的广泛性焦虑障碍患病率为 0.9%,成年人为 2.9%。在其他国家,该障碍 12 个月的患病率为 0.4%~3.6%,终生患病的风险为 9.0%。女性经历广泛性焦虑障碍的概率可能是男性的 2 倍。患病率在中年达到顶峰,随着年龄的增长逐步降低。因此目前对焦虑障碍的初级预防越来越受到关注,而由于大多数焦虑障碍患者起病于儿童及青少年时期,因此这个年龄阶段的人群成为关注的重点。除了对目标人群的预防干预外,降低危险因素和提高保护因素也是重要的干预手段。前者包括:采取有效的交通安全干预措施和工地安全措施,提高治安状况、学校干预以减少欺凌行为等;后者则包括:在灾难事件后,及时进行心理干预和辅导,减少灾难的暴露时间等。

第三节 焦虑障碍的病因与病理机制

一、遗传因素

目前关于焦虑障碍的研究多集中于诊断和治疗方面,对其遗传因素方面的研究相对较少,但已有一些学者的研究证实了焦虑障碍具有一定的遗传易感性。

(一)家系研究

目前有不少研究显示,焦虑障碍患者亲属中患焦虑障碍的比例高于一般人群。如果一代直系血亲中有人患有焦虑障碍,则子代患病的几率将比其他人群高出 2~3 倍。国外一项关于社交焦虑症、广泛性焦虑症、惊恐障碍及强迫症等焦虑障碍遗传流行病学研究的 meta 分析结果显示社交焦虑、广泛性焦虑、惊恐障碍及强迫症等焦虑障碍都显示出了很强的家族聚集性,其中最强的是惊恐障碍。惊恐障碍先证者的一级亲属中,本病的发病风险度为17.3%~24.7%,而正常对照组一级亲属的发病风险度为 1.8%~4.8%,显示本病具有家族聚集性。Micco 等对 1984—2007 年的 28 篇相关文献做了 meta 分析结果显示社交焦虑症患者的子女患焦虑症的概率是非焦虑症的 3.91 倍。最新研究显示,焦虑、回避及对应激的强烈反应等症状,可经非遗传途径由母亲传递给子女,甚至孙辈。孙辈可能由于胚胎早期精子及卵母细胞的发育受到影响。

(二) 双生子研究

早期的研究显示,同卵双生子共同患有焦虑障碍的比例比异卵双生子高,提示疾病存在遗传原因。但随后大样本的随访发现不同类型的焦虑障碍的遗传度不同,并且受到环境因素的影响很大,提示环境因素很可能决定了遗传易感性的表达。Bolton 对 4662 名双生子进行了纵向研究,在 6 岁时评估了846 名双生子,发现了遗传模型能解释社交恐怖症的发病,其遗传率为 73%。Taylor 等人比较了 438 对双胞胎(245 对同卵、193 对异卵)中男性和女性的焦虑易感性受遗传和环境作用的差异,结果发现只有女性双胞胎的焦虑易感性受到遗传的显著影响,而男性没有。他们对此现象的解释是:该研究中采用的样本为青春期男女,而 Hayward 等人的研究结果显示女性的焦虑基因在青春期更容易受到荷尔蒙的影响而成为显性表达。但造成这种性别差异具体机制仍需进一步明确。

二、社会心理学因素

心理社会因素在焦虑症发病中起着至关重要的作用。当人们面临困难或有威胁的情境如亲人病危、意外不幸、工作调动、人际关系紧张等,机体主观上在作出努力去适应时,都会产生焦虑反应。当这种心理应激超过了人体本身可能耐受的强度,应付机制失败,机体功能状态被削弱,正常的心理反应便向病理的心理障碍过渡,因而导致焦虑症的产生。生活应激事件的持续存在可导致焦虑症的慢性化;同时,思维方式也可使症状顽固化。Finlay Jones 的研究显示,危险性的生活事件,如失业的威胁与 GAD 关系密切;Brown 等人的研究认为,GAD 与童年的性虐待、被忽视或遭受暴力有密切联系。行为主义理论认为,焦虑是对某些环境刺激的恐惧而形成的一种条件反射。心理动力学理论认为,焦虑源于内在的心理冲突,是童年或少年期被压抑在潜意识中的冲突在成年后被激活,从而形成焦虑。研究表明无条件的消极信念,如“我很笨""我肯定被拒绝"等自卑情绪在焦虑症的发生过程中起着重要作用。过度关注自我表现也已经被报道是焦虑症发生的一个重要诱因。焦虑抑郁的发作常与负性生活事件有关。有报道称重大的危险事件是首发焦虑的引发因素。Dalgleish等报导了儿童青少年的焦虑、抑郁、创伤后应激障碍等不同的情绪障碍有不同的认知偏倚模式,负性生活事件通过不同的认知偏倚模式促发不同的负性情绪。

社会支持是他人提供给个体的各种资源,这些支持资源对个体的健康有积极的影响。儿童的心理应激及焦虑抑郁情绪与社会支持有明确的相关。有研究显示:社会支持对青少年的情绪有直接的影响,来自友伴和家庭的支持对儿童的日常生活极为重要,而那种能够长期维持的同伴友谊又有着特别的意义。基于老年人群的研究显示:睡眠时间越少焦虑水平越高,社会支持程度越低焦虑水平越高,生活事件越多焦虑水平越高。

不良的生活习惯同样会导致焦虑情绪的发生,酗酒可以导致焦虑和抑郁,在某些人,即使适度地长期饮酒也可能增加焦虑水平。此外,咖啡因、酒精、苯二氮䓬类等的药物依赖也可能加重或者导致焦虑。焦虑常常发生于酒精急性戒断期,并可能在摆脱酗酒的人群中伴随急性戒断症状持续长达2年。有证据表明,长期在工作环境中接触有机溶剂也可能与焦虑症相关,如绘画、涂漆等。另有大量临床研究证实,咖啡因与致焦虑作用或者惊恐障碍存在正相关关系。

三、生物学因素

目前对焦虑障碍发病机制的探索尚存在争议,具体的神经生物学机制仍有待明确。随着分子神经生物学的发展,许多与焦虑相关的神经递质、神经甾体、神经肽受体基因和功能影像学研究进展迅速。目前,国内外的学者已经从神经递质学、影像学等多个角度对焦虑障碍发病机制进行了研究。

(一)神经递质学说

目前焦虑障碍的发病所涉及的神经递质主要集中在去甲肾上腺素(NE)、多巴胺(DA)、5-羟色胺(5-HT)、γ-氨基丁酸(GABA)和谷氨酸等。

1. 去甲肾上腺素 去甲肾上腺素(NE)在中枢内分布广泛,它的分泌是应激反应的重要部分,与应激行为和焦虑具有密切关系,它能引起血管收缩、心率加快、血压血糖升高、骨骼肌血流增大及大脑供氧增加等。在人脑内,去甲肾上腺素能神经元含量最多的部位是中脑的蓝斑核(LC)。研究发现蓝斑受到压力刺激时会释放NE,这种反应被放大而引发焦虑症状。焦虑伴有警觉性增高和交感神经活动增强的表现,提示患者的肾上腺素能活动增加。某些可以降低去甲肾上腺素能活动的药物如可乐定、普萘洛尔、抗抑郁剂等,具有减轻焦虑的作用。

惊恐障碍患者服用选择性肾上腺 α_2 受体拮抗剂后出现了惊恐发作症状频发现象,心血管活动增强和 NE 代谢产物的增加。而服用 α_2 受体激动剂后则出现了明显的抗焦虑作用。有报道显示焦虑患者的 NE 水平增加,在服用 α_2 受体激动剂可乐定后会产生明显的 NE 波动。焦虑患者表现出升高的 NE 水平和持续的自主反应。总之,脑内的 NE 可能与体温、摄食行为、镇痛和精神状态的调节等具有密切的关系。

2. 多巴胺　多巴胺(DA)向前额叶皮层中部的投射路径似乎对应激最为敏感。应激的强度和时间上的增加可以引起其他接受 DA 投射神经核 DA 的释放和代谢的增强。毁损实验提示:在焦虑 - 恐惧神经回路中,前额叶皮层中部 DA 神经的毁损或前额叶皮层的 DA 释放的减少,延迟了条件化恐惧反应的消除;前额叶皮层中部 DA 释放的增加,增强了消除行为。然而,前额叶皮层中部的 DA 释放可能存在一个适当的范围,即在适当范围内能够促进调节性反应,促进条件化记忆的消除。而过度的 DA 释放,则可以产生习惯性无助行为。而前额叶皮层中部 DA 释放的减少,可以延迟条件化恐惧的反应。有研究发现,PD 患者表现出对 DA 激动剂阿扑吗啡的反应更明显。而 SPECT 研究显示 SAD 患者的 DA 受体结合减少。

3. 5- 羟色胺　比较焦虑与非焦虑者的基因多态性差异,与社交焦虑可能相关第一个相关基因是 5- 羟色胺转运体(5-HTT)基因。Melke 等对 251 名国籍和年龄相同的女性进行人格测量和基因检测,发现 5-HTT 启动子区(5-HTTLPR)的基因多态性与五种焦虑维度(躯体焦虑、心理焦虑、肌肉紧张、精神衰弱、自信缺乏)都显著相关。Liu 等的研究进一步发现 5-HTTLPR 基因多态性与焦虑症有关,在经受工作压力时含有长等位基因的个体比含有短等位基因的个体患上焦虑症的概率更高。

5- 羟色胺(5-HT)受体复杂,目前已发现 7 种 5-HT 受体亚型。其中仅 $5-HT_3$ 受体与配体门控通道离子通道偶联,其余 6 种均与 G 蛋白偶联,它们的结构包括 7 个跨膜区段、3 个胞浆环和 3 个细胞外环。其中 $5-HT_{1A}$、$5-HT_{1B}$、$5-HT_{2B}$、$5-HT_{2C}$ 和 $5-HT_3$ 是介导焦虑的重要受体。$5-HT_{1B}$ 调节背缝神经核的血清素的释放,可能是由于 5-HT 神经传递增加造成的。有研究表明剔除 $5-HT_{1A}$ 和 $5-HT_{1B}$ 的小鼠表现得更加焦虑。$5-HT_3$ 作为唯一的配体门控性离子通道,它的抗焦虑作用是通过变构效应来实现的。有文献报道,苯二氮䓬类药物抗焦虑作用可能与抑制 5-HT 释放、降低 5-HT 代谢有关。色氨酸羟化酶 -2(TPH-2)是合成 5-HT 的重要酶,TPH-2 缺乏小鼠的焦虑状态有所改变,并伴随着 $5-HT_{1A}$ 受体的改变。而中枢系统中 5- 羟吲哚乙酸(5-HIAA)是 5-HT 最主要的代谢产物,5-HIAA 的含量变化可以反映 5-HT 的代谢水平。

5-HT 对多数交感节前神经元具有兴奋作用,而使副交感节前神经元抑制。破坏动物的中缝核或用药物阻断 5-HT 合成,可使脑内 5-HT 含量明显降低,同时引起动物睡眠障碍,痛阈降低,对吗啡的镇痛作用减弱甚至消失。电刺激大鼠的中缝核,可促使其体温升高。这些现象揭示脑内 5-HT 与睡眠、镇痛、体温调节都有关系。5-HT 广泛存在于焦虑相关的脑区,特别是下丘脑隔区和杏仁核。最近有研究提出 5-HT 能药物的作用机制可能对大脑恐惧网络脱敏,通过从脊神经核岛蓝斑的突触抑制去甲肾上腺素能激活。从背缝核发出止于杏仁核和额叶皮质的 5-HT 能神经通路,已被公认参与条件性恐惧,背侧中缝核能抑制焦虑特有的适应行为。5-HT 能神经元破坏是导致精神疾病出现幻觉的原因。可见精神活动也与 5-HT 有一定的关系。

人类的 $5-HT_{1C}$、$5-HT_2$ 和 $5-HT_3$ 受体具有产生焦虑的特性,而 $5-HT_{1A}$ 受体具有抗焦虑性,$5-HT_4$ 受体可以使焦虑减退。此外,5-HT 通过改变其他神经递质系统,如去甲肾上腺素能和多巴胺能神经元的功能,也可以起到抗焦虑的作用。

研究发现,惊恐障碍患者与健康人群相比在 5-HT 能神经活性方面具有明显差异,包括 5-HT 血小板转运体位点的减少,对 5-HT 激动剂的神经内分泌反应增大,以及对一些直接或间接 5-HT 激动剂引起的焦虑反应增强。在不同的 5-HT 受体亚型中,$5-HT_{1A}$ 受体是研究最深入的一个。研究发现 $5-HT_{1A}$ 受体敲除在动物行为学检测中产生了明显的焦虑症状。而通过组织特异的条件性挽救策略发现,在海马和皮层区表达 $5-HT_{1A}$ 受体能够逆转 $5-HT_{1A}$ 受体敲除小鼠的焦虑行为,其可能的机制是通过激活与钾离子通道偶联的 $5-HT_{1A}$ 受体使得细胞膜超极化,并且减弱了神经元兴奋性。

4. γ-氨基丁酸　γ-氨基丁酸(GABA)是中枢神经系统(CNS)中最重要的抑制性神经递质,其功能紊乱在焦虑发病中具有重要作用。GABA 由谷氨酸通过谷氨酸脱羧酶(GAD)合成,和谷氨酸一样,GABA 也主要来源于神经胶质细胞的谷氨酸盐存储池。中枢 GABA 受体介导 GABA 中枢效应的受体至少有 3 种不同类型,即 $GABA_A$、$GABA_B$、$GABA_C$ 受体,在控制神经元兴奋性方面发挥着重要作用。脑内的 γ-氨基丁酸的异常有可能是焦虑反应的病理生理基础。动物实验发现 γ-氨基丁酸合成酶、谷氨酸脱羧酶 65 基因表达缺失或减少,降低了皮质基础 γ-氨基丁酸水平,减少了应激诱导的大脑皮质 γ-氨基丁酸的释放,从而增加了害怕的行为。$GABA_A$ 受体是 3 种亚型中最重要的一种,该复合体有 2 个重要的结合位点:①GABA 结合位点:由 GABA 及其构象类似物触发受体的构象改变而激活,导致氯离子通道的开启。②苯二氮䓬结合位点:为苯二氮䓬类药物的作用位点,可进一步化分为焦虑激动剂和焦虑反激动剂的作用位点。苯二氮䓬类药物通过与中枢神经系统内的 $GABA_A$ 受体作用,在治疗焦虑、惊厥等方面发挥着广泛的作用。安定类及巴比妥类通过增加开启氯通道的频率及延长通道开启时间的不同机制也产生抗焦虑作用。相反,外源的 β- 咔啉 -3 羧酸及内源性的安定结合抑制物(DBI),则通过负性变构调节作用抑制 GABA 的效应产生致焦虑作用。

血浆检测发现,正常人与惊恐障碍患者 GABA 水平存在明显差异。目前,选择性 5-HT 再摄取抑制剂(SSRIs)抗焦虑作用机制仍不清楚,但与其他神经递质紧密联系可能部分解释了它们的临床作用,有可能是通过对 $GABA_A$ 受体变构调节导致脑脊液中某种神经甾体升高,进而结合于 $GABA_A$ 受体而发挥缓解焦虑的作用。影像学研究发现了惊恐障碍患者和 PTSD 患者几个脑区 BDZs 结合位点的改变。研究表明焦虑症患者枕叶皮质区 GABA 浓度有 22% 的降低。

5. 谷氨酸系统 谷氨酸是中枢神经系统主要的兴奋性神经递质,存在多个谷氨酸转运体,负责调节突触传递和突触间隙谷氨酸水平,而胶质细胞转运体是调节前脑突触部位谷氨酸失活最重要的一个。目前共发现两类谷氨酸受体,离子型受体有 N- 甲基 -N- 天冬氨酸(NMDA)受体、α- 氨基 -3- 羟基 -5- 甲基异恶唑丙酸盐(AMPA)受体和红藻氨酸(KA)受体,它们根据组成亚单位不同又可再分为不同亚型,主要在突触后介导快速兴奋性和突触可塑性;代谢性谷氨酸受体是一类 G 蛋白偶联受体(GPCRs),总共 8 个亚单位,可以分为 3 组,主要通过第二信使参与突触可塑性的调节。

不像精神分裂症,几乎没有直接临床证据表明焦虑症患者谷氨酸系统功能改变,但有大量动物实验表明在应激期间谷氨酸能神经传递在几个脑区明显增强,从而导致糖皮质激素引起的神经毒性。另有报道显示,AMPA 受体亚型 GluR5 敲除或者选择性阻断杏仁核区 GluR5 增加了小鼠的焦虑行为,而 GluR5 激活减弱了小鼠焦虑行为。阻断代谢性谷氨酸受体亚型 mGluR5 也产生了显著的抗焦虑作用,研究显示,海马或杏仁核局部注射 mGluR5 受体拮抗剂减弱了动物焦虑行为。另外杏仁核给予 NMDA 受体拮抗剂也表现出明显的抗焦虑作用,同时,NMDA 受体对低频磁场诱导的小鼠焦虑行为也有一定作用。这些证据表明谷氨酸能异常可能参与了焦虑症的调节。

6. 神经肽类 神经肽类(neuropeptides)是一类短链氨基酸性的神经递质和神经调质,常存在于介导情绪行为和应激反应的重要脑区,在焦虑、应激调节中有很重要的作用。目前的研究表明,神经肽类是焦虑症治疗药物的作用靶点,但是由于它们不能轻易通过血脑屏障,成为临床焦虑症治疗的瓶颈。涉及应激相关功能的神经肽类数目正在不断增加,到目前为止,研究最广泛的神经肽类有促肾上腺皮质激素释放因子(CRF)、P 物质(SP)、血管加压素

（VP）、神经肽Y（NPY）。

（1）促肾上腺皮质激素释放因子：促肾上腺皮质激素释放因子（CRF）是由41个氨基酸组成的多肽，CRF及其相关肽广泛分布于啮齿类动物和人类的中枢神经系统中，下丘脑室旁核（PVN）是CRF最集中的区域，中央杏仁核（Ace）、海马（Hip）、臂旁核（parabrachial nucleus）、终纹床核（BNST）、蓝斑（LC）等脑区也有CRF，还分布在外周组织，如睾丸、胰腺、胃、小肠。

CRF受体属于G-蛋白偶联受体，通过腺苷酸环化酶的活化发挥作用。应激状态下，CRF激活下丘脑-垂体-肾上腺轴（HPAA），作用于垂体前叶促皮质激素细胞的CRFR1促进ACTH的释放，ACTH进入血液后与肾上腺皮质的受体结合激活糖皮质激素合成与释放，负反馈调节抑制CRF从下丘脑进一步产生和释放。精氨酸加压素对CRF有协同作用，增加ACTH的释放。CRF除了对垂体前叶有作用，还促进阿黑皮素源肽从脑下垂体中叶释放，抑制促黄体激素和生长激素。应激作用和5-羟色胺（5-HT）都可以促进CRF的释放，糖皮质激素则抑制CRF释放。去甲肾上腺素对CRF的释放既有促进作用又有抑制作用，这与给药剂量有关，小剂量起促进作用，高剂量起抑制作用，类罂粟碱也有类似的作用。垂体前叶的CRF受体与下丘脑的CRF释放相互调节。在应激状况下，HPAA激活，释放应激因子进入循环，改变许多生理和行为过程。下丘脑室旁核的细胞分泌CRF入血，激活脑下垂体的CRF受体，诱导ACTH释放进入血液中。肾上腺ACTH促进糖皮质激素和皮质醇的释放，糖皮质激素通过负反馈减弱HPAA的激活。研究表明，长期处于极度压力下，HPAA会发生有害的改变，引起精神疾病如抑郁、焦虑。临床研究表明，一些抑郁症患者HPAA极度活跃而且负反馈系统受损。CRF1受体主要表达在新皮层和小脑，而CRF2受体主要表达在皮质下区域，比如杏仁核、下丘脑、侧间隔等。CRF与CRF1有高亲和力，而对CRF2亲和力较低。CRF1拮抗剂的抗焦虑作用可能与应激水平存在正相关关系，比如，有研究证实其抗焦虑作用在遭受了束缚、强迫游泳等应激刺激的大鼠上更明显，却没有活动性、协调性、镇静等方面的副作用，研究发现下调或者多肽类阻断CRF2受体，尤其是在侧间隔，在小鼠上产生了明显的抗焦虑和抗抑郁样作用。

（2）神经肽Y（NPY）：神经肽Y（NPY）是胰多肽家族中的一员，是一个36个氨基酸的肽，广泛分布于杏仁核中，主要充当神经内分泌和神经调质的角色。其家族成员有NPY，胰多肽和多肽YY，它是中枢神经系统（CNS）中表达最广泛的一种神经肽类，这一分布提示其参与了多种生理功能的调节，包括摄食、能量代谢、日节律、神经兴奋性和癫痫等，应激对NPY系统也有重要影响。NPY既可以抑制神经元过度兴奋，又可以保护神经元免受甲基苯丙胺（METH）的毒性作用而诱发细胞死亡。中枢NPY常与去甲肾上腺素、GABA、生长抑素等共定位,表达在边缘前脑结构,包括终纹状体、杏仁核和海马;在间脑区,NPY 主要表达在下丘脑。NPY 受体复杂,目前至少有 7 种 NPY 受体为人所熟知。有研究表明剔除 NPY Y2 受体的小鼠表现出了更少的焦虑状态。异孕烷醇酮作为一种抗焦虑药物,发现它是通过 NPY Y1 受体来起作用的。许多证据表明 NPY 通过 Y1 受体起着抗焦虑的作用,通过 Y2 受体起着致焦虑的作用。也有研究表明,NPY Y2 和 Y4 受体都剔除的小鼠抗焦虑的效果更强,说明 Y4 受体也参与了介导焦虑情绪的变化。NPY Y5 受体也有可能参与抗焦虑的介导,Y5 受体的拮抗剂表现了抗焦虑的作用。NPY 的抗焦虑作用可能是通过 G 蛋白偶联受体激活 K$^+$ 电流从而介导 GABA 突触前抑制或是内在神经元的 NPY 的释放。

（3）P 物质（SP）:P 物质（SP）是一个 11 个氨基酸组成的多肽,是第一个被发现的神经肽类,于 1931 年偶然的机会在马的脑和肠道中分离出来,主要表达在前脑底部、杏仁核、海马和间脑,调节许多生理功能,包括痛、应激、体温、运动协调能力以及胃肠道蠕动等。

SP 属于速激肽家族,这一家族成员还包括神经激肽 A,神经激肽 B 和血红素激肽 -1,它们共享三个速激肽受体,分别为 NK1、NK2 和 NK3。SP 和血红素激肽 -1 与 NK1 受体亲和力高,神经激肽 A 和 B 分别是 NK2、NK3 受体的主要内源性配体。大量动物研究表明,SP/NK1 受体信号参与应激适应性调节。比如,动物脑室内注射 NK1 受体拮抗剂导致明显抗焦虑作用,并伴有室旁核 c-Fos 表达迟缓;应激引起大鼠杏仁核 CeA 区 SP 释放,且这一作用可被 NK1 受体拮抗剂逆转。SP 在焦虑行为中的作用也在高焦虑和低焦虑大鼠上进行了观察,结果发现,两种大鼠 CeA 区 SP 释放量正常情况下基本相同,但高焦虑大鼠应激引起的 SP 释放明显增多。通过遗传修饰方法发现,SP 的 tac1 基因缺陷小鼠表现出减弱的情绪反应和抑郁症状。与这些结果一致,NK1 受体基因缺陷小鼠和 NK1 受体拮抗剂处理小鼠在强迫游泳检测中都具有一定的抗抑郁作用,可与抗抑郁药的效果媲美。此外,研究发现,NK1 受体缺陷影响了肾上腺素（NE）能和 5-HT 能系统。人类相关数据支持临床前研究结果。研究发现,重度抑郁患者血清 SP 水平明显提高,并且在抗抑郁治疗后显著下降,这与早期研究发现的抑郁患者脑脊液中 SP 水平升高的结果一致。然而,NK1 受体拮抗剂治疗的临床研究却没有得到相同的结果。研究显示,NK1 受体拮抗剂 L-759274 的受体占用率达到 90%,但却对焦虑水平没有影响。

（4）胆囊收缩素（CCK）:有证据显示 CCK 是人类正常焦虑反应的调节剂和中介者,与 GAD、PD 焦虑状态有关,如使用 25μg 和 50μg 胆囊收缩素 4（CCK4）时,有过惊恐发作史的患者惊恐发生率分别为 91% 和 100%,正常人分别为 17% 和 47%。

目前已经分离出两种主要的 CCK 受体亚型,即 CCKA 和 CCKB,CCKB 主要分布于脑,而 CCKA 则主要分布于外周。CCKA 和 CCKB 受体均涉及学习和记忆功能,CCKA 受体能调节反馈行为,CCKB 受体在焦虑调控中具有重要作用。CCKB 受体拮抗剂具有阻断苯二氮䓬类拮抗剂的致焦虑作用,并能减轻长期苯二氮䓬类使用造成的戒断症状。CI-988 是第一个作为抗焦虑药物进行临床研究的 CCKB 受体拮抗剂。临床研究发现,CCK 可能还与其他神经递质相互作用,如先用奥丹司琼(ondansetron,一种 5-HT$_3$ 拮抗剂),则 CCK 激动剂对探索行为的抑制作用被阻断,提示 5-HT 对 CCK 系统有调节作用。CCK 还与 NE 系统互相作用,增加蓝斑的活性。因此,可以推测 CCK 系统通过对 5-HT 或 NE 的调节作用直接或间接发挥抗焦虑作用。

(二)神经内分泌功能紊乱假说

1. 下丘脑 - 垂体 - 甲状腺轴(HPT 轴) 有研究发现,焦虑患者在 HPT 轴上主要会有以下 3 个方面的改变:①促甲状腺激素会有所改变;②高浓度的抗甲状腺抗体;③脑脊液中的促甲状腺激素释放激素浓度会有所改变。处于高度焦虑患者的游离三碘甲状腺原氨酸(FT$_3$)和游离甲状腺素(FT$_4$)会明显会减少。当 T$_3$ 和 T$_4$ 减少时会促进垂体前叶的促甲状腺激素(TSH)的分泌,从而促进甲状腺激素的释放,通过这种反馈调节机制,使血中甲状腺激素的浓度保持在正常范围内。TSH 对甲状腺的调节是通过血液到达甲状腺,与腺泡细胞膜上相应的受体结合,通过细胞内 cAMP- 蛋白激酶系统促使甲状腺激素的释放与合成。HPT 轴中,由下丘脑释放的激素为促甲状腺激素释放激素(TRH),垂体所释放的激素为促甲状腺激素(TSH),外周器官甲状腺所释放的激素为甲状腺素,包括 T$_3$ 和 T$_4$,TRH 由下丘脑释放,经垂体门脉系统到达垂体,作用于垂体的促甲状腺细胞,使之合成并释放 TSH,外周甲状腺素可抑制垂体对 TRH 的反应,5-HT 也抑制 TRH 的释放,甲状腺激素水平反映 HPT 轴的功能状态。关于焦虑障碍的 HPT 轴特征,国内外研究资料较少,仅有一些国外研究表明,焦虑症与甲状腺功能存在密切的联系。Simon 等的研究认为焦虑症患者的甲状腺功能障碍终生患病率风险升高;Carta 等的研究结果得出甲状腺抗体与焦虑相关;还有国外基础研究认为在第 13 号染色体 q 段上,存在一些基因导致某些疾病的易感性增加,包括惊恐障碍、二尖瓣脱垂及甲状腺疾病,说明惊恐障碍与甲状腺疾病有着共同的患病基因。

2. 下丘脑 - 垂体 - 肾上腺素轴(HPA 轴) 有研究发现,焦虑患者在 HPA 轴上主要会有以下 3 个方面的改变:①肾上腺类皮质激素的改变;②扩大的脑垂体和肾上腺;③脑脊液中的促肾上腺皮质激素释放因子浓度的改变。患者在焦虑下会导致免疫系统紊乱,在应激状态下,下丘脑 - 垂体 - 肾上腺皮质(HAP)功能活动增高,抑制甲状腺轴功能,对血 T$_3$ 与 T$_4$ 的合成产生影响。甲状腺功能和精神活动具有密切关系,甲状腺激素紊乱会对患者脑组织产生影响,使得神经与精神状态出现异常。

HPA轴中,由下丘脑释放的激素为促肾上腺激素释放激素(CRF),垂体所释放的激素为促肾上腺皮质激素(ACTH),外周器官肾上腺皮质所释放的激素为皮质醇(COR)。一般认为,在应激状态下,下丘脑释放皮质醇释放因子CRH,刺激垂体前叶分泌ACTH,ACTH刺激肾上腺皮质释放COR,COR对CRH和ACTH具有负反馈作用,COR的水平随着HPA轴的昼夜生理节律而波动,早晨醒来时最高,机体早晨的皮质醇水平能很好地反映肾上腺皮质的功能。有学者将29例同时患有焦虑和抑郁的患者与31例只患有抑郁症的患者进行对比,结果发现同时患两种病的患者的HPA轴活性更强,说明焦虑能增强HPA轴的活性。

3. 下丘脑-垂体-生长激素轴(HPS/HPGH轴)　尽管有研究表明焦虑患者的HPA轴比正常人的更加异常,但是对于HPS轴的异常却很少见报道。有学者通过释放激素测试测定焦虑患者和正常人中生长激素(GH)含量的变化,结果发现焦虑患者体内的生长激素急剧下降。说明HPS轴与精神异常有关。在帕金森病患者中,GH对α2肾上腺素拮抗剂可乐定反应迟钝,由此推断,HPS轴的反应异常是焦虑性障碍的病理标志之一。

(三)焦虑障碍的神经影像学研究

现代医学影像学为研究人脑功能提供了重要手段。近十几年来,随着神经影像学技术不断发展,正电子发射断层扫描(PET)、单光子发射计算机断层扫描(SPECT)以及磁共振成像(MRI)等技术在精神疾病研究中相继应用,精神医学工作者利用影像学技术研究焦虑障碍的神经通路异常模式,对焦虑障碍神经环路病理机制的研究取得一定进展。结构相研究发现前扣带回、杏仁核等体积减小以及左侧扣带回灰质体积减小,而在功能相方面的研究发现焦虑障碍患者的杏仁核、前扣带回、前额叶皮层表现出过度激活。目前认为,杏仁核是神经系统情绪控制,尤其是焦虑和恐惧相关刺激调节的核心区域。此外,这个区域在应激反应、痛和食欲调节中也起着关键作用。在人类和动物,电刺激杏仁核区可以诱发焦虑行为,而杏仁核区损毁也干扰了恐惧感觉的产生。除杏仁核外,通过损毁、微注射、电生理学或影像学等手段,现已发现可能涉及焦虑行为调节的脑区还包括大脑皮质、海马、下丘脑和脑干等。目前研究认为,杏仁核处理感觉信息通过两条通路:一是从感觉丘脑通过延迟的、多突触途经传递到杏仁核的快评价、单突触通路;另一条通路主要协调来自感觉皮层和颞叶内侧结构的信息,允许更高水平的信息处理。另外,杏仁核还接受来自室旁核和部分迷走神经的内脏信息。在杏仁核内部也存在感觉信息的传递和整合。杏仁核由几个解剖学和功能学上的不同亚核组成,包括侧核(lateral amygdale，LA）、基底外侧核（basolateral amygdale，BLA）和中央核（central amygdale，CeA），而 CeA 可以再细分为侧区（latero-capsular subdivision of the central amygdale，CEl）和中间区（medial subdivisionof the central amygdale，CEm）。杏仁核侧核区（LA 和 BLA）与皮层类似，主要由谷氨酸能投射神经元和少量 GABA 能中间神经元组成，而 BLA 区中间神经元在传入信息的处理中起着重要作用；CeA 区与纹状体类似，有大量的中等有棘型中间神经元。杏仁核内信息流一般是以背侧 - 腹侧和侧面 - 中间的方向传递，比如从 LA 到 BLA，从 BLA 到 CeA，在 CeA 内部从 CEl 到 CEm。以上发现也可看出杏仁核区局部中间神经元对不同脑区的信息流动也产生了重要影响。

杏仁中央核整合感觉信息，传出信号至臂旁核，引起呼吸急促；至下丘脑外侧区，引起交感神经反应；至蓝斑核引起血压升高和心率加快以及对恐惧的行为反应；至下丘脑室旁核，激活下丘脑 - 垂体 - 肾上腺（HPA）轴，引起肾上腺素分泌增加；至中脑导水管周围灰质，诱发回避反应。杏仁核与感觉丘脑、前额叶皮质、岛脑及躯体感觉皮质相互联系，对不同的恐惧相关信息形成 2 种不同的恐惧反应模式：①快速反应模型：由丘脑杏仁核通路（从感觉丘脑直接投射到杏仁核）完成；②慢性反应模型：是精细的加工，依赖于丘脑 - 大脑皮质 - 杏仁核通路。杏仁核是恐惧反射应答的核心。当个体感知到威胁信息时，杏仁核激活，向上投射到皮层运动区，向下投射到脑干核团，以控制机体自律反应和唤醒程度。杏仁核传出纤维到臂旁核，导致呼吸急促；到外侧下丘脑，引起交感神经活动增强；到蓝斑，增加血压和心率，并参与恐惧行为反应；到下丘脑的室旁核 HPA 轴，增加肾上腺类皮质激素的分泌。目前认为上述结构中任何的异常都可能引起病理性焦虑。

此外，海马与学习记忆及信息的处理有关，海马功能缺陷可能导致对潜在威胁信息过度评价，从而引起病理性焦虑。额叶与高级认知功能有关，前额叶皮质（prefrontal cortex，PFC）负责执行功能，如计划、决策、预测潜在行为后果、理解和调节社会行为。眶额皮层（orbital frontal cortex，OFC）控制冲动，调节情绪。腹内侧前额叶皮质（ventromedial prefrontal cortex，VFC）参与犒赏加工和内脏对情绪的反应。在健康者的大脑，这些前额皮层区可以通过情绪加工机制"自上而下地"调控冲动、情感和行为。

目前研究显示岛叶灰质体积减小可能会引起患者一些负性自动思维，如对信息的过度敏感、夸大，进而影响广泛性焦虑患者的认知过程，导致广泛性焦虑的产生。当岛叶激活增强时，会更加关注负性信息，会对平常的一些事情过度的焦虑或担心，与负性自动思维和情绪症状相关。

历来，情绪加工脑区结构被认为在"边缘系统"。边缘皮层包括岛叶皮层和扣带回皮层。边缘皮层可整合对疼痛的知觉、情感和认知，并根据躯体内在

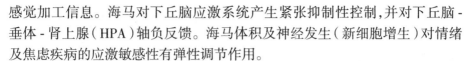

感觉加工信息。海马对下丘脑应激系统产生紧张抑制性控制,并对下丘脑 - 垂体 - 肾上腺(HPA)轴负反馈。海马体积及神经发生(新细胞增生)对情绪及焦虑疾病的应激敏感性有弹性调节作用。

1. 广泛性焦虑障碍的神经影像学研究　在一项功能磁共振的研究中,18例广泛性焦虑障碍(GAD)的青少年患者和年龄、智商、性别比例相匹配的15例健康对照者分别接受愤怒、中性情绪的多组面孔图片刺激的功能核磁任务,结果显示:GAD 患者组观看愤怒面孔时右侧腹外侧前额皮质的活动增强,且活动强度与焦虑症状正相关。研究者认为右侧腹外侧前额皮质活动增强可能是认知加工过程中对焦虑症状的一种代偿反应,而不是 GAD 的潜在病因。一项 GAD 和社交恐惧症患者的功能性磁共振成像研究指出,患者举棋不定时,前额或前额周边区域被激活;但是低焦虑素质健康者在举棋不定时则相应脑区未被激活。GAD 患者的大脑活动模式与动物焦虑试验结果非常相符,影像学研究青少年 GAD 患者加工愤怒表情时,右侧杏仁核激活加强,这种激活与症状严重程度成正相关。右侧杏仁核过度活跃还与右侧 PFC 活性成负相关,表明"自上而下"脱抑制使杏仁核活性增强。结构影像研究显示,儿童 GAD 患者体内上颞叶中灰白质 / 白质比率升高。GAD 患者还表现出杏仁核体积增大,这与动物试验中观测到的应激诱发杏仁核肥大相似。Sean 等对广泛性焦虑障碍患者全脑结构相磁共振研究,发现广泛性焦虑患者岛叶灰质体积较健康对照组显著减少。由此,推断岛叶体积减小在导致认知偏差继而引起广泛性焦虑障碍中发挥了重要的作用。

2. 惊恐障碍的神经影像学研究　针对处于焦虑状态(但未惊恐发作)的 PD 患者的功能性磁共振成像(fMRI)研究中,在听到恐吓言辞后,惊恐障碍(PD)患者体内左后侧扣带回和左内侧前额皮层激活。另有研究发现,在 PD 患者脑区中,负性情绪词诱发右杏仁核和右海马激活。当 PD 患者受到引发焦虑的视觉刺激时,表现出额叶下回皮层、海马、前扣带皮层(ACC)、后扣带皮层(PCC)和 OFC 的活性增强。与健康的非 PD 患者相比,PD 患者加工愤怒表情面孔时,ACC 和杏仁核表现为活性降低,这被解释为 PD 患者体内环路长期功能亢进引起的钝化反应。

惊恐障碍神经环路模型假设惊恐发作的本身源于脑干,包括上行性网状系统和呼吸、心血管系统控制中心。惊恐可能被来自额颞叶边缘系统环路的功能障碍控制。以杏仁核为中心的"恐惧神经网络"被内侧前额叶区经由海马控制。杏仁核投射到脑干可能与惊恐发作的躯体焦虑症状有关。肠和外感受器觉醒可能由岛叶皮层的感知。预期(恐惧)和回避症状似乎由前额皮层区参与。

Uchida 等在一项脑结构影像研究中发现,惊恐障碍组岛叶灰质体积明显高于健康对照组。惊恐障碍患者岛叶灰质体积异常可能是因为岛叶是恐惧和焦虑的神经基础之一,且参与防御反应。所以岛叶结构异常可能会引发恐惧、焦虑的情绪,进而产生一些回避行为,导致惊恐障碍。

3. 社交焦虑障碍的神经影像学研究 社交焦虑障碍(SAD)患者在加工负性情感面孔或社交暗示任务(如加工严厉面孔)时,双侧杏仁核激活,且与症状的严重程度呈正相关,而在治愈患者这一现象逆转。预备在公众场合演讲时,SAD患者皮层下边缘系统活动增加,表明无意识情感加工增加,ACC和PFC活动减弱,表明了认知加工能力降低。根据神经解剖模型,有研究者认为,SAD有皮质-纹状体-丘脑网络功能障碍。LI报道,顶叶皮层在"社交空间"的评估中起着重要作用,经由丘脑和基底节之间的连接快速传输到额叶皮层,对社会环境持续负性评估可能导致了SAD患者的回避症状。

Bruhl等运用结构磁共振研究手段对社交焦虑障碍患者进行额顶皮质厚度研究,发现社交焦虑障碍患者的左侧岛叶皮质厚度增加。Klump等对广泛性社交焦虑障碍患者和健康志愿者进行功能磁共振扫描,期间让被试者完成情绪表情匹配任务,发现社交焦虑障碍组面对恐惧表情时,双侧岛叶激活增强,揭示社交焦虑患者的一些歪曲认知可能会影响岛叶的激活。岛叶与焦虑、个人性格有关,并参与"社交恐惧神经回路"。认为岛叶激活异常可能会影响患者"社交恐惧神经回路",产生恐惧、焦虑等负性情绪,引起一些回避行为。

4. 创伤后应激障碍的神经影像学研究 一项弥散张量成像研究表明儿童创伤后应激障碍患者的中后胼胝体各向异性分数减少。功能性磁共振成像研究证实了PTSD患者前扣带皮质、前额皮层、海马旁回、海马体、杏仁核和脑岛存在病理生理改变。海马的激活不足对于陈述记忆和下丘脑-垂体-肾上腺轴的调节可能很重要,抗抑郁药治疗可以扭转应激对海马体积的影响;PTSD患者经帕罗西汀(paroxetine)和苯妥英(phenytoin)治疗后其海马体的体积都有所增加。PTSD患者信息处理系统对惊吓刺激的高度警觉及过度觉醒反应,也可能与丘脑感觉门控缺失有关,有研究发现与社交焦虑障碍或特异恐惧相比,丘脑的激活不足在PTSD中更常见。

5. 强迫障碍的神经影像学研究 从结构上分析,三项磁共振成像(MRI)研究显示,与对照组相比,OCD患者海马体和杏仁核体积减小,前扣带灰质则增加。二项扩散张量成像研究发现,与对照组相比,OCD患者胼胝体嘴和顶下白质的各向异性系数降低;然而其内侧额皮质的各向异性系数却增高。这些研究与OCD病理生理中眶额纹状体模型一致。二项功能性磁共振成像(fMRI)研究显示,OCD患者的眶额皮层、丘脑和基底神经节的活性降低,然而,却观察到OCD患者在工作记忆不足的情况下,其前额和顶叶皮质活性增加;在手术前进行的单细胞记录显示 OCD 患者的尾状核活动亢进伴随着强迫症的产生。一项重要的功能性磁共振成像(fMRI)研究显示,OCD 患者经过 6 个月有效药物治疗后,他们在单、复序列训练中,其脑岛和左壳核的异常活跃性降低。

6. 小结　神经影像研究中类似区域的活动度是共同机制的一大证据,这些结果可能为探讨分子、细胞水平的共性以及焦虑障碍间的差异提供一个解剖学基础,在精神障碍的研究和应用中具有广阔的前景和重要的价值。

第四节　焦虑障碍的临床表现

焦虑障碍的主要临床表现包括对具体事情的过分担心、持续莫名的紧张不安、突然出现的惊悸恐惧、多种多样的躯体不适,以及随之而来的社会功能下降或受损。

一、紧张不安

广泛性焦虑障碍和惊恐障碍一样,都没有明确指向的焦虑对象。虽然健康人也会有紧张不安和担忧害怕的情绪,但是广泛性焦虑障碍的患者常在每天中的大部分时间都会感到很难控制的过分担忧,即使面对很平常很普通的事情也会这样。比如,过分担心自己会生病,过度忧虑自己的工作问题、经济状况、家人的安全问题等。患者终日忧心忡忡,坐立不安,心浮气躁,总有不幸将要发生的预感。患者有时明明知道这种感觉有异于常,几乎不会发生,但就是无法控制和摆脱,为此患者感到难以承受。惊恐障碍的患者在没有任何诱因的情况下,就会突然感觉极度的恐慌和痛苦,好像大难临头一样,感觉要死亡或者失控发疯,同时出现多系统的躯体症状。惊恐障碍患者的这种急性焦虑发作每次持续数分钟到数十分钟,发作往往不可预测,但终止迅速。患者在首次发作后往往会担心何时再会发作,这种预期焦虑有时能持续超过 1 个月。

社交焦虑障碍、广场恐怖症和特殊恐怖症患者的紧张不安,多是有明确对象或环境的,他们往往会在特定情境下出现过分的紧张和忧虑。社交焦虑障碍的患者常过分担心自己在公共场合做出一些不恰当的言行举止,会在别人面前出丑,在参加任何需要社交的场合前就会感到极度的焦虑。广场恐怖症和特殊恐怖症的患者因为对特定情境和物体的过分担忧,但又无法避免时也会出现预期焦虑。

二、恐惧

惊恐发作时，患者常常有濒临崩溃或者死亡的恐惧感，在缓解后患者又总是害怕这种症状再次出现，继而整日惶惶不安。广场恐怖症和特殊恐怖症的患者会对处于某些场景中或者对某些特定的物体感到恐惧。这些场景或物体，包括人多拥挤的空间（如剧场、电影院、菜市场、百货公司、乘坐公交车或地铁等），空旷的场所（如空旷的公园、荒郊野外等），某种动物（如蜘蛛、老鼠、猫、狗等），某种环境（如高处、密闭的空间等）等。如果患者处于这些环境或者面对这些物体时，患者会感到难以控制的紧张不安，从而认为自己处于危险的境地。而当患者不能尽快从这种情境中摆脱时，患者就有可能出现人格解体、晕厥或者惊恐发作等。

三、躯体症状

焦虑障碍可能会伴随出现自主神经功能紊乱、运动系统、呼吸系统、消化系统、泌尿生殖系统和睡眠障碍等多方面的表现，详见表1-1。

表1-1 焦虑障碍各系统常见症状表

心血管系统	消化系统	呼吸系统	泌尿生殖系统	肌紧张	睡眠障碍
心悸	口干	胸部不适	尿频或尿急	震颤	失眠
胸部不适	吞咽困难	吸气困难	勃起障碍	头痛	夜惊
心律紊乱	上腹部不适	过度换气	月经不适	肌肉痛	噩梦
眩晕	胀气		停经		
	便秘或便频				

四、社会功能受损

焦虑与愤怒、悲伤等情绪一样，是一种基本的负性情绪。它不仅与精神有关，也与躯体有关。适当的焦虑可以使我们提升对危险的觉察，心跳加快，肾上腺素和去甲肾上腺素分泌增加，随时做好战斗或者逃跑的准备。但当焦虑成为一种疾病时，难以控制的情绪，过度的交感神经系统兴奋，认知加工过程的扭曲，甚至出现呕吐或失禁，往往会严重影响患者进行正常的社会生活。

恐怖症的患者仅仅是单纯设想进入恐怖性处境就有可能会产生预期焦虑，因此他们往往会回避能诱发他产生焦虑情绪的情境，但如果不能避免，患者可能出现各种焦虑。有的患者因为无法处于开放的空间中而完全被困于家中无法出门，有的患者害怕被人审视而会回避社交，甚至有的患者因为担心沾染细菌而无法上厕所等。广泛性焦虑的患者常常处于泛化而持续的焦虑情绪之中,经常还会有多个系统的躯体不适感。当严重焦虑反复发作(惊恐发作)时患者还会出现濒死感、恐惧、严重的自主神经功能紊乱,没有经验的患者或者家人经常会将此认为是心脏病或者其他严重躯体疾病,多呼叫急救资源进行帮助。这些患者因此不能进行正常的社会生活,极端情况下甚至出现完全的社会隔离,而严重的焦虑和恐惧给患者带来了巨大的痛苦,患者不堪忍受出现自伤或自杀行为的也不在少数。

还有许多其他类型的焦虑障碍患者,由于长期患病的折磨而同时罹患抑郁障碍或其他精神疾病,患者的社会功能会进一步恶化,给患者带来极大的痛苦,甚至出现自杀行为等。

第五节　焦虑障碍的诊断标准

目前关于焦虑障碍常用的诊断标准主要有国际疾病分类(ICD-10)、《精神障碍诊断与统计手册(第5版)》(DSM-5)、《中国精神障碍分类与诊断标准第3版》(CCMD-3),本书主要介绍ICD-10诊断标准,其余诊断标准可查阅相关书籍。

国际疾病分类(ICD-10)中有关焦虑障碍的分类:

(一)F40 恐怖性焦虑障碍

在这组障碍中,诱发焦虑的仅是或主要是一定的容易识别的目前并无危险的情境或物体,结果造成对这些情境或物体的特征性回避,或是带着畏惧去忍受。从主观上、生理上及行为方面,恐怖性焦虑均可与其他类型的焦虑区别开,其严重程度可从轻度的不安直到恐惧。患者的担忧可能集中于个别症状,如心悸或感觉要晕倒;常伴有继发的恐惧,如害怕会死、失控或者发疯。虽知道其他人在同样情境中不会感到危险或威胁,但并不能减轻焦虑。单纯设想进入恐怖性处境通常便能产生预期性焦虑。

所采用的标准中提到了恐怖性物体或情境是存在于个体之外的,这意味着现在将有关害怕生病(疾病恐怖)及害怕变形(变形恐怖)的许多情况归类于F45.2(疑病障碍)。不过,如果对疾病的害怕主要且反复由可能接触到感染源或污染源引起,或单纯是害怕医疗操作(注射、手术等)或医疗机构(牙医诊所、医院等),则归类于从F40.-开始的类别是适宜的(多为F40.2,特定的恐怖)。

恐怖性焦虑障碍常与抑郁并存,而既存的恐怖性焦虑几乎不可避免地会因抑郁发作的插入而恶化。某些抑郁障碍伴有暂时的恐怖性焦虑,某些恐怖特别是广场恐怖也伴有抑郁心境。究竟需作出两个诊断还是仅诊断其中之一，取决于诊断时是否有一个障碍明显占优势。若恐怖症状出现之前已经符合抑郁障碍的标准，抑郁障碍的诊断应优先考虑。除社交恐怖外，多数恐怖在女性比男性多见。

本分类系统中，发生于确定的恐怖性情境的惊恐发作被视为恐怖严重程度的表现，恐怖的诊断应优先考虑。只有惊恐障碍发生于不存在 F40.- 中所列任何恐怖对象的情况，才做出相应诊断。

1. F40.0 广场恐怖　此处所用"广场恐怖"的含义较之当初引进这一术语时及某些国家仍在使用的意义更宽一些。它不仅包括害怕开放的空间，也包括害怕置身人群及难以逃回安全处所（多为家）的其他地方。因此，这一术语表示相互联系并常有交叉的包含害怕离开家的一组恐怖症：害怕进入商店、人群或公共场所；或害怕乘火车、汽车或飞机独自旅行。虽然焦虑和回避行为的程度可有变异，但广场恐怖是各种恐怖障碍中对患者功能影响最大的，有些患者因此而完全困于家中。许多人因为想到在公共场所会崩溃并处于无助之中就恐慌不已。广场恐怖性情境的关键特征之一是没有即刻能用的出口。大多数患者为女性，起病多在成年早期。也可存在抑郁、强迫症状和社交恐怖，但不应主导临床相。若不做有效治疗，广场恐怖的病情虽可有波动，但一般会转为慢性。

【诊断要点】

确诊需符合以下各条：

（1）心理症状或自主神经症状必须是焦虑的原发表现，而不是继发于其他症状，如妄想或强迫思维。

（2）焦虑必须局限于（或主要发生在）至少以下情境中的两种：人群、公共场所、离家旅行、独自独行。

（3）对恐怖情境的回避必须是或曾经是突出特点。

【鉴别诊断】

必须记住，有些广场恐怖患者因为总是能够回避所恐怖的情境而很少焦虑。存在抑郁、人格解体、强迫症状、社交恐怖等其他症状，只要它们不主导临床相，并不妨碍广场恐怖的诊断。但是，若在恐怖症状刚刚出现时患者就已有明显的抑郁，抑郁可能更宜作为主要诊断。这种情况多见于晚发病例。

可用第五位数码记录在广场恐怖性情境中多数时候是否伴有惊恐障碍（F41.0）。

（1）F40.00 不伴惊恐障碍

（2）F40.01 伴惊恐障碍

包含：惊恐障碍伴广场恐怖。

2. F40.1 社交恐怖　社交恐怖常始于少年期,中心症状围绕着害怕在小团体(与人群相对)中被人审视,导致对社交情境的回避。不同于其他恐怖症,社交恐怖在男女两性发病率几乎相同。可表现为孤立的(即限于在公共场合进食、公开讲话或遇到异性),也可以是泛化的,涉及家庭圈子以外的几乎所有情境。害怕在公共场合呕吐可为重要症状。在某些文化中,目光直接对视可能特别令人紧张。社交恐怖通常伴有自我评价低和害怕批评。可有脸红、手抖、恶心或尿急的主诉。患者有时确信这些焦虑的继发性表现之一是首要问题。症状可发展到惊恐发作。回避往往十分明显,在极端的情况下,可引起完全的社会隔离。

【诊断要点】

确诊需符合以下各条标准:

(1)心理、行为或自主神经症状必须是焦虑的原发表现,而不是继发于妄想或强迫症状等其他症状。

(2)焦虑必须局限于或主要发生在特定的社交情境。

(3)对恐怖情境的回避必须是突出特征。

包含:恐人症、社交神经症。

【鉴别诊断】

常可有突出的广场恐怖与抑郁障碍,且两种障碍均可致使患者"困于家中"。如果社交恐怖与广场恐怖的区分十分困难,广场恐怖应予优先考虑。除非能清楚地确定有充分的抑郁综合征,不应作抑郁的诊断。

3. F40.2 特定的(孤立的)恐怖　这类恐怖局限于高度特定的情境,如:害怕接近特定的动物,害怕高处、雷鸣、黑暗、飞行、封闭空间、在公厕大小便、进食某些东西、牙科、目睹流血或创伤,以及害怕接触特定的疾病。虽然促发的情境很具体,与之接触也能像广场恐怖和社交恐怖一样诱发惊恐。特定的恐怖一般在童年或成年早期就出现,如果不加以治疗,可以持续数十年。导致功能残缺的程度取决于患者回避恐怖情境的难易程度。与广场恐怖相反,对恐怖情境的害怕一般没有波动。放射性疾病、性病感染,以及新近出现的艾滋病是疾病恐怖的常见对象。

【诊断要点】

确诊必须符合以下各点:

(1)心理、行为或自主神经症状必须是焦虑的原发表现,而不是继发于妄想或强迫思维等其他症状。

(2)焦虑必须局限于面对特定的恐怖物体或情境时。

(3)尽一切可能对恐怖情境加以回避。

包含:高空恐怖、动物恐怖、幽闭恐怖、考试恐怖、单纯恐怖。

【鉴别诊断】

特定的恐怖不同于广场恐怖和社交恐怖,通常不伴有其他精神科症状。其中的血液-创伤恐怖与同类别的其他恐怖不同,它导致心跳缓慢,有时出现晕厥,而不是心跳过速。害怕特定的疾病,如癌症、心脏病或性病感染,应归于疑病障碍(F45.2),除非对这些疾病的恐怖与有可能染上这些疾病的特定情境有关。如果有关疾病的信念达到妄想的程度,诊断应为妄想障碍(F22.0)。如果患者认为身体的特定部位(常为面部)有异常或畸形,而客观上并不能为他人所观察到(有时被称为变形恐怖),则应视其坚信程度和持续性归于疑病障碍(F45.2)或妄想障碍(F22.0)。

4. F40.8 其他恐怖性焦虑障碍

5. F40.9 恐怖性焦虑障碍,未特定

包含:恐怖症 NOS、恐怖状态 NOS。

(二)F41 其他焦虑障碍

焦虑的表现是本类障碍的主要症状,且并不局限于任何特定的外部情境,可同时存在抑郁和强迫症状,甚至存在某些恐怖性焦虑的要素,但这些症状必须显然是继发的或不太严重。

1. F41.0 惊恐障碍(间歇发作性焦虑) 基本特征是严重焦虑(惊恐)的反复发作,焦虑不局限于任何特定的情境或某一类环境,因而具有不可预测性。如同其他焦虑障碍,占优势的症状因人而异,但突然发生的心悸、胸痛、哽咽感、头昏、非真实感(人格解体或现实解体)是常见的。同时,几乎不可避免地继发有害怕会死,失去控制或发疯。一次发作一般仅持续数分钟,但有时长些,发作频率和病程都有相当大的变异性。处于惊恐发作中的患者常体验到害怕和自主神经症状的不断加重,这致使患者十分急切地离开他(或她)所在的场所。如果这种情况发生在特定情境,如在公共汽车上或置身人群中,患者以后可能回避这些情境。同样,频繁的、不可预测的惊恐发作可导致害怕独处或害怕进入公共场所。一次惊恐发作常继之以持续性地害怕再次发作。

【诊断要点】

在本分类系统中,发生在确定情境的惊恐发作被视为恐怖严重度的表现,因此优先考虑恐怖的诊断。仅当不存在 F40.- 列出的任何恐怖时,才把惊恐障碍作为主要诊断。

要确诊应在大约 1 个月之内存在几次严重的植物性焦虑:

(1)发作出现在没有客观危险的环境。

(2)不局限于已知的或可预测的情境。

(3)发作间期基本没有焦虑症状(尽管预期性焦虑常见)。

包含:惊恐发作、惊恐状态。

【鉴别诊断】

前面已说明,惊恐障碍必须与作为确定的恐怖障碍一部分出现的惊恐发作相区分。惊恐障碍可继发于抑郁障碍,尤其是在男性。如果同时能符合抑郁障碍的标准,不应把惊恐障碍作为主要诊断。

2. F41.1 广泛性焦虑障碍　基本特征为泛化且持续的焦虑,不局限于甚至不是主要见于任何特定的外部环境(即"自由浮动")。如同其他焦虑障碍,占优势的症状高度变异,但以下主诉常见:总感到神经紧张、发抖、肌肉紧张、出汗、头重脚轻、心悸、头晕、上腹不适。患者常诉及自己或亲人很快会有疾病或灾祸临头。这一障碍在女性更为多见,并常与应激有关。病程不定,但趋于波动并成为慢性。

【诊断要点】

一次发作中,患者必须在至少数周(通常为数月)内的大多数时间存在焦虑的原发症状,这些症状通常应包含以下要素:

(1)恐慌(为将来的不幸烦恼,感到"忐忑不安",注意困难等)。

(2)运动性紧张(坐卧不宁、紧张性头痛、颤抖、无法放松)。

(3)自主神经活动亢进(头重脚轻、出汗、心动过速或呼吸急促、上腹不适、头晕、口干等)。

儿童突出的表现可能是经常需要抚慰和一再出现躯体主诉。

出现短暂的(一次几天)其他症状,特别是抑郁,并不排斥广泛性焦虑作为主要诊断,但患者不得完全符合抑郁障碍(F32.-)、恐怖性焦虑障碍(F40.-)、惊恐障碍(F41.0)、强迫障碍(F42.-)的标准。

包含:焦虑神经症、焦虑反应、焦虑状态。

不含:神经衰弱(F48.0)。

3. F41.2 混合性焦虑和抑郁障碍　如果同时存在焦虑和抑郁障碍,但两组症状分别考虑时均不足以符合相应的诊断,此时应采用这一混合性类别。若是严重的焦虑伴以程度较轻的抑郁,则应采用焦虑或恐怖障碍的其他类别。若抑郁和焦虑综合征均存在,且各自足以符合相应的诊断,不应采用这一类别,而应记录两个障碍的诊断。从实用的原因出发,若只能作一个诊断,抑郁则应予优先考虑。若只是存在烦恼或过度担心,而没有自主神经症状,不应用本类别。必须存在一些自主神经症状(颤抖、心悸、口干、胃部搅动感),哪怕间歇存在也可。如果符合本障碍标准症状的出现与明显的生活改变和应激性生活事件密切相关,则应采用 F43.2 适应障碍的类别。

有这类相对较轻的混合症状的患者多见于初级保健机构,而更多的病例则存在于一般人群中,大部分人终生都不会就诊于医院或精神科。

包含:焦虑抑郁(轻度或非持续性的)。

不含：持续性焦虑抑郁（恶劣心境）（F34.1）。

4. F41.3 其他混合性焦虑障碍 本类别适用于以下障碍：符合广泛性焦虑障碍（F41.1）的标准且同时具有（虽通常持续时间不长）F40-F49 中其他障碍的突出特征，但又不完全符合这些障碍的标准。最常见的有：强迫性障碍（F42.-）、分离性障碍（F44.-）、躯体化障碍（F45.0）、未分化的躯体形式障碍（F45.1）、疑病性障碍（F45.2）。如符合本障碍标准症状的发生与明显的生活改变或应激性生活事件密切相关，应采用（F43.2）适应障碍的类别。

5. F41.8 其他特定的焦虑障碍 包含焦虑癔症。

6. F41.9 焦虑障碍，未特定 包含焦虑 NOS。

（三）F42 强迫性障碍

本障碍的基本特征是反复出现的强迫思维或强迫动作［为简单起见，提到症状时用强迫（obsessional）代替强迫 - 强制（obsessive-compulsive）］。强迫思维是以刻板形式反复进入患者头脑中的观念、表象或冲动，它们几乎总是令人痛苦的（因为内容为暴力、猥亵方面的，或仅仅因为患者认为其内容毫无意义）。患者往往试图抵制，但不成功。然而，虽然这些思维并非自愿且令人反感，患者认为它是属于自己的。强迫动作或仪式是一再出现的刻板行为。从根本上讲，这些行为既不能给人以愉快，也无助于完成有意义的任务。患者常将其视为能防范某些客观上不大可能的事件，且他们认为事件对患者有害或者是患者造成的危害事件。这种行为通常（但并非总是如此）被患者认为是无意义的或无效的，且反复企图加以抵抗。在病程漫长的病例，抵制可能十分微弱。往往存在植物性焦虑症状；不过，不伴明显自主神经兴奋的内在紧张或心理紧张的痛苦感也很常见。强迫症状，特别是强迫思维，与抑郁有密切关系。有强迫障碍的人常存在抑郁症状，患复发性抑郁障碍（F33.-）的人在抑郁发作时也可有强迫思维。无论在哪种情况下，抑郁症状的加重或减轻一般会伴有强迫症状严重度的平行变化。

强迫障碍在两性发生率相同，患者的人格常带有突出强迫反应性特征。发病多在童年或成年早期，病程多变。若不存在明显的抑郁症状，转成慢性的可能性更大。

【诊断要点】

要做出肯定诊断，必须在连续两周中的大多数日子里存在强迫症状或强迫动作，或两者并存。这些症状引起痛苦或妨碍活动。强迫症状应具备以下特点：

（1）必须被看作是患者自己的思维或冲动。

（2）必须至少有一种思想或动作仍在被患者徒劳地加以抵制，即使患者不再对其他症状加以抵制。

（3）实施动作的想法本身应该是令人不愉快的（单纯为缓解紧张或焦虑不视为这种意义上的愉快）。

（4）想法、表象或冲动必须是令人不快地一再出现。

包含：强迫性（anankastic）神经症、强迫神经症、强迫-强制神经症。

【鉴别诊断】

由于抑郁障碍与强迫障碍经常同时存在，两者的鉴别可能很困难。对于急性发作的障碍，优先考虑首先出现的症状；如果两组症状都存在且都不占优势，一般最好将抑郁视为原发。对于慢性障碍，单独存在的那组症状中出现最频繁的应优先考虑诊断。

偶尔的惊恐发作或轻微的恐怖症状无碍于诊断。但是，见之于精神分裂症、Tourett 氏综合征、器质性精神障碍的强迫症状应视为这些障碍的一部分。

虽然强迫思维与强迫动作经常并存，在某些个体辨认出究竟哪一组症状占优势是有用的，因为两者对不同的治疗方法反应不同。

1. F42.0 以强迫思维或穷思竭虑为主　可表现为观念、心理表象或行为的冲动。内容可有很大变异，但几乎总是患者痛苦。例如，一位妇女害怕自己最终会无法抵制要杀死自己所爱孩子的冲动，因而痛苦不堪；又如，受到反复出现的猥亵的或亵渎的自我不相容的心理表象的折磨。有时，涉及的观念完全没有意义，如没完没了地对不可能有定论的选择进行近乎哲学层次的思考。这种对选择考虑的决断不能，也是许多其他强迫仪式的一个重要特点，并往往伴有对日常生活中的细节无法做出必要的决定。

强迫性穷思竭虑与抑郁的关系尤为密切，仅当不存在抑郁障碍时出现或继续存在穷思竭虑，才倾向于作强迫障碍的诊断。

2. F42.1 以强迫动作（强迫仪式）为主　大多数强迫动作涉及清洗（特别是洗手），反复检查以防范潜在的危险情境、保持有序和整洁。外在行为所隐含的是害怕，或害怕自己遇到危险，或害怕由自己引起危险。强迫仪式动作可占去一天中的数小时，有时还伴有明显的犹豫不决和行事迟缓。总的说来，两性发生率相等，但洗手仪式更多见于女性，而没有重复的行事迟缓在男性更常见。

与强迫思维相比，强迫仪式动作与抑郁的关系不那么密切，行为治疗更易于使之改善。

3. F42.2 混合性强迫思维和动作　多数强迫障碍患者同时有强迫思维及强迫行为的表现，如果两组表现突出程度等同，则应采用这一亚类，这是一般的情形。但是，由于强迫思维和强迫动作适宜用不同的治疗方法，如果有明显占优势的一组症状，单独予以标明是有益的。

4. F42.8 其他强迫障碍

5. F42.9 强迫障碍，未特定

（四）F43 严重应激反应，及适应障碍

本类障碍与其他类别有所不同，诊断时不仅要依据症状和病程，而且要考虑构成起病原因的下述两种影响因素之一——异乎寻常的应激性生活事件，或引起持续性不愉快环境的明显生活改变；前者可产生急性应激反应，后者可导致适应障碍。不太严重的心理应激（"生活事件"）可诱发或影响本分类系统中其他类别下的许多障碍的发生，但是，这种应激在病因学中的作用并不明确，且在各个病例中，通常取决于独特的个体易感性。换言之，用应激对障碍的发生或表现形式加以解释既非必要也不充分。相反，包括在本类别下的障碍的出现，被视为急性应激或持续性创伤的直接后果。应激性事件或持续的不愉快环境是基本的和居压倒地位的原因。没有它们的影响，障碍就不会发生。在各年龄组（包括童年和老年）发生的严重应激反应和适应障碍都归于本类别。

虽然构成急性应激反应和适应障碍的每一个别症状也可见于其他障碍，但它们在症状表现形式上具有某些特征，从而使这些状态合在一起组成一个临床实体。本节的第三种状况——创伤后应激障碍，具有相对特异的特征性临床相。

因此，这些障碍可视为对严重或持续应激的适应不良性反应，因为它们妨碍成功的应付机制，造成社会功能方面的问题。

对于在时间上与应激障碍和适应障碍有密切关系的自伤行为（最常见的为服用处方药物自行导致中毒），应该在 ICD-10 第二十章中用另外的 X 代码加以记录。这些代码对于"自杀未遂"和"准自杀"不作区分，因为两者都包括在自伤这一总类别下。

1. F43.0 急性应激反应　此为一过性障碍，作为对严重躯体或精神应激的反应发生于无其他明显精神障碍的个体，常在几小时或几天内消退。应激源可以是势不可挡的创伤体验，包括对个体本人或其所爱之人安全或躯体完整性的严重威胁（如自然灾害、事故、战争、受罪犯的侵犯、被强奸）；也可以是个体社会地位或社会关系网络发生急骤的威胁性改变，如同时丧失多位亲友或家中失火。如同时存在躯体状况衰竭或器质性因素（如老年人），发生本障碍的危险性随之增加。

并非所有面临异乎寻常应激的人都出现障碍，这就表明个体易感性和应付能力在急性应激反应的发生及表现的严重程度方面有一定作用。症状有很大变异性，但典型表现是最初出现"茫然"状态，表现为意识范围局限、注意狭窄、不能领会外在刺激、定向错误。紧接着这种状态，是对周围环境进一步退缩（可达到分离性木僵的程度，见 F44.2），或者是激越性活动过多（逃跑反应或神游）。常存在惊恐性焦虑的自主神经症状（心动过速、出汗、面赤）。症

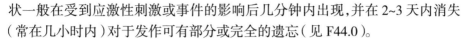

状一般在受到应激性刺激或事件的影响后几分钟内出现,并在2~3天内消失(常在几小时内)对于发作可有部分或完全的遗忘(见F44.0)。

【诊断要点】

异乎寻常的应激源的影响与症状的出现之间必须有明确的时间上的联系。症状即使没有立刻出现,一般也在几分钟之内。此外,症状还应:

(1)表现为混合性且常常是有变化的临床相,除了初始阶段的"茫然"状态外,还可有抑郁、焦虑、愤怒、绝望、活动过度、退缩,且没有任何一类症状持续占优势。

(2)如果应激性环境消除,症状迅速缓解;如果应激持续存在或具有不可逆转性,症状一般在24~48小时开始减轻,并且大约在3天后往往变得十分轻微。

本诊断不包括那些已符合其他精神科障碍(例外的是F60.-,人格障碍)标准的患者所出现的症状突然恶化。但是,既往有精神科障碍的病史不影响这一诊断的使用。

包含:急性危机反应、战场疲劳、危机状态、精神休克。

2. F43.1 创伤后应激障碍 这是对异乎寻常的威胁性或灾难性应激事件或情境的延迟的和(或)延长的反应,这类事件几乎能使每个人产生弥漫的痛苦(如天灾人祸,战争,严重事故,目睹他人惨死,身受酷刑,成为恐怖活动、强奸或其他犯罪活动的受害者)。人格特质(如强迫、衰弱)或既往有神经症性疾病的历史等易感因素可降低出现这类综合征的阈值或使其病情更重,但用这些易感因素解释症状的发生既非必要也不充分。

典型的症状包括:在"麻木"感和情绪迟钝的持续背景下,不断地在闯入的回忆("闪回")或梦中反复再现创伤,与他人疏远,对周围环境淡漠无反应,快感缺乏,回避易使人联想到创伤的活动和情境。一般而言,有可能使患者想到原来创伤的线索都是害怕和回避的对象。偶尔可见戏剧性的急性暴发恐惧、惊恐或攻击,这些是由一些突然唤起对创伤或原来反应的回忆和(或)重演的刺激起扳机作用而促发的。

通常存在自主神经过度兴奋状态,表现为过度警觉、惊跳反应增强、失眠。焦虑和抑郁常与上述症状和体征并存。自杀观念也非罕见。另一个使情况复杂化的因素是过度饮酒和服用药物。

创伤后,发病的潜伏期从几周到数月不等(但很少超过6个月)。病程有波动,大多数患者可望恢复。少数病例表现为多年不愈的慢性病程,或转变为持久的人格改变(见F62.0)。

【诊断要点】

本障碍的诊断不宜过宽。必须有证据表明它发生在极其严重的创伤性事件后的 6 个月内。但是,如果临床表现典型,又无其他适宜诊断(如焦虑或强迫障碍,或抑郁)可供选择,即使事件与起病的间隔超过 6 个月,给予"可能"诊断也是可行的。除了有创伤的依据外,还必须有在白天的想象里或睡梦中存在反复的、闯入性的回忆或重演。常有明显的情感疏远、麻木感,以及回避可能唤起创伤回忆的刺激。但这些都非诊断所必需。自主神经紊乱、心境障碍、行为异常均有助于诊断,但亦非要素。

迟发的灾难性应激的慢性后遗效应,即应激性事件过后几十年才表现出来,应归于 F62.0。

包含:创伤性神经症。

3. F43.2 适应障碍　一种主观痛苦和情绪紊乱的状态,通常妨碍社会功能和操作,出现于对明显的生活改变或应激性事件(包括患有或可能患严重躯体疾病)的后果进行适应的期间。应激源可能是影响了个体社会网络的完整性(经由居丧或分离体验),或影响到较广泛的社会支持系统及价值系统(移民或难民状态)。应激源可仅涉及个体本人,也可以是影响其所属团体或社区。

与 F33.- 中的其他障碍相比,个体的易感性在适应障碍的发生与表现形式上起更大的作用。但是,我们仍旧假定,如果没有应激源,也就不会发生这种情况。其临床表现各式各样,包括抑郁、焦虑、烦恼(或上述各症状的混合),感到对目前处境不能应付,无从计划,难以继续,此外,还有一定程度的日常事务中的功能缺损。患者可能感到易于做出出人意料的举动或突发暴力行为,但这种情况极少真正发生。不过,品行障碍(如攻击或非社会行为)可为伴随特征,尤其是在青少年。任何症状本身在严重程度和突出程度上都不足以满足更为特定的诊断。在儿童,可重新出现尿床、稚声稚气地说话、吸吮手指等,这些退行性现象通常是整个症状的一部分。如果这些特征占优势,应采用 F43.23。

起病通常在应激性事件或生活改变发生后 1 个月之内,除长期的抑郁性反应(F43.21)外,症状持续时间一般不超过 6 个月。若症状持续时间超出这一阶段,诊断则应根据表现的临床相做相应改动,任何持续的应激可采用 ICD-10 第二十一章中 Z 编码记录。

如果因正常居丧反应就诊于医疗或精神科机构,而出现的反应在个体所在文化中是恰当的,且持续时间不超过 6 个月,则不采用这些编码,在 ICD-10 中第二十一章中编码,如 Z63.4(家庭成员失踪或死亡)再加上 Z71.9(咨询)或 Z73.3(未在它处归类的应激)。任何视为异常的悲哀反应,无论其长短,均应编码为 F43.22、F43.23、F43.24 或 F43.25。更为强烈且持续超过 6 个月的悲哀反应归于 F43.21(长期的抑郁性反应)。

【诊断要点】

诊断有赖于认真评价以下关系：

（1）症状的形式、内容、严重程度。

（2）既往病史和人格。

（3）应激性事件、处境或生活危机。

必须清楚确定上述第三个因素的存在，并应有强有力的证据（尽管可能带有推测性）表明，如果没有应激源就不会出现障碍。如果应激源较弱，或者不能证实时间上的联系（不到 3 个月），则应根据呈现的特征在他处归类。

包含：文化休克、悲哀反应、儿童住院症。

不含：儿童分离焦虑障碍（F93.0）。

如果满足适应障碍的标准，还可用第 5 位数码标明临床形式或突出特征。

（1）F43.20 短暂抑郁性反应：持续不超过 1 个月的短暂的轻度抑郁状态。

（2）F43.21 长期的抑郁性反应：轻度抑郁状态，发生于处在长期的应激性情境中，但持续时间不超过 2 年。

（3）F43.22 混合性焦虑和抑郁性反应：焦虑和抑郁明显，但未达到混合性焦虑抑郁障碍（F41.2）或混合性焦虑障碍（F41.3）中所标明的程度。

（4）F43.23 以其他情绪紊乱为主：症状表现涉及几种类型的情绪，如焦虑、抑郁、烦恼、紧张、愤怒。焦虑和抑郁症状可符合混合性焦虑抑郁障碍（F41.2）或其他混合性焦虑障碍（F41.3）的标准，但它们的突出程度还不足以诊断为更为特异的抑郁或焦虑障碍。在儿童，同时存在尿床、吸吮手指等退行性行为的反应，也采用这一类别。

（5）F43.24 以品行障碍为主：主要紊乱表现在品行方面，如：少年的悲哀反应引起攻击性或非社会化行为。

（6）F43.25 混合性情绪和品行障碍：情绪方面的症状与品行障碍同样突出。

（7）F43.28 以其他特定症状为主。

4. F43.8 其他严重应激反应

5. F43.9 严重应激反应，未特定

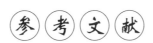

1. Katzman MA, Bleau P, Blier P, et al. Canadian clinical practice guidelines for the management of anxiety, posttraumatic stress and obsessive-compulsive disorders. BMC Psychiatry, 2014, 14 (Suppl 1): S1. doi: 10.1186/1471-244X-14-S1-S1. Epub 2014 Jul 2.

2. Gustavsson A, Svensson M, Jacobi F, et al. Cost of disorders of the brain in Europe 2010. Eur

Neuropsychopharmacol, 2011, 21 (10): 718-779.

3. Kessler RC, Üstün TB. The WHO world mental health surveys: global perspectives on the epidemiology of mental disorders. New York: Cambridge University Press. 2008: 1-580.

4. Stein MB, Sareen J. Generalized anxiety disorder. N Engl J Med, 2015, 373: 2059-2068.

5. Guo X, Meng Z, Huang G, et al. Meta-analysis of the prevalence of anxiety disorders in mainland China from 2000 to 2015. Sci Rep, 2016, 16; 6: 28033.

6. Hong JJ. Anxiety disorders in Asians. Handbook of Adult Psychopathology in Asians: Theory, Diagnosis and Treatment. New York: Oxford University Press, 2012: 143-178.

7. Bolton D, Eley TC, O'Connor TG, et al. Prevalence and genetic and environmental influences on anxiety disorder in 6-year-old twin. Psychological Medicine, 2006, 36 (3): 334-335.

8. Taylor S, Jang KL, Stewart SH, et al.Etiology of the dimensions of anxiety sensitivity: A behavioral-genetic analysis. J Anxiety Disord, 2008, 22 (5): 899-914.

9. Johnson BA. Addiction medicine: science and practic. New York: Springer, 2011, 301-303.

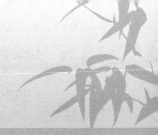

第二章

焦虑障碍的中医学术源流简述

第一节　焦虑障碍的中医范畴

中国人对焦虑问题的重视，由来已久。《列子·汤问》讲了一个故事："鲁公扈、赵齐婴二人有疾，同请扁鹊求治……扁鹊谓公扈曰：汝志强而气弱，故足于谋而寡于断，齐婴志弱而气强，故少于虑而伤于专。若换汝之心，则均于善矣。扁鹊饮二人毒酒，迷死三日，剖胸探心，易而置之，投以神药，即悟，如初，二人辞归。"这个故事虽非信史，但仍可反映了在古代人们对"志强而气弱，故足于谋而寡于断"和"少于虑而伤于专"这些与焦虑高度相关的认知 - 情感问题有了较为专门的认识。

目前所知，"焦虑"一词首次出现在汉语文献《后汉书·苏不韦传》中："不韦毁身燋虑，出于百死。"这里"燋"同"焦"。在现代汉语和古代汉语里，焦虑的含义是指忧虑，心情焦愁忧虑。《晋书·凉武昭王传》："微臣所以叩心绝气，忘寝与食，彫肝焦虑，不遑宁息者也"，对这种情绪状态的描述至今还让人有入木三分的感觉，十分形象。

焦虑作为一种心理情绪状态，中国古代文献对此有着丰富准确入神的描述，仅如《诗经·王风·黍离》："彼黍离离，彼稷之苗。行迈靡靡，中心摇摇。知我者，谓我心忧；不知我者，谓我何求。悠悠苍天，此何人哉！"《诗经》这里用"摇摇"描述，内心的忐忑不安，类似还有"如噎""如醉"来描述人们内心焦愁忧虑的不安情绪。可以看出，这些对焦虑情绪的描述非常准确和丰富。

现代汉语中在一般日常意义上使用"焦虑"时，含义是"焦急忧虑"，《现代汉语词典》也是如此解释。其近义词大致包括"焦急、焦灼、忧虑、着急"，其反义词是"安然"。

现代心理学、精神病学意义上的焦虑，是指一种情感活动，描述的是一种情绪，即不同于情感高涨、欣快、易激惹、情感迟钝，也不是情感低落，也不同于情感脆弱。焦虑是"担心发生威胁自身安全和其他不良后果的心境"，是指在缺乏明显客观因素和充分根据的情况之下，对其本身健康或其他问题感到忧虑不安,紧张恐惧,顾虑重重;或认为病情严重,不易治疗;或认为问题复杂,无法解决等。严重者心中不安,搔首顿足,坐卧不宁,唉声叹气,怨天尤人,一若大祸临头,惶惶不可终日,即使多方劝解也不能消除其紧张情绪。这类症状常伴有自主神经功能紊乱和疑病观念,轻者可见于一般的日常情绪活动,重者可见于典型的焦虑症,也可见于伴有焦虑情绪的各种身心疾患。

焦虑情绪的核心是焦虑和烦恼,以运动性不安、自主神经功能兴奋和过分警觉为特征。最常见的表现是过分担心、紧张不安、易激惹、注意力难以集中、肌肉紧张、易疲劳、睡眠不佳之类,实际临床上则千奇百怪,各具特色,往往与个性特征和文化观念有关。关于焦虑症的诊断标准及其演变请参照本书有关章节。值得重视的是,在现代社会的人群中,亚临床的焦虑问题广泛存在,特别是在高社会压力群体中十分普遍,如高考学生、警察、医生、企业管理人员、老年人等,是很多疾病和社会家庭生活事件发生与发展的背景、前提和结果之一。焦虑,是人类社会生活的普遍问题,在现代社会尤其突出,弗洛伊德以来的精神病学、心理学、人类学、哲学对此做了深入的研究。

焦虑及其相关病症,在中医学理论体系内属于情志障碍范畴。尽管古今中医对各种形式的焦虑症,有过丰富的现象描述、病机分析、药物治疗、针灸治疗和心理治疗等的记录。但在严格意义上讲,中医学本身并无一个明确的、单一的情志概念可以与焦虑相对应,也并没有一个单一的病名与焦虑症相对应,或如同癫狂与精神分裂症那样的大致对应。但这并不意味着中医缺乏对焦虑症的深入研究和真知灼见,在不同时期大量的文献论述中,古人已经洞见焦虑症的疾病本质、特征和临床表现及其演变的各个方面。根据焦虑症的定义和它所规定的内涵,以及对常见症状、表现和外延的归纳与分析,焦虑症在中医语汇的精神症状描述上,大致包含:焦灼不安、烦闷昏冒、心烦意乱、烦躁、心中惕惕然,如人将捕之等。急性发作时,常出现:恐惧惊慌、发作欲死、心悸怔忡似心脏将跳出来、胸闷痛像窒息似的、惶惶不可终日、坐卧不宁等。慢性期常见伴有的躯体症状有:头昏、目眩、失眠、多汗、心慌、心悸、心动异常、恶心、呕吐、腹泻、尿频、呼吸困难(憋气)、肌肉痛和紧张不能放松等。可以肯定的是,这些临床病症属于中医的"情志病"范畴。在中医学,情志,又称"神志",包括七情、五志,七情是指喜怒忧思悲恐惊等情绪活动,五志是指与五脏精气和五脏功能高度相关的喜怒忧思恐等神志变化。而这是从不同维度概括了在人体的精神 - 情绪 - 意志的生理、心理过程,七情和五志的病态变化就是情志病或神志病,基本上相当于精神障碍,我们今天也称之为"脑神病"。而有关焦虑症的中医病症,大致涵盖了郁证、烦躁、不寐(失眠)、惊悸、心悸、怔忡、善怒、善忧思、善悲、善恐、善惊、百合病、脏躁等情志病证,以及可能的善忘(健忘)、卑惵、梅核气、奔豚气、灯笼热、懊侬、郁燠、惊惶等多种情志症状。这些病症会出现在内妇外儿各科疾病之中,甚至少数情况下可能会符合虚劳的诊断。这些问题也常见于与七情致病关系密切的其他疾患之中,如阳痿、早泄、痞证等。有医家对焦虑相关疾患做了高度概括"惊悸恐惧,忧恚惨惕"(孙思邈),也有医家认识到这类疾患有"身形如和"(《伤寒论》)"身体仍和"(《外台秘要》)"脏气无损"(《顾松园医镜》)"心乃偏倚,十二官皆无主"(《缪遵义医案·郁证》)等神志病特征。在临床中,很多焦虑症会以失眠、头晕、虚弱、月经不调、心脏病、胃肠功能紊乱、便秘、腹泻、胁痛、瘾病等,特别是各种难以描述的躯体不适,在内科、妇科、神经科就诊;另一方面,很多重症内外科疾病患者伴有严重或较为严重的焦虑问题(达到或没有达到临床水平)。而且,很多严重的躯体疾患或其他精神疾患往往会以焦虑症状作为前兆症状、首发症状,这些焦虑症状往往会伴随很多患者和很多疾病的始终,构成疾病的背景、病因、诱因或结果之一。很多情况之下,这些焦虑及其相关问题得不到认识与重视,成为制约这些疾病诊断、治疗和康复的重要因素。所以,焦虑情绪、焦虑状态、焦虑症是人类生活中,特别是各科临床的常见问题。另一方面,焦虑与抑郁高度相关,类而不同,两者经常以共病形式出现,也请参照有关章节仔细鉴别。

与现代中医学术界着重于探讨焦虑症的证候规律不同,王彦恒老中医认为,认识焦虑症关键要透过现象看本质,抓住焦虑症属于"脑神病"这一核心本质,在纷繁的临床症状中,识别焦虑在不同个体发生的共性与个性机制,而不要让具体症状牵着鼻子跑。王老认为,焦虑问题在临床上广泛存在,焦虑症和严重的焦虑情绪经常见于各种精神疾患、躯体疾患和心身疾患之中,是制约患者心身健康的基本因素和背景因素。在临床实践中,焦虑症很难与其他神经症严格区分开来,在诊治上往往与抑郁症、强迫症、恐怖症、失眠等神经症性疾患难以截然分开。而符合西医诊断为焦虑症的患者,其中医诊断会根据不同患者的表现、主症而有所不同,伴有情绪低落的多被诊为郁证;以情绪悲苦为主的诊为善悲,或者根据不同特点分别诊为善惊、善恐、善忧思、失眠、惊悸、怔忡等。在各科严重疾患和慢性疾患中,患者往往伴有情志问题,最突出的就是各种各样的焦虑症状,有的易于识别,有的以变相的方式存在,识别率不高,常常为医患双方所忽视和误判,具有相当的隐蔽性。而这种焦虑往往是疾病的背景,或者与疾病如影随形,严重影响着患者的生活质量和治疗康复的效果。另一方面,关于焦虑症的中医病名还有待于进一步探讨,焦虑症的中医内在本质还有待总结、归纳与揭示。

王彦恒老中医认为考察焦虑症的中医范畴及其学术渊源,离不开上述郁证和惊悸恐为核心的七情为患,要围绕焦虑症根本上属于脑神病(神志病)这个根本关键,坚持形神统一和心身一体的观点。但也要明确,焦虑症的躯体症状和躯体化症状与单纯的躯体疾患的根本区别。

由此我们依据王彦恒老中医的观点,以七情致病和郁证为主线,考察中医关于焦虑障碍的学术渊源。

第二节　焦虑障碍相关病症的中医学术沿革

一、先秦及秦汉时期《黄帝内经》及《伤寒杂病论》等奠定了中医焦虑 - 情志的理论基础

《黄帝内经》是我国现存最早的中医经典理论著作,分为《灵枢》《素问》两部分,一般认为成书于春秋战国时期。以黄帝、岐伯、雷公的对答形式,阐述病机病理的同时,主张不治已病治未病,还主张养生、摄生、益寿、延年,奠定了中医的理论基础,也初步形成了焦虑的中医情志病的理论基础。《黄帝内经》较为系统地阐述了包含喜、怒、忧、思、悲、恐、惊等情志在内的"九气说",还有运用五行学说把人的情志活动分属于五神脏的"五志说",并且对情志与脏腑的关系、情志致病规律,以及情志病证的防治等都做了较为系统的阐述,成为后世情志理论发展的指南和框架。《黄帝内经》中关于整体论以及形神关系的"形神一体"和"脏为神之宅"等理论,成为中医情志理论的基础。

1.《黄帝内经》明确提出"思想之患",认清了焦虑症和情志疾患的本质《素问》在开篇提出"思想之患"的概念,高度重视心理健康。"其次有圣人者,处天地之和,从八风之理,适嗜欲于世俗之间,无恚嗔之心,行不欲离于世,举不欲观于俗,外不劳形于事,内无思想之患,以恬愉为务,以自得为功,形体不敝,精神不散,亦可以百数。"强调人们要"适嗜欲""无恚嗔之心",要想健康长寿做一个有修养的人就要"内无思想之患,以恬愉为务,以自得为功"。受道家老庄学说影响极深的中医养生学说,至今是中医心理保健学术体系的核心,中医心理学认识、治疗情志疾患和焦虑症,也深深地受到这些讲究节欲保精、顺应自然、顺应时令、恬淡虚无、淡泊明志、澄心静默、养神贵精等思想的影响。

除了道家老庄,儒家伦理及其心性修养也对中医认识、防治焦虑症有很大影响。同样,佛教、佛学对中医情志疾病和焦虑疾患的认识也起到了深刻的影响。

2.《黄帝内经》阐述了七情、五志相关概念体系《黄帝内经》创制了七情、五志相关概念体系,五神脏理论始终以研究情志活动为基础,并依据五行学说将其纳入到五脏为中心的脏腑体系。《素问·阴阳应象大论》首先描述道:"天有四时五行,以生长收藏,以生寒暑燥湿风。人有五脏化五气,以生喜怒悲

忧恐。故喜怒伤气,寒暑伤形。暴怒伤阴,暴喜伤阳";"东方生风,风生木,木生酸,酸生肝,肝生筋,筋生心,肝主目……在地为木,在体为筋,在脏为肝……在味为酸,在志为怒。怒伤肝,悲胜怒";"南方生热,热生火,火生苦,苦生心,心生血,血生脾,心主舌……在声为笑,在变动为忧,在窍为舌,在味为苦,在志为喜。喜伤心,恐胜喜";"中央生湿……甘生脾,脾生肉,肉生肺,脾主口……在声为歌,在变动为哕,在窍为口,在味为甘,在志为思。思伤脾,怒胜思";"西方生燥……辛生肺,肺生皮毛,皮毛生肾,肺主鼻。……在志为忧。忧伤肺,喜胜忧";"北方生寒……咸生肾,肾生骨髓,髓生肝,肾主耳……在脏为肾……在味为咸,在志为恐。恐伤肾,思胜恐"。这些阐述不仅为后世奠定了五志的脏腑学说基础,分析了五志的内在关系,还为后世分析情志疾病奠定了方法基础,为运用五志关系治疗情志疾患奠定了理论基础。

《黄帝内经》认为,五脏的生理活动,与人体的精神密切相关,如《素问·宣明五气》说:"心藏神,肺藏魄,肝藏魂,脾藏意,肾藏志",神、魄、魂、意、志是精神活动的不同表现,分别与五脏相关,故把心、肺、肝、脾、肾合称为"五神脏"。"心者,生之本,神之变也……肺者,气之本,魄之处也……肾者主蛰,封藏之本,精之处也……肝者,罢极之本,魂之居也。"与此相关,《素问·五脏别论》:"凡治病,必察其上下,适其脉候,观其志意,与其病能。"强调诊察治疗疾病要特别注意患者的精神心理状况"志意",为后世发展和建立对精神心理症状的辨证论治开了先河。

《黄帝内经》认为七情的变化,可以通过人体气机而影响气血以及脏腑功能的变化,从而影响人体的生理、病理,并且运用相关理论分析理解某些特定类型的焦虑病症的病因病机。《素问·举痛论》:"余知百病生于气也,怒则气上,喜则气缓,悲则气消,恐则气下,寒则气收,炅则气泄,惊则气乱,劳则气耗,思则气结,九气不同,何病之生? 岐伯曰:怒则气逆,甚则呕血及飧泄,故气上矣。喜则气和志达,荣卫通利,故气缓矣。悲则心系急,肺布叶举,而上焦不通,荣卫不散,热气在中,故气消矣。恐则精却,却则上焦闭,闭则气还,还则下焦胀,故气不行矣。寒则腠理闭,气不行,故气收矣。炅则腠理开,荣卫通,汗大泄,故气泄。惊则心无所倚,神无所归,虑无所定,故气乱矣。劳则喘息汗出,外内皆越,故气耗矣。思则心有所存,神有所归,正气留而不行,故气结矣。"其中"惊则心无所倚,神无所归,虑无所定,故气乱矣"等描述,则是典型的急性焦虑惊恐发作的描述,对后世关于善惊这一类型的焦虑的病机分析影响很大。

3.《黄帝内经》强调焦虑相关症状与脏腑 - 气血的关系　将人体的精神情志活动,与五脏功能联系起来,把人体的气血活动视为情志活动的生理基础,成为中医情志理论一大特点。例如,"心者,君主之官,神明出焉","膻中者,臣使之官,喜乐出焉","肝者,将军之官,谋虑出焉"。从而运用五行理论来分析精神症状的病因病机,如对"闻木音则惕然而惊"这一人体警觉性提高的焦虑症状,分析为"胃者土也,故闻木音而惊也,土恶木也"。《黄帝内经》主张"百病皆生于气",焦虑等情志失常,可以通过影响气机而影响脏腑气血的生理功能;反之,脏腑气血功能的变化也可以通过影响气机,而导致情志的变化,从而产生焦虑等异常情绪。《素问·玉机真脏论》曰:"……忧恐悲喜怒,令不得以其次,故令人有大病矣。因而喜大虚则肾气乘矣,怒则肝气乘矣,悲则肺气乘矣,恐则脾气乘矣,忧则心气乘矣,此其道也",而将情志疾患与脏腑紧密结合起来。《黄帝内经》不仅强调脏腑气血变化可以导致情志的异常,也指出情志异常也可以导致脏腑气血功能的变化与失常,如《灵枢·邪气脏腑病形》:"忧愁恐惧则伤心……若有所大怒,气上而不下,积于胁下则伤肝"。《黄帝内经》对人体气机与情志的关系的论述,对后世影响颇大。

4.《黄帝内经》描述了大量的与焦虑相关七情疾患的病症　《黄帝内经》中描述了很多精神情志症状,其中很多是典型的焦虑症状。如《素问·诊要经终论》有:"令人心中欲无言,惕惕如人将捕之","令人惕然,欲有所为,起而忘之","令人益嗜卧,又且善梦","令人少气,时欲怒";《素问·脉要精微论》:"是知阴盛则梦涉大水恐惧,阳盛则梦大火燔灼,阴阳俱盛则梦相杀毁伤,上盛则梦飞,下盛则梦堕,甚饱则梦予,甚饥则梦取,肝气盛则梦怒,肺气盛则梦哭,短虫多则梦聚众,长虫多则梦相击毁伤。"《素问·玉机真脏论》:"太过则令人善怒,忽忽眩冒而巅疾",对焦虑患者的心身症状十分传神的表述。也有很多类似于焦虑症状的描述,出现在对其他疾病的描述中,对后世治疗焦虑也不无启发,如《素问·刺疟》中:"足太阴之疟,令人不乐,好大息,不嗜食……病至则善呕……足少阴之疟,令人呕吐甚……欲闭户牖而处,其病难已。足厥阴之疟,令人腰痛少腹满,小便不利如癃状,非癃也,数便,意恐惧,气不足,腹中悒悒,刺足厥阴";《素问·刺腰痛》:"阳明令人腰痛,不可以顾,顾如有见者,善悲……","飞阳之脉,令人腰痛……甚则悲以恐";《素问·风论》:"心风之状,多汗恶风,焦绝,善怒嚇……肝风之状……善悲"。这些描述,对于我们今日辨证论治纷繁的焦虑患者躯体化症状,有系统、有层次地治疗焦虑的精神症状与躯体症状,仍然有启发和指导意义。

《黄帝内经》首先提出了善怒、善惊、善恐、善忧、善思等病名或症状名。善惊,胆小易惊、对外界刺激过于敏感体现了一部分焦虑症患者的特征。善惊为证名,最早见于《素问·至真要大论》中"少阳之胜……善惊"。《灵枢·百病死生》称为"喜惊",可见《素问·至真要大论》首先提出"善惊",是最早记载的证名。

恐证,又名善恐,最早见于《素问·四时刺逆从论》所描述的:"血气内却,令人善恐",以及《灵枢·经脉》描述的"肾足少阴之脉……气不足则善恐。"《素问·阴阳应象大论》说:"肾主耳……在志为恐,恐伤肾。"《素问·脏气法时论》说:"肝病者,……耳无所闻,善恐,如人将捕之。"《黄帝内经》有恐为肾志,"恐则气下"等学说,成为后世恐证理论与实践的渊数。

焦虑症,如果以情绪悲苦为主的,中医可以诊断为善悲。《素问·宣明五气论》:"经气并于肺则悲。"《灵枢·本神》说:"心气虚则悲","肝悲哀动中则伤魂。"《黄帝内经》认为悲为肺之志,过悲则气消,可引起脏腑功能失调而产生疾病。

怒证,又名善怒。以情志失调,肝气郁滞,郁久化火,火邪炎上,脑神被扰而出现的善怒、易怒、狂怒为本证特征。《灵枢》有"善怒""喜怒"之称,《素问·阴阳应象大论》说:"肝主目……在志为怒,怒伤肝,悲胜怒",说明怒证病位在肝,同时指明了过怒则伤肝,并首次提出了"悲胜怒"的理论。《素问·脉解》:"所谓少气善怒者,阳气不治,阳气不治则阳气不得出,肝气当治而未得,故善怒……"。马莳注:"阳气未治,则少阳之气尚不得出,少阳与肝为表里,所以肝气当治而未治也。"《素问·病能论》:"有病怒狂者……阳气暴折而难决,故善怒",指明多怒而狂,多因突然受到难以忍受的刺激而发病。《素问·调经论》:"肝藏血,血有余则怒""血并于上,气并于下,心烦惋善怒",说明气血失调,心中烦乱,易于发怒。

善思,或善忧思。《素问·痹论》中有"淫气忧思,痹聚在心"的记载,首次提出淫邪之气可引起忧愁思虑,这是因为心气不藏而痹聚在心,心主思所以忧思不已。《灵枢·本神》中有"愁忧者,气闭塞而不行",明确指出了忧愁太过可使气机闭塞而不通;又说"脾愁而不解则伤意",脾藏意,意为脾之神,如忧愁太过,日久不解,损伤脾意,意气不舒,则病。脾意和脑神失司,则其人忧思重重,疑虑多端。

5.《黄帝内经》提出的郁证概念,为后世发展郁证理论奠定了基础　先秦时期,对自然界以及人体内出现的一切积聚、蓄积、失畅现象概谓之"郁"(繁体字:鬱)。《黄帝内经》将郁这一概念引入到医学,对由于五运失常、情志失调所引起的人体脏腑、经络、气血津液的阻塞结滞不通等一系列病理变化,归之于"郁"。在病因方面,强调五运失常、外邪内侵是致郁的主要因素。《素问·六元正纪大论》从理论上论述了由于五运失常所引起的金郁、木郁、水郁、火郁、土郁这五郁病证以及治疗,认为五运太过、不及,不但引起气候失常,也可以导致人体多种疾病,并详细论述了五郁之发的气候因素引起的人体疾病的症状、预后等的内容。后世发展了"郁"的概念,认为郁既是病因学概念,也是病理学概念,又是一类综合病证。郁证临床表现错综复杂,且有广义、狭义之分。广义的郁,包括外邪、情志等因素,导致气、血、痰、食、火、湿等病理产物的滞塞和郁结。狭义的郁,单指情志不舒为病因的郁。郁证自《黄帝内经》提出后,历代医家每每有所阐发,其内容广博,观点纷呈,治则治法丰富,构成了中医最有特色的理论之一,即"郁证学说"。郁证学说重视人体气机,强调人体的统一性,主张形神一体,为我们研究情志疾病的形神两方面症状的辨证论治打下了理论基础。以《黄帝内经》的郁证概念为基础,历代医家结合自己的经验不断丰富创新。在现代中医学,郁证的含义已经主要是指情志不舒一类的疾患。《黄帝内经》对郁证学说的奠基,为我们今天认识焦虑症提供了深远的背景和思维方法,为认识焦虑症的身心一元二体的两方面变化提供了基础。

6.《黄帝内经》奠定了失眠、烦躁、健忘等焦虑相关疾病的中医学理论基础 焦虑与失眠关系密切,很多现实情况之下,"失眠"就是焦虑的代名词。失眠往往是焦虑的首发症状和最突出的症状。实际上,很多患者的失眠就是因为焦虑的存在,很多失眠患者就是焦虑症(焦虑状态)患者。中医很多对失眠的描述记载,就是直接或间接地描述了焦虑。考察中医对失眠的学术源流会加深我们对焦虑的认识与理解。

《黄帝内经》中有"不得眠""目不瞑""不得卧"之名,《灵枢·大惑论》较为详细地论述了"目不瞑"的病机,认为:"卫气不得入于阴,常留于阳。留于阳则阳气满,阳气满则阳跷盛;不得入于阴则阴气虚,故目不瞑矣",开创了失眠的营卫不和、阴阳失调理论,成为半夏秫米汤和张仲景桂枝加龙骨牡蛎汤调和营卫的理论基础。《灵枢·营卫生会》还论述了老年人"夜不瞑"的病因病机,认为:"老者之气血衰,其肌肉枯,气道涩,五脏之气相搏,其营气衰少而卫气内伐,故昼不精,夜不瞑"。《素问·逆调论》还记载有"胃不和则卧不安",这些对后世睡眠医学的实践影响极大。

焦虑症患者往往会主诉烦躁。从烦躁角度看焦虑症,不仅有助于以烦躁为主症的焦虑症患者的治疗,也可以加深我们对焦虑症中医内在规律的认识。烦躁证,始见于《黄帝内经》。《黄帝内经》将烦躁归结为火热扰神,一直为中医理论所尊奉。《素问·至真要大论》说:"少阳之复,大热将至……心热烦躁",对烦躁的病因明确提出为热邪所引起。在该篇中还提到:"少阴之胜,心下热,善饥,脐下反动,气游三焦,炎暑至,木乃津,草乃萎,呕逆烦躁",在此提到烦躁乃由少阴心热引起。《素问·气交变大论》说:"岁土太过,雨湿流行,肾水受邪,民病体重烦冤",认为烦躁是由肾水不足,水火失济而心火扰动所引起。《素问·至真要大论》又说:"少阳司天,火淫所胜,则温气流行,金政不平,民病头痛……烦心脑中热",指出了温热之邪流行,内犯五脏,肺首当受其害,金失清肃,浊气下降,故心烦、头痛、脑中热。综上所述,《黄帝内经》中已较明确地阐述了烦躁证,其病因以外邪内侵为主,病位主要在心肾,以及与其他脏腑有关的发病机制。

焦虑症患者经常会主诉记忆力不好,以此症状突出者,可以考虑中医诊断为健忘。健忘早在《素问·五常政大论》中就有"善忘"的记载。《灵枢·大惑论》将"上气不足,下气有余"作为本病主要病机,确立了病变部位在脑的理论。《素问·调经论》说:"血并于下,气并于上,乱而喜忘。"这一论述对后世健忘从瘀血论治影响很大。

7.《黄帝内经》的阐述丰富了焦虑疾患的预防-治疗-康复学说 《黄帝内经》的心理健康学说深受道家影响,倡导"恬惔虚无""积精全神"的养生之道,为后世的心身健康理论奠定了理论基础和理论框架。要保持心身健康,《素问·遗篇·刺法论》主张人们要"少思""勿怒""勿大悲伤",要注重精神意志的修养,保持情志的舒畅,预防情志疾患的发生和传变。在情志治疗方面,不仅提出了有关针灸和药物疗法,还提出了情志相胜法、言语开导法、气功导引法、音乐疗法等,为后世多种方法治疗情志焦虑疾患奠定了基础。

8.《伤寒杂病论》开创了焦虑等情志病症的辨证论治原则,创制了诸多方剂 《伤寒杂病论》中介绍了若干焦虑相关情志病的临床表现,如:对"诈病""人愧"的脉象和临床症状的鉴别,对今天情志病的临床观察和诊断有启发意义;对"卑""惵""损"的描述,就很近似于焦虑的临床表现。而《伤寒杂病论》中"烦躁""烦""躁""不得眠""不得卧""但欲卧""但欲眠""但欲寐""卧起不安""惊怖""奔豚气""梅核气""百合""脏躁"等病症,与我们今天所说的焦虑症候群关系密切,对后世研究这些疾病范畴奠定了基础。特别是这些病症的辨证论治方法,对焦虑障碍的治疗至今还有临床指导意义。其诸多方剂,如小柴胡汤、四逆散等,开创了疏肝行气之法,成为调整情志的主要方剂,其衍生的方剂,更是数不胜数。而特别值得一提的是,乌梅丸为代表的治疗虚实寒热、多重功能紊乱的复杂症候群的方剂,及其组方思路对现今治疗焦虑障碍错综复杂矛盾的躯体症状提供了有益的启示。

张仲景对不寐的论述又进一步丰富了《黄帝内经》的内容,其创制的酸枣仁汤、黄连阿胶鸡子黄汤至今还在临床应用。

张仲景对烦躁理论贡献很大。张仲景对烦躁有了进一步的论述。《金匮要略·肺痿肺痈咳嗽上气病脉证治》说:"肺脏,咳而上气,烦躁而喘,脉浮者,心下有水,小青龙加石膏汤主之",提出了烦躁的病机、主症、脉象及方剂。在《金匮要略·水气病脉证并治》中说:"心水者,其身重而少气,不得卧,烦而躁,其人阴肿",此乃为水气凌心所致的烦躁。《金匮要略·血痹虚劳病脉证并治》说:"虚劳虚烦不得眠,酸枣仁汤主之",首先提出了虚烦之证,并提出了相应的治疗方剂。在《伤寒论》375条中提到了因过度下利伤气而引起的虚烦及其代表方剂,如:"下利后更烦,按之心下濡者,为虚烦也,栀子豉汤主之。"伤寒之后,阳气已虚,再兼下利,则阳气越损,阳虚则阴寒内阻,郁久化热,或利止阳复,热气升腾,皆可致使心气郁阻而致懊恼烦心,治之栀子豉汤以清心除烦。

张仲景从瘀血论治健忘是《伤寒论》的一大特点。《伤寒论·辨阳明病脉证并治》说:"阳明病,其人善忘者,必有蓄血。所以然者,本有久瘀血,故令喜忘。屎虽硬,大便反易,其色必黑。"这说明了瘀血所致健忘症的临床特点。

张仲景的《伤寒杂病论》对焦虑症现代中医临床实践依旧有着很大指导意义。一方面,很多发病与感染性疾患和其他躯体疾患高度相关的焦虑症状,可能会直接从《伤寒论》原文、原方中获得辨证论治的启发和得到指导,如很多继发于热性病恢复期的焦虑状态可以直接运用治疗百合病的方药治疗;另一方面,《伤寒论》辨证论治的原则、关于疾病传变的原则,也对治疗不同类型的焦虑症会有很大的指导意义和启发。

另外,在此历史阶段,《难经》《华佗中藏经》等医学经典对奠定中医情志病概念、病因病机、辨证论治理论体制的基础都有不同程度的贡献。至《难经》始有"不寐"之病名,其所论大抵与《黄帝内经》同,但亦有所发展。《难经》还对有关情志概念进行了深入探讨,并为后世医家依此探讨相关情志概念和焦虑相关概念开拓了思考空间。而《中藏经》可能是一部伪托著作,但描述了大量的情志症状,丰富了人们对于情志症状在人类疾患中地位的认识。《中藏经·论肝脏虚实寒热生死逆顺脉证之法》描述了易激惹、坐立不安、睡眠障碍等临床症状,认为其病机为"肝中热",同时与胆也有密切关系,"(胆)寒则恐畏,头眩,不能独卧;实则伤热,热则惊悸,精神不守,卧起不宁"。《神农本草经》虽然是一部药物学专著,但我们从中可以看到大量焦虑相关症状的描述和运用药物治疗焦虑相关情志症状的记载,这些记载的不仅疗效可靠,且在今天看来也富有启发意义。

二、晋隋唐宋时期焦虑相关理论得到较大发展

1.《脉经》　晋代王叔和在《脉经》对惊悸恐证的脉象进行了深入探讨,在情志疾患和焦虑症的诊断上进行了有意义的探索。《脉经·平人迎神门气口前后脉》中记载:"左手寸口人迎以前,脉阴虚者,手厥阴经也,病苦悸恐不乐","左手关上脉阴阳俱虚者,足厥阴与少阳经俱虚也,病苦恍惚……少气不能言,时时自惊"。《脉经·平惊悸衄吐下血胸满瘀血脉证》有"恐惧之脉":"趺阳脉微而浮,浮则胃气虚,微则不能食,此恐惧之脉,忧迫所作也。惊生病者,其脉止而复来,其人目睛不转,不能呼气。"通过《脉经》对惊悸恐脉象的描述和相关病因病机的分析,我们知道那时候中医已经对惊悸恐的临床症状、脉象、病因病机已经有了深刻的系统的认识,可见那时候焦虑症候群已经获得了医家的关注。

《脉经》对焦虑症学说的另外一个贡献是在《脉经·平奇经八脉病》有:

"两手脉浮之俱有阳,沉之俱有阴,阴阳皆实盛者,此为冲、督之脉也。冲、督之脉者,十二经之道路也。冲、督用事则十二经不复朝于寸口,其人皆苦恍惚、狂、痴;不者,必当由豫,有两心也。"这是说如果双手脉象出现阴阳俱实是冲督脉用事,与十二经气血运行发生了冲突,使十二经脉不能复朝于寸口,也就是体内气血运行出现了混乱,人就会精神失常,重者"其人皆苦恍惚、狂、痴",轻者就会"必当由豫,有两心也",其中的"由豫"就是犹豫,是有"两心"所致,描述的是人们的无所适从、内心冲突,以至于不能决断,实际上就是一种焦虑,或焦虑强迫的表现。"两心"强调了内心的冲突是焦虑不安、犹豫不决的原因,并认为气血经络运行的内在冲突是多种情志疾患的原因,重则癫狂,轻则焦虑而犹豫。《脉经》提到的这个观点,对我们理解焦虑症发病机制不无启发,特别是从十二经脉和冲督二脉的冲突解释,值得我们进一步挖掘其丰富的学术价值。

2.《针灸甲乙经》　《针灸甲乙经》是皇甫谧的针灸学专著,该书在穴位主治中介绍了一些与焦虑相关的症状,如太冲穴治疗"易恐惧",劳宫穴治疗"心中喜悲,思慕歔欷,善哭不休"等。

3.《诸病源候论》　隋代巢元方的《诸病源候论》对情志疾患的病因和病机都做了详尽的论述,其中许多与焦虑症关系密切。该书将很多情志疾患与鬼物联系起来,这并非作者之错,而是如实反映了那时候人们的疾病特征。这告诉我们情志疾患的焦虑症状与患者的时代文化背景高度相关,研究焦虑疾患一定要重视患者的文化背景,才能认识患者的症状和病机。时至今日我们也不能说完全排除鬼魂观念对患者的影响(笔者最近就接触过一些从事 IT 行业的患者,由于他们所在 QQ 群的年轻人坚信鬼魂存在,并影响他们的生活,导致焦虑惊恐发作,症状久久不能缓解,当消除鬼魂观念后,药物治疗才得以奏效)。难能可贵的是,在那样的时代背景之下,该书认为惊悸恍惚等焦虑症状由内外因相合而为病,"体虚、心气不足"是本病发病的内在根据,而"风邪外乘""伤其经、入舍于心"则是发病的外在因素。他主张心虚致悸,"心气不足……惊悸恍惚,少颜色,善忧悲","虚劳损伤血脉,为邪气所乘,则使惊而悸动不定","(心)血虚,则心守不安,心守不安则喜惊悸",认为心气不足和心血亏虚是焦虑相关症候群的主要病机,对后世的学术认识影响很大。其中,心虚,神不安守,易于受到外邪影响,成为焦虑症虚实夹杂病机的先河,也为焦虑症治疗要扶正祛邪并举,提供了理论基础。

巢元方认为善惊证与风邪有关,他在《诸病源候论·风惊候》中指出:"风惊者,由体虚、心气不足,为风邪所乘也。心藏神而主血脉,心气不足则虚,虚则血乱,血乱则气并于血,气血相并,又被风邪所乘,故惊不安定,名为风惊"。巢氏指明了本证病位在心,其性虚,其因为风邪所乘。

4.《备急千金要方》和《千金翼方》 孙思邈对情志疾患症状的描述有"惊悸恐惧,忧怵惝惕",可谓是既精准又高度概括的描述。他在《备急千金要方·妇人方上·求子》中阐述道,女性"十四以上,阴气浮溢,百想经心,内伤五脏,外损姿颜"。其中的"百想经心"这种忧虑烦心状态,是由于生理上"阴气浮溢"所导致,并可以引起"内伤五脏,外损姿颜"这样的生理变化。其后他又对女性"情不自抑"等加以描述,可谓是对青春期女性焦虑等情志活动活脱脱的描述,也对我们认识焦虑的一般性病机提供了新视角。孙思邈在该篇"养胎"中强调"弹琴瑟,调心神,和情性,节嗜欲"的养胎要求,也适合人们一般的防治焦虑促进心身健康的要求。他在书中很多地方描述了大量的焦虑症候群相关病症,如"小八风散"所主治的"迷惑如醉,狂言妄语,惊悸恐怖,恍惚见鬼,喜怒悲忧,烦满颠倒,悒悒短气不得语,语则失忘;或心痛彻背,不嗜饮食,恶风不得去帷帐,时复疼热,恶闻人声,不知痛痒,身悉振摇,汗出猥退,头重浮肿,爪之不知痛,颈项强直,口面㖞戾,四肢不随,不仁,偏枯挛掣,不得屈伸",引导我们思考不同疾病所伴发的焦虑症状,增强对焦虑的识别能力,改善原发疾病的治疗。而他在《备急千金要方·肾脏·补肾》对五劳七伤论述中的"凡远思强虑伤人,忧恚悲哀伤人,喜乐过度伤人,忿怒不解伤人,汲汲所愿伤人,戚戚所患伤人,寒暄失节伤人"的描述,慨叹真人对我们今天研究情志疾患和焦虑疾患的谆谆教诲。在前代医家从心虚论治的基础上,孙思邈对焦虑相关症候群的病机,提出了"心实热"的观点。他在《备急千金要方·心脏·心虚实》中说:"心实热,惊梦,喜笑恐畏,悸惧不安"并给出了治疗方剂——竹沥汤。他还认为肾虚亦可以引起"时惊惕,心中悸动"等类似焦虑症状群。他在《备急千金要方》和《千金翼方》中,搜集了补心汤、镇心汤、大定心汤、小定心汤、枣仁汤、远志汤、茯神汤等20余首方剂,并在《千金翼方》补养心气、健忘、通九窍等不同章节中介绍了有效药物,以及奔豚、梅核气的有效方剂、养性方等,也丰富了本病的治疗方法和认识。

孙思邈对烦躁的认识有了进一步提高,如《备急千金要方·肺脏·肺痿》说:"阴脉不涩,身体反冷,其内反烦,多睡唇燥,小便反难,此为肺痿"。阴津虚损的患者,阳气应相对充盛,当见脉涩身热,若脉不涩,身体反见寒冷,为阴亏阳气外泄,故见烦躁,口唇干燥,小便不利。这些烦躁理论虽然未脱离热病的神志症状范畴,但为日后神志病的烦躁证治提供了基础。

《备急千金要方·肾脏·肾脏脉论》认为:"……而善忘,恍惚有所思,此为土克水,阳击阴,阴气伏而阳气起,起则热,热则实,实则怒,怒则忘"。将善忘与"恍惚有所思"这样的注意力不集中联系起来,并从病理机制上将之与土、水——脾肾联系起来。

5.《外台秘要》 唐代另一部医学著作《外台秘要》中介绍了很多神志疾

患的表现令人耳目一新，如卷八有"怒气则上气不可忍，热痛上抢心，短气欲死，不得气息，恚气则积聚在心下，心满不得饮食，喜气则不可疾行，不能久立，忧气则不可剧作，暮卧不安席，愁气则喜忘不识人语，置物四方，还取不得去处，若闻急则四肢手足筋挛不能举，状如得病，此是七气所生，"丰富了对焦虑症的认识。明确指出"状如得病"为七气所生，似已经能够区分了我们现在所说的器质性疾患和功能性、心因性疾患，说明已经认识到焦虑相关疾患的心因性特征。《外台秘要》的其他关于神志病的论述也有待于挖掘，如在"石发热风头痛心烦寒热方"中阐述了"五行五脏，皆互相生，肝虽处中而为脏首，位在甲乙，怀养怀仁，故应春而王也，为心之母，余脏循而次生焉，心为王，主身神毅而无纤不察，四脏为四鄙。四鄙有忧，王必怀忧；四脏和平，王必有悦，悦则荣卫不错，忧则经络患生。心不受邪，所病者为忧乐能致也。"脏腑关系和心不受邪，对我们研究情志疾患的脏腑基础很有启发。

6.《太平圣惠方》《圣济总录》《太平惠民合剂局方》《太平圣惠方》书中很多证型，如心虚、心实热、胆虚冷、胆实热、肝实热所描述的症状与焦虑关系密切，如"心气虚苦悲，恐惊悸恍惚，谬忘，心中烦闷，面目或赤、或黄，羸瘦，宜服紫石英散方"，"心实热……心神烦乱，面赤身热，喜笑恐悸……心神不安。泄热安心，沙参散方"，"胆虚冷，恒多恐畏，不能独卧，心下澹澹，如人将捕，头目不利，胸中满闷。宜服人参散方"，"胆实热……热则精神惊悸不安，起卧不定，胸中冒闷，身体习习……心烦咽干。宜服人参散方"，"肝实热，梦怒惊恐，宜服泻肝防风散方"。这些方书还提出了躯体疾病并发焦虑的观点，认为"中风""伤寒""虚劳""产后"等病均可导致心胆等脏腑虚损、邪气内乘，而出现"惊悸不安""恒常忧怕""神思昏乱""志意不定""烦闷""眠卧不安""健忘"等焦虑症状。《圣济总录》："肾风之状……志意昏沉，善恐多忘，皆肾风证也"，"定心丸方""治心虚忧愁不乐，惊悸心松，恍惚忘误，神情不宁。"另外，《圣济总录》提到了运用补肾的方药消除"暴性"，补真丸"壮元气，益精髓，润髭鬓，久服无暴性"，开拓了治疗焦虑疾患的视野。

对于善惊，《圣济总录》也有拓展，如提到"风惊之状，乍惊乍喜，恍惚不宁，举措失常是也。盖心者生之本而藏神，今心血虚，则神不宁，风邪乘虚而干之，故谓之风惊邪也"，发展了巢元方的学说并给出了可以服用茯神丸方、大丹砂方治疗善惊的方法。

《圣济总录》从情志失调角度论述了健忘病，认为"愁忧思虑则伤心，心伤则喜忘"，明确指出了七情内伤可导致健忘症。

《太平惠民合剂局方·卷之五·治诸虚》有："治男子、妇人心气不足，志意不定，惊悸恐怖，悲忧惨戚，虚烦少睡，盗汗，饮食无味，头目昏眩。常服补益气血，安神镇心。"这对焦虑状态的描述与治疗相当准确和清晰。他留下的千古名方牛黄清心丸治疗"心忪健忘……心气不足,神志不定,惊恐怕怖,悲忧惨戚,虚烦少寐,喜怒无时"这样的典型焦虑状态,至今在临床广为应用。可以看出那时候人们已经对焦虑疾患这一类情志疾患,形成了比较完备的理法方药体系。另外,其中的七气饮、分心气饮、四七汤、定志圆、预知子圆、妙香散、平补镇心丹、宁志膏、小菟丝子圆、远志圆、十四友圆、逍遥散、温胆汤都描述了大量的神灵活现的焦虑症状,并给出了具体方药和制药方法,在当时及后世广为应用,对后世从理论上认识焦虑症相关惊悸恐、心悸失眠等病症影响很大。

7.《三因极一病证方论》《三因极一病证方论》是宋朝另一部极其重要的医学著作。在该书"七气证治"中对情志障碍的论述颇有令我们耳目一新的内容,如"怒伤肝者,上气,不可忍,热来荡心,短气欲绝,不得息,故《经》曰:怒则气击。忧伤肺者,心系急,上焦闭,荣卫不通,夜卧不安,故《经》曰:忧则气聚。思伤脾者,气留不行,积聚在中脘,不得饮食,腹胀满,四肢怠惰,故《经》曰:思则气结。悲伤心胞者,善忘,不识人,置物在处,还取不得,筋挛,四肢浮肿,故《经》曰:悲则气急。恐伤肾者,上焦气闭不行,下焦回还不散,犹豫不决,呕逆恶心,故《经》曰:恐则精却。惊伤胆者,神无所归,虑无所定,说物不竟而迫,故《经》曰:惊则气乱。"已经对各种焦虑的临床证候和病因病机做出十分精准的论述。而大七气汤"治喜怒不节,忧思兼并,多生悲恐,或时振惊,致脏气不平,憎寒发热,心腹胀满,傍冲两胁,上塞咽喉,有如炙脔,吐咽不下,皆七气所生。"在适应证中几乎给出了一个完整的焦虑症临床典型表现和治法,而"脏气不平"在焦虑症病机中的体现,对我们今天研究认识焦虑症非常富有启发意义。关于善怒,该书认为"阳入于阴,其病静,阴入于阳,其病怒,怒则狂矣",多因阳气暴折,蓄怒不决所致。

该书对健忘也有论述,在该书"健忘证治"中,认为健忘与脾主意关系密切,"今脾受邪,则意舍不清,心神不宁,使人健忘",强调了健忘与心脾关系密切。所给出的治疗健忘的"小定志圆"还给出了"忽忽喜忘"的外因是"有所大惊,梦寐不祥,登高涉险,致神魂不安,惊悸恐怯",将健忘能够与惊悸恐、多梦联系起来,确立了以健忘为主要症状的焦虑障碍的理法方药治疗体系。

8.《济生方》 严用和在《济生方·惊悸怔忡健忘门》明确提出"夫惊悸者,心虚胆怯之所致也","怔忡者,此心血不足所致也",并指出本病长期不愈,可"变生诸证,或短气悸乏,体倦自汗,四肢浮肿,饮食无味,心虚烦闷,坐卧不安",可见中医在当时对焦虑障碍的临床症状的演变已经有了很精准的认识。严用和已经区分了热病的烦躁和杂病的烦躁,对虚烦做了明确的阐述,在《济生方》中他说:"今虚烦之病,阴虚生内热所致也,但虚烦有数证,不可不辨。伤寒大病之后,霍乱吐泻之后及妇人产后,皆使人心虚烦闷,又有虚劳之人,心火内蒸,亦致心烦,治疗之法,不可不详审也。"

9.《普济本事方》 宋代许叔微《普济本事方》对不寐的病因有所阐发："平人肝不受邪，故卧则魂归于肝，神静而得寐。今肝有邪，魂不得归，是以卧则魂扬若离体也"，明确提出从肝论治失眠不寐，认为肝经血虚，魂不守舍，神不安而发生不寐。《普济本事方》针对不寐的病机特点创制真珠丸，以育阴潜阳，并强调在服药方法上，"日午夜卧服"。

《普济本事方》的真珠丸、《鸡峰普济方》的补心汤、山药地黄丸所列示的症证理法方药，都对我们今天从不同角度认识焦虑症给以启发。

在这期间还值得关注、探讨的是，王冰注释《素问》中对焦虑相关神志概念的阐发很大程度上深化、系统、明确了相关焦虑和情志概念，提高了中医情志疾病理论的水平。如王冰对"夫五脏者，身之强也"的解释为"脏安则神守，神守则身强，故曰身之强也"，解释了五脏与相应的神志功能以及全身状况的关系，有助于人们认识焦虑症的身心关系、形神关系。

总之，晋唐宋医学水平已经高度发达，对焦虑症相关疾病病症、病因病机、治疗，主要是从心虚受扰、气机紊乱的角度加以认识，关于神志疾患"状如得病"的观点难能可贵。这期间创制、流传的大量有效方剂为我们继续探索开拓了深远的学术空间。

三、焦虑相关情志病理论在金元明清时期得到发展和确立

金元明清是中医学大发展、大家林立、异彩纷呈的时期，与焦虑症相关的郁证、失眠、惊悸恐诸多方面的理论与临床实践也逐渐成熟。

1. 郁证理论有了较大发展，为中医焦虑症相关理论提供了基本背景和内容 在承袭《黄帝内经》理论和历代医家论述的基础上，金元至明初这一时期，人们开始将郁证作为一个独立的疾病进行讨论。但郁证的病因重点由外感逐渐转为内伤，这成为郁证学术发展过程中的转折过渡阶段。有代表性的，朱丹溪十分强调"郁"在发病中的作用，《丹溪心法·六郁》提出了"气血冲和，万病不生，一有怫郁，诸病生焉。故人身诸病，多生于郁"的著名论述。朱氏综合了六淫、七情等内外致病因素对郁证产生的影响，首倡"六郁"之说，从病机角度深入阐发气、血、痰、火、湿、食六郁产生的机制。认为六郁之间可转化兼夹，其中以气郁为先，其他郁则相因为病，谓气郁而湿滞，湿滞而成热，热郁而成痰，痰滞而血不行，血滞而食不化，而成湿郁、热郁、痰郁、血郁、食郁。其中以气郁、痰郁、血郁三者为要。

明清以后，内伤致郁的证治得到发展完善，这一时期由于在病因证治范围方面有了明显的限定，即情志致郁，故习惯将其称为狭义的郁证。对郁证的认识已日臻完善，明确了郁证的情志病范畴。明代虞抟《医学正传》首先采用了"郁证"病名。张景岳在讨论郁证时阐释了《黄帝内经》"五郁"与朱丹溪"六

郁"的关系,认为《黄帝内经》"五郁"是"因病而郁",在疾病的过程中始终伴随着气血郁滞这一病理变化;而情志之郁是"因郁而病",由于七情失调而引起各类气血脏腑疾病,这就从概念上区分了外感致郁与情志致郁的不同,为情志致郁学说的进一步发展创造了条件。张氏进一步发展、深化了朱丹溪情志致郁的内容,将常见的情志病概况为三类,即怒郁、思郁、忧郁。怒郁起于大怒气逆,为邪实在肝,表现为胁满腹胀;日久则克损脾胃,表现为神疲乏力,倦怠食少等。思郁起于思虑,气结于心而伤于脾,甚则上及肺胃,可见咳喘、失血、呕吐、噎膈;下连肝肾,可见带浊崩淋、遗精等。忧郁起于悲忧惊恐,纯属虚证,可见精神萎靡、食减消瘦等症状。清代诸医家更多从临床实际出发,强调和发展了七情致郁的病因病机,使得郁证的范围趋同。辨证常分新久虚实,在治疗上亦渐趋成熟完善。叶天士在《临证指南医案·郁》中总结了郁证的病因病机,认为"七情之郁居多","初伤气分,久延血分,延及郁劳沉疴",病变涉及心、脾、肝、胆等脏腑。林珮琴在《类证治裁·郁症论治》中亦提出,久郁可以及血,损伤脏阴,由实转虚,不可徒用消散治之。

对郁的治疗,《素问·六元正纪大论》提出了木郁达之、火郁发之、土郁夺之、金郁泄之、水郁折之的著名治法,其中尤以"木郁达之"最为后世所重视,后世医家论治郁证多遵用此法。《素问·至真要大论》也提出了"疏其气血,令其条达,而致和平"的治法。张景岳对此的阐释是:"达,畅达也……在表者当疏其经,在里者当疏其脏,但使气得通行,皆谓之达"。关于六郁的治疗,朱丹溪拟越鞠丸以解诸郁,其中苍术、川芎为中心药物,谓能"总解诸郁,随症加入诸药",并做了加减示范。明代赵献可《医贯·郁病论》尤重"木郁达之",提出"以一法代五法",其以逍遥散治郁,似较越鞠丸更优,一直为后世所习用。张石顽在《张氏医通·郁》中指出:"郁证多缘于考虑不伸,而气先受病,故越鞠、四七始立也。郁之既久,火邪耗血,岂苍术、香附辈能久服乎,是逍遥、归脾继而设也。"在治疗上以新久虚实为辨证要点,临床随证选方。叶天士对郁证用药的总结可谓精彩确当:"每以苦辛凉润宣通,不投燥热敛涩呆补……不重在攻补,而在乎用苦泄热而不损胃,用辛理气而不破气,用滑润濡燥涩而不滋腻气机,用宣通而不揠苗助长"(《临证指南医案·郁》)。李用粹在《证治汇补·郁症》中对郁证的治法总结为"郁病虽多,皆因气不周流。法当顺气为先,开提为次。至于降火化痰消积,尤当分多少治之"。顺气以"调中为要",主张以二陈汤加香附、川芎为基础方随证加减。除了使用药物对郁证进行治疗外,历代还十分重视情志心理的调摄,叶天士告诫"郁证全在病者能移情易性,医者构思灵巧,不重在攻补"。因此,情志调摄和心理治疗是郁证证治的前提和条件。

通过回顾郁证的学术源流与沿革,我们可以看到,郁证的情志病特征,高度的心理色彩,症状的繁杂性,以及病机病症的形神一体二元特征,与焦虑症高度相关。确实,郁证的历史回顾,可以加深我们对具有郁证特征的焦虑症的认识,从而全面认识焦虑症。目前,在中医内科临床上大多会把焦虑症诊为郁证,而自觉或不自觉地运用疏肝行气的治法,可见郁证与焦虑症的相关性。郁证的学术源流和证治对焦虑症的中医研究提供了经验与启发,也是反思焦虑症中医理论和治疗难以突破的契合点。但无论如何,对于郁证意义上的神志病,中医所强调的形神一体,心身一体,治神为先;又强调神志(神志病,脑神失常)的气血基础,调神不忘气血精津是根本,气血充盛,气机通畅,是治疗情志病的根本。即使是焦虑相关神志病这样脑神功能紊乱的疾患,也要注意运用脏腑辨证,治病不离脏腑,情志病的中医辨证论治也要重视躯体症状的治疗。郁证对于焦虑症的另外一个巨大的意义在于,按照郁证理论,可以有机地将焦虑症的躯体症状与焦虑情绪结合为一体。应认可患者的躯体化症状,积极治疗而不是否认。在医生对患者躯体症状的积极对策中,需转移患者的焦虑情绪,提高患者的依从性,放松患者对自身的躯体紧张程度,使患者在不知不觉中放松,缓解焦虑,使之成为中医治疗的一个特色,体现东方文化特有的人文色彩。

2. 失眠、烦躁、健忘等焦虑相关疾病的认识得到很大发展　明代李中梓《医宗必读·不得卧》对不寐的病因概括为:"一曰气虚,一曰阴虚,一曰痰滞,一曰水停,一曰胃不和"。明代张介宾《景岳全书·不寐》指出:"不寐证虽病有不一,然唯知邪正二字则尽之矣。盖寐本乎阴,神其主也,神安则寐,神不安则不寐,其所以不安者,一由邪气之扰,一由营气之不足耳。有邪者多实证,无邪者皆虚证",明确地提出以邪正虚实作为本病辨证的纲要。此外,他还指出不寐与饮茶有关。如《景岳全书·不寐》曰:"饮浓茶则不寐……而浓茶以阴寒之性,大制元阳,阳为阴抑,则神索不安,是以不寐也"。张景岳还把"胃不和则卧不安" 列入不寐证经义中,可以说确立了这一理论观点。张景岳还在前人的基础上,详细地论述了根据不寐的不同证候,分别采用不同的治疗方法和方药,辨证论治失眠达到了很高的水平,迄今仍有较高的参考价值。

清代冯兆张《冯氏锦囊秘录》提出:"壮年人肾阴强盛,则睡沉熟而长,老年人阴气衰弱,则睡轻微易知",说明不寐的病因又与肾阴的盛衰有关。明代戴原礼《证治要诀·虚损门》有"年高人阳衰不寐"之论,说明不寐的病因与阳虚有关。《医林改错》从血瘀论治失眠的观点对后世影响很大。其他如林珮琴《类证治裁》、沈金鳌《杂病源流犀烛》、程国彭《医学心悟》、叶天士《临证指南医案》,以及唐容川《血证论》等,都对不寐的病因、病机等方面有所发挥,从而使不寐的理论和实践,均有了比较系统的认识。

由于焦虑与不寐的理论和临床的紧密关系,我们可以通过考察失眠的学术沿革,从失眠的学术发展洞察中医对相关情志疾患与焦虑的认识,这对我们深化理解从中医角度诊治焦虑症大有裨益。实际上,在有些焦虑患者面前,从治疗失眠角度治疗,可能会改善患者的依从性,而达到治疗效益。汲取中医失眠理论,如认为失眠与人体的气血运行关系密切,特别是营卫的运行,与胃肠功能状态关系密切(胃不和则卧不安),肾与睡眠的关系等,都会对我们理解焦虑症与气血、脾胃功能、肾阴肾阳的密切关系,对深入研究焦虑症的中医病因病机、治疗方法富有启发。

金代刘完素将烦躁称为"躁扰",并有专门的论述,如在《河间六书·躁扰》中说:"躁扰将动,烦热扰乱而不宁,热甚于外则肢体躁扰,热甚于内则神志躁动",指出了躁扰之证皆因火热之邪作祟,充实内外之故。烦躁已经不再仅仅是伤寒病的一个症状,而是成为了杂病研究的一部分。

元代李杲对于烦躁的阐述更加完善,认为烦躁之疾,其病变主要在心,次在肺、肾、脾胃,脏腑之间经络贯通,五脏六腑之疾,皆可影响到心而致病。如《东垣十书》说:"火入于脾则烦,入于肾则躁,俱在于肾者,此道路通于肺母也,大抵烦躁者,皆心火为病。心者,君火也,火旺则金燥、水亏,惟火独存,故脾肾合而为烦躁。又脾经络于脑中,心经起于脾中,二经相搏,湿热生烦。"李杲还对治疗烦躁的代表方剂栀子豉汤作了专门论述,《东垣十书·论栀子豉汤》中说:"烦者气也,躁者血也,气主肺,血主肾,故用栀子以治肺烦,用香豉以治肾躁。烦躁者,懊忱不得眠也。少气虚满者,加甘草。如若呕哕者,加生姜橘皮,下后腹满而烦者,栀子厚朴枳实汤。下后身热微烦者,栀子甘草干姜汤。"

元代另一位医家朱震亨对烦躁的各种变证提出了具体的用药和方剂,如《丹溪心法》中说:"胸中烦热,须用栀子仁,有实热而烦躁者,亦用栀子仁。有虚热而烦躁者,宜参、芪、麦门冬、白茯苓、竹茹、白芍药。若脉实数有实热者,神芎丸。"又如《丹溪治法心要》说:"治烦躁不得眠者,六一散加牛黄服之。"

明代王肯堂对于阴躁证的病因及机制有了较明确的论述。在《证治准绳》中说:"独躁不烦者,多属寒……身体手足躁扰或裸体不欲近衣,或欲坐井中,为外热也……外热者,多为无根之火,故属于寒也。"

清代王清任首先提出了瘀血导致烦闷的机制,他在《医林改错》中说:"身外凉,心里热,故名灯笼病,内有血瘀。……平素和平,有病急躁,是血瘀。"

从临床经验角度看,烦躁未必是焦虑,但焦虑往往兼有烦躁。认识烦躁的重要途径就是从历代医家对烦躁的论述中汲取经验和智慧。从历代医家对烦躁的探索,来看焦虑症的临床表现的多样性和丰富性,从这些复杂临床表象中识别出疾病的本质是焦虑,并依照中医理论识别病性病位,然后根据患者的不同特点按照中医辨证论治的要求做出辨证分析,就会在焦虑症的诊断基础上,辨别出不同患者的具体特点,使治疗上更加有针对性,因而也就会提高辨证论治水平。

王肯堂认为:"痰之健忘者,乃一时之病。然病忘之邪,非独痰也。凡其心有所寄,与诸火热伤乱其心者,皆得健忘。"清代林珮琴在前人对健忘病的理论基础上,在《类证治裁·健忘》中指出:"健忘者,陡然忘之,尽力思索不来也。夫人之神,宅于心,心之精依于肾,而脑为元神之府,精髓之海,实记忆之所凭也。正希金先生尝曰,凡人外有所见,必留其影于脑。小儿善忘者,脑未满也,老人善忘者,脑渐空也。"

3. 善惊、善恐等七情病患学术理论得到发展确立　对善惊的认识,历代各家依照《黄帝内经》理论指导,并不断发展。金代刘完素认为:"惊,心卒动而不宁也。火主于动,故心火热甚也。"刘氏认为,惊证是火邪为患,且涉及脏腑病理变化较广。明代王肯堂《证治准绳》:"惊……由是观之,肝、胆、心、脾、胃皆有惊证明矣。"由此可见惊证涉及脏腑之广,提示临床治疗本证应注意全面调理。清代张璐《张氏医通》:"惊,夫惊虽主于心,而肝胆脾胃皆有之,惊是火热躁动其心,心动而神乱也。若因内气先虚,故触事易惊,或卒然闻有大声,目击异物,遇险临危,皆使人有惕惕之状也。惊则气乱,郁而生火生涎……宜温胆汤加熟枣仁。"这些医家论述,基本确立了善惊的中医证治理论,《张氏医通》也将"善惊"与郁证理论结合起来,即"惊则气乱,郁而生火"。

关于善恐,李杲《脾胃论》则明确指出:"凡……恐惧,皆损元气。"说明恐惧则伤肾。至明代王肯堂《证治准绳》则总结其大成,称"脏腑恐有四",确切地指明恐证的出现与肾、肝、胃、心有关。

清代张璐在《张氏医通》中指出:"恐者,似惊悸而实非,忽然心中恐惧,如人将捕之,属肾本脏,而傍及他脏,治法则有别焉。治肾伤者,宜补精髓,六味丸加枸杞、远志。"张氏在总结前人经验的基础上,指明恐证主要病位在肾,与他脏有关,并对相应的脏腑提出了用药。除了以上治肾方药之外,又指出恐证"治肝虚者宜养阴血,六味丸加枣仁、龙齿"。

关于善悲,后世医家在《黄帝内经》基础上对善悲证论述较全面。金代刘完素著《素问玄机原病式》:"惊惑悲笑……皆属于热",又说:"悲,金肺之志也。金本燥,能令燥者,火也。心火主于热,善痛,故痛苦脑海者,心神烦热躁乱而非清静也。所谓悲苦而五液俱出者,火热亢极,而反兼水化制之故也。"刘氏认为悲为热邪所致。至清代《张氏医通》中记载和刘氏有一致看法。沈金鳌所著《杂病源流犀烛》则提到:"……因悲哀动中而伤魂,魂伤则狂妄不精,不精则不正,当以喜胜之,以温药补魂之阳者,宜惊气丸。"明确指出了善悲的心理治疗手段是用喜乐的情绪来感染患者,治疗上要采取温阳的办法。

关于善怒,刘完素《素问玄机原病式》中指出:"多怒为狂,……怒为肝志,火实制金,不能平木,故肝实则多怒,而为狂也。"刘氏进一步指明了脏腑之间的相互关系和病位在肝,其性属邪实的病理。《古今医鉴》中更明确地指出:"肝热盛,则多怒而为狂也。"

张璐著《张氏医通》:"怒:怒属肝旺。经云:在脏为肝,在志为怒。又云:肝藏血,血有余则怒是也。生铁落饮,大小柴胡,柴胡疏肝、四七、四磨、越鞠、七气、沉香降气等,皆治善怒致病之药。丹溪治怒方,香附末六两,甘草末一两和匀,白汤下二钱,日再服。"张氏在前人理论和实践的基础上,对本证方药和论治进行了归纳。

关于善思,清代沈金鳌《杂病源流犀烛》说:"思者,脾与心病……或有劳心思虑,损伤精神,至头眩目昏",明确指出了因思虑而劳伤心脾,终致心神、脾意功能失调,累及脑神,使人精神受损,头眩目昏。又说:"思虑气结,惊悸烦热者,有思虑伤心,致心神不足,而不能寐者……有劳伤心脾致健忘失常,言语颠倒如痴者",进一步指明了气机不畅、忧思劳伤过度终致精神障碍,出现言语颠倒如痴。沈氏除了对本证进行了全面的分析,还提出了相应的论治方药。

中医学著作汗牛充栋,学说林立,学派纷呈,漫长的历史遗留下来了大量医学著作和大量医案,而焦虑症相关学说像一条不绝如缕的河流,或明或暗,贯穿在中医学术发展史之中。焦虑症相关疾患,逐渐被明确为神志病,与心神也就是我们今天所说的神志、脑神、精神因素关系的密切性越来越清楚;焦虑症的神志症状和躯体症状描述得越来越全面和精准,情志因素作为焦虑症病因逐步得到明确,焦虑症的病证范畴也越来越集中,对焦虑症理法方药、康复方面的认识也趋于完善。通过上述回顾,我们可以看到中医和中西医结合研究、治疗、康复焦虑症相关情志疾患的优势所在,即中医学对七情与脏腑气血的统一,通过七情的五行归属及其与脏腑的关系,可以把焦虑症的精神症状、躯体症状通过脏腑辨证、气血辨证有机地结合起来。另一方面,也可以细化焦虑症的诊断和分型,深化对不同类型的焦虑症的认识,提供一个新的认识维度,并结合辨证论治可以有针对性地治疗焦虑症的躯体症状和精神症状。通过对这些病症的描述和分析及其源流探讨,我们可以看出焦虑症不能像有些学者那样仅从肝郁、火热等论治,要在整体观念指导之下具体地根据其病症表现辨证论治,根据不同情绪特点和伴随的躯体症状特点,定位定性,细化分型,使治疗更具有针对性。

【附】

中医典籍中描述的几个病证如奔豚、梅核气、脏躁、百合、卑愫等,也颇与焦虑症表现相似。

奔豚气是指表现以"气从少腹上冲咽喉,发作欲死,复还止"为其症状特征的一种病证。这种描述很近似一种惊恐发作。奔豚始见于《黄帝内经》,如

《灵枢·邪气脏腑病形》说："肾脉急甚为骨癫疾,微急为沉厥奔豚。"强调肾脏虚寒,督脉失调引起的逆冲证。《难经·五十六难》说："肾之积,名曰奔豚,发于少腹,上主心下,若豚状",这里所说的奔豚即是五脏积聚中的肾积,亦即《素问·骨空论》篇中所述的"冲疝",就其症状的表现每多与奔豚之症相似,故后人常将两者合为一谈。奔豚之病有因寒,也有因气及误治之分,早在《金匮要略·奔豚气病脉证治》中论述:"气从少腹起上冲咽喉,发作欲死,复还止,皆从惊恐得之。"又《东医宝鉴》也提出寒水逆上之说,至此治疗奔豚不仅有属虚属寒的一面,也有属热属实的观点。如清代医家唐荣川所述:"若胞宫肝血不静,肝火上逆,则为奔豚上气,是为肝气……今从肝郁之发为奔豚,其木气上逆,则上而冲胸。"又如唐荣川在《金匮要略浅注补正》中也指出:"肾阳不能化水,寒水之气,随冲脉上逆,至胸至肺,即入于心,是为肾气凌心之奔豚。"

常见的梅核气也往往是一种焦虑抑郁证候。梅核气病(以下简称"梅核气")是情志内伤所致咽部感觉异常的疾病,以咽部不红不肿,自觉有异物梗阻,状如梅核,吐之不出,咽之不下,无碍饮食为临床表现。梅核气常由七情不畅所引起,主要病机为气机郁结,肺胃宣降失常,痰涎凝聚,痰气交阻,上扰脑神而致脑神失调。其病主要是情志失和,气机不畅,痰气交结于咽部,自觉局部不适,并伴有较明显的情感障碍,严重影响身心健康。根据临床表现看,梅核气应属于西医精神疾病的神经症。男女均可患及此病,而女性多于男性。中医对本病的论述始见于《黄帝内经》,虽无梅核气的病名,但对其病因、病证已经有了明确的认识。《素问·血气形志》说:"形苦志苦,病生咽嗌。"咽嗌即咽,又称喉嗌,此文说明身形劳苦或思虑忧郁苦闷,可引起脏腑经络的气血失调,发生咽嗌病变。

汉代张仲景《金匮要略·妇人杂病脉证并治》指出:"妇人咽中如有炙脔,半夏厚朴汤主之",形象地描述了本病的症状特点,如咽中有脔肉,吐之不出,咽之不下。并拟定了行之有效的方剂,且说明本病多发于女性。

隋代巢元方《诸病源候论·妇人杂病诸候》说:"咽中如有炙脔者,此是胸膈痰结,与气相搏,逆上咽喉之间结聚,状如炙肉之脔也。"指出痰气相搏,结聚咽喉,是本病的基本病机。

宋代杨士瀛《仁斋直指方》首次将本病命名为"梅核气",并对其病因、病机、证治原则做了较详尽的论述,指出:"梅核气者,室碍于咽喉之间,咯之不出,咽之不下,如梅核之状是也……七情气郁,结成痰涎,随气积聚,坚大如块,在心腹间;或塞咽喉如梅核、粉絮样,咯不出,咽不下,每发欲绝,逆害饮食……始因恚怒太过,积热蕴隆,乃成厉痰郁结,致有斯疾耳。治宜导痰开郁,清热顺气。"又清楚地认识到本病男女均可病患,指出:"男女或有胸喉间有梅核之急者,触事勿怒,饮食勿冷。"

　　清代何梦瑶《医碥·卷四》在总结本病的症状特点时说:"咽喉有物不能吞吐,如毛刺,如絮,如膜,如梅核,如肉脔,均名梅核气。"

　　近代学者张锡纯《医学衷中参西录·第五期》提出:"此证注疏家谓系痰气阻塞咽喉之中,然此证实兼有冲气之冲也。"为后世梅核气从平冲降逆论治另辟蹊径。

　　值得一提的是古人描述的卑慄症状近似焦虑状态,卑慄症指因心气亏损,胆虚神怯,或气郁胆气不宁所致,以胆怯、自卑、恐惧、抑郁为主要表现的情志类疾病。《伤寒论·平脉法》:"卫气弱,名曰慄;荣气弱,名曰卑;卑慄相搏,名曰损。"由此段话可以了解卑慄主要是指荣、卫气弱一类的疾病。如《证治准绳·杂病·悸》说:"痞塞不欲食,心中常有所歉,爱处暗地,或倚门后,见人则惊避,似失志状,此为卑慄之病,以血不足故耳。"《杂病源流犀烛》记载为:"卑慄,心血不足病也。与怔忡病一类,其症胸中痞塞,不能饮食,如痴如醉,心中常有所歉,爱居暗室,或倚门后,见人即惊避无地,每病至数年,不得以癫症治之也。宜天王补心丹、人参养荣汤、古庵心肾丸。"

　　中医学强调人与社会环境是统一的整体,重视社会因素对心理的影响,"脱营""失精"即是与社会因素密切相关的心理障碍。《素问·疏五过论》中最早记载了这两种病证:"必问尝贵后贱,虽不中邪,病从内生,名曰脱营,尝富后贫,名曰失精。"脱营、失精在古代常并称,是没有感受外邪,仅由身份贵贱和家境贫富变化所导致。唐代王冰对其病机作出解释:"富而扶欲,贫夺丰财,内结忧煎,外悲过物。然则心从想慕,神随往计,荣卫之遭,闭以迟留,气血不行,积并为病。"元代罗天益在《卫生宝鉴·脱营》中阐释脱营病因:"以其贵之尊荣,贱之屈辱,心怀慕眷,志结忧惶,虽不中邪,病从中生,血脉虚减,名曰脱营。"脱营、失精源于身份骤变,内心悲忧屈辱,也就是现代所说的负性生活事件,这很可能就是一种情志疾患。《卫生宝鉴·脱营》表述脱营的症状为:"气自思郁结,忧虑不已,以致饮食乏味,精神日减,肌肤渐至瘦弱。"清代李用粹《证治汇补·内因门·郁症》记载:"饮食居处,暴乐暴苦,始乐后苦,皆伤精气,病从内生。其先富后贫而病,曰失精。先贵后贱而病,曰脱营。外症身渐瘦,无精神。"综合看来,脱营、失精应是一种以焦虑抑郁情绪为主的情志疾病。在现代社会,变化剧烈,从中医对脱营、失精这两种主要由于身份变迁引起的疾患的描述分析中,学习重视生活事件,特别是负性生活事件等应激因素对疾病发生的影响,有助于我们对焦虑症发生规律的认识。

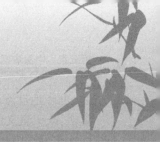

第三章

中医焦虑症状概说

焦虑症的定义及其分型、分类，在不同时期、不同的描述 - 诊断体系中，虽历经演变，但核心内容相同。因其临床表现错杂，本章旨在描述各类焦虑疾患在中医视野下的症状及其特点。

第一节　基于日常语言的焦虑症状的一般性描述

一、焦虑的精神表现

焦虑是以由紧张、焦急、忧虑、担心和恐惧等感受交织而成的一种复杂的情绪反应，可以见于焦虑症、焦虑抑郁症、强迫症及其他神经症性疾患，也见于其他精神疾患和躯体疾患中所出现的焦虑状态中。人们在日常语言交流中，有很多描述各种焦虑情绪体验和行为的语汇，了解这些语汇，有助于改善医患沟通。

焦虑相关最常见的主诉是"担忧"，患者充满了过度的、长久的、模糊的担忧和担心，这些担心和担忧却未必有一个明确的原因，或者说患者所认为的原因与患者表现出的症状，在因果关系上和表现程度上不符合逻辑和人们的生活常识。患者常常觉得自己不能放松下来，全身紧张。他面部绷紧，眉头紧蹙，表情紧张，唉声叹气，犹如大敌将至。担心各种各样的事情，担忧各种不利于自己（或所关心的人）的事情会发生，"总觉着会有不好的事情发生"，遇到事情会总想往不好的方向发展，内心里充满紧张的感觉，没有安详、坦然感，总之是把事情想坏，容易把事情评价过度，过于敏感，行为反应过度。人们会形容为"忐忑不安"，有一点事情出现就会浮想联翩，处处把事情往坏处想，越想越忧虑，有时候会想得大汗淋淋，心慌心跳，寝食不安，好似自己能把自己吓死。担忧的事情也许是身体方面的，也许是工作方面的，也许是人际关系上的，也许是自然环境灾难的，有大有小，有的靠谱，只是夸张了，有的根本就不靠谱，毫无意义可言。

焦虑症中精神方面的主诉再有就是"害怕"，"惊""恐"古籍中书面语表述为"易惊""善恐"，患者感到胆小、害怕，害怕的事情非常广泛，害怕的程度与遇到事情的严重程度不成比例，容易受到惊吓，有的是怕见人，或怕见生人，严重者什么人都怕见；有的是怕出事，考试怕错了，讲话怕出错，怕别人笑话，怕别人说自己身上有异味，怕别人说自己胖，怕别人看到自己的眼神里面的想法，怕什么的都有。总怕事情出什么纰漏，患者提心吊胆，局促不安，不能静坐，手忙脚乱，搓手顿足，显得急不可待；自己感到战栗、手抖，或者全身抖动，犹如"热锅上的蚂蚁"。有的患者由于担忧害怕，会不自觉地表现为夸张、夸大描述自己的不良境遇，过度评价自己的问题。

有的患者会主诉为"胆小"，患者自述胆小，常常会描述自己胆小、害怕，遇到什么事情都害怕，或者遇到特定的事情害怕，怕别人会伤害自己，怕自己没有面子；遇到事情就会紧张、心慌、害怕、颤抖、哆嗦、肌肉紧张，怕在众人或他人面前出丑。所以可能会出现怕事，遇事回避，甚至是除了家里人谁都怕见，来了客人不敢露面，躲起来怕见人，家里来人要躲在门后；不敢单独出门，或干脆多年不出门，路上躲着熟人走，怕搭讪和与别人说话，有的害怕会比较含蓄，如不敢出门怕路上犯病（如心脏病），怕出门上厕所找不到大小便的地方；有严重的也不敢让家人出门。常说的"怯场""犯怵""遇事惊慌"也说的是胆小害怕。

因为胆小害怕继而思虑不止，常见的主诉就是"思虑"，患者会描述自己思虑过度："什么事情都想得很多、很细"，"反复想事情"，控制不住自己的胡思乱想，把事情想象得很严重，知道自己属于"自己把自己吓死"的那种人。有的患者描述："不停地想事情，停不下来"，"想得脑浆子疼"，"想得脑子都要炸了"，不停地想将要发生不好的事情，想象所关心事情的各种不好过程和不良结局，想得患者忧苦无比，有的地方称这种状态为"熬煎"，形容其难受痛苦程度实在是煎熬。

有的患者的担忧、思虑表现为烦躁不安的心情，有的患者会说自己烦躁，有的患者会用日常语言来描述，如说"自己百爪（儿）挠心"，有的形容是"心肝俱焚"，心理特别矛盾，特别冲突，近来人们喜欢用"纠结"，心理不坦然，形容自己错综复杂，心神不定。有的干脆描述自己"闹心""心里有事，闹得慌"，有的老人会说"心里不干净""打心底下烦得慌"。有些俗语形象地表述了患者焦虑的情绪，如北京俗语有"男愁唱，女愁浪"，形容男性忧愁不安时靠唱歌、女性烦闷不安时以行为轻浮来排解内心的烦躁；有的人形容是，不安宁，**不安静，心里像长了草**，或者心里像揣着个兔子之类，极端的就如同有个小猪从下腹向心胸上窜("奔豚"),或者肌肉跳动,脐下跳动,伴有惊恐害怕的感觉等。

由于烦躁,有的患者会体验到忐忑不安,外在表现为坐卧不安,或表现为坐不住、站不住,不停地踱步,来回走来走去,相关的表现是不停地晃动腿、手或者身体某一部位肌肉抖动不止,搓手,抓耳挠腮,这种不良情绪会传递给别人。有的是不能安静下来,对即将发生的事情不能安心等待,北方方言中会说这人"搁不住事""心里放不下事情"。在等待的时候,不停地走动,不断地询问,或者不停地看表、询问时间,好似有所期待,像等待情人似得不停地张望;临事不宁,遇事慌张是焦虑的常见表现,慌张、忙乱、不知所措,常常是这个意义上的同义词。由于紧张,处理事情容易急躁,起急,严重的话就是易激惹,俗话称作"点火就着"。有的时候表现为急性子,或表现为亢奋,或虚性亢奋;有的严重到了激越的程度,会达到暴躁、急躁、冲动的程度,甚至在恐惧的背景之下,出现自杀,常见的是割腕、自刎、跳楼之类,其心理非常复杂。

由于安静不下来,患者会表现为不停地做事情,行为上表现差异很大。例如,有的人是吸烟;有的人是忙忙叨叨、略显紊乱的样子;或不停地吃东西,有的人不停地嗑瓜子;或者表现为待不住,追求新异刺激,搞恶作剧,去骚扰别人,如给别人打电话,为一点小事没完没了;遇到事情容易评价过度,往坏处着想,对事情安全冗余设置过高,导致做事情过于追求圆满完美,于是经常反复检查,有可能出现强迫倾向。

有的人焦虑表现为"没事找事",无事生非;缺乏安全感;敏感多疑,敏感表现在将很小的事情看得很严重,甚至捕风捉影,听风就是雨,在家里或单位经常与人为小事发生冲突,找茬打架,对别人或对自己苛求,恐怕出是非,就怕人家说自己焦虑。

由于缺乏安全感,患者对未来的期望又往往偏高,所以特别在乎事物的走向,对事情做出决定很困难,患者这时候会描述自己"犹疑不定""犹犹豫豫""特别的彷徨""磨叽""扭扭捏捏""啰唆",不能下判断,特别的迟疑;徘徊在不同的看法之间;有的患者则反映为犹疑之后的草率,不断地后悔,担忧未来后悔过去成为每日的主题。

由于急躁,有的患者急于表达,又怕说不清楚,患者可能反复出现口误、笔误,或手误,说着这事,去想着那事,干着这事,却想着那事,或者正相反,拿着笔找笔,"人在心不在""心不在焉",骑驴找驴等往往说的就是这种状态。有的患者说自己心口不一,实际上是一种注意力差的表现,或表现为各种各样的不能集中注意力,甚至丢三落四,健忘,"断片儿""走神""心猿意马""魂不守舍""心神恍惚""心神不定""漫不经心",别人会说他"视而不见,听而不

闻,呼之不应"。有的人会说脑子里乱,心里静不下来,不能思考事情,想事情
不能深入,甚至以脑子里面一片空白来描述自己注意力不能集中;而有的人会
以自己没有记忆力,记不住事情,什么也记不住来描述,这些患者也许认为自
己得了健忘症,担忧自己得了痴呆等。有的人由此加重担忧,怕事情出错,于
是反复检查,出现强迫症状;有的虽然不能说是强迫,总不放心而去检查各种
有关安全的事宜,如有的高血压患者反复测量血压。

　　焦虑患者最常见的症状之一就是各种各样的睡眠障碍,失眠,入睡困难,
通宵不睡,反复醒来,再入睡困难,早醒,睡觉不解乏,晚上睡不着,白天没精
神,困得要死,但一上床精神就来了,一躺下就浮想联翩……梦多,噩梦,做梦
爬大山,过不完的沟沟壑壑,或被人追杀,或者杀了人,梦中惊醒。患者整日为
失眠或者睡眠质量差而愁苦,渴望睡一个好觉,患者就诊一切围绕失眠,认为
自己只要睡觉好了,就会一切都好;这种人好像生活的一切就是为了睡一个好
觉;因为睡不好觉,吃什么也吃不下去,吃什么也不香,干什么也没有情趣;这
种人会有机会就寻求睡眠,可能已经鼾声如雷,但绝无得到休息的感觉;总说
睡觉不解乏,就是不能通过睡觉恢复精力和体力,不能通过睡眠得到身体头目
清爽感。

　　有的患者述说有一种不能放松的感觉,有一种心老悬着的感觉,犹如大难
临头,严重者出现危在旦夕,或濒临死亡极度恐惧的感觉,患者会慌乱无比,大
汗淋漓,心悸心慌,肌肉震颤,皮肤发冷,腹部搅动感,犹如大难临头,好像要天
塌地陷,以各种方式求助,如紧急就医,有的患者会不顾一切地奔向急诊室,或
叫急救车到急诊,这种恐惧惊恐感一般不超过一个小时会自动缓解。有的人
总担忧有什么不好的事情要发生,但也说不清;担忧一切的事情或各种不明确
的事情;平素有心悸心慌,严重的时候,有心跳加快,心脏要跳出来的感觉,比
较典型的表现担忧的描述就是"心中澹澹然,如人将捕之"。自己会述说整天
神经都紧绷着,恐怕大难临头,常有类似感觉浮动出现;每当发作的时候会口
吃,声音发抖发颤;由于内心紧张,患者感觉到全身的不舒服,可能会有各种各
样明确或不明确的躯体症状(从里到外,从头顶到足下),不能有片刻的闲暇
得到放松,肌肉紧张,严重的时候,会出现肌肉抖动,颤栗;平素见搓手心、踱
步、揪胡子等一些习惯性动作,一般反映的是内心的焦虑,或者不停地吃东西、
抽烟、嗑瓜子,或不停地找事情干。

　　由于对这种紧张和濒死感的经历,患者会害怕自己出现失控而发疯,时时
处于担忧自己会出现发疯的情况。

　　由于极度紧张,患者有时候感觉不到自己的存在了,自己脱离了自己,感
觉不到自己是谁("人格解体");有的患者会述说自己感觉不到外在世界了,

感觉不到外在真实的世界("现实解体"),令患者极度恐慌。

有的人会表现为规矩、礼貌特别多,对人过度客气,恐怕别人怪罪,简直就是繁文缛节,过分客套,显示相应的人格特点;喜欢反复地说一件事情,过分描述所关心事物的细节,对一点小事连篇累牍,说明阐述事物的时候啰啰唆唆,抓不住重点。或生活中过分注重细节,或社交中、购物中对他人的态度和所提供的产品和服务,敏感、挑剔,容易发生纠纷和投诉,就像"鸡蛋里挑骨头"一样。

有的患者会表现为心身的耐受力差,患者吃点东西就会"上火"或者腹泻,或者多吃一点也不行,少吃一点也不行;热一点不行,冷一点不行;早一点不行,晚一点不行,显得为人刻板;有的表现为对环境变化和出现生活事件的极度不耐受和反应过亢。

有的焦虑症患者总是担心自己有病,往往喜欢对号入座,在网上搜索与自己症状相关的疾病,跟自己比较,然后求医,让医生证明自己的猜测,医生认可他的猜测不行,医生否认他的猜测也不行;或者拿着一大堆化验单、检查单来考验医生。这样的患者往往会不断求医,担忧不已,怀疑自己得了怪病,即使专家排除了相关疾病也放心不下。焦虑疾病不仅使患者自己常常感到无所适从,家属也让他搞得无所适从。有的患者受暗示性极强,社会上什么病流行,他就会怀疑自己得了什么病,社会上什么病可怕他就会怀疑自己得了什么病,前二十几年是很多焦虑患者怀疑自己得了"乙肝",现在很多人会怀疑自己得了"艾滋病""梅毒""癌症"之类的难治之病,对自己得什么病并无定见,周围人得什么病他就怀疑自己也得了。

畏药如蝎,患者视药物如虎狼,还没用药就怕副作用出现,稍用点安眠药就怕上瘾,视普通安眠药为毒品,对药物极其敏感,无论中药西药,先入为主,每用一药辄增一症,药未入胃,或已见奇效,或呕吐头晕大作,或对医生用药疑神疑鬼。

有的焦虑症患者的语言特点反映患者的思维特点与定势,用词有时谨慎,有时夸张,描述体验感受生动,言语累赘,反复重复,人称啰里啰唆。与他人沟通时,不顾别人感受,倾诉自我,别人说话时,不注意听与理解别人的话,实际在想自己的事情,所以常常不能理解别人的话,让人感到沟通起来极为困难,让人感觉是在自说自话,似听非听,就是心不在焉。与人沟通接触时,要么是特别在意别人的态度,要么是对别人的态度与感受不能察觉和及时反应,实际上患者特别在乎别人的态度,希望别人支持证实他的感受(尽管他不能也不知道自己的明确态度,也难以表达他的态度),而不是在乎别人给出的实在信息。

有很多人体会到的生活生存的"无聊"感,是一种近似焦虑、抑郁的感觉,是一种特定的精神状态。

二、焦虑症常见的躯体症状

焦虑症可以出现全身各种各样的症状,这些症状或经过反复体检查不到生理基础,或者其严重程度与生理改变不成比例。

最常见的主诉为头晕,以及各种各样的头颈部不适感,如头胀、头重如裹、头痛、头皮发麻发木;颈部常见颈部僵硬、僵直感:常见的描述是脖子发酸、发硬,或不停地不自主耸肩,动作幅度往往偏小,越是紧张越会加重,可见各种各样形象地形容。有人描述颈部不适感,或后顶部的不适感,颈部以僵硬感、板滞感为主,后顶部多是针刺感,跳痛感等。也有的人会感觉到头部的某一个穴位或位点会有各种奇异的感觉,或者在紧张的时候、生气的时候这些症状加重。焦虑症患者的头晕,往往查不到相关的生理病理基础,多属于近年来西医所描述的"主观性眩晕",伴有紧张情绪;或者感觉到脑部血管在跳,或者感觉头皮有无数的针在扎;脱发是常见的症状,患者对轻微脱发极为关注,认为是头等大事。

焦虑患者的病容 - 面部表情因人而异,有的人是焦急,有的是渴望,有的是忙乱,有的是央求,有的是企盼;有的是显得心虚害怕,躲避人们的眼神;有的是伴有悲痛悲苦,有的则略带敌意,难见轻松愉快;有的是不由自主地眨眼、挑眉、抿嘴,有的人喃喃自语,有的呆若木鸡,有的将信将疑,怅然若失;有的哭天抹泪,黯然神伤;有的憔悴,有的坐卧不安,张皇失措;有的忸怩作态,没精打采,迟疑不决;有的张口结舌,惊恐万状;有的局促不安,若有所失;有的若有所思,神思恍惚,狐疑不决;有的诚惶诚恐,而有的则是唉声叹气,愁眉苦脸,冥思苦想。

有的患者表现为各种各样的五官不适,但往往找不到相对应的病理基础,如:眼花,视物不清楚,眼睛痒,干涩,流泪,或痛,或挤眉弄眼;鼻子不适,总是鼻子发痒,有的揉鼻子,或倒吸气,或不自主的耸鼻子;有的会觉着自己长得不好看,或发型不合适,反复照镜子或反复征求询问别人,特别在乎别人的看法;各种各样的口腔不适,自觉口中异味,怕自己有口臭熏着别人,或自觉口苦、口酸、口干、口辣、口咸,有的是总觉着口腔某一部分干,这种口干不能靠饮水缓解或很短暂的缓解;或其他异常感觉,或总是觉着假牙(义齿)不舒服;或咽痒难忍,感觉嗓子眼被什么东西糊着,似乎有痰又不易咳出,反复不停地轻咳,"清嗓子",吐唾液(吐涎不止),或其他可以缓解焦虑的特殊嗜好,如剔牙、拔胡子等。与耳相关的常见错听,甚至幻听到正在关心的事情,耳鸣如蝉,自觉听力下降,外耳道瘙痒难忍;对声音过于敏感,对刺耳的声音比别人更难以忍受。焦虑症患者有时会对某类味道、声音、气味或光线,极度敏感和难以忍受;

也容易着急上火，往往有口腔溃疡、舌炎、牙龈肿胀、咽痛等高度相关症状。有的表现为咽部不适，或吐痰不止，或流涎不止，有的自我描述"梅核气"；有些癔病色彩的患者"打嗝"不止，"呃逆""嗳气"非常突出，其中有些是呃逆声音响亮，连续不止。有的是身体敏感，有的是说来就来，随时可以连续不停地出现呃逆或嗳气，往往是一紧张就加重，人多的时候更明显，也可以说停就停。有时候呃逆不止，会令患者出现呕吐，咽喉、气管、食管感到难受，烧心；有时候甚至能令患者恐惧，犹如大难临头。

有的患者是各种各样的气窜、气窜感，患者感到身体的某一个部位或几个部位出现气窜。气窜的部位，深浅不一，有的在皮下，有的在肌肉，也有诉说在脏器内的，有的是肋下，有的是胃腹，有的是小腹或小腹一侧。气窜气行的速度有快有慢，因人而异，气窜快的往往令患者恐惧，如非常典型的奔豚气。有的气窜感伴发痛感或胀感；有的患者主诉局部的胀闷感，常见的部位有：前胸、肋下、胃脘部、腹部、小腹、阴囊或睾丸，偶有诉说后背、腰部、颈部；有的伴有刺痛；患者自觉不自觉地去压按，也有的患者描述压按这些胀痛、胀闷部位可以使人清醒，久之成为习惯动作。

有的患者会表现为各种各样的呼吸困难，临床上见得最多的是各种各样的憋气胸闷，心口堵闷，有人会形容为胸上压着一块大石头似的，或觉着胸口胸部发空。有的表现为呼吸急促，大口喘气，"过度换气"伴有大汗出，似要虚脱一般，安静不下来，往往伴有脸色发白。有的人会描述为食管的堵闷烧灼感。

常见的症状还有心悸，一种是伴有惊恐濒死感的心悸，大量出汗，患者有一种濒死的感觉，往往会迅速奔向急诊室抢救，大约持续不到一个小时可以自动缓解；另一种是很难消失的心慌，中医称之为"怔忡"的感觉，心中有一种空落落的感觉，中医描述为"心中澹澹然，如人将捕之"。

常见有的患者描述后背痛，或酸痛，或麻痛，自觉嗖嗖生风或过电感，后背怕风怕寒，后背有一块手掌大的地方凉得厉害等。

胃部或胃脘部各种不明确的感觉，胃部的撑胀感，不停地嗳气、打嗝、干呕、吐酸水；或描述有气在胃脘部窜来窜去，越想越重，胃里有个大石头，或其他形象的描述。左右季肋部（左右肋下）的胀闷感，肋下痛，气恼后加重，患者自认为肝胆胰产生了病变，疑病担忧自己得了癌症，不停地去医院检查或不停地换医生。焦虑的患者有的是不停地吃东西，导致体重增加，有的人则胃纳极差，患者消瘦憔悴；由于胃纳失常，饮食失节，则可能伴有各种胃病导致胃部不适。

患者特别是女性患者，会描述自己小腹不适、怕凉、尿频，有的完全以尿频为最突出的症状，几分钟就要一趟，夜尿频以致影响睡眠；一有点事就会使尿频加重,有点风吹草动就会去解手或大便或小便。有的患者就怕大便干,总要保持大便通畅,大便少或稍有推迟就会紧张的了不得;患者往往伴有腹泻或者便秘,或者便秘和腹泻交替出现;男女患者都可出现阴部瘙痒,奇痒难忍,阴部出汗,或自觉汗味异常。

年轻男患者有的会担忧手淫给自己身体带来危害,又控制不住,心思全都集中在控制手淫、后悔、担忧、烦躁,用手淫解除、减缓烦躁,而又后悔的循环冲突中,以至于患者精神崩溃。已婚患者出现各种没有器质性损伤基础的性功能障碍,有的主诉阳痿,有的主诉早泄,总担忧自己性功能不行,不能取悦满足性伴侣,加重了心理负担,而这种焦虑、担忧会加重这些性功能紊乱症状。女性患者会感觉到阴道或阴部的各种不适,如感觉到有气体从阴道排出,或阴部气窜感,有的患者知道这种症状叫"阴吹"(阴道经常有气排出,自己无法控制,严重时簌簌有声,连续不断),也有女性患者对自己手淫忧愁烦躁不已,但又不能自拔。

有的人以发热、怕冷为主,焦虑患者怕冷的主诉较多;有的患者比常人怕风怕冷,或全身,或后背,或小腹,或四肢,或额头(脑门)怕风怕冷;有的患者出奇地怕风怕冷,三伏天穿棉袄,用电褥子,浑身大汗淋淋却仍然说冷;不能开电扇,家里不能通风;对常人接受的合适温度有一种出奇的冷的恐惧,也有少数患者烦躁的同时述说热感异常;有的焦虑患者特别喜欢喝水,而有的则特别喜欢喝温度很高的水,而有的则喜欢喝冷饮,对温热食品特别不能接受。

有的患者以出汗为主诉,或动则大汗淋漓,或者汗后怕冷,或者夜间出汗;有的患者以下半身怕冷为主,或者单见头部汗出;或者身体某一个局部出汗(如腋部、阴囊),患者对出汗或者不出汗孜孜以求,以出汗或不出汗为极端痛苦、特别重要的事情。

第二节　五神脏与焦虑症状

焦虑,是一类以紧张、害怕、担忧为主的症状群,既包括精神症状也包括相当的躯体症状,其临床表现症状相当复杂,既有精神情感症状与躯体症状前后的复杂性,也有演化的规律性,同时也呈现不同阶段虚实寒热特点和脏腑特点。为此全面地掌握焦虑症状的不同病程阶段的表现,将直接影响到疗效。透过不同临床症状的表象,在纷繁的症状中抓住焦虑的本质与核心,对于判断和治疗焦虑症状具有极大的临床意义。

一、心神性焦虑症状

中医认为,脑为元神之府,心为血脉之主。心主血,藏神,心神是与血关系密切的神志功能部分。心主血是指血液的循环依靠心主血脉的功能。气血之正常运行主要靠心气的功能来完成,故又有气行则血行之论。神守于心,若功能失调,易出现以下病理性症状:

(一)心火亢盛

1. 善惊 "心主之脉,起于胸中,出属心包,下鬲历络三焦,故为心疝,时善惊。"(《素问》王冰注)"心火甚则善惊,所以惊则心动而不宁也。"(《素问病机气宜保命集·病机论》)易惊为常见症状,多是火旺扰乱神明,心神不宁的表现,伴有坐立不安、表情紧张、内心焦躁起急等。善惊往往是火热的表现,其心火亢盛多源于阳明热或胃火,即所谓"善惊谵妄暴热者,阳明胃经热也"。

2. 急躁易怒 临床上心火常源于肝火亢盛,心肝热盛常见急躁易怒,《素问·风论》有"心风之状,多汗恶风,焦绝,善怒吓,赤色,病甚则言不可快,诊在口,其色赤"。

3. 烦心 "心热,日中甚,烦心,心痛,掌中热而哕,以黄连泻心汤、导赤散、安神丸"(《丹溪手镜·热烦》)。焦虑障碍患者常见心烦,甚则坐立不安,易怒,口干,伴有大便干燥。年老者在烦心的同时,表情发呆,少有笑意。

4. 咬牙 磨牙实属焦虑患者的常见症状,"头疼鼻塞,目赤心惊,咽喉不利,口舌生疮,烦渴饮冷,睡语咬牙者,上实也"。(《外科精义·论虚实法》)"心热,则视其口中气温,或合面卧而就冷,或上窜咬牙也"(《小儿卫生总微论方·卷二》)。"小儿心经壅热,烦躁睡语,或时复上窜咬牙,小便黄涩,久则成惊,触物易动"(《活幼新书》)。临床所见,某些焦虑状态的患者在清醒的情况下,不断地咀嚼、咬牙、打牙,越是紧张的情况下咀嚼频率越增加,打牙不停可达数分钟,可能是这样的动作行为可以缓解焦虑紧张情绪,也有的焦虑患者在夜间梦中咬牙严重。咬牙影响患者形象和人际关系,被家人、室友所嘲笑。这类患者居多的是心胃热盛。"脾气通于口",故口中气热,有的患者除咬牙之外还有弄舌、流口水的症状。

5. 烦渴不止 "热劳之证,心神烦躁,面赤头疼,眼涩唇焦,身体壮热,烦渴不止,口舌生疮,食饮无味,肢节酸疼,多卧少起,或时盗汗,日渐羸瘦者是也。"(《圣济总录·热劳》)

6. 口舌生疮 如十味导赤散"治实热……此治心脏实热,一切口舌生疮、惊悸、烦渴诸症。"(《杂病源流犀烛·心病源流》)

7. 焦思多虑,小水亦黄 "凡小便,人但见其黄,便谓是火,而不知人逢劳倦,小水即黄;焦思多虑,小水亦黄。"(《景岳全书·传忠录上》)

（二）心血不足

1. **惊惕**　"心虚嗜惊。心虚寸濡弱，心虚成恐惧"（《华佗内照经·五脏相入第二》）。《景岳全书·怔忡惊恐》说："营主血，血虚则无以养心，心虚则神不守舍，故或为惊惕，或为恐畏，或若有所系恋，或无因而偏多妄思，以致终夜不寐，及忽寐忽醒，而为神魂不安等证。"同样指明了心血不足可出现的惊恐、坐立不安及睡眠障碍，均为焦虑患者常见症状。

2. **悲忧**　"益荣汤治思虑过多，耗伤心血，心血既伤，神无所守，是以怔忡恍惚，善悲忧，少颜色，夜多不寐，小便或浊。"（《济生方·惊悸怔忡健忘门》）"半夏补心汤，治心虚寒，心中胀满，悲忧，或梦山丘平泽。"（《备急千金要方·心脏·心虚实》）

3. **怔忡**　"久思所爱，独事不意，虚耗真血，心血不足，遂成怔忡，俗称心忡脉乱是也。"（《秘传证治要诀·怔忡》）"夫怔忡者，此心血不足也……血乃心之主……血富则心君自安矣。"（《济生方·惊悸怔忡健忘门》）以上说明心血亏虚的人，临床可出现怔忡恍惚而不寐，同时出现情绪低落，善悲忧。更甚者整夜不寐，千金难求一眠，用患者的话说是"活受罪""不如死了好"。《神农本草经疏·卷二上》也说："不得寐，属心血虚有热"。《济生方·惊悸怔忡健忘门》记载："多因汲汲富贵，戚戚贫贱，又思所爱，触事不意，真血虚耗，心帝失辅，渐成怔忡。怔忡不已，变生诸症，舌强恍惚，善忧悲，少颜色，皆心病之候"，则是强调了社会因素、身份改变等，对人产生焦虑抑郁情绪的关键作用。

4. **松悸**　就是怔忡。"惊悸者，因事有所惊而悸，松悸者，本无所惊，常心松而自悸。"（《秘传证治要诀·怔忡》）

5. **烦乱**　"心血虚不得之症，心烦躁乱，夜卧惊起，口燥舌干，五心烦热，此心血不足，心火太旺之证也"（《症因脉治·卷三》），指出了心烦躁乱乃心血虚所致。焦虑障碍的患者，心烦是最常见的主诉，心烦躁乱的患者，多发脾气，情绪不稳，久病多见阴虚有热，症见五心烦热。

6. **不卧，健忘**　"心之虚，血不足也……其症为惊悸，为不得卧，为健忘，为虚痛，为怔忡，为遗精。"（《笔花医镜·脏腑证治·心部》）指明了惊悸不安、睡眠障碍、记忆力减退，皆因"心之虚"所致。心主火，肾主水，上下相交，阴阳相济，为人体气机常态。今心血虚，水火不济，故不寐；精亏则不养脑，故健忘矣。这些症状在焦虑症不同时期均可以见到。

7. **恍惚不寐**　"心火内蕴，膻中如燔，凉膈清心，功见一斑。心血内亏，恍惚不寐，服二丹丸，可以安睡。火盛壮水，勿辞迂缓，水升火降，枯回燥转。"（《医门法律》）

8. **作事不定，心好健忘**　"寸脉芤者，作事不定，心好健忘"（《太素脉诀》）形容血虚脉芤的人，由于心神失养，而表现为做事难以决断，容易忘记事情的性格特征,有时是一些特定的焦虑患者临床表现。

9. 憔悴,少颜色　"怔忡者,此心血不足也。盖心主于血,血乃心之主,心乃形之君,血富则心君自安矣。多因汲汲富贵,戚戚贫贱,又思所爱,触事不意,真血虚耗,心帝失辅,渐成怔忡。怔忡不已,变生诸症,舌强恍惚,善忧悲,少颜色,皆心病之候。"(《济生方·惊悸怔忡健忘门》)焦虑患者,面色憔悴,神情或显萎靡,或显狼狈,或显无奈、紧张,甚至面如土灰色,满面愁容,或呈慢性病容,或成虚证面色,但多是心虚不足之证,或虚实夹杂之证,长期焦虑或长期服用安眠药的患者特别明显,面目虚胖,有人形容为大面包似的。

10. 爱居暗室,见人则惊避　"卑慄,心血不足病也。与怔忡病一类,其症胸中痞塞,不能饮食,如痴如醉,心中常有所歉,爱居暗室,或倚门后,见人即惊避无地,每病至数年,不得以癫症治之也"(《杂病源流犀烛·怔忡源流》)。"心中常有所怯,爱处暗室,或倚门后,见人则惊避,似失志状,此名为卑慄之卑,以血不足故也"(《证治要诀》)。

（三）心气不足

1. 惊悸怔忡　"大抵惊悸健忘,怔忡失志,不寐心风,皆是胆涎沃心,以致心气不足"(《证治要诀》),"心病……虚则多惊悸,惕惕然无眠,胸腹及腰背引痛,喜悲"(《中藏经·论心脏虚实寒热生死逆顺脉证之法》),"心气不足……惊悸……善忧悲,是为心气虚也,则宜补之"(《诸病源候论·脏腑病》)。说明心气虚之人,惊悸是常见的症状,这种惊悸可能伴有悲伤的情绪,还可同时存在精神恍惚等临床表现,这在焦虑障碍患者中是常见的症状。《备急千金要方·小肠腑·风虚惊悸》也有"大定心汤,治心气虚悸,恍惚多忘,或梦寤惊魇方"和"小镇心散,治心气不足,虚悸恐畏,悲思恍惚,心神不定,惕惕然而惊方"的记载。《圣济总录·诸注门·鬼魅》说:"心气不足,精神衰弱,邪气乘虚而感……其状令人喜怒不常,情思如醉,或狂言惊怖,向壁悲啼,梦魇多寐……"这些描述似乎是其他精神疾病所伴发的焦虑症状。

2. 恐畏　《脉经·卷第五·心手少阴经病证》曰:"邪哭使魂魄不安者,血气少也。血气少者,属于心。心气虚者,其人则畏,合目欲眠,梦远行而精神离散,魂魄妄行。"

3. 喜忘　"定志丸治心气不定,五脏不足,恍惚振悸,忧愁悲伤,差错谬忘,梦寐惊魇,恐怖不宁,喜怒无时,朝瘥暮剧,暮瘥朝剧,或发狂眩,并宜服之。""预知子丸治心气不足,志意不定,神情恍惚,语言错妄,松悸烦郁,愁忧惨戚,喜怒多恐,健忘少睡,夜多异梦,寤即惊魇,或发狂眩,暴不知人,并宜服之。"(《太平惠民和剂局方》)

4. 卧不安　"心气虚,不得卧之因,真阳素乏,木不生火,心气虚则心主无威,心神失守,而夜卧不安之症作矣。"(《症因脉治·卷三》)说明心气虚者,可出现夜卧不安等睡眠障碍。同时还记载有"心怯倦怠,心战胆寒,时时欲睡,睡中自醒……此心气虚不得卧之证也",均说明焦虑障碍心气不足的患者经常伴有不同程度和不同特点的睡眠障碍。

5. 不欲坐卧(坐卧不安) "脉至如华者,令人善恐,不欲坐卧,行立常听,是小肠气予不足也"(《素问·大奇论》),马莳对此解释说:"此言小肠气之不足者,有脉象证候死期也。脉至如华者,是似草木之华,虚弱而按之无本也。其证令人善恐,以心气不足也。不欲坐卧,以心气不宁也。其行立之时,常有听物之意,以恐惧之心胜耳。是乃小肠之气不足所致也。盖心与小肠为表里,小肠之病与心同也。"这里描述了一种以善恐、坐立不安、每每担忧有声音出现的焦虑状态,以心气不宁为原因,实际上是一种心气不足。

6. 梦魇 "心虚则梦恍惚幽昧之事而魇。宜清心补血汤。"(《杂病源流犀烛·惊悸悲恐喜怒忧思源流》)焦虑患者噩梦纷纭,多与心气不足有关。"有思虑太甚,致心气不足,忽忽善忘,恐怯不安,梦寐不祥者(宜定志丸)"描述了一种非常典型的焦虑表现。

7. 不欲闻人语 "肝虚入心,嗜惊,恶骂,躁不欲闻人语声,甚则叫呼"(《华佗内照经·五脏相入》),"心虚证为惊悸不欲闻人语者"(《医学入门·心脏》)描述患者内心烦躁,喜静,善惊,不愿意接触人、听人说话、与人对话就会感到不舒适、紧张。

8. 畏人 "心虚则畏人,瞑目欲眠,精神不倚,魂魄妄乱。心脉沉小而紧浮,气喘,若心下气坚不下,喜咽唾,手热烦满,多忘,太息,此得之思虑太过。"(《中藏经·论心脏虚实寒热生死逆顺脉证之法》)

9. 独语不觉 自言自语,令人感到奇怪,自己浑然不觉,"茯苓补心汤治心气不足,善悲愁恚怒,衄血面黄,烦闷五心热,或独语不觉,咽喉痛,舌本强,冷涎出(一作汗出),善忘恐走不定,妇人崩中,面色赤。"《古今图书集成医部全录·情志门》)

10. 悲 "治心虚寒,心中胀满,悲忧,或梦山丘平泽,半夏补心汤"(《备急千金要方·心脏·心虚实》)"心气虚则悲"(《灵枢·本神》)。"悲"是焦虑患者最常见的症状之一,这类患者因为担忧,所以经常把事情想得不好,所以情绪悲苦,故焦虑患者往往伴有抑郁情绪。临床上可见于焦虑障碍的各个阶段,患者有悲伤的情绪,常常是偷着哭泣,不愿让人看到,终日为内心不愿说出的愿望和事而伤心落泪。这类患者往往生活备受挫折,境遇悲苦,愁事不断,不良心情蕴结在心中长达数月、数年,多由于生活中的重大事件引起。也可能因年近花甲,体弱多病,劳苦一辈子,生活处境刚有转机,却又病魔缠身,无法振作,或子女不孝,或生活就医无着落,自觉前途渺茫,多为忧悲共存。类似的描述还有:"心虚者,阳虚而多悲。"(《景岳全书·虚实篇》)心阳虚是心气虚的进一步发展,多见于有躯体疾病的老年人,阳虚之人易悲,故在治疗老年焦虑障碍的患者时应注意善悲情绪相关心身问题的辨证与处理。

11. 闻虚响,或见异相　宋代严用和《济生方·论治》有"心气安逸,胆气不怯,决断思虑,得其所矣。或因事有所大惊,或闻虚响,或见异相,登高涉险,惊忤心神,气与涩郁,遂使惊悸。惊悸不已,变生诸证,或短气悸乏,体倦自汗,四肢浮肿,饮食无味,心虚烦闷,坐卧不安,皆心虚胆怯之候也。"

12. 自汗　"心气不足,怔忡自汗。"(《古今图书集成医部全录·惊悸怔忡健忘门》)

13. 喜咽唾　《伤寒论·平脉法》:"设令向壁卧,闻师到不惊,起而盼视,若三言三止,脉之咽唾者,此诈病也。"《中藏经·论心脏虚实寒热生死逆顺脉证之法》"心脉沉小而紧浮,气喘,若心下气坚不下,喜咽唾,手热烦满,多忘,太息,此得之思虑太过。"不停地咽唾液,是患者内心紧张不自主的表现,常见于焦虑患者。

(四)心神不宁

1. 欲哭　"喜悲伤欲哭,象如神灵所作,数欠伸,甘麦大枣汤主之。"(《金匮要略·妇人杂病脉证并治》)

2. 多忧而悲　"心藏神,火之精也。阳盛则神王,故多喜而笑;阳衰则阴惨乘之,故多忧而悲"(《类经》),指明了阴阳之盛衰可表现出笑与哭、喜与怒之不同症状,有助于辨证定位和用药。

3. 遇喜而不快　《杂病源流犀烛·惊悸悲恐喜怒忧思源流》中说:"所谓善悲者,不必实有可悲之事,心中只是怏怏不快,虽遇可喜,亦只强力为欢笑而已。"明确地指出了焦虑或伴有抑郁症状患者的内心无快乐、无活力,虽遇喜事而不快,高兴不起来,情绪低落而善悲,乃心神不宁之故。

4. 夜卧不宁　"邪气客于心,则梦烟火,心脏气短,夜卧不宁,懊恼,气逆往来,腹中热,喜水涩出。"(《张氏医通·卷上三》)

5. 多梦　"若夫梦者,亦神不安之一验耳。凡人形接则为事,神遇则为梦,神役乎物,则魂魄因而不安,魂魄不安,则飞扬妄行,合目而多梦,又况七情扰之,六淫感之,心气一虚随感而应。谚云:日之所接,夜之所梦,洵有然也。宜别离散、益气安神汤。"(《杂病源流犀烛·惊悸悲恐喜怒忧思源流》)

6. 百合病　《金匮要略·百合狐惑阴阳毒病脉证并治》说:"百合病者,百脉一宗,悉致其病也。意欲食,复不能食,常默然,欲卧不能卧,欲行不能行;饮食或有美时,或有不用闻食臭时;如寒无寒,如热无热;口苦,小便赤;诸药不能治,得药则剧吐利。如有神灵者,而身形如和,其脉微微。"所描述的这一组症状,很形象地描述了一组焦虑症候群。

7. 举动多惊　杏仁丸方治"心虚神气不宁,举动多惊,睡卧不安。"(《圣济总录·心脏门·心虚》)论曰:"产后气血俱虚,心气不足,风邪乘虚入于手少阴之经,则神气浮越,举动多惊,心悸,目睛不转者,是其候也。"(《圣济总录·产后惊悸》)

8. 时发时止,发则欲死　焦虑患者的各种发作性症状呈现"时发时止,发则欲死",如"加味七气汤,治喜怒忧思悲恐惊七气为病,发则心腹刺痛不可忍,时发时止,发则欲死"(《古今图书集成医部全录·情志门》)就是典型例子。"倏忽往来,时发时止,是无水也。昼见夜伏,夜见昼止,不时而动,是无火也。当求其属而主之。"(《明医杂著》)

(五)痰邪扰心

1. 惊悸　《丹溪心法·惊悸怔忡》说:"心虚而郁痰,则耳闻大声,目击异物,遇险临危,触事丧志,心为之忤,使人有惕惕之状,是则为惊。心虚而停水,则胸中渗漉,虚气流动,水既上乘,心火恶之,心不自安,使人有怏怏之状,是则为悸。"《血证论·失血兼见诸证·怔忡》说:"心中有痰者,痰入心中,阻其心气,是以心跳动不安,宜指迷茯苓丸……治之。"指明了痰邪阻其心气,致使心跳而不安,这与焦虑障碍患者常见的"心跳得难受""难受得要死"主诉是相符的。

2. 健忘、喜误　"健忘者,所过之事,转盼遗忘,此乃思虑过度,病在心脾,宜归脾汤。健忘者,为事有始无终,言谈不知首尾,此乃病之故,非比生成之愚顽不知人事者。""健忘由精神短少者多,亦有痰者。此证皆由思忧过度,损其心胞,以致神舍不清,遇事多忘,乃思虑过度,病在心脾。"(《丹溪心法》)《名医指掌·卷七》也说:"日久不已,精神缺少,心气空虚,神不清而生痰,痰迷心窍,则遇事多忘。"指明了因痰迷心窍为病理者,可出现遇事多忘的临床相。多忘,有实有虚,虚者多肾不荣脑,实者多为痰邪及脑,心神不守而忘。"忘前失后,心气衰也""心孔昏塞,多忘喜误",患者自感口误、笔误增多。

3. 善愁　《景岳全书·癫狂痴呆》说:"凡平素无痰,而或以郁结,或以不遂,或以思虑,或以疑惑,或以惊恐,而渐致痴呆,言辞颠倒,举动不经,或多汗,或善愁,其证则千奇万怪,无多不至,脉必弦或数,或大或小,变易不常,此其逆气在心和肝胆二经,气有不清而然。"说明多种途径的情志因素可导致千奇百怪的焦虑症状。

4. 时发时止,气塞胸膛　"痰结在胃中,不能吐出,狂言如见鬼状,时发时止,气塞胸膛"(《石室秘录·狂病治法》)。此证也常见于焦虑症患者。

5. 言辞颠倒,举动不经　"或以惊恐而渐致痴呆,言辞颠倒,举动不经,或多汗,或善愁,其证则千奇万怪,无所不至,脉必或弦或数,或大或小,变易不常。"张景岳这段虽然描述的是由惊恐所致痴呆,但实际上看更像一个焦虑状态,而"言辞颠倒,举动不经"也更像一个焦虑症患者的冲突与纠结状况。

（六）心脾两虚

1. 恶心　恶心，呃逆，嗳气，泛恶是焦虑患者常出现的症状，常伴随着情绪低落在病中出现。多与人体脏腑气机不畅有关，故《诸病源候论·呕哕病》说："恶心者，由心下有停水积饮所为也。心主火，脾主土，土性克水，今脾虚则土气衰弱，不能克消水饮，水饮之气不散，上乘于心，复遇冷气所加之，故令火气不宣，则心里澹澹然欲吐，名为恶心也。"

2. 健忘　健忘、喜忘为焦虑障碍的常见症状，多见于心脾两虚患者。《医林绳墨·卷三》中："心气不能专至，脾气不能善思，随事可应，不能善记，谓之健忘"是非常生动的描述。在焦虑患者中常见于中老年人，似乎知识分子居多，近年来在一些学生中此主诉也逐渐多起来，而且患病时间越长心脾两虚症状越明显。《济生方·健忘》中说："夫健忘者，常常喜忘是也，盖脾主意与思，心亦主思，思虑过度，意舍不精，神宫不职，使人健忘，治之法当理脾"。临床此症轻者多属心脾不足，重者多为肾精亏虚。

3. 言语颠倒如痴　"因思劳伤心脾，致健忘失事，言语颠倒如痴者"（《杂病源流犀烛》），有的患者焦虑表现为说话颠三倒四，想东说西，这多与患者注意力不集中、走神有关。

4. 喜悲　"十黄散，治五脏六腑血气少，亡魂失魄，五脏觉不安，忽忽喜悲，心中善恐怖如有鬼物，此皆发于大惊，及当风从高堕下落水所致，悉主之。"（《备急千金要方·小肠腑·风癫》）

5. 头重眼前昏昏　"脾风入心，嗜呕吐，头重眼前昏昏，往往见黄黄黑黑花。"（《内照经·五脏相入》）

6. 食了旋饥　"脾虚入心，食了旋饥，心中往往多热，来欠嗜卧"（《内照经·五脏相入》）。

7. 恍惚不寐　思虑伤心与脾，则益善思而恍惚不寐。（《医学入门》）

8. 临危触事，便觉惊悸　"思虑过度，及因大惊大恐，以致心虚停痰，或耳闻大声，目见异物，临危触事，便觉惊悸，甚则心跳欲厥，脉弦濡者，虚也。血虚，四物汤、茯神汤、妙香散、朱砂安神丸。气血俱虚，人参养荣汤、养心汤。时作时止者痰也"。（《医学入门》）

9. 失眠梦多　"眠多异梦，随即惊觉"（《证治要诀》），"卧多惊魇，口中有声"（《医宗必读》），"梦寐惊魇""梦寐不祥，登高涉险""少睡，夜多异梦，寐即惊魇"（《太平惠民和剂局方》），"每卧则魂飞扬，觉身在床而神魂离体，惊悸多魇，通夕无寐"（《医学纲目》）等各种描述。

（七）心肾不交

1. 遗精　根据中医理论，《济生方·遗浊》中生动地描述了心肾不交所致遗精，"天癸者，精也，精者身之本也，肾藏精，藏精者不可伤。皆由不善卫生，喜怒劳逸,忧愁思虑,嗜欲过度,起居不常,遂至心火炎上而不息,肾水散漫而不归,上下不得交养。心受病者,令人遗精白浊;肾受病者,亦令人遗精白浊,此皆心肾不交,关键不牢之致也。"换言之,遗精致虚者,肾必空虚,空虚则不生髓养脑,可伴随有周身倦怠、无精打采及记忆力、理解力、计算力的减退,甚则终日苦闷而生欲死之心。《济生方·虚损》中进一步指出"心肾不交,精元不固,面少颜色,惊悸健忘,梦寐不安,小便赤涩,遗精白浊,足胫酸痛,耳聋目昏,口干脚弱。"此证在未婚青少年焦虑障碍患者中常见,但临床上也偶见于中年已婚患者,也有不当或过度使用补肾药物的中老年人出现遗精导致焦虑发作的。

其他与性相关的症状如阳痿、早泄、强中等症一样,遗精在焦虑症患者是一个非常突出的问题,值得注意,不宜过分渲染症状,避免焦虑患者加重紧张情绪。

2. 困闷昏昏 "肾虚入心,四体昏昏喜汗出,足无力,困闷昏昏。"(《内照经·五脏相入》)

3. 虚妄见闻 虚妄见闻的症状,可以见于严重的焦虑本身,也可以见于重性精神病伴有焦虑之时,虚见妄闻的内容往往与患者的期盼密切相关。此种焦虑常见于重度焦虑患者,与精神分裂症患者出现的妄见妄闻相比,显得不系统,较短暂,不清晰,应用抗焦虑药物治疗后多有缓解。从症状描述上看,《素问玄机原病式·热类》中指出:"虚,虚妄也。火为阳,故外清阳而内浊昧。其主动乱,故心火热甚则肾水衰,而志不精一,虚妄见闻,而自为问答,则神志失常,如常见鬼神也"。又说:"恐则喜惊者,恐则伤肾而水衰,心火自甚,故喜惊也",指出易惊、恐惧害怕、不敢出门、不愿见人,可由肾水不足所致。

4. 健忘 《医宗必读·健忘》说:"《内经》之原健忘,俱责之心肾不交,心不下交于肾,则火乱其神明,肾不上交于心,精气伏而不用。火居上则因而为痰,水居下则因而生躁。扰扰纭纭,昏而不宁,故补肾而使之时上,养心而使之善下,则神气清明,志意常治,而何健忘之有?"健忘辨证多责之于肾,乃为肾虚精亏不能荣脑所致。

5. 多梦 多梦为常见症状,似乎人人皆有,但焦虑障碍患者则是合眼就是梦,噩梦纷纭,甚则可因此出现睡眠反复中断,白天神疲乏力,难以胜任工作的情况。故《医学心悟·遗精》中说:"大抵有梦者,由于相火之强;不梦者,由于心肾之虚。然今人体薄,火旺者十中之一,虚弱者十中之九。"说明调理多梦的人,宜从虚中多加思考。

【体会】

心神性焦虑症状,以善惊、心悸、健忘、怔忡为主的焦虑症候群。从证类分析,基本上分为虚实两类。其中心气不足、心血不足、心脾两虚、心肾不交、心神不宁为常见证型,心火亢盛、痰邪扰心多见于急性发作的焦虑障碍。这些症状常常互见,常见的是:①善惊,心悸为主,心慌,心悸,心跳,心中发空,不寐,多梦,心烦,易惊;②食欲不振,恶心,周身不适;③记忆力差,遗精,健忘,多梦,悲伤,忧愁,甚至妄见妄闻等。以上症状从定位来看,主要为脑神失调,心神失常,兼性病位为脾意肾志失调。

二、肝魂性焦虑症状

肝主疏泄,藏血,舍魂,喜条达恶抑郁,抑郁则气机不畅,脏腑升降失常,气血功能紊乱,影响脑神的功能,是焦虑障碍的重要病机之一。肝魂性焦虑往往伴有抑郁症状,临床上大多数抑郁患者多伴有焦虑,焦虑患者也难不见抑郁。肝魂功能失调常见焦虑症状以善怒,易激惹为突出症状,介绍如下:

(一)肝气不舒

1. 善怒　焦虑障碍患者肝气不舒、上冲脑神,致使脑神失调而怒,这是焦虑患者最常见的一个症状。患者敏感急躁,容易起急上火,无故发怒,或因小事发怒是焦虑障碍的另外一个特征。它可以出现在疾病的开始及发病过程中的任何阶段,同时伴随着肝经及胃肠系统的症状出现。故《素问·脏气法时论》说:"肝病者,两胁下痛引少腹,令人善怒……气逆则头痛,耳聋不聪"。《素问·六元正纪大论》说:"木郁之发……上支两胁,膈咽不通,食欲不下。"《杂病源流犀烛》综合各家论述指出:"《内经》曰:肝在志为怒。又曰:暴怒伤阴。又曰:大怒则气绝而血菀于上,使人薄厥。又曰:血并于上,气并于下,心烦惋善怒。又曰:怒则气逆,甚则呕血及飧泄矣。又曰:胆为怒。《纲目》曰:怒在阴阳,为阴闭遏而不得伸也。"可资参考。

2. 多计较,多是非,喜与人竞　焦虑症属肝郁的患者常常敏感多疑,心胸狭隘,喜欢与人计较,难以处理亲密关系,家庭关系、人际关系紧张,常常计较小事,耿耿于怀,喜欢与人比较,遇事难于忘怀。"计较琐碎""尺涩平生多计较,却因酒色去资财;官符口舌常时有,多是多非更有灾。"(《太素脉诀》)

3. 头眩(头晕,眩晕)《诸病源候论·脏腑病》说:"肝气盛,为血有余,则病目赤,两胁下痛引少腹,善怒,气逆则头眩耳聋不聪,颊肿,是肝气之实也,则宜泻之。"肝气上逆,除头痛头晕、易怒症状之外,经常见到的症状还有头目眩晕、耳鸣。

4. 困卧终日　患者肝气不舒,情绪低落,不愿见人,没精神,"思想结于心,中气郁而不舒,困卧终日,痴痴不语。"(《辨证录》)。

5. 手足痛　手足痛,手足窜麻,手足不适,手足皮肤麻木,也是焦虑障碍的常见症状之一。故《石室秘录·偏治法》说:"如人手足痛者,人以为脾经之热,不知非脾也,乃肝木之郁结也。散其郁气,则手足之痛自去。"手足痛虽属四肢痛,但不可完全按脾主四肢的理论去调治,而要根据全身的症状综合判断,确定病位在肝或在脾。

6. 溏泄　溏泄一症,或者腹泻便频,或者一紧张就想大便,在焦虑患者中颇为多见。临床表现不一,有溏泄,有初坚后溏,有日数次溏泄,少则数月,多则数年,患者多愁善虑,没有精神,生活、工作时常发愁,出远门更是困难重重。《素灵微蕴·问法解》说:"木性上达,水盛土湿,脾气下陷,抑乙木升达之性,郁怒冲突,则生痛胀。冲而莫达,则下决谷道而为溏泄。""病源呕吐者,皆由脾胃虚弱,受于风邪所为也。若风邪在胃则呕。膈间有停饮,胃内有久寒,则呕而吐。其状长太息,心里澹澹然,或烦满而大便难,或溏泄,并其候。"(《诸病源候论》)这描述的是一种腹泻伴有焦虑情绪的状态。

7. 乳癖　焦虑障碍的患者,女性中年人常见乳癖一症。患者多畏惧、紧张、失眠,恐患不良之症,乃肝气不舒郁结而成,非痰气所致。故《疡科心得集·辨乳癖乳痰乳岩论》说:"……良由肝气不舒郁结而成;若以为痰气郁结,非也。夫乳属阳明,乳中有核,何以不责阳明而责肝? 以阳明胃土最畏肝木,肝气有所不舒,胃见木之郁,唯恐来克,伏而不扬,气不敢舒,肝气不舒,而肿硬之形成,胃气不敢舒,而畏惧之色现,不疼不赤,正见其畏惧也。治法不宜治胃,但治肝而肿自消矣。"临床上乳癖患者多有焦虑畏惧心理,甚至伴有抑郁症状,在治疗时除活血化瘀外,还经常加减运用疏肝解郁平虑之法,注意改善情绪,收效良好。

8. 心下痞,脘闷不食　焦虑患者,常有胃脘不畅、满闷痞胀、饮食不香、口淡无味的症状。《临证指南医案·郁》说:"气本无形,郁则气聚,聚则似有形而无实质,如胸膈似阻,心下虚痞,胁胀背胀,脘闷不食,气瘕攻冲,筋脉不舒。医家不察,误认有形之滞,放胆用破气攻削,迨至愈治愈剧,转方又属呆补。此不死于病,而死于药矣。不知情志之郁,由于隐情曲意不伸,故气之升降开阖枢机不利。"描述了因心情紧张,肝气郁结所致的肠胃系统症状,这在焦虑患者中多见。

9. 脘痞　《医学简义》说:"如情志不舒,不得调达,则成郁症。郁则不能伸,则成脘痞,火自上升,而谓肝火,火旺生风,内风旋扰,则曰肝风。"这是指明了由肝气不舒所致的焦虑抑郁症状,同时还可伴有胃脘痞闷,乃肝木克脾之故。

10. 胸中窒闷感,欲令人推按　患者感觉胸中窒闷、气满、憋闷感,喜欢让别人予以推按,或脚踩,有的严重的自己挠抓,甚至想开膛破肚。王叔和《脉经·卷六·肝足厥阴经病症·第一》有"肝主胸中,喘,怒骂,其脉沉,胸中必窒,欲令人推按之,有热,鼻窒"。是说这种人往往气窒憋闷,容易发怒,脉沉多属气郁气滞,也经常感到鼻子气息不通畅。

11. 腹胀　腹胀是焦虑状态的消化系统常见症状。其症状的出现多为肝气郁结所致，故《症因脉治·卷三》说："……因恼怒伤肝，肝气怫郁，或因思虑伤脾，脾气郁结，郁怒思虑则气血凝结，而腹胀之症作矣。"但在焦虑状态腹胀本身是一个虚实难辨的症状，往往与患者精神状态和其他消化系统功能相关，需综合考虑，如"形有余则腹胀，泾溲不利，不足则四肢不用。""志有余则腹胀飧泄，不足则厥。"

12. 自毙　自毙是焦虑或焦虑伴抑郁障碍患者中存在的严重症状之一。一般焦虑患者都怕死，但在焦虑发作时，激越烦躁至极，患者或合并严重抑郁就可能出现自伤自杀观念、行为。《景岳全书·传忠录·天年论》说："夫气本无形，有何涯际？相谅则无，偏执则有。历观往事，谁直谁非？使不能达观自策，则未免以我之躯，阴受人无申无诉之蚀，而自愚自毙者，又不知其几何人矣。有困于功名者，谁不有飞腾之念？谁不有功业之期？第既达者，或多鼎足之虞；未济者，每遭监车之厄。受灯窗寒苦之负，望眼徒穿者有之；忆荣枯今昔之异，热肠为裂者有之；甚至焦思切心，奔趋竭力，荣华杳然，泉壤遽及者有之。慨古伤今，凡受斯枉而湮没无闻，浩气受抑者，又不知其几何人矣。"自杀、自伤从病因、病位、病性分析，虽然复杂而多途，但均以气郁化火，脑神失调者居多。

古文献中类似的记载还有"自戕、自残、自伤、自杀、自尽"，如清代陈梦雷《拟古妾薄命》诗："昔有秋胡妻，心乖宁自戕。"《红楼梦》第九十回："却说黛玉立意自戕之后，渐渐不支，一日竟至绝粒。"这里的心乖，应是一种精神异常状态，可能包括焦虑抑郁；又如"弃割"就是指绝命，一般是指自尽。如旧题隋侯夫人《自伤》诗："性命诚所重，弃割良可伤。悬帛朱栋上，肝肠如沸汤。"其中"肝肠如沸汤"应是一种什么样的焦虑痛苦状态。

（二）肝胃不和

1. 吞酸　酸水自胃中上涌至咽喉，随即吞咽而下，故名。吐酸、反酸、呕酸水是焦虑或焦虑抑郁患者常见的主诉症状。其往往与情志不舒、肝胃不和、胃肠功能失调出现的其他症状同时存在，比如食不香、胃肠不适等症状。当然吞酸还见于其他证型，须整体合参，辨证论治。

2. 呃逆　呃逆即打嗝，指气从胃中上逆，喉间频频作声，声音急而短促。呃逆是一个生理上常见的现象，由横膈膜痉挛收缩引起的。健康人也可发生一过性呃逆，多与饮食有关，特别是饮食过快、过饱，摄入很热或冷的食物饮料、饮酒等，外界温度变化和过度吸烟亦可引起。呃逆频繁或持续很长时间，或反复发作，或幅度夸张，往往与情绪关系密切，肝胃不和，肝气上逆或胃肠气机紊乱，每每当紧张或气恼发作或加重，往往伴有反酸或胃脘不适。"气逆，病本肺胃肝，咳嗽喘息肺逆先，呕恶嗳气呃逆胃，肿逆昏厥头晕眩"（《中医诊断歌诀》），呃逆多属气逆之症，气恼、恼怒、郁闷、食滞导致肝胃不和，出现呃逆。

（三）肝火亢盛

1. 多卧　焦虑患者，除了坐卧不安常见外，也常见整天卧床不起，特别不愿活动的，往往伴有抑郁症状。这一症状，临床常见于心脾两虚、脾肾两虚的患者，不可忽视。但肝热者亦有之，如《素问·刺热》特别指出："肝病者，小便发黄，腹痛，多卧，身热。热争则狂言及惊，胁满痛，手足躁，不得安卧。"说明肝热甚多卧者，多见于抑郁障碍伴惊恐发作的患者。肝火甚者可上扰脑神，出现狂言易惊的精神障碍，所以对于多卧的患者，也应特别注意出现突然冲动的可能性。患者往往内热，或"喜卧湿地""喜卧凉地"，多伴有内热烦躁之症。

2. 郁闷烦躁　郁闷烦躁是焦虑患者常见的症状之一，虽有虚实之别，但初发时以肝火亢盛者居多，应因人而异。《医贯·五行论》说："空中之火，附于木中，以常有坎水滋养，故火不外见。惟干柴生火，燎原不可止遏，力穷方止。肝火内炽，郁闷烦躁，须以辛凉之品发达之。"

3. 发狂，如狂　发狂有肝火，有心火，也有阳明热盛者。在肝失疏泄，内郁化火时，火邪上扰，其人可狂。在焦虑患者也有突发之狂症，应注意清泻肝火。故《重订通俗伤寒论·卷七》说："肝阳盛也发狂，何则……肝脉挟胃贯膈，循咽喉，上目系，与督脉会于巅顶，巅顶之内，即脑之神经中枢，脑被肝火熏灼，故亦发神经诸病，狂特神经病之一证耳。"狂乃情感障碍症状之一，为火亢盛而上扰脑神所致。因病情长短不一，个体素质有别，各类精神症状均可表现出来。焦虑症的发狂多症状轻微，或称"如狂"。

4. 忧思郁怒　善忧思郁怒的临床表现最为多见，在女性似乎更为明显，故《罗氏会约医镜·论赤带白带白浊白淫》说："……妇人多忧思郁怒，肝火甚，而血不归经，所以病此。"这是因为肝藏血，肝火过盛导致血不归藏，情志失调，疏泄不利，而忧思郁怒。

5. 怒　情绪不稳，易怒，心中烦乱在焦虑患者中实属常见，故《血证论·总论六条·脏腑病机篇》说："肝郁为火，则血不和，火发为怒……怒太甚则狂……木火克土则曰躁……饥不欲食曰食逆满，皆系木郁为火之见证也。"指明肝火旺，除了易怒之外，还常常引起胃肠系统的症状，尤其口干燥、食不香实属多见。

6. 喜见人过，常怀忿怒　"多卧少起，状如佯病，每早晨似无病者，午时以后，即四体微热，面颊赤色，喜见人过，常怀忿怒，少不称意，即大嗔恚，行即脚弱，夜卧盗汗，梦与鬼交，时或惊悸。"（《圣济总录》）找茬生气，敏感多疑，是很多焦虑患者的临床表现，往往与人格有关，也确实与焦虑状态有关。

7. 头晕　肝火上炎，肝阳上亢都极易于出现头晕目眩，按照当下中医辨证论治习惯,实证的眩晕多属于火热上扰,《杂病源流犀烛》对火热所致眩晕有一综合性介绍:"火变病又宜辨,如睡觉忽腰背重滞,转侧不便;如隆冬薄衣不冷,非关壮盛;如平时筋不缩,偶直足一曲即缩;如食时有涎无痰,不食时有痰无涎;如弱症左侧睡,心左坠一响,右侧睡,心右坠一响;如心中滴滴当当若有响声;如头眩耳鸣目晕。皆火之变幻也。"这段描述很类似焦虑等神经症性质的头晕,对于我们应有启发。

(四)肝阳上亢

1. 头痛　头痛是焦虑患者最常见的症状,有的患者形象地说"我的头顶象顶着盏灯,忽忽地感到冒火,还伴有耳鸣作响"。这是肝阳亢盛的症状,故《证治准绳·杂病·诸痛门·头痛》说:"怒气伤肝,及肝气不顺,上冲于脑,令人头痛。"指明了怒气伤肝而头痛,为肝阳上亢之故。

2. 郁怒　《医门法律·明络脉之法·附答内经十问》说:"肝气以条达为顺,素多郁怒,其气不条达而横格,渐至下虚上盛,气高不返,眩晕不知人而厥矣。"提示焦虑患者平时宜注意自身调节,不生闷气,要宽心,遇事想得开、放得下。如素来郁闷易怒,必使肝失疏泄、木郁不达,情志不畅而病矣。焦虑的患者常常主诉头晕、头难受,《石室秘录·偏治法》说:"如人病头痛者,人以为风在头,不知非风也,亦肾水不足,而邪火冲入于脑,终朝头运,似头痛而非头痛也。若止治风,则痛更甚。法当大补肾水,而头痛头晕自除……妙在治肾而不治风,尤妙在治肾而兼治肝也。肝木不平,则肺金失化源之令,而肾水愈衰。今补肝又补肾,子母相资,自然上清头目。"

3. 颈项肩背痛　是肝肾阴亏,肝阳上亢的常见症状,对于焦虑患者常常见到。"颈项强痛,肝肾膀胱病也……肝血虚,肝火旺,亦筋燥强急(宜首乌汤)。"(《杂病源流犀烛·颈项病源流》)有的患者可能兼有肾虚。

4. 眩晕　眩晕亦为焦虑常见之症。《临证指南医案·眩晕》中:"徐评:眩晕清火养肝,故为正治,但阳气上升,至于身体不能自主,此非浮火之比,古人必用金石镇坠之品,此则先生所未及知也。"高血压伴有焦虑障碍的患者,眩晕在整个病程中不同程度地存在,宜随时调治。

5. 性急易怒　(《妇人秘科·先期经行治法》)。

(五)肝脏本虚

1. 善恐　肝脏本虚,易善恐,遇事紧张害怕,不果断,是焦虑患者常见症状。《素问·脏气法时论》说:"肝病者,两胁下痛引少腹,令人善恐;虚则目𥊾𥊾无所见,耳无所闻,善恐,如人将捕之。"

2. 悲哭　肺在声为哭。《素问·宣明五气》说:"精气并于心则喜,并于肺则悲"。《灵枢·本神》说:"肝悲哀动中则伤魂"。此症(指脏躁)"因肝虚肺并,伤其魂而然也。盖肝阳脏也;肺阴脏也。阳舒而阴惨,肝木发生之气,不胜肃杀之邪,并之,屈而不胜,生化之火被抑,扰乱于下,故发为脏躁,变为悲哭,所藏之魂,不得并神出入,遂致妄乱,象如神凭,木气被抑而不前……"(《金匮方论衍义》)。不同类型的焦虑或焦虑伴有抑郁障碍,可不同程度地表现出哭和悲的情感症状。

3. 肝虚善恐　这里所提到的肝虚乃肝气虚,虚者易恐。《寿世保元·五脏六腑脉病虚实》也有类似的记载,说:"肝气不足,则病目不明,两胁拘急筋挛,不得太息,爪甲枯而青,善怒恐,如人将捕之,是肝气之虚也,则宜补之。"

4. 不得太息　"肝气虚则为血不足,故目昏,两胁拘急筋挛,不得太息,爪甲枯,面青,善悲恐,如人将捕之,皆肝虚之证也。"(《圣济总录·肝脏总论》)

5. 通夕不寐　焦虑患者,整夜卧床而不寐者十分苦恼。用患者的话来说是"神魂魄散"。《傅青主男科·卷下》说:"人有每卧则魂飞扬,觉身在床而魂离体矣。惊悸多魇,通夕不寐,人皆以为心病也,谁知是肝经受邪乎?盖肝气一虚,邪气袭之。肝藏魂,肝受邪,魂不依,是以魂飞扬而若离体也",正是说明了这一点。

6. 卧即惊觉　黄耆汤方"治肝虚胆寒,心神不安,卧即惊觉,目昏心躁,四肢不利。"(《圣济总录·胆门·胆虚》)

7. 喜太息　"肝虚入脾,喜太息,来欠咨磋,叹烦闷扰也。"(《内照经·五脏相入》)"足少阳经不足者,胆也。虚则生寒,寒则其病恐畏,不能独卧,口苦,善太息,呕宿汁,心下澹澹,如人将捕之,嗌中介介数唾,头眩痿躄,足指不能摇,坐不能起,僵仆,目视晄晄。盖胆虚则精神不守,其气上溢,循其所在而生病也。"(《圣济总录·胆门·胆虚》)

8. 多唾　沉香汤方"治足少阳经不足,目眩痿厥,口苦太息,呕水多唾。"(《圣济总录·胆门·胆虚》)

9. 谋虑不决　"谋虑不决,胆虚,气上冲口中,上溢则口苦。是清净之腑,浊扰之气上溢,益胆汤主之。"(《古今图书集成医部全录·河间六书·胆疸证》)"人数谋虑不决,故胆气虚而溢为泪。"(《医学入门·胆腑》)

【体会】

焦虑障碍患者中,肝郁不舒、肝火上炎、肝虚证是常见症候群,肝魂性焦虑障碍是指那些以善怒、易激惹为主的焦虑状态。肝魂失常性焦虑因魂魄不守、脏不藏血、疏泄失司导致肝气不行或肝郁气滞,火性炎上,木火相结,则或肝阳上亢、肝火上炎,或肝胃不和、肝郁湿热、肝血瘀阻,虚证常见于肝肾不足。当这些病理过程上及脑神时,则出现特征性临床焦虑症状。最常见的是善怒、冲动以及头部的症状,如头晕、头胀、眩晕、头痛、头热、耳鸣、脑鸣、不寐、烦躁易怒、发脾气、情绪不稳,急躁,甚则激越等,均可定位在肝,其性有虚有实。此外,肝气横逆,克伤脾土,还会出现一系列的肠胃症状。这些症状在疾病发展过程中不是孤立存在的,而是在相互传变中,不同程度地存在。

三、脾意性焦虑症状

脾胃一家,脾主运化,胃主消化功能,乃后天之本,生化之源,主藏意。《景岳全书发挥·卷十二》说:"脾喜燥而恶湿,喜暖而恶寒"。指明了脾之特性。在焦虑障碍患者中,脾意功能失调时,除表现善思虑、多疑外,各种消化系统功能紊乱症状亦尤为明显。脾是人体重要的器官之一,当意不守舍,则常见如下焦虑症状。

(一)脾胃虚弱

1. 忧悲　饮食失节,脾胃损伤,中气一损,气虚不行,五脏六腑四肢百骸失养,百症丛生,见于焦虑各期。尤其老年人,乃因年岁衰老到一定程度,随着年龄的变化而出现忧悲症,多与脾胃虚弱有关。在《灵枢·天年》中说:"六十岁,心气始衰,若忧悲,血气懈惰,故好卧。七十岁,脾气虚,皮肤枯。八十岁,肺气衰,魄离,故言善误。"

2. 呕恶吞酸　呕恶吞酸一症,临床上焦虑障碍的患者常见,并可伴随始终。若忽视调治,对缓解焦虑的症状也是难以取效的。《医统正脉全书·活人书》说:"盖脾之本性喜温恶寒,喜燥恶湿,喜香恶臭,喜通恶滞。若或虚寒不能营运,湿痰食积稽留,则致饮食不思而难进,虽进而难消,于是呕恶吞酸,倒饱嗳腐,肠鸣腹泻……诸症悉起。"

3. 两胁里急,膈咽不通　脾胃的症状,多与肝气有关,且互为因果。《杂病源流犀烛·胃病源流》中说:"胃禀冲和之气,多气多血,壮者邪不可干,虚则着而为病,偏寒偏热,水停食积,皆与真气相搏而痛。惟肝气相乘为尤甚,以木性暴,且正克也,痛必上支两胁,里急,饮食不下,膈咽不通,名曰食痹,谓食入即痛,吐出乃止也。"在临床上除出现情绪焦躁的症状外,尚感觉有气在胸、咽、膈游走窜憋,常聚时散的感觉,聚时可至咽部,散时而至胸及两胁。

4. 口干无味　口干无味为常见症状。《医方考·脾胃门》中说:"脾胃虚寒,不能运化精微,故令口干无味。"指明了脾主运化的功能失司,胃的消化功能虚弱,因而出现口干无味。焦虑障碍患者常有口干无味的主诉,多与脾虚有关。《内照经》说:"脾风入胃,胃中热,恶心,吃饭无味,鼻中觉香气,吐甜水。"

5. 神魂惊困,卧不安　此症常见于心脾功能失调者。《景岳全书·血证·吐血论治》中说:"忧思过度,损伤心脾,以致吐血咯血者,其病多非火证。或常见气短气怯,形色憔悴,或胸怀郁然,食饮无味,或腹虽觉饥而不欲食,或神魂惊困而卧不安,是皆中气亏损不能收摄所致,速宜救本,不得治标,惟五福饮、五阴煎之类为宜。其或气陷而稍滞者,宜归脾汤。"脾藏意,因思虑过度,必损伤心脾,易神魂惊困而倦卧不安。

（二）脾胃不和

1. 腹䐜胀 腹䐜胀，是焦虑患者中消化系统常见症状之一，早在《灵枢·邪气脏腑病形》中说："胃病者，腹䐜胀，胃脘当心而痛，上支两胁，膈咽部痛，食饮不下，取之足三里也。""脾气实则腹胀，不足则为溏泄。"《诸病源候论·时气病》对此也有论述，说："胃家有热，谷气入胃，与热相并，气逆则呕。"胃为水谷之海，其气不调，若有风冷乘之，冷搏于胃气，亦可致脾胃不和，胃气逆而呕吐。提示焦虑抑郁患者中，出现呕吐、打嗝症状时，要注意寒热之辨，可以喜恶饮热、饮冷而别之。

2. 口不知味，四肢困倦 口淡无味，四肢倦怠懒动，终日嗜卧者，实为多见。《脾胃论·饮食伤脾论》说："夫脾者，为胃行其津液，磨胃中水谷，主五味也。胃既伤则饮食不化，口不知味，四肢困倦，心腹痞满，兀兀欲吐而恶食，或为飧泄，或为肠泄，此胃伤脾亦伤明矣。"生动地描述了脾胃的生理功能。同时应注意焦虑患者口淡无味、四肢倦怠症状存在的同时，对患者的大便状况应注意询问，更宜进一步问清楚大便的时间及其便后腹部是舒服还是疼痛，疼痛时以手按之，喜按还是拒按，均反映虚实之别。《景岳全书·饮食门·述古》说："今有能食难化而食后反饱，乃脾气虚弱，不能腐化水谷也。"临床上确有虽然能食而食后腹胀，此乃脾气虚而不能运化之故，宜健脾和胃。

3. 不闻香臭 焦虑或焦虑抑郁患者有鼻不能闻香臭者，当问其长短。如感受风寒、外邪侵袭，未入里时，必恶寒头痛，乃表邪所致，一般病程短。若不闻香臭病已久而不愈，且情绪不稳，非外感也。正如《冯氏锦囊秘录·杂证大小合参·方脉鼻病合参》中说："阳气、宗气者，皆胃中生发之气也。若因饥饱劳役，损伤脾胃，则胃中生发之气弱而营运之气不能上升，乃邪塞空窍，故鼻不利而不闻香臭也。"此类焦虑伴抑郁患者多有"头不清楚，蒙蒙的"主诉。

4. 上下不通 有的患者会说自己"上下不通"，王冰曾言："忧则隔塞否闭，气脉断绝，而上下不通也。"这是一组难以名状的感觉，患者感觉自己全身上下隔绝不通，痞塞感，胸膈痞塞，胸口堵闷，是一种气机阻滞感，上气下不去，下气上不来，患者异常难受，呃逆打不上来，排气排不出来。类似的主诉有上热下寒，上寒下热等。

（三）脾胃虚寒

1. 吞酸、嗳腐、恶食 不同性质的吞酸、嗳腐、不愿吃东西的临床症状极为多见。本节主要病性乃虚寒之故，《景岳全书·肿胀·气分诸胀论治》说："脾胃虚寒，中气不健，而三焦胀满者，是为气虚中满。其为证也，必多吞酸嗳腐，恶食恶寒，或常为溏泄，而别无火证火脉者，必属于脏寒，此所谓脏寒生满病也，惟宜温补。"《景岳全书·痞满·论治》又进一步强调说："又凡脾胃虚者，多兼寒证，何也？盖脾胃属土，土虚者多因无火。土寒则气化无权，故多痞满,此即寒生于中也。亦有为生冷外寒所侵而致中寒者,然胃强则寒不能侮,而寒能胜之,总由脾气之弱耳。"说明了内外之邪均可导致中寒之理。

2. 憎闻人声　"内补散治男子五劳六绝。其心伤者,令人善惊,妄怒无常;其脾伤者,令人腹满喜噫,食竟欲卧,面目痿黄。六绝令人心下愦愦不欲语,憎闻人声。"(《古今图书集成医部全录·情志门》)

3. 饮食不思而难进,进而难消　焦虑患者几乎都不同程度地存在消化道异常反应。常见的有呕恶、吞酸、打嗝等。《医统正脉全书·活人书》说:"盖脾之本,性喜温恶寒,喜燥恶湿,喜香恶臭,喜通恶滞。若或虚寒不能营运,湿痰食积稽留,则致饮食不思而难进,虽进而难消,于是呕恶吞酸,倒饱嗳腐,肠鸣腹泻,浮黄肿胀,诸症悉起。"人参丸方"治惊悸恍惚喜忘,心怖神不安,及风邪胸胁满,不思饮食。"(《圣济总录》)

4. 痞满　"不能食而瘦者,必其脾胃虚弱,不能健运而然,故或为嗳气、吞酸、痞满、不饥等证,宜四君子汤、归脾汤。"(《景岳全书·杂证谟·饮食门》痞满,痞满以胸脘痞塞满闷不舒,按之柔软,压之不痛,视之无胀大之形为主要临床特征的一种病证。本证按部位可划分为胸痞、心下痞等,心下即胃脘部,故心下痞又可称为胃痞。本症在焦虑患者伴有郁闷情绪时特别常见。

5. 腹中鸣　肚腹作响为常见,定性定位是关键。《黄帝内经素问直解》说:"肠位居于腹中,虚寒则鸣,故腹中鸣者,病本于胃也。"《张氏医通·妇人门》对寒所致症状说:"此即后所谓恶阻病也,先因脾胃虚寒弱,津液停留,蓄为痰饮……中寒乃起。"

6. 胃反,饮食不存　饮食不存,临床百端多途,定位虽在肠胃,其性虚寒,常为脑神系统功能失调、情绪不稳所出现的症状之一。在《素灵微蕴·卷四》中说:"胃以下行为顺,上行为反,上行之就习为自然,食停即吐,症不顺降,故曰胃反饮食不存。"临床中有的患者患有贪食症或该症的亚临床状态,每天都要吃得过饱,吃得再也不能下咽时,方可停止进食,放下碗筷,立即手指压咽部,必须全部呕吐干净,否则不可休止,终日数次反复。理由是不吃饱饿得难受,吃饱又怕胖,为了减肥保体型而强行吐出,已成习惯,终致脾胃大伤,阴阳气血津液不能正常疏布,而表现面色㿠白,肌肤消瘦,似皮包着骨头,从而又焦虑不安,到处求医,效果不满意,此乃"人为"的胃气受损而致。

7. 易饥易饱　"年高人脾虚血燥,易饥易饱,便燥。"(《医学入门·保和丸》)患者对饮食要求特别高,早一会儿晚一会儿,热一点凉一点都不行,什么事情换个方式,就会使患者有似大难临头。

8. 多唾　"虚寒咳嗽及中脘痰水冷气,心下汪洋嘈杂,多唾清水,胁胀不食,脉沉弦细迟,此胃虚冷所致也。"(《医学入门·外集·卷七·通用古方诗括》)

9. 恶寒洒洒,卧而不寐　补胃煮散方治"胃中虚冷,恶寒洒洒,卧而不

寐。"（《圣济总录·卷第四十七·胃门》）

10. 多卧　脾胃虚寒证,可见"诸虚不足,多卧少起",很多慢性焦虑症患者久病不愈,久服药物,可见脾胃虚寒或脾肾虚寒,全身乏力,喜卧嗜卧,李东垣描述的"身重不得食,食无味,心下虚满,时时欲下,喜卧者"在焦虑症患者并不少见。

11. 所过之事,转盼遗忘　"健忘者,所过之事,转盼遗忘,此乃思虑过度,病在心脾,宜归脾汤。健忘者,为事有始无终,言谈不知首尾,此乃病之故,非比生成之愚顽不知人事者。"（《证治要诀·总论证治》）"置物在处,还取不得。"（《三因极一病证方论》）

（四）脾胃阴虚

1. 喘咳　喘咳非肺家独患,与脾胃有关。《症因脉治·卷二》说:"脾虚劳伤之因,意外思虑,失饱伤饥,脾土之真阴受伤,中州之冲和有损,土不生金,为喘为咳,而脾虚劳伤之症作矣。"本症为内科杂病之属,在焦虑障碍患者中亦可见到。患者多因情绪紧张,会觉着咽嗓不适,不停地轻咳,或因痰多而不停,吐痰咳嗽,严重者,呼吸急促,呈喘咳之状,或有过度换气之症。

2. 筋骨不和　患者有周身不适,筋骨僵直,皮肤疼痛,说不出的难受,焦虑一症也。《黄帝内经素问直解·四卷》中说:"阳明者,胃也,受盛水谷之精,故阳明主润柔筋。宗筋前阴之总筋,主束骨而利机关也……机关不利,筋骨不和,皆由阳明不能濡润……"这里提示我们论治焦虑障碍患者的周身不适,应注意调理脾胃功能的途径。

3. 口干舌燥　口干舌燥临床十分常见,宜注意分辨虚实。在精神科又有药源性者,无论出自何径,均应注意胃热与胃阴不足。在《增订伤寒百证歌注·卷三》中说:"脾脏有热则津液枯少,故令口燥而舌干。"

4. 大便干燥　《温病条辨》说:"阳明胃病,无上焦证,数日不大便,当下之。若其人阴素虚,不可行承气者,增液汤主之。"乃阴虚便干,非热结也。

5. 睡卧不宁,怔忡劳倦　睡眠障碍为焦虑障碍主症之一。《血证论·血上干证治十四条·唾血》中说:"七情郁滞,脾经忧虑,伤其血而致唾血者,以脾主思虑,故每因思虑而伤脾阴,睡卧不宁,怔忡劳倦,饮食不健,宜用归脾汤以补心脾"。

6. 饮食不住口,易饥易饿　治饮食不住口,易饥易饿,近似中消。

（五）脾气下陷

1. 耳鸣、目眩　耳鸣、目眩是焦虑障碍常见症状,临床多责之肝脾热盛上炎所致,也应注意有气不足者,正如《灵枢·口问》中说:"上气不足,脑为之不满,耳为之苦鸣,头为之苦倾,目为之眩"。

2. 腹胀肠鸣　消化系统的症状,在焦虑患者中较为常见。《顾松园医镜·症方发明·泄泻》中说:"又言脾虚则腹胀肠鸣,飧泄食不化;又言清气在下,则生飧泄,此明脾虚陷下之泄也。"此症临床常见,有便泄日数次,长达十余年者,补中益气疗效满意。应注意的是在滋补脾胃的同时,若能佐以温肾之品效果更佳。

3. 少食而难化 "脾胃弱者,则少食而难化,其人多瘦,气血亦衰。"(《外科正宗·痈疽治法总论第二》)

4. 烦躁 烦躁在焦虑患者极为常见。对烦躁要具体辨证,详见有关章节。"昼则安静,夜则发热烦躁,是阳气下陷入阴中也,名曰热入血室。昼则发热烦躁,夜亦发热烦躁,是重阳无阴,当急泻其阳,峻补其阴。"(《东垣十书》)亦有中气不足以致烦者。《医宗己任编·四明医案》中说:"……一仆患热症,遍身壮热,烦躁作渴,医作伤寒治。予曰:发散寒凉,逼成外热,内转虚寒甚矣。急用补中益气汤加炮姜,一服而汗解热除,再服而饮食进,三服而安。"说明了辨证之重要。

5. 神魂不宁,脱肛感 焦虑患者忧思郁怒,坐卧不安,临床实为多见。而中气亏陷,前后阴出现症状者在妇人中也很常见。《景岳全书·新方八阵·热阵》中说:"寿脾煎……治脾虚不能摄血等证,凡忧思郁怒积劳,及误用攻伐等药,犯损脾阴,以致中气亏陷,魂思不宁,大便脱血不止……尤为危候,速宜用此,单救脾气,则统摄固而血自归元。"临床有的患者愁眉不展,肌肤消瘦,在一定阶段突然出现小腹重坠,脱肛下陷,患者形象地说:"我的肛门和小便有似下来了的感觉,真闹心。"急救脾气,其证安矣。

6. 阴吹 出《金匮要略·妇人杂病脉证并治》,指阴中时有排气如矢气之状,甚或带有响声的证候。"胃气下泄,阴吹而正喧,此谷气之实也,膏发煎导之。"

(六)脾胃积热

1. 为人性急,不容人犯 "关脉洪者,为人性急,不容人犯""寸脉弦者,为人性急,不耐事。"(《太素脉诀·七表脉吉凶诀》)

2. 头重、烦心、多肥 头重、烦心,《素问·刺热》中说:"脾热病者,先头重颊痛,烦心颜青,欲呕身热。热争则腰痛不可用俯仰,腹满泄,两颔痛……刺足太阴、阳明。"《素问·奇病论》又说:"夫五味入口,藏于胃,脾为之行其精气,津液在脾,故令人口甘也,此肥美之所发也,此人必数食甘美而多肥也,肥者令人内热,甘者令人中满"。在焦虑障碍患者中也并不少见,且多见于女性,患者常用进食来缓解焦虑情绪,导致体重的增,多者数十斤,导致体型的改变。体重的增加给生活工作带来诸多不便,又会进一步导致情绪的低落,使患者感到前途暗淡,甚至生不如死。

3. 口舌生疮 外感六淫传变化过程中伤津化火,传至阳明,阳明热盛,或情志化火,心肝热盛,熏蒸脾胃,脾胃积热,而见口干舌燥、口臭、牙宣、口舌生疮,咽痛,俗称"上火"。或见皮肤痤疮,疔痈(火疖子)等热毒症状。目前临床常见于长期大量应用精神科药物或其他药物时,可以出现这组症候群。

4. 大便困难,肠胃积热 大便难,在焦虑障碍患者基本上有两种情况:一是热结于阳明所致,二是津液不足所致。《伤寒论》说:"阳明病,胃家实是也";"太阳病,若发汗,若下,若利小便,此亡津液,胃中干燥,因转属阳明,不更衣,内实,大便难者,此名阳明也";"少阳阳明者,发汗利小便已,胃中燥烦实,大便难是也"。在焦虑症,特别是长期服用抗焦虑药物的患者中,也有这组症状。

【体会】

脾意性焦虑症状,是以忧愁思虑和食纳失常等消化功能紊乱为主的焦虑状态,临床为一大系列症状群。这类脾胃性焦虑症状,主要掌握两端即可:一是焦虑担忧,思虑忧愁为特征的一组症状;一是肠胃系统的一组症状。后者包括脾胃虚弱,见纳呆、乏力、腹泻,也包括不同程度的阳明热盛、胃火亢盛、脾胃积热,常见口干舌燥、口臭、口舌生疮、大便干或伴有急躁上火这一类实热症候群。脾意性焦虑重点要注意脾胃症状表现的性质并加以辨证,同时注意清气宜升、浊气宜降、六腑以通为用的原则,在清热的同时,注意解毒、养阴,同时不要过于苦寒。

四、肺魄性焦虑症状

肺主一身之气,朝百脉,主皮毛而藏魄,居至高至上,清虚高洁,覆盖五脏,千金之象,司腠理开合,卫护一身,为水之上源。焦虑障碍患者中,肺魄功能失调可导致以气短、悲愁欲哭为主线的系统症状群。常见如下症状:

(一)肺魄不守

1. 恍惚不宁 "人之初生,耳目心识,手足运动,啼呼为声,皆魄之灵也。百合病恍惚不宁,魄受扰也,魇魇中恶,魄气掩也。"《本神》云:"并精而出入者谓之魄,言其运动之能处也"(《难经正义·三十四难》叶霖注)。可见,手足运动、啼哭发声、恍惚不宁等症与肺、肺魄关系密切。

2. 言善误 《灵枢·天年》说:"八十岁,肺气衰,魄离,故言善误"。肺气虚衰可知魄的离丧,导致言语出现错误,提示我们见到焦虑患者容易出现口误、笔误、注意力差等症状,可考虑尝试补肺气的治疗途径。

3. 阴魄不足,善忘 "怔忡……亦有所禀,阴魄不足,善忘者,当大补气血及定志丸。"(《医学入门·总论证治》)

4. 悲啼思慕 "肺冷入心,目中多泪,悲思不已,面目青黑色不常。""肺虚入心,悲啼思慕,嗜惊怕怖,皮肤白色。""心虚入肺,啼泣悲思,目中冷泪,鼻塞口干。"(《内照经·五脏相入第三》)"肺志在悲,故发声为哭""假令得肺脉,其外证,面白、善嚏,悲愁不乐欲哭"。遇到以哭泣症状为突出表现者,可以考虑从肺论治。"凡闻声,不能分呼笑歌哭呻,以求五脏善恶,五邪所干,及神气所主之病者,医之过也。"(《医门法律·闻声论》)

5. 鼻不闻香臭　"肺气通于鼻,鼻和则知香臭矣。""肺病则鼻不闻香臭而色白。""五劳者,一曰志劳,二曰思劳,二曰心劳,四曰忧劳,五曰瘦劳。又肺劳者,短气而面肿,鼻不闻香臭。"(《诸病源候论·虚劳病诸候》)

6. 憋气胸闷　患者感到各种各样的胸前不适主诉,如:"憋气""胸闷"。

7. 呼吸急促　患者神情紧张,担忧害怕,常表现为"急促似喘""大汗淋漓"。

8. 喜太息(叹气)　太是通假字,"太"通"叹",太息就是叹息的意思,叹息、叹气,是情志病患者常见的症状。叹气,即以呼气为主的深呼吸。正常人的呼吸中,一呼一吸称为一息,一息脉动四次,三息之后有一次深呼吸,脉五动,脉诊上称为"闰以太息"。病理情况下,若频频叹气,称为善太息。它是一个症状,由肝胆郁结,肺气不宣引起,往往出现在各种情志病中。

(二) 五脏互演

1. 肺魄与心神　《黄帝内经太素·诊候之二·色脉诊》说:"肺气并心,心实故惊。"《黄帝内经太素·伤寒·十二疟》又说:"肺以逼心,故肺病,心寒喜惊,妄有所见",阐明了肺魄与心神功能失调出现的精神症状。

2. 肺魄与肝魂　《重广补注黄帝内经素问》说:"肝虚而肺气并之,则为悲",指明了悲伤的症状出现,定位于肝,有虚实之别。《类经》说:"气并于肺则乘肝而为悲,肺气虚也","金气盛则木郁火衰,而阳气不达,故善太息,甚则心痛痞满,腹胀而泄,呕吐咳哕烦心"。指明了善太息一症乃肺气过盛而肝郁失于疏泄之故,重则可影响脾胃出现消化系统的症状。金衰不可制木,还可出现目眩头晕的症状,故《医学从众录·眩晕》中说:"眩,昏乱旋转也。皆由金衰不能制木,木旺生风,风动火炽。风火皆属于阳而主动,相搏则为旋转。"

3. 肺魄与脾意　《杂病源流犀烛·惊悸悲恐喜怒忧思源流》说:"忧者,肺与脾病也。肺居华盖之顶,下通心肝之气,心有所愁苦而不乐,则上搏乎肺而成忧,故忧为肺病。肺与脾同称太阴,同行气以给众脏,肺既成忧病,则闭结不解,气固于内而不通,气不通,则大小便闭而伤脾,故忧又为脾病。"这段描述生动地阐明了忧愁这一焦虑抑郁症状,责之肺魄脾意之间的功能失调。《杂病源流犀烛·风病源流》又说:"肺主气,脾生气……以脾虚则肌肉不充,肺虚则玄腑不闭,皆风邪之所由以入也。"指明了水谷经过胃之消化,其精微由脾益其肺也,故曰生气。临床上见到的焦虑抑郁情绪,久久不愈,心境极悲而无快感,则形体肌肤日渐消瘦者,皆肺、脾之功能下降所致。说明了在生理上金为土之子,肺主气为其本,脾生气为其源的道理。同时还应理解到,肺主治节、肃降,脾主运化而升清,肺司宣脾而为水之上源,脾主运化而为水之中州。

4. 肺魄与肾志　《类经》说:"恐为肾之志,肺金受伤,病及其子,故易虚而恐也。"指明了恐惧害怕的症状累及肺肾,其性易虚。

【体会】

肺魄失常焦虑障碍的患者,临床上最常见的症状是悲痛、忧愁、哭泣,以女性居多。这与肺藏魄主气、脾藏意主益气相互滋生有关。现代中医治疗焦虑障碍,肺相关症状,较少直接从肺脏论治,值得仔细探讨。但在治疗各种焦虑症状,出现忧伤、发声异常、运动感觉失常,以及明显肺气郁闭、肺胃气逆、肺肾同病之时,注意调肺治肺。调肺治肺是以宣畅肺胃气机,化痰为主。

五、肾志性焦虑症状

肾藏志,主骨,生髓,通于脑,精之舍也。《灵枢·本神》说:"肾盛怒而不止,则伤心,志伤则喜忘其前言"。肾之精,是生身立命的根本源泉,也是生命活动的物质基础和根本动力,故《素问·六节藏象论》中说:"肾者,主蛰,封藏之本,精之处也"。需要说明的是,肾藏精有二:一是先天之精,如《灵枢·本神》说"故生之来谓之精",是禀受于父母,具有生育繁殖功能之精。二是后天之精,如《素问·五脏别论》说"脾气散精",《素问·上古天真论》说"肾者主水,受五脏六腑之精而藏之"等,是来源于水谷之精,具有促进人体生长发育功能之精。肾脑相通,脑为髓海,而肾主骨生精,肾伤精亏而髓海空虚,是脑神功能失调的重要原因,是产生焦虑的重要病机之一。肾志功能失调在焦虑障碍患者中,表现最突出的症状是头昏目眩,担忧,恐惧及记忆力、理解力、注意力的障碍,常伴有肾虚诸证。常见如下症状:

(一)肾气不固

1. 善恐,夜必用灯　善恐,胆小,怕黑。《灵枢》曰:"足少阴之脉病,善恐。"又曰:"恐惧而不解,则伤精。"又曰:"恐者,神散荡而不收。"又曰:"恐则气下。"注云:"上焦固禁,下焦气远,故气不行矣。"《本草纲目》曰:"恐与惊相似,然惊者,为自不知也;恐者,为自知也。说惊者,闻声乃惊;恐者,自知如人将捕之状,及不能独自坐,不能独自卧,或夜必用灯者是也"。

2. 遗精　为肾虚又一症状表现,乃精不守,失其常度,而为病矣。《金匮衍义》说:"肾者主水主志,藏精以施化,若感女色以丧志,则泄精无度。"在焦虑抑郁性神经症患者中,青年常见。临床上有少数患者,手淫泄精日二三次,形成惯性,终致面色㿠白,目下青,面灰黯,体乏无力,周身酸软等症状出现。《证治要诀》说:"遗精,梦中有感而遗精;白浊,精不固而流浊,皆为肾虚,精不能固。脉必微而无力,小而不大,弱而不起。"指出梦遗患者脉象多微而无力。

3. 小便不禁　《医林绳墨》中说:"小便不禁,肾之虚也。盖肾虚则与膀胱不能约束其宜,致令小便数而不禁也。设若老人夜多便溺,其寿必长;少壮夜多遗尿,其力反盛;妇人便溺甚多,反能有子。三者之间,非其异也,皆一理也。老人多溺,下元寒也,寒则水之易聚,故多溺也,溺虽多而真水胜,然必有寿。少壮遗尿,下源热也,热则有动其火,故梦遗也,遗虽失而阳热甚,然必有力。至于妇人欲心不遂,肾火妄动,得便溺而少舒其气,所以不能约束也,欲火既动,岂能无子。治之之法,老者宜温,少者宜清,妇人当降火以滋阴,此治之三大法也。治法之意。小便不禁,当固肾以益肾气,然后补中可也。"部分焦虑患者少腹发凉、喜温怕冷,似乎女性多于男性,常用热水袋暖少腹,亦为肾气虚所为。

4. 耐受力差　焦虑患者的一个特征就是耐受力差,热一点也不行,冷一点也不行,吃多一点不行,吃少一点也不行,其本质是肾虚导致的"肾志不足"。患者似乎对什么都过于敏感,如对声音、对风寒、对热,而且反应剧烈,超出常人。表面上患者会感觉到自己身体虚弱,或者容易"上火",实际上是患者心理耐受力差,缺乏适应性。

（二）肾阳虚衰

1. 善恐　"又如惊则气乱,恐则气下。惊恐虽若同类,而不知恐之伤人,尤甚于惊。何也? 盖惊出于暂,而暂者即可复;恐积于渐,而渐者不可解。甚至心怯而神伤,精却则阴痿,日消月缩,不亡不已。此非大勇大断者,必不能拔去其病根,徒资药力,不易及也。予尝治暴惊者十愈其八九,治恐惧者十不得其一二。"（《景岳全书》）

2. 精神憔悴,无力感　面色晦暗无光泽,终日不思饮食,口舌不适,为常见症状。正如《寿世保元·牙齿》中说:"肾气虚寒,牙齿作痛,面色黧黑,精神憔悴,脚膝无力,饮食少思,或痰气上升,小便频数,齿不坚固,或口舌麻闷,畏饮冷水,宜八味丸数服而安。"这在老年人中最为常见。

3. 手足清厥（手足发凉）《景岳全书·寒热·论诸寒证治》说:"禀赋素弱,多为阳衰阴胜者,此先天之阳不足。或斲丧太过,以致命门火衰者,此后天之阳失守。其证则未冷先寒,或手足清厥,或身为寒栗,或脾胃不健,或肚腹不实,或小水频数,或阳道不壮,或每多恐畏,或眼耳少神,是皆阳虚生寒也。"手足发凉是焦虑状态中,中青年妇女常见症状,大多为脾肾阳虚,但也有因气滞血瘀者,临证当仔细辨别。当然导致肾阳虚寒者,非一日所为,亦当辨之所因。有的患者和文献描述"手足冷如铁",也经常见于肾阳不足的焦虑患者或与体质有关。

4. 腰脚沉重　菟丝子丸方"治肾藏虚冷,阳气萎弱,呕逆多唾,体瘦精神不爽,不思饮食,腰脚沉重,脐腹急痛,小便频数"。（《圣济总录·肾藏门·肾虚》）

5. 不能言　不能言,也就是不能以说话来表达,非天生不能发声。本文所讲的不能言多是语声低微,常常即使是个年轻的小伙子,面对面也听不清说的是什么。此症临床上大有人在，凡语声低微的人，表情多呆板，难见笑容。《类经·卷十四》说："声由气发，气者阳也。阳盛则声大，阳虚则低微，若阳气已衰，故喑哑不能言也。"临床上常见阳气偏虚者居多，除语言低微、情绪不高外，小伙子见了姑娘不敢说话，亦应考虑为肾阳虚或肾阳被遏所致。

6．"为人性迟，作事疑惑"《太素脉诀》有"尺脉缓者，为人性迟，作事疑惑"，描写了一类人，这种人尺脉迟缓，性格懦弱缓慢，做事迟疑缓慢。这或是一种虚性焦虑表现，描述一种内心冲突，难以抉择和不能作出决定付出实施的状况。

7．耳鸣 耳鸣是焦虑障碍常见的症状之一，有肝火上亢所致者，有因外邪闭塞者。本节说的是肾阳虚型耳鸣，多见于老年人，当然年轻者肾阳虚衰时也会出现。"肾虚入膀胱，令人无力，房事不兴，脑转耳鸣。"（《内照经·脏腑相入》）《赤水玄珠·虚怯虚损痨瘵门·虚损治法》中说："肾虚者，背脊腰膝厥逆而痛，耳鸣滑精，小便频数，宜八味地黄去附子，加鹿茸、五味子、山药以生其精。"

（三）肾虚水泛

1．意不乐 意不乐，即心里不高兴。《素问·脏气法时论》中说："肾病者，腹大胫肿，喘咳身重，寝汗出憎风。虚则胸中痛，大腹小腹痛，清厥意不乐"，提示由于躯体疾病而出现的一些症状，导致心情不好，高兴不起来，为肾阳虚所致。

2．四肢沉重疼痛 四肢沉重，走路困难，疼痛难忍，在身痛为主的焦虑抑郁患者中并不少见。本节所述乃肾虚所致。由于肾气虚衰，涉及肺脾诸脏，可出现不同的症状表现，脑神失养，神机不爽，或兼湿气内困，由于湿气重浊下沉，湿邪阻滞经络，患者常觉身倦、身痛。

3．脐下悸 "发汗后脐下悸者，欲作奔豚，茯苓桂枝甘草大枣汤主之。""假令瘦人脐下有悸，吐涎沫而癫眩，此水也，五苓散主之。"往往与肾虚水泛有关。肾水上犯，水气凌心则心伤，以致脐下悸动，有的人描述为脐下跳动，"心伤者，其人劳倦，即头面赤而下重，心中痛而自烦发热，当脐跳，其脉弦，此为心脏伤所致也。"（《金匮要略》）老年妇女和多产妇女常见。

4．奔豚气 "贲豚气在心，吸吸短气，不欲闻人语声，心下烦乱不安，发作有时，四肢烦疼，手足逆冷"（《外台秘要·贲豚气冲心胸方四首》）。"发小腹，上至心，如豚奔走状，上下无时"（《杂病源流犀烛》），奔豚气是一种发作性疾患，可以称为典型的焦虑惊恐发作，每当发作之时，患者有一种濒死感。

5．背寒如掌大 各种畏寒、怕冷症状在焦虑症患者常见，有的述说脑门冷、有的述说胃脘怕冷、有的述说下腹坠胀怕冷（如"关元以下如怀五千钱状"）、有的描述为后背畏恶风寒。背寒或其他背部不适感是焦虑症常见的症状。

6. 多唾　《圣济总录·肾藏门·肾虚》羊骨饮方"治肾虚寒,耳鸣多唾。""论曰:水饮非升降不能传导,非阳气不能销铄。肾虚多唾者,缘肾藏不足,阳气虚微,而又阴寒凝结,停滞于胸膈之间,不能销铄水饮,上溢于齿牙,故喜唾也。"(《圣济总录·肾藏门·肾虚多唾》)

(四)肾阴亏虚

1. 耳鸣　耳鸣常见,伴有声,其声非幻听,乃肾阴不足,邪热上扰耳窍。《素问玄机原病式·六气为病》中说:"耳鸣有声,非妄闻也。耳为肾窍,交会于手太阳、少阳、足厥阴、少阴、少阳之经。若水虚火实,而热气上甚,客其经络,冲于耳中,则鼓其听户,随其脉气微甚,而作诸音声也。"宜滋阴清热为法,甚声渐消,凡耳鸣有声之人,多伴有心烦、睡眠不实的症状。

2. 躁扰狂越　焦虑患者的激越多见于此。《类经附翼·求正录》中说:"水亏其原,则阴虚之病叠出;火衰其本,则阳虚之证迭生。如戴阳者,面赤如朱;格阳者,外热如火;或口渴咽焦,每引水以自救;或躁扰狂越,每欲卧于泥中;或五心烦热而消瘅骨蒸,或二便秘结而溺浆如汁……凡此之类,有属无根之焰,有因火不归原,是皆阴不足以配阳,病在阴中之水也。"详述了阴虚火旺(貌似阳明热邪炽盛)之病机,可出现的类似的症状群。"双睛似火,一身如烧"形象地描述了患者焦虑激越表现。

3. 喜暗恶明,怕见人　喜暗,怕明,不愿见人,喜独居,不出门,不愿接触外界,对外界感到厌烦,这在精神科是常见的症状。在《慎斋遗书·阴虚》中说:"……至夜多梦,睡时惊骇不宁,魂飞魄荡,喜暗恶明而怕见人,或妄见鼠窜蛇行、孩童前后相戏,自觉手足脱落,或头玲珠堕下,或见有人同伴同眠,或鬓发显然如有人揪扯,各样异患不一,总皆肾虚阴不足,火动变见之故也。"生动地描述了肾阴亏虚,志不守藏,肝木失养,导致魂飞魄荡而出现的精神症状。

4. 头顶汗出　《石室秘录·敛治法》说:"凡人头顶汗出,乃肾火有余而肾水不足,若不知其故而徒用止汗之药,必致目昏而耳痛,法当滋其肾而清肺金之化源,自易奏功如响。"提示头部汗出,不可用止汗药,宜滋肾阴治其本也。

5. 不寐　不寐也见于肾阴亏虚的焦虑患者,如《杂病源流犀烛·不寐多寐源流》:"有由肾阴亏损,孤阳漂浮者,水亏火旺,火主乎动,气不得宁,故亦不寐,何者? 肺为上窍,居阳分至高,肾为下窍,居阴分最下,肺主气,肾藏气,旦则上浮于肺而动,夜则下入于肾而静,仙家所谓子藏母胎,母隐子宫,水中金也,若水亏火旺,肺金畏火,不纳肾水,阴阳俱动,故不寐,法宜清热。"阐明了肾阴亏损而阴阳失调出现的睡眠障碍。

6. 不耐痛　"心热入肾,困不知痛处。心意躁烦怨,不耐痛。"(《内照经·五脏相入》)有些焦虑患者感觉过敏,对各种刺激很敏感,是烦躁的一个反应。

（五）肾精亏损

1. 迷惑善忘　焦虑障碍患者，言过即忘，实为常见，正如《医学心悟·健忘》中说："肾主智，肾虚则智不足，故喜忘其前言。"《圣济总录》说："盖精与志皆藏于肾，肾气充足则九窍利，智慧生，耳目聪明，邪气不能害；肾气不足则志气衰，不能上通于心，故迷惑善忘。"明确提出了肾主志藏精，如肾精亏虚，不养脑神，则智慧下降而出现记忆力障碍。由于记忆在脑而不在心，因此这里讲的不能上通于心，应理解为上不能通于脑。

2. 耳鸣，失聪　阴虚阳亢、肾精不足可产生耳鸣失聪。《医学心悟·耳》中说："肾者，精神之舍，性命之根，外通于耳。……若久患耳聋，则属肾虚，精气不足，不能上通于耳，宜六味地黄丸加枸杞、人参、石菖蒲、远志之类。其患耳鸣，如蝉声，如钟鼓声，皆以前法治之。"表明了焦虑患者或躯体疾病，经久不愈而导致肾精亏损者，皆可出现耳鸣失聪。

3. 耳鸣，懈怠　《灵枢·海论》中说："髓海有余，则轻劲多力，自过其度；髓海不足，则脑转耳鸣，胫酸眩冒，目无所见，懈怠安卧。"老年性焦虑障碍患者多出现耳鸣，整天安卧床上，动作迟缓，眩晕无力，治以固肾填精，可收效。

4. 暴性　补真丸方治"壮元气，益精髓，润髭鬓，久服无暴性。"（《圣济总录·补益门·补虚益精髓》）这里的暴性应指脾气暴躁，冲动之类的症状，即"性行暴如雷"。

5. 独语　"独言独语，言谈不知首尾，思虑伤神也"。患者自言自语，想到什么说什么，多是肾精亏损之症。独语不同于多语，也不同于郑声，但都属于虚证，"无稽怒叫，狂言也，此为实证。出言壮厉，先轻后重者，外感也。语言懒怯，先重后轻者，内伤也；语不接续，郑声也；无人始言，独语也。此三证属虚"（《身经通考·闻声》）。"防己地黄汤，治病如狂状，妄言，独语不休，无寒热，其脉浮。""失志者，由所求不遂，或过误自咎，懊恨嗟叹不已，独语书空"。多语属于阳证，独语属于虚证，但语多伤气即"多语则气乏"，故可以转为虚证。

6. 怠惰嗜卧　患者总觉精力不足，从内心里懒惰，"怠惰嗜卧，四肢不收，困倦乏力，无气以动，气短上气"。

【体会】

肾志性焦虑障碍，是以善恐、胆小、健忘、不能决断为主的焦虑障碍，躯体上往往伴有小便不利、尿频、尿不畅、遗精、阳痿、早泄、下肢怕冷、乏力等症状。其临床症状非常丰富，突出表现在脑部症状、脑神功能和涉及多脏演化的症状群。肾主骨生髓，通于脑，肾志失调、阴阳失调，则自觉头脑发空，不如过去聪明，记忆减退，不能决断，胆小易惊，担忧、善恐，尤其注意力不能集中，容易走神，性格改变，表现自私等。肾阴不足，不涵肝木，阳亢于上，出现头痛、头胀、头蒙、耳鸣,有的患者"头顶冒火,后头像根火管,不停地冒火"。同时也应想到,肾水不涵肝木,疏泄失调,魂不守脏,必出现情绪不稳,悲观失望,烦躁不安,心悸胆小,处理事情不果断等。肾为胃之关,影响脾胃,会不同程度地出现消化系统症状,如不思饮食,胃脘饱满,进食紊乱等。心肾不足,影响心神,则出现失眠多梦,心慌心跳,心乱烦躁等。肾志性焦虑障碍的机制是一项很有前途的课题,有必要深入探讨和研究。

第三节　焦虑障碍临床症状综合描述

焦虑障碍的临床症状大体上分为两大类,一是以自我感觉为主体的一组症状群,二是以脏腑为核心所出现的不同证类的躯体症状表现。辨证过程中要抓住现阶段的主症群,即可定性定位,进行论治。在分析焦虑障碍的纷繁症状的同时,一定要意识到焦虑障碍的本质是脑神病,是形神-心身失常的疾患,对于各种症状要仔细审视,区分是由于脏腑气血经络失常的器质性疾患,还是脑神失常的官能失常症候群,或是兼而有之。

1. 濒死感和受威胁的感觉　濒死感是人们在遭受到一定的生理病变之后,所经历的一种短暂的濒临死亡的生理体验。患者可能突然间心跳加速,胸闷疼痛,大汗淋漓,濒死感。有的患者会说,首先感到疼痛,但是这种疼痛感一闪而过,随后会发觉自己悬浮在一个黑暗的维度中。在濒死感中,患者可能感觉到自己消失了,对时间的感受消失了。有人回忆说,那段时间里,他曾不停地出入自己的肉体。患者会出现强烈的孤立感和孤独感。

2. 易激惹　这是一种反应过度状态,包括烦恼、急躁或愤怒。可见于疲劳、慢性疼痛,或作为情感异常的临床特征。患者一遇到刺激或不愉快的情况,即使极为轻微,也很容易产生一些剧烈的情感反应。患者反应过亢,极易生气、激动、愤怒、甚至大发雷霆,经常会为小事与人争执不已。

3. 惊恐　惊恐发作典型的表现是,患者正在进行日常活动,如看书、进食、散步、开会或操持家务时,突然感到气短,头晕或轻度头痛,晕厥,震颤或颤动,不真实感,口干,难以集中思想或讲话,视物模糊,胸闷、胸痛、胸部压紧或疼痛感或呼吸困难,喉头堵塞,好像透不过气来,即将窒息。心悸,心脏剧跳,好像心脏要从口腔里跳出来;手麻,足麻,窒息感,出汗,潮热或寒战,迫切想逃脱,恶心,肌肉紧张,怕死去、失去控制或发疯。同时出现强烈的恐惧感,好像即将死去,或即将失去理智。这种紧张心情使患者难以忍受,因而惊叫、呼救。有的出现过度换气、头晕、非真实感、多汗、面部潮红或苍白,步态不稳、震颤、手脚麻木、胃肠道不适等自主神经过度兴奋症状,以及运动性不安。在惊恐发作中,患者一般竭力想逃避某种特殊的情境,以期望惊恐停止,或者寻求帮助以防崩溃、心脏病发作或发疯。此种发作突然,发作时意识清晰,历时短暂,一般5~20分钟(10分钟内达到高峰),很少超过1小时,即可自行缓解;或以哈欠、排尿、入睡而结束发作。发作间期精神状态正常,发作之后患者自觉一切如常,能回忆发作的经过。但不久又可突然再发,患者可以频繁发作,1个月达3次以上。

4. 焦虑预期　患者充满了过度的、长久的、模糊的焦虑和担心,这些担心和焦虑却没有一个明确的原因。预期性焦虑在生活中很常见。通常这类患者会非常担心即将发生的事件会出现最坏的结局,他们会时刻等待不幸的到来,从而表现出很消极的心态。患有这类焦虑症的人,总是有很强的挫折感,会认为某些尚未发生的事存在威胁,从而对其产生紧张不安,担忧害怕的情绪。同时,他们还会对引起焦虑的事难以适应,而且愈演愈烈。甚至对事情的细枝末节也极为敏感,因此终日烦躁而难以自拔。

5. 内在紧张,过分机警　焦虑症患者每时每刻都像一个放哨站岗的士兵,对周围环境的每个细微动静都充满警惕。由于他们无时无刻不处在警惕状态,影响了他们做其他所有的工作,甚至影响他们的睡眠。

6. 为小事担忧　焦虑症患者总是为未来担心,他们担心自己的亲人、自己的财产、自己的健康。有的患者则易斤斤计较,患者经常为一些在别人看来毫无意义的事情担忧。

7. 集中注意力困难　患者由于紧张,感到不能集中注意力,或者感觉到脑子一片空白。

8. 入睡困难　睡眠障碍是多数焦虑障碍患者存在的一个突出症状。大部分患者以入睡困难为主,困意至极,但只要躺下就浮想联翩,难以入睡,甚至彻夜不睡。部分患者整夜不眠,即便睡着,却睡眠不实,多梦,易惊醒,有时睡中突然大叫。或前半夜睡而不实,后半夜周身疲劳,常早醒,醒后再难入睡,眼睛睁不开,睡意浓浓,但躺下就精神,直至天明方再入睡。患者靠安眠药入睡,但第二天早晨睡不醒,醒后自觉非常难受,头重脚轻,走路发飘,心烦意乱,神疲气弱,并常伴有口淡无味,食不香。

9. 不能放松　患者由于内心紧张,忐忑不安,身体也不能放松。

10. 焦虑患者的常见躯体症状的特点　一般言,焦虑症患者躯体症状的产生有三种情况:一是并非由于"脏腑受损"有形损害所致,而是由于脑神紊乱,神机不畅引发的气机紊乱所致;二是由于焦虑伴发于各种躯体疾患的脏腑受损,五邪内生所致;三是由于躯体疾患与脑神神机紊乱的交互作用所致。

焦虑症患者的症状多以气血阴阳失和所致,多表现气机与神机失常,常见到阴阳气机紊乱,症状点多面广,从百会到涌泉,内至脏腑,外至皮毛,上下并见，内外错杂，不易定位；寒热错杂，虚实并见，难以简单归纳，临床上往往并不适合简单的内科辨证诊断方法。

患者出汗、眩晕、呼吸急促、心跳过快、身体发冷发热、手脚冰凉或发热、胃部难受、大小便过频、喉头有阻塞感为常见。

头部不适似乎在每个焦虑障碍患者都不同程度地存在。部分患者可以明确地描述，有头痛、头晕、头胀、单侧痛、头顶痛、两侧痛、半侧痛等。患者的主诉常常五花八门，除疼痛外常见的还有："头顶冒火"，"头顶像顶着根点着的蜡，烫得头皮疼"，"头部呼呼作响"，"疼痛使发根直立"，阵发性疼痛，有的疼痛时阵汗出，有的头痛时面色潮红等。

部分焦虑患者饮食改变，饮食失常，常见有几种情况：一是不想吃，口淡无味，看到饭就饱了，毫无饿意，用患者的话说："要是我一个人，不吃饭，饿死更好，省得浪费"；二是胃脘胀满，胸胁苦满，满腹窜痛，打嗝，不矢气；三是终日发愁，患者感觉吃什么都饱不了，总想吃东西，有人说是得了贪食症，但感到吃饭毫不香甜，是一种受罪；四是根本不愿意吃饭，吃一点就饱，饱得难受，一说吃饭就和家人吵架，大发雷霆，但是显虚弱，有气无力。饮食障碍患者大都面色㿠白，形容憔悴，皮肤面色缺乏光泽。

焦虑患者的畏寒怕冷十分常见，其症状表现上非常复杂：有的表现为四末不温，无论春夏秋冬都四肢冰冷，或怕冷，甚至有的患者以此作为主诉，这往往见于中青年女性；也有患者会描述特定部位的怕冷，畏风寒，有的表现为"脑门"怕冷，有的是后背怕冷，有的是腰部怕凉，或相应部位的重坠感，有的是胃脘怕冷，有的则是小腹怕凉，有的是膝盖小腿极度怕冷。有些怕冷的患者坚持认为是"受了凉"，或是认为自己是在某一次大汗后受了风寒；有的认为是月子里面受了风；有的患者畏恶风寒亦不敢吃冷饮，沾一点冷饮冷食就会腹泻，对冷饮冷食如临大敌，有时这样的患者会主动诉说自己"胃寒"。根据王彦恒老中医的经验，焦虑症患者的畏寒，辨证的时候未必要视为寒证、虚证，要结合患者精神症状和全身症状，辨病为主，透彻地了解其神机紊乱的本质。

也有患者会以怕热为主，但描述自己怕热的患者少于述说畏寒的患者，怕热往往伴有自汗或动则汗出，或者伴有一会怕冷一会怕热交替出现，怕热的部位主要是头面部，或伴有烘热感；有的患者诉说腹热难忍。怕热的患者往往伴有烦躁、急躁、坐卧不安等症状；也有怕热的患者在伴有易激惹、易怒、口干舌燥等症状的同时，伴有下肢或四肢不温或畏恶风寒，小腹怕凉或坠胀，腹泻便溏或寒性虚性便秘，即所谓的上热下寒。上热下寒是一组在焦虑患者中常见的症候群，临床上应引起注意。

焦虑患者还有一种情况，就是对药物治疗的过度敏感。有的患者在刚开始使用药物时，可能会出现各种夸张的药物反应，大多表现为胃脘不适甚至呃逆、恶心、呕吐、胃痛，心慌欲死，头晕头痛，全身瘫软，肠鸣腹泻，令患者备加恐惧，直至拒服药物。或者是在后续治疗中每用一种药物，便出现一种症状（每增一药，便增一症），症状表现夸张。这些除了少数与药物不良反应有关，部分与加药过快有关，但大多是与患者的内在抵制心理有关，或恰恰是焦虑情绪的反应，需要耐心解释劝导，以改善依从性。

与特定生活事件相关的焦虑，如与入托、学习、学校、考试、入职、社交相关的焦虑症状，每因各人而异，识别起来并非容易。

焦虑患者的性焦虑表现为各种各样的性功能障碍，一般表现多见对性毫无兴趣，甚至非常反感。男性多阳痿，或举而不坚、早泄、遗精，女性则毫无快感，兴趣极低，阴部干涩，有拒绝心理，但为了夫妻、为了生活，常常是在痛苦中进行性生活。临床常见的性焦虑往往还有青少年手淫相关的焦虑，近来临床与性病相关的焦虑，如恐梅（梅毒）、恐艾（艾滋病）也应引起注意。

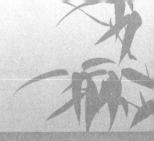

第四章

脑神、五脏与焦虑

　　焦虑症候群是由于各种原因引起的气机紊乱,神机不畅,脑神功能紊乱,是脑神与心神、肝魂、脾意、肺魄、肾志及其相关脏腑气血的功能失调所导致的,以烦躁不安、担忧、惊恐为主要神志症状并伴有不同躯体症状的临床综合征。焦虑症候群可以单独出现,也可以出现在不同的精神疾患、躯体疾患的不同阶段,呈现不同的特点,其本质是一个全身性疾患,病因涉及患者心身素质、心理 - 社会 - 文化因素、所罹患躯体疾病;其病位在脑,病机非一,病症多变,躯体症状与精神症状交织错杂,其病机和转归过程与人体脑、肾、肝、脾、心、肺、胆、胃等脏腑关系密切,治疗上要心理治疗、药物治疗以及其他治疗并进,中医治疗要注意形神兼顾,多管齐下、杂合以治,但务必应以安脑宁神为先。

　　王老主张脑主神明,神明之患乃为脑神之乱。脑为至清至阳之脏,如人体气机升降出入正常,清气得升,浊气下降,五脏六腑的清阳与气血特别是肾精上输充养脑髓,气血通过血脉荣养脑络,脑髓充盛,脑络通畅,脑神得以生发,为脑神所喜,脑神喜则神机四布,气机宣畅,不失其所主,则神清气爽,情志和畅,脑神安泰。脑又为清虚之府,不能容邪,如气机郁滞,五脏六腑的邪气上犯脑府,则为脑神所恶,脑神恶则脑机不畅,神机不行,难效其灵,遂现五神脏失常,可见七情失节,五志失度,则脑神病乃生。

　　脑喜虚静,恶躁乱;喜宣畅、恶抑郁;喜清凉,恶躁热;喜柔润,恶暴直;喜清净,恶浊秽。七情不遂,心身失调及脏腑各器官病变引起肾阴虚或阴虚火旺,脑络失润,热扰脑神;或气血郁滞,致脑神失于宣畅不得伸展;或清阳不升,浊阴不降,痰湿浊气内停脑络,痰浊蒙蔽脑神使脑失清净;或气郁化火,火扰脑神,脑神失于清凉;或痰火内结,气滞痰结,上及脑神,脑神被痰气或痰火所遏;或气滞血瘀,病久入络,脑络不通,阻塞神机,脑神不畅;或气结郁滞日久,伤及脏腑气血阴阳正气,或心脾不足,气血两虚,脾肾两虚,心肾不交,气血精髓不能上灌于脑致脑髓失于柔润滋养,神机伸展无力;或上述因素交互为患,痰火虚瘀影响脑髓脑神,神机不畅,不为脑喜而反为脑恶,使得脑神或因虚伸展无力,或因郁瘀痰阻不得伸展,或因火邪或痰火扰动,均可成为脑神罹患焦虑的病机基础。由于神机不畅,导致气机升降失常,气血脏腑功能失调,脑神功能紊乱和脏腑气血功能紊乱共同作用,使五志七情失常,或见善惊,或见善恐,或见善忧思,或见烦躁,或见激越,或见失眠,或因不同躯体特点和根据具体病机转归,出现不同的精神情志或躯体症状,成为不同特点的焦虑症候群。

焦虑症候群,是最常见的精神疾患,也是很多精神疾患的基础与背景,往往伴有与情感因素关系密切的躯体症状,这些躯体症状难以用躯体的生理病理改变加以解释,通常的治疗往往效果不佳。运用五神脏理论可以细化对焦虑症候群的描述与分类,增加辨证的准确性和治疗的针对性。从五神脏角度看,焦虑疾患是脑神不宁基础上的情志疾患,担忧、紧张、害怕、不安等是共同症状。其中,以心神失常为主的,往往烦躁、善惊,伴有心悸心慌等心脏功能失常的躯体化症状;或以肝魂失调为主的,则善怒、躁扰不安、不能决断,伴有肌肉抖动等肝脏功能失常的躯体症状;或以肾志失常为主的,常善恐、胆小,并伴有肾脏功能失常的躯体症状,如阳痿等性功能障碍和尿频等泌尿系功能障碍;或以肺魄失调的为主的,则善忧悲、善哭,并伴有胸闷、憋气、气喘等呼吸系统紊乱的躯体症状;或以脾意失调为主的,常以思虑过度为突出表现,往往伴有消化系统的躯体功能紊乱症状,如胃纳不佳、胃脘胀满、腹泻、便秘等。以此分类,则基本可以涵盖临床上不同的焦虑类型。从五神脏角度梳理描述、分类解析焦虑,就可以更新我们对焦虑疾患的中医认识,并由此提高对焦虑的辨证论治水平,从而有助于进一步改善对焦虑症候群的疗效。

第一节 脑神与心神性焦虑

脑神与心神关系密切,其核心是人体神志活动和血脉心脏的密切关系。血脉通,则神机畅;血脉涩,则神机壅滞;血脉闭则神机息。脑为元神之府,脑神为元神,为人神之主。心为血脉之主,主血而藏心神,心神是脑神功能的一部分,而心神性焦虑则是心主血脉功能的失常对人体精神活动影响的结果。

心与脑关系密切。从经络联系看,"手少阴心经……其支者,从心系上挟咽,系目系","手少阴之别,名曰通里,去腕一寸半,别而上行,循经入心中,系舌本,属目系"(《灵枢·经脉》),从目系"裹撷筋骨血气之精,而与脉并为系,上属于脑,后出于项中"(《灵枢·大惑论》),又"足太阳有通项入于脑者,正属目本,名曰眼系"(《灵枢·寒热病》),故心通过目系,与脑有经脉联系。

从本质上讲,心和心神离不开脑和脑神的统摄,脑和脑神时刻离不开人体血液的循环,人体血液的循环时刻离不开心脏的正常活动,这是心脏对脑神活动作用的基础。中医学对心神与脑神关系的认识及其表述尚需探索,但脑神统摄心神,心神是脑神的组成部分,心神与心血以及心主血脉功能关系密切,心在志为喜,脑神与心相互影响,故在焦虑症候群的证治中要注意心脑的调摄则是明确肯定的。与焦虑关系密切的心神失常,主要应考虑心火亢盛、心气不足、心血不足、痰火扰心、心血瘀阻、心肾不交、心肝热盛、心脾两虚等病机因素。

焦虑患者常见善惊、恐惧,或心悸怔忡、胆小、易悲,高兴不起来,这往往是心火亢盛,火扰心神,以致脑神大乱;或心气、心血、心阴不足,心神失养,脑神不健所致。心主火藏神,心火亢盛,火动风升,风火扰动元神,元神大乱,神气大浮大乱,可见惊恐失措、难以集中思想或讲话、脉数而躁乱、害怕、犹如濒死、心烦易惊等情绪症状;神乱则气乱,血脉乱窜,患者往往突然感到气短、头晕、晕厥、震颤或颤动、口干、心悸心慌、视物模糊、胸闷、胸部压紧或疼痛感或呼吸困难、喉头堵塞、好像透不过气来、即将窒息等躯体不适。如上惊恐发作数次之后,常心神大耗,脑神受损,以致遗留担忧、害怕、怔忡等症。

更常见的是心气不足,胆怯害怕。心主血藏神,心气虚,则心悸,气短,动则尤甚,自汗出,神疲乏力,语声低微,心胸空闷,气血不荣脑髓,脑神失养则怕见人、胆怯易惊、胆小害怕;所谓"心虚则畏人,瞑目欲眠,精神不倚,魂魄妄乱。心脉沉小而紧浮,气喘,若心下气坚不下,喜咽唾,手热烦满,多忘,太息,此得之思虑太过。"(《中藏经·论心脏虚实寒热生死逆顺脉证之法》)心气不足引发的焦虑症候群不是一个单一的疾病,可以见于多种疾病的不同阶段,往往难于简单判断,应全面检查,排除各种器质性疾患,对尤以善惊善恐、担忧害怕、怔忡心悸为主者,应在益气养心的同时,治以安神宁脑。

心血不足,心神失养,脑神受损,神虚气浮,疲弱易扰,如遇情志刺激或人体气机郁滞,易出现情绪不宁,心感不安,心动悸不止,胆怯易惊,怕人怕事,敏感多疑,不敢出门或遇事不争等症。血虚不能涵养心神,神机不宁,则夜寐多梦,虚烦,疲乏困倦,舌淡,脉沉细。脑神失于心血的荣养,还可出现注意力容易分散、记忆力减退、头晕目眩、神疲意怯、神思恍惚、沉默少语、默默不欲饮食、悲伤欲哭、泣涕涟涟、疑虑重重、遇事难以决断等。仲景曰:"邪客使魂魄不安者,血气少也。血气少者属于心,心气虚者其人多畏,合目欲眠,梦远行而精神离散,魂魄妄行。"(《金匮要略方论·五脏风寒积聚病脉证并治》)如上述症状兼见悸烦不宁、寐少梦多、惊惕不安、口舌干燥、手足心热、盗汗,往往是出现了心阴不足,阴虚火旺的证候,为常见焦虑之症,治宜滋养心阴心血。

七情不遂,五志内郁化火,可致心火亢盛,心火内炽,热扰心神,症见:躁扰不宁,善惊善恐,心烦意乱,坐卧不安,一念刚起,相反念头立现,内心冲突,担忧害怕,舌质红,苔黄腻。这些症状也可见于心肝热盛,由心火引动肝火,或肝郁气滞日久化火,心肝之火上扰脑神,脑神失宁,多见于焦虑症初期。

痰火扰动心神,亦为临证焦虑常见类型。患者素有痰邪,又暴惊暴怒伤肝,神魂不宁,心肝俱损,神浮火动,痰火互结,上扰脑神,神不归舍;故令其心烦意乱,多梦少寐,胆小怕事,心悸心慌,坐卧不宁,烦躁不安;往往伴有痰火内热之症,如:脉弦滑数,舌苔厚腻,大便干燥,小便黄赤。甚可出现痰火扰动神机或痰气蒙蔽清窍,脑神大乱,时可转为冲动,激越之症。

脑神的实现依赖于神机的舒畅。神机实为气机的一部分。气机升降理论认为,心肾为人体气机升降的根本,七情刺激,五志化火,火热伤阴,或思虑太过暗耗心阴,致心阴不足,阴不敛阳,心火上炎或心阳独亢而不能下交于肾,久之肾阴亏虚,终致心肾不交。失眠、心悸、烦躁不安、健忘、遗精,实为焦虑常见之症,其关键在于心阴不足,心神浮动,脑神不宁,发为焦虑。

痰浊扰心是各种脑神病常见的证型之一,或因脾湿痰聚,或因心脾两虚,或因心肾阳虚,或因脾肾不足,蒸腾无力,清阳不升,浊阴不降,水谷精微化为痰浊,蒙蔽清窍,脑神被遏,神机不畅,神志不爽,而出现表情呆钝、抑郁淡漠、四肢困乏无力、食少呕恶、腹满脘痞、舌淡苔腻,或痰浊与气郁互结蕴热化火、扰及神明而出现情绪不宁,易惊善惕、怔忡不止,或烦或躁、难以入寐,梦寐不安,噩梦连连,多为焦虑与其他脑神病难治之证。

思虑日久,久罹焦虑,神机不畅,气机久郁,血行不畅,瘀血内停,或久病入络,瘀滞内生,血脉瘀阻,或明或暗,或显或微,或有形之瘀,或无形之滞涩阻碍脑络,脑神被阻,郁瘀并见,互为因果,恶性循环,尚可瘀久化热。各种心脑血管疾病伴发焦虑障碍多属此,久郁久虑亦常常见于郁瘀之患。

在心气不足重证,还可见到心阳虚之证,情绪持续低落,悲伤欲死,兴趣索然,心悸而有空虚感,惕然而动,喘憋水肿,唇青肢厥。此种焦虑往往是出现于躯体器质性疾患,如心衰,如癌症晚期,为难治之候。

另外,心肺气虚,神气不充,脑神失调,治节失常,常可见但悲欲哭,情绪低落,抑郁寡欢,气短乏力,自汗,舌淡脉弱;心脾两虚,气血乏源,脑神失养疲弱无力伸展,亦可导致焦虑或伴有焦虑情绪的发生;心肾阳虚,可致神倦肢懒;气机无力,寒湿内生,痰浊内停,可见于焦虑日久,气机不畅,神机被遏之时。

第二节　脑神与肝魂性焦虑

脑神与肝魂合而为一,分而为二,肝魂是脑神的一部分,脑神的有些功能通过肝魂来实现。肝魂是与人体肝脏密切相关的那部分神志活动,是肝脏与人体脑髓脑神相互共同作用的结果,也突出反映了脑神与气机的关系。

中医学认为肝主疏泄,主藏血,其神为魂,在志为怒,开窍于目,为筋之宗,其华在爪,在液为泪,其五行属木,性喜条达。"肝者罢极之本,魂之居也"。"肝藏魂,神气之辅弼也"。"故生之来谓之精,两精相搏谓之神,随神往来者谓之魂"。孙思邈在"肝脏病脉论"曾说:"肝主魂,为郎官。随神往来谓之魂。魂者,肝之藏也。目者肝之官,肝气通于目,目和则能辨五色矣。左目甲,右目乙,循环紫宫,荣华于爪。外主筋,内主血。肝重四斤四两,左三叶,右四叶,凡七叶,有六童子三玉女守之。神名蓝,蓝主藏魂,号为魂脏,随节应会。故云肝藏血,血舍魂,在气为语,在液为泪。肝气虚则恐,实则怒。肝气虚,则梦见园苑生草;得其时,梦伏树下不敢起。肝气盛,则梦怒;厥气客于肝,则梦山林树木。"王冰说:"在脏为肝,其神魂也。道经义曰:魂居肝,魂静则至道不乱。"叶霖在《难经正义》中说:"脏者,藏也,言人之神气藏于内焉。肝藏魂者,魂乃阳之精,气之灵也。人身气为阳,血为阴,阳无阴不附,气无血不留。肝主血而内含阳气,是之谓魂。究魂之根源,则生于坎水之一阳,推魂之功用,则发为乾金之元气。不藏于肺而藏于肝者,阳潜于阴也,不藏于肾而藏于肝者,阴出于阳也。昼则魂游目而为视,夜则魂归于肝而为寐……肝主血,本阴也,而藏阳魂,阳潜于阴也。肺主气,本阳也,而藏阴魄,阴生于阳也。"

肝对人体气机的全面性影响,清朝医学家沈金鳌在《杂病源流犀烛·肝病源流》中论述:"肝于五脏为独使……其表为少阳胆,故一阳发生之气,起于厥阴,而一身上下,其气无所不乘。肝和则生气,发育万物,为诸脏之生化;若衰与亢,则能为诸脏之残贼。故又与胆同为少阳"。神机实为气机的一部分,所以肝主疏泄也对神机舒畅产生影响,也是肝对脑神影响的机制之一。

另外,中医学重视脏腑气机的升降出入,讲究气血的通畅、血脉的和利,而肝主疏泄对全身脏腑气机的升降出入、气血津液运行有着决定性的影响。焦虑症候群与人体气机关系密切,有时候会通过神机不宁而直接表现,有时候通过气机神机对人体脏腑活动产生影响。气机壅滞,神机浮荡,肝魂不宁,是焦虑的主要病机之一。肝气郁滞不舒往往是郁证郁病的核心病机和病理变化,也与焦虑症候群密切相关,所以调理肝脏气血、舒畅肝脏气机,在焦虑的证治中有着举足轻重的地位。同时由于肝气郁滞不能正常升发,肝气横逆脾土,致肝郁脾虚,而肝郁脾虚是焦虑最常见的证型之一。

肝主疏泄的功能是指肝有主升、主动的生理功能,能够调畅全身气机,推动全身各脏腑气血及津液的周流与运行。在调畅气机上,由于肝气的正常疏泄和条达使清阳之气升于脑并将所藏之血上奉于脑,使脑神得养,神机得畅,五脏六腑的气机升降出入得入正轨,人体生理活动及脑神神志活动乃得正常。当遇情志刺激,所遂不得,致肝气郁滞,疏泄失职,升发不足,则全身气机不振,脑神得不到充足的气血奉养,神机也不能正常地舒展,脑神被遏,就有可能发为郁病而抑郁,或情志不宁而焦虑。一方面,如肝虚魂动,肝不藏魂,魂不守舍,神机不宁,气血阴阳紊乱,可以发为焦虑症候群,所谓"东方甲乙木,其色青,吾人之肝属木,故内入通于肝,而外开窍于目,正以目为肝之外候也,其精则仍藏之于肝耳。木精之气,其神魂,所谓精者魂也。肝藏魂,病象木而有屈伸,故发为惊骇。"(马莳);"试以肝经言之:足厥阴之脉,循股阴入毛中,过阴器,抵少腹,又上贯膈布胁肋,故两胁下痛,以下引少腹,其气实则善怒,此则邪气有余之证也……惟其虚也,故善于恐惧,如人有将捕之意,正以肝藏魂,魂不安,故其病如此",可见肝虚不足可以出现典型的焦虑症候群。另一方面,如肝气升发太过,气机上逆,肝火上炎,或血随气逆,上扰清窍,脑神为之所乱,或气血运行乖戾,夹痰湿痰浊上行,蒙蔽清窍,阻塞脑络,脑神被阻,神机难以舒展,表现脑神病或脑髓病,亦可导致脑神不宁,从而焦虑内生。

肝气郁滞,气郁化火,日久伤阴,可导致心肝肾的阴亏,见心火上炎,心肾不交,肝肾阴虚,脑神失养的病理过程。肝的气机失常,还可因气机升降的内在规律,影响到肺胃气机的宣肃和下降,导致肝火犯肺、肺失清肃、横逆犯胃、肝胃不和、胃气上逆等。焦虑的根本病机是各种原因导致的脑神不宁,脑神不宁则神机紊乱,必然导致气机的紊乱和气血功能的紊乱,所以焦虑除情绪不宁外,还可见各种气机壅滞的症状,往往伴有肝火犯肺、肺失清肃、横逆犯胃、肝胃不和、胃气上逆等,所以常常会伴有各种不同的躯体症状。临床上焦虑往往伴有各种原因不明的怪症就是这个道理,如《证治汇补·郁证》所说的"郁病虽多皆因气不周流",而《古今医统大全·郁证》所说的"郁为七情不舒,遂成郁结,既郁之久,变病多端"讲的也是这个道理。焦虑往往与抑郁并见,两者都与肝的气机功能关系密切,是脑神病中关系密切的疾患,病因近似,病机相关,常常共见。

肝藏血,藏魂,谋虑出焉,魂为肝之神,魂是脑神的一部分,是脑神作用于肝的生理表现,也可以说是肝藏血藏魂对脑神影响的结果。《灵枢·本神》说:"随神往来谓之魂","肝藏血,血舍魂,端正则神志和利,偏倾则胁痛也。"马莳说:"人卧则血藏于肝,而血则为魂之舍,惟肝气虚则为恐,实则为怒。"因此魂乃神之变,实为脑神的一部分。明代张景岳《类经》注说:"魂之为言,如梦寐恍惚,变换游行之境,皆是也。"《脉经》曾说:"肝藏血,血舍魂,悲哀动中则伤魂,魂伤则狂妄不精,不敢正当人"。

肝血不足,则魂不守舍,谋虑不出或出之太过,可见犹豫不决,遇事难断,左右为难,也可以见到反复思考一件事情,担忧过度;也可见惊骇多梦,卧寐不安,脑神亦不得安宁,实乃血不荣肝脑之过,"有神气不宁,每卧则魂魄飞扬,觉身在床而神魂离体,惊悸多魇,通夕不寐者,此名离魂症,由肝藏魂,肝虚邪袭,魂无所归,故飞扬离体也"(《杂病源流犀烛》)。肝阴血不足还可因肝体失于柔润,肝阳上亢暴涨,上扰脑神,脑神即得不到肝血的滋养柔润,又受到肝阳的扰动,脑神为之紊乱,出现以脑神不得伸展、脑神被遏,情绪不得控制,抑郁不舒,谋虑失常,发为焦虑。

善怒,是焦虑的一个常见症状,最常见的是肝郁气滞化火上扰脑神,为肝不藏魂之故。而"肝藏血,血有余则怒,血不足则恐"的论述,也说明善怒与肝血有关。明代章潢《图书编·养肝法言》:"肝属木藏血,魂所居焉。人之七情惟怒为甚,故血枯而魂散。善养肝脏者,莫切于戒暴怒。"也洞察了肝魂与善怒的关系。

肝主疏泄,藏血的生理功能对妇人经产的生理病理有十分重要的影响,肝血的不足或肝血的其他病理变化常同时影响经产与脑神活动,所以妇科疾病常伴情志的异常,尤其是情绪的紊乱,或见情绪不宁,抑郁不舒,或见暴躁易怒,或见时笑时哭,所谓妇人多郁多焦虑即是。这个生理病理特点不仅表现在妇科经产与一般焦虑与郁证的关系上,也表现在女性焦虑与郁病的发病与证治中。临证治疗女性焦虑与郁病时,要多考虑肝血的变化及与经产的关系,注意调理肝血与肝的气机,同时注意其妇科疾病的治疗。

焦虑日久,神机不宁,气机不畅,必见肝主藏血、肝主疏泄的生理功能的异常。肝气不舒,气机郁滞,则血液运行乏力容易形成血郁,即血瘀。久病责瘀,怪病责瘀,临床经验表明,焦虑如久治不愈,或出现怪症,以活血方药治疗,往往不失为正确的选择。

"夫胆附于肝者也,而脏腑相通,惟肝胆最为亲切。"五行之中肝胆同属木,中医学认为,胆在人体脏腑功能活动以及人的精神情志活动中有重要地位,其功能有特殊性。胆为中正之官,决断出焉,尤为中清之府。清代沈金鳌在《杂病源流犀烛·胆病源流》中说:"其府之气,直得先天甲气,而起于少阴,发于厥阴,乃二阴之真精所生,以为一阳之妙用也"。《黄帝内经》理论认为少阳生气,胆之少阳为生气之首也,且胆为中正之官,为五神之决断,可出冲和之气,温养诸脏。故有十一经藉胆气以为和,十一经取决于胆也。胆虚则易惊,或不得眠。这可能是因为胆汁的正常分泌有助于脾胃运化水谷精微以荣养脑神,同时少阳胆的升发之气有直接鼓动全身气机升降出入的作用,并因此承担了脑神活动的一部分功能。李中梓说:"胆者,担也,中正之官,决断出焉,尤人之正直无私,有力量擅担当者也"。张从正说:"胆者,敢也。惊怕则胆伤矣";"胆虚则恐畏不能独卧,实则易怒";"胆虚则不卧,胆实则多睡"(《儒门事亲》)。胆虚主症,多为焦虑,临床治疗焦虑时,面对心胆虚怯、触事易惊、胆虚惊疑、疑人将捕、不能独卧、躁热烦闷、神志不宁的焦虑(或伴有抑郁)症状,应时刻考虑是否与胆的虚实有关。

第三节　脑神与脾意性焦虑

人体的神志活动是在脑神主宰下并由脑与五脏共同来完成的,即脑神和五脏神。五脏神(神魂魄意志)是脑神与五脏共同作用的结果。其中,脾藏营,营舍意,脾胃居于中焦,脾升胃降,对人体气机升降出入的正常进行起着枢纽的作用;同时脾胃为人体后天之本,是人体脏腑气血的生化之源,也是脑神生成与维持的根本,对脑神的生成及荣养起着不可或缺的作用。关于脾意,则是脑神与脾脏相互影响的结果,是一部分脑神功能的具体体现。脾意性焦虑,或因情志不遂,思虑过度,也可因脾胃升降失常,脾胃气机壅滞,致使人体其他脏腑或全身气机的升降出入紊乱,继而神机不宁,脑神不畅,意乱神迷而出现各种焦虑症候群。又或因脾胃虚弱,气血乏源,脑神失养,脑神伸展无力;亦或脾气虚弱,运化乏力,痰浊内生,痰气阻于脑络,致脑神被遏,甚或痰郁化火,上扰脑神,均可出现与脾胃功能关系密切的脑神不宁,脾意失常。

所谓脾意,王冰曰:"五脏,谓五神脏也。五神脏者,肝藏魂,心藏神,脾藏意,肺藏魄,肾藏志,而此成形矣。""在脏为脾,其神意也。道经义曰:意托脾,意宁则志无散越。"马莳曰:"中央戊己土,其色黄,吾人之脾属土,故内入通于脾,而外则开窍于口,其精则仍藏之于脾耳。盖土精之气,其神意,所谓精者意也。""所以任物者谓之心,心有所忆谓之意,意之所存谓之志,因志而存变谓之思,因思而远慕谓之虑,因虑而处物谓之智。"可见脾意是五神脏之一,乃为脾之精气升华所为,实为脑神与脾脏共同作用的结果。我们现在把脾意看做是脑神的一部分,是脑神通过脾脏功能实现的那一部分,也就是脾脏对脑神功能影响的结果。脾意是脑神的一部分,也是脑神与脾脏共同作用的人体神志活动的一部分,"意者,心之所发也。"脾藏意主思,"意",包含部分记忆、意志、思维,具有推测、意度之义,脾意失常会有健忘、思考力不足、意志减弱的临床症状。"思",又指思虑之义,思虑过多,会让人心神不宁,过度担忧。七情不遂,或因生活压力困扰久久不得解脱,或因猝受惊恐,神机受扰,气机乖戾;是或因怨气日深,导致脑神神机不宁,肝气不舒,忧思气结,可以引起脾胃气机壅滞,脾意不行,出现各种与情志关系密切的脾胃脏腑功能紊乱。临床上常见情志不宁引起的脾胃功能失常的症状,也就是常见的焦虑症候群中的脾胃症状,包括:胃纳失常,呃逆,嗳气,呕吐,口干,口苦,胃脘堵闷,痞胀痞满,腹泻或便秘等症。这些症状往往与情绪不宁、担忧、害怕、失眠共见,多属脾胃气滞,或脾胃气虚,或肝郁脾虚,或肝胃不和。这些都可称为脾意性焦虑,乃临床上焦虑的常见类型,所谓"脾虚而肝气并之,则为忧,经曰:愁忧不解则伤意,意为脾神,明肝木并于脾土也。肾虚而脾气并之,则为畏","并于脾则畏者,恐惧不解则伤精,脾虚而肾气并于脾故畏也"。所以,调理脾胃特别是调理脾胃气机,是焦虑防治的基本治则之一。

中医认为,脾胃为人体气机的枢纽,脾升胃降,脾主升清,胃土降浊。而人体是一个整体,神机是气机的一部分,神机与气机升降功能关系密切。脾胃的气机升降,通过影响人体脏腑的各种代谢活动,而影响人体的神志及脑神和五脏神的活动。脾胃气机的正常,脾气得升,胃气得降,则水谷精微得以输布,糟粕得以排除。脾升胃降是一个问题的两个方面,是人体气机中焦枢纽不可分割的一个整体,也可通过神机而影响脑神,故脾胃升降失常也往往导致脑神不宁,情绪焦虑。临床上如见到以气机紊乱,升降失常,怪症丛生,诸般治疗无效之时,当在调理脑神的同时,调理气机,实为治疗焦虑之常法。《素问·经脉别论》说:"饮入于胃,游溢精气,上输于脾,脾气散精,上输于肺",即所谓脾以升为健。脾的升清作用正常,精微充足,脑神及五脏神得以维护,从而使脑神得养,神得养则自舒,脑神舒,情志畅,五脏神亦各得其所;若脾升不及,健运失常,则人体荣养不足,脑神及五脏神得不到正常的水谷精微的荣养,脑神和五脏神弱,则人体气机升降乏力,容易导致气机郁滞,神机不宁,脑神不静,发为焦虑。脾气的不足,还容易引起肝气的横逆与肾水的上犯,进一步引起全身气机和脏腑功能的紊乱,脑神和脾意更加受损,从而导致脑神病的发生和发展。脾胃气机壅滞,则神机不利,脑神不宁,情绪焦躁,或表现为以担忧、善思虑为主的心身反应,就有可能发展成脾意性焦虑,往往是以情绪不宁伴有各种脾胃功能失常为主要表现。

从经络的角度看,脾胃经脉的走向与脾胃气机升降是一致的。足太阴脾经从足走胸,足阳明胃经从头走足,脾气上升不足或太过,胃气下降的不足与太过,均可导致气机的紊乱,使人体整个气机的升降出入失常,从而影响脑神与五脏及五脏神的正常功能。同时这也是脾胃疾病常常伴有情志症状,脑神疾病多影响脾胃功能的深层次原因之一。焦虑疾患,往往情绪冲突、躯体症状紊乱,往往与气机乖戾有关,调理气机特别是脾胃气机是治疗焦虑的方法之一。

神机是气机是与情志关系密切的部分,人体气机升降是一个整体,是由神志因素即神机和五脏六腑气机的正常升降出入共同来完成的,神志因素和五脏六腑气血各因素之间通过气机升降出入相互影响,整体气机与各脏腑气机之间亦相互影响。各种内外原因引起的,脑神不宁,神机不利,都会导致人体气机升降失常,也必然导致脾胃的升降功能受阻,从而影响脾胃的生理功能,表现为脾胃呆滞、脾胃不和、食积内停、肝郁脾虚、肝胃不和、胃失和降、胃气上逆、中气不足、脾虚升举乏力、中焦气机壅滞或气血乏源、痰湿内生、浊阴上犯等脾胃失常的临床证候,所以焦虑障碍经常见到各种各样的脾胃失常表现,这些症状往往伴有情绪不宁等情志证候,治疗时如单独调整脾胃,往往疗效不佳,常常要配合宁神调脑之法,双管齐下。脾胃气机升降失常既可以是脑神不宁发为焦虑的原因,也可以是焦虑情绪不宁引发脑神不爽,神机紊乱,气机失常的结果,所以说脾胃与脑神及焦虑、心绪不宁关系密切,而这往往不可分开。

《素问·举痛论》说:"思则气结,思则心有所存,神有所归,正气留而不行,故气结也"。张志聪如下的论述可以我们有启发:"五精所并,谓五脏之精气相并也……并于肝则忧者,忧愁不解则伤意,肝虚而脾气并于肝则忧也。并于脾则畏者,恐惧不解则伤精,脾虚而肾气并于脾故畏也。"《三因极一病证方论·卷之八》说:"意外致思则脾劳"。《三因极一病证方论·七气证治》说:"思伤脾者,气流不行,积聚在中脘,不得饮食,腹胀满,四肢怠惰,故经说:思则气结"。《遵生八笺·脾旺四季论》说:"所以脾神好乐,乐能使脾动荡也"。《冯氏锦囊秘录·杂症》说:"如多思则伤脾,而意欲倦怠"。《类经》说:"有说脾忧愁不解则伤意者,脾主中气,中气受抑则生意不伸,故郁而为忧"。"思所以知远也。虽志为思,甚则自伤,怒则不思,胜可知矣。"如果脾胃功能失常,中焦气机失司,脾意与脑神可能出现异常。脾意失常或表现为脾胃升出太过,或降入不足,脾意不藏,可见到意念不藏而外露,遇事则愁,无事不愁,反复思虑,或表现为脾胃升出不足,或降入太过,脾意过藏,意藏过深,可见表情呆滞或苦楚,怕见生人,见人则躲,安静无语,乏力少动等,是脾意性焦虑。如果以担忧,思虑过度,心绪不宁,久久不能排解,并往往伴有脾胃功能紊乱的情志失常,应以脾意性焦虑论治。

脾与人体水液代谢关系密切。脾主升清的功能还表现为脾主运化水湿,如果脾不升胃不降,则痰浊内生,痰湿为患,如痰湿浊气阻碍脑络,影响到脑及脑神的功能,导致脑神不得伸展,脑神被阻,神机不宁,出现情绪不宁,担忧不已,是为焦虑,或发为焦虑与郁病并见。如果痰浊与气机壅滞相互为患,或痰浊蒙蔽清窍,或痰浊被郁日久化火,痰火扰动脑神,或胃腑滞热,胃经火热上扰脑神,还可导致焦虑与激越之症。

至于肝气郁滞、肝气横逆脾土导致肝郁脾虚,肝胃不和,脾虚乏源,致心脾两虚及脾肾两虚,也常常是脑神病焦虑产生的原因与表现。

第四节 脑神与肺魄性焦虑

肺魄是五脏神之一,"肺者气之本,魄之处也。"魄,为肺所主,是人体精神活动的一部分,是肺脏功能在人体精神活动的反映,是脑神功能在肺脏功能中的体现。《黄帝内经》有"两精相搏谓之神,随神往来者谓之魂,并精而出入者谓之魄。"

肺主气,司呼吸,其神为魄,在声为哭。魄伤是指过度悲哀或过度忧伤,属不良的情志变化,对人体的影响主要是损伤肺精、肺气,或导致肺气的宣发肃降运动功能失调。《北溪字义》引郑康成注曰:"口鼻之呼吸为魂,耳目之聪明为魄",可见魄伤与人体的感知功能关系密切。《素问·举痛论》说:"悲则气消,悲则心系急,肺布叶举,而上焦不通,荣卫不散,热气在中,故气消矣","悲哀太过,伤肺伤心,致元气暴虚而崩"。对此王冰曰:"在脏为肺,其神魄也。魄在肺,魄安则德修寿延。白象金色,商谓金声,轻而劲也。欬所以利咽喉,鼻所以司呼吸,辛可用散润。忧,深虑也。虽在志为忧,过则损也。喜则心火并于肺金,故胜忧。"悲伤过度,可出现呼吸气短等肺气不足的临床表现。反之亦然,肺气虚或肺气宣降失调时,机体对外来不良刺激的耐受力下降,易于产生悲忧的情绪变化。叶霖指出:"人之初生,耳目心识,手足运动,啼呼为声,皆魄之灵也。百合病,恍惚不宁,魄受扰也,魇魅中恶,魄气掩也。本神篇云:并精而出入者谓之魄,言其运动之能处也。"(《难经正义·三十四难》)可见,手足运动、啼哭发声方面的失常,以及恍惚不宁等症与肺、肺魄关系密切。

肺居上焦,主人体一身之气。人身之气运行不息,皆由肺统摄,故有"诸气者,皆属于肺"之说(《素问·五脏生成》)。人体脏腑经络之气,皆由肺气宣达,所以肺对气机升降出入具有调节作用。"气源出于中焦,总统于肺,外卫于表,内行于里,周流一身,出入升降,继而有常",故有"肺为行气之主"之说。而其司呼吸、吐故纳新的生理活动,则是气机升降出入的具体表现形式,是肺主一身之气在人体呼吸功能中的体现,也是肺对人体气机升降出入功能影响的重要组成部分。故肺主一身之气是诸生理活动之根本,肺气的宣畅肃降是调理人体气机升降出入的基本生理机制。若肺气虚弱或郁闭,使肺失宣肃,可致人体气机升降出入失常;而"诸气膹郁,皆属于肺"(《素问·至真要大论》),人体气机不畅,气机郁滞,又往往责之于肺气不利。如果肺失宣肃,气机不畅,影响到脑神,脑机不畅,脑神不爽,就有可能发为郁病(包括焦虑和抑郁)。而情志不舒也往往导致脑神不畅,一身气机不利而见肺气不利、肺失宣肃、痰浊内生等病理表现。

"肺者,相傅之官,治节出焉"(《素问·灵兰秘典论》)。治节,治理调节之意,是说肺通过主一身之气的功能,治理调节人体气机升降出入运动;主宣发肃降,通调水道,调节津液的输布与排泄;治理调节其他脏腑的功能活动,如协调胃气之和降,制约肝气之亢奋,助大肠之传导等。肺主治节、主宣发肃降,对人体气机的通畅和气血津液的运行具有调节作用。《医门法律》说:"人身之气,禀命于肺,肺气清肃,则周身之气,莫不服从而顺行"。一般认为,在人体气机升降的活动中,肺胃主降、肝脾主升的功能在临床中具有更明显的地位与作用。所谓"肺降于右"与"肝升于左",在某种意义上讲具有同等重要的理论与治疗意义,但人们往往忽视"肺降于右"在病机中的重要意义。焦虑障碍往往是气机和神机功能紊乱的全身性疾患,调理气机以调理神机,从而达到安神宁志以治疗焦虑。所以,只要抓住气机升降这一关键,就能理解通过调理肺脏功能治疗相关焦虑症候群的机制。

肺失治节是导致人体气机郁滞的重要机制之一。"肺气壅浊,则周身之气易横逆而犯上"(《医门法律》)。人体生理功能、病理变化的整体性主要是通过人体全身气机升降出入的整体性来实现的。肺气不降则一身之气皆滞,如果这种气机郁滞影响到脑及脑神的功能,导致脑神不舒,脑神不宁,出现了人的情志功能紊乱,就有可能出现焦虑。肺居胸中,肺气宣畅,气行有度,则胸膺安泰,情坦神舒。肺气郁闭,失于宣畅,则胸胁胀闷。善叹息为气郁之常见症状。肺气闭郁,金不平木,肝气不疏,致使人体气机升降出入失常,是导致焦虑产生的机制之一。显而易见,胸胁满闷、善叹息,与肺气失畅关系密切。叹息之后,常有胸胁暂得舒畅之感,实乃畅肺气以舒之。而肺朝百脉,脉为血府。肺失治节,肺气不降,肺气郁闭,或肺气不足,气不行血,血瘀内阻,亦可致心血不行,脑神失养,情志不宁,焦虑内生。

痰浊内生,或阻滞气机,或窜入脑络,或痰郁化火,均可致脑神不畅,脑神被扰,神情不爽,焦虑内生。中医学认为,痰浊的产生与肺的关系极为密切,即便是无形之痰亦应作如此理解。肺主通调水道,肺气郁闭,通调失职,津液停滞,痰浊内生,当不必限于所谓有形之痰。由此气郁生痰,痰滞气机,如脑神为痰气所阻或可导致脑络不通,脑神不得伸展,或痰阻气机而致神机不宁而发生焦虑。中医讲,久病治痰,怪病治痰,如果焦虑久治不愈,当考虑治痰,治痰不仅要化痰,还应以理气导滞、宣肺利气为要。

肺魄性焦虑主要是由于肺主治节、主一身之气、主藏魄功能的失常,或由于情志悲忧,或由于肺气不足、肺失宣降、痰瘀阻肺等,而影响全身气机,也可导致脾胃、肝胆的气机郁滞和其他脏腑功能紊乱,进而影响脑神,致使脑神郁滞而发病;或由于全身气机不利引发的肺气不利、肺气不降、肺失宣肃、肺魄失常而产生。从临床上看,焦虑患者忧愁不解,并见胸憋闷伴有欲哭泣者,适当运用宣肺之品每见奇效,证明了中医理论认识的正确性。

肺胃同主降,肺气不降,常致胃气失和,气滞中阻,则脘闷痞满;气不顺行而上逆,则呃逆、嗳气、胃气不降、胃纳不香、食欲不振。《未刻本叶氏医案》说:"郁气不宣,胸闷嗳气","肺气窒痹,胸闷咳嗽,不思谷食"。上述诸症皆由肺气窒滞,气失调畅而郁结所致。《本草经解》说:"肺亦太阴,通调上下,相傅之职。太阴不能通调,则腹饱满矣。"肺气不降,可致胃气不和,此时宣肺即能和胃。

肺气宣肃,胃即和降。焦虑患者经常见由于精神紧张、情绪不畅导致的肺胃气逆诸证,往往要在安神宁志的基础上,调理肺胃气机治疗相关心身疾患,或通过调理肺胃气机来辅助安神宁志。而临床上焦虑症属脑神不畅,肝胃气机不利所见的呃逆、食少、反酸,在安神宁志疏肝和胃降逆的同时,略加宣肺之品也可改善疗效。

肺与大肠相表里。肺气宣畅,大肠传导有常;肺气郁闭,大肠失其传导之职。而后者可进一步阻滞气机,致恶性循环,使气机郁滞更深。脑神病患者大便失调不在少数,除了要一般的考虑治疗脾胃之外,此时往往要通过通便来调理气机,适当佐以宣肺理气之品,能调节其传导功能,如用杏仁、桔梗、瓜蒌,既能宣肺以通大肠之气,又能润肠而通便。便秘是焦虑患者常见的症状,治疗焦虑患者的便秘不能忽视宣肺,肺气开则腑气通,腑气通则气机畅,便秘除。这有利于焦虑患者心身的全面改善,体现中医治疗的整体观念。

肺主宣畅一身之气,凡人体气机不畅的病证,适当加用宣开肺气之品,有利于调畅气机。焦虑症候群凡是见胸胁满闷、喜叹息,应注意调肺,治疗时须加用百合;症见表情悲苦、哭泣,或诸法不效,适当加入宣畅肺气、养阴清肺之品,如紫菀、款冬和百合、沙参,每见奇效。

第五节　脑神与肾志性焦虑

"肾之神为志,惟志不足,故意不乐也。"(马莳)中医学认为,脑和脑神与肾关系密切。肾主骨生髓,髓充为脑,脑与肾在体表通过督脉和足太阳膀胱经相互沟通,是脑与脏腑关系最密切的一对。经络结构所形成的"脑-督脉-肾"轴是人体生命活动的根本。肾藏精,生髓,脑为髓海,脑是精髓会聚之处。肾精化生脑髓,通过督脉这一精髓升降之道路上输于脑,以供奉脑神之用。人体的精气转输、阴阳升降及生理活动的调控皆由此轴所主宰。反之,脑神的过度耗用,会耗伤脑髓,髓伤而肾惫,所以耗神过度会导致肾虚诸症。

从"肾者,作强之官,伎巧出焉"(《素问·灵兰秘典论》)理解脑与肾的这一联系,则更具意义。作强,作用强力也;伎同技,多能也;巧,精巧也。肾主藏精生髓,上通于脑,脑为髓海,府精神明,才可作用强力,多能精巧。作强之功依赖于髓充骨及脑,髓充足而伎巧之所由出,实乃脑中元神之用。故脑与肾通过精髓的联系,以成作强、技巧之功。正如清代唐容川所说:"盖髓者,肾精所生,精足则髓作。髓在骨内,髓作则骨强,所以能作强,而才力过人也。精以生神,精足神强,自多伎巧"。

肾志是肾主精生髓功能在脑神中的体现,是脑神功能的一个重要部分。

故明代彭用光在《体人汇编》中说，"肾受精气故神生焉，传说：聚精会神，此也。"肾为先天之本，脑神的生成和维护都离不开肾精的滋养。肾精不足，不能正常生髓荣脑，脑海空虚，脑神疲弱，容易被气血脏腑邪气所遏，发为神志疾患。比较而言，肾阳不足，人体一身阳气不得伸展，神机被遏，往往会导致脑神不伸而见情绪低落，兴趣全无而发为抑郁，肾阳不足往往是抑郁的内在核心。

另一方面，肾阴不足或肾阴不足引起的阴虚火旺与焦虑关系密切。肾阴乃是人体阴液的根源，肾阴不足而各脏腑之阴就会失于濡养，各脏腑之阴耗伤过度也会伤及肾阴。临床实践表明，肾阴不足往往是各种焦虑症候群的关键与核心，是焦虑症的基础性病机，也是其它焦虑病机的基础、背景或转归。肾阴不足，人体阴津不足，不仅可以见肾志功能受损，胆小恐惧的同时，还可以导致脑髓失于濡养而致脑神失调，常常会出现各种各样的焦虑症候群。如：可因肾阴不足导致心火上炎，心肾不交而见心悸烦躁失眠；肝肾阴虚，肝阳上亢而见各种头部不适，烦躁易怒易激惹；肺肾阴虚而见情绪忧伤。反之，肝郁化火，心火亢盛，也可耗伤肾阴而引起肾阴不足，此过程可见于各种身心疾患、精神疾患不同阶段特别是各种疾病久治不愈之后。由于肾阴不足，脑神失于濡养而见各种焦虑症状，实为病久及肾，是各种疾病的重要转归之一。

在脑神与焦虑以及各种情志疾患的关系中，还要考虑肾阴与心阴、肝阴、肝血的关系，肾气、肾阳与肝脾的关系，以及肾与气机的关系，对脑神功能的影响。

《素问·上古天真论》说："肾者主水，受五脏六腑之精而藏之"。肾所藏之精，即肾精，包括先天之精和后天之精，分为肾阴、肾阳，又称真阴、元阴或真阳、元阳（命门之火）。肾之阴阳是人体阴阳的根本，两者相互为用，是包括脑及脑神在内的人体脏腑功能的物质基础和动力。肾的精气充盈，则脑髓充实，脑神健而伸展有力，思维敏捷，意志坚强，兴趣广泛，精力充沛，情绪饱满而平稳，行为行动果敢而有度，是为肾志足，心身健康。若肾精不足，在小儿则囟门迟闭，骨软行迟，智力发育可能低下；在老年人可骨质脆弱，易发痴呆；在青壮年可见精疲神弱，胫疫眩冒，懈怠安卧。还可因脑空神疲，脑神伸展无力，偏于阳虚则神机乏力，脑神不伸易生抑郁，也更易被各种原因引起的气滞、血瘀、痰阻所恶而生抑郁；偏于阴虚则水不涵木，阴虚阳亢，阴虚化火，脑神不宁而出现各种类型的焦虑。故肾虚不足是焦虑抑郁的重要病机之一。肾志不足，而出现的各种焦虑抑郁症状，是肾虚导致的脑神不足、脑神被遏或脑神不宁的一种表现，可根据具体病机的不同，出现各种不同的精神症状，其中焦虑症往往见善恐易惊、胆小害怕、敏感多疑、记忆力减退、注意力不集中、性欲低下、表情苦楚、面色㿠白或青黄无华。

气机的升降出入是人体脏腑功能的体现，也是人体各脏腑之间相互影响从而实现和保持人体整体性的重要途径。气机升降理论认为,心和肾是人体气机升降的根本,其中肾是升降的总动力,坎阳发动,则水升火降,坎离交泰,是为左阴升,右阳降的动力根源。清代李中梓说:"盖水之所以能上升,实有赖于火气之蒸腾,火之所以能降,小有赖于水湿的润降",此即阴阳互根之理。如果肾阴不足,心肾升降失常,心肾不交,肾水不能上交于心,心火独亢于上而不能下济于肾,心神浮越而不收,且心火扰动脑神,脑神不宁,则可见害怕、易惊、担忧、失眠、健忘、烦躁等症。此证虽属心火亢于上,但治必滋肾阴、提肾水,方能导心火下降,心神脑神自安。

特别要提出,脑为诸阳之会,纯阳之脏,肾主藏精,脑肾二脏以督脉为通道,实现阴升阳降,以保证人体生命活动的正常进行。在生理状态下,肾精化生为髓,源源不断地上充于脑,濡养脑神,而成脑神主元神、主运动等作用;同时脑部的阳气也不断通过督脉下降,补命火之源,以激发肾气,推动脏腑功能活动。在病理状态下,肾精不能上奉或脑部的阳气不能下降,都可影响人体的生命活动,出现多种病变。如因肾精不能上奉,致脑神失用难以伸展发为郁病,治当补肾开郁,这时的补肾以温阳为主,故又称温阳开郁,是王彦恒老中医治疗各种抑郁障碍的主要治法之一。如若以肾阴不足,虚火上炎,肾阴不能濡润脑髓,脑神失养又兼虚火扰神而出现脑神不宁,则可能发为焦虑。此时就要通过滋肾阴去虚火,养脑髓安脑神的方法治疗,又称滋肾平虑法。滋肾平虑是王彦恒老中医治疗焦虑症的临床经验,往往与活血养脑、温阳开郁协同使用,对于各种焦虑抑郁障碍疗效满意。

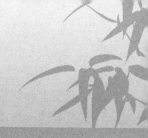

第五章

焦虑障碍的中医病因病机

焦虑症的一般含义是指慢性焦虑(即广泛性焦虑症)和急性焦虑(即惊恐发作),在不同诊断标准体系的语境之下,还包括与之相关的出现在躯体疾患中的焦虑、其他精神障碍中的焦虑,以及其他焦虑,如不同文化、不同年龄的焦虑或惊恐发作的变形。本章主要讨论一般意义上的焦虑的病因病机,重点讨论慢性焦虑的中医病因病机,其他焦虑问题的病因病机也会涉及。

早在《黄帝内经》中就有对本病的病因病机的描述,提出"思则气结""惊则气乱","惊则心无所依,虑无所定,神无所归",可见中医在《黄帝内经》时代就已经从心理、情志角度认识焦虑障碍,并从人体气机失常来解释焦虑情绪的病因病机。就现代中医学体系而言,传统教科书将相关症状群归属情志病,多属于"郁证",并从内科学角度看待本病,认为本病基本病机在于情志失调、肝气郁结,强调气机失调在本病病机中的关键地位,认为肝主疏泄,喜条达,恶抑郁,情志失调,肝气郁滞,郁而化热化火,扰乱心神,神明为之所乱,进而变生烦躁不安、失眠,而呈现焦虑诸症,并由此主张疏肝解郁、清热安神是治疗焦虑症的常法,该学说较为体系化。其学说认为,焦虑是以担忧、紧张、害怕、忐忑不安为特征的情志病;是一种情志不遂,以肝郁气滞、化火生痰,上扰心神,而见心神不宁,进而气滞血瘀,病久为虚,虚实夹杂为基本病因病机;其常见证型包括肝郁气滞、肝郁化火、心肝热盛、心火上炎、痰火上扰,以及肝气犯胃、肝郁脾虚、心肾不交、肝肾阴虚、脾肾两虚等,并以此诸证型为辨证要点和疾病转归。该学说至今仍为多数临床医师所遵循,并在临床广泛使用,自有其合理性、自洽性和有效性。但王彦恒老中医认为,临床上这种以疏肝解郁为主要治疗原则,以小柴胡汤、柴胡疏肝散、逍遥丸、六郁汤等方剂及其衍生方剂为主要方药的治疗理念和方法,在现代焦虑症治疗中作用范围极其有限,疗效并不令人满意,至少在精神科所面对的较为严重的焦虑障碍疗效并不理想,理应超越这种病因病机治疗范式,探索更为有效的治疗路径和病因病机理论。在临床实践中王老虽然也经常使用香橼、佛手等行气之品,但很少使用柴胡疏肝(或许与传统的"柴胡劫肝阴说"不谋而合),且往往配伍滋肾阴、补肾阳、活血、安神、清热等法。所以,从临床实际出发,深入探讨焦虑症的病因病机,从理论上重新认识这一现代临床常见疾患,十分必要。

名正则言顺。中医本无焦虑这一疾病病名,从现代精神病学对该病的描述看,这是一类以担忧害怕、思虑过度、紧张为主,伴有纷繁躯体症状的临床综合征,相应的病症在中医学术著作中有着悠久与广泛的记载和临床实践。王彦恒老中医认为,焦虑症作为一个西医学病名,中医完全可以采纳,将他纳入中医病名诊断体系,并且可以作为郁证的一个类型,并涵盖总领多种五志七情疾患;许多传统的病证(如善恐、善忧思)可以作为它的亚型而存在,从而使临床诊断更具操作性、准确性,也有利于焦虑症诊断的细化和辨证论治的针对性。这样,把焦虑症涵盖于中医传统的郁证之中,大致包括传统的"惊悸恐"范畴,即涉及广泛的郁证,如:善惊、善恐、惊悸、怔忡、善忧思、善怒、卑慄等证。而在实际临床中,则更为复杂,很多常规治疗的心悸心慌、胃痛和胃脘不适,性功能障碍和难以用一般医理解释的久治不愈的症状,或属于人们常说的情志病或与情志密切相关的病证,实际上都要考虑是否是焦虑问题的具体表现。

实践表明,很多焦虑问题较为严重的患者,并不以焦虑问题首诊,甚至长期得不到识别;可能除了在中国文化心理背景之下,与国人疾病的症状表现特点有关,也许涉及更深层次的中国文化中的身心观念,我们在这里暂时不予探讨。或许与现代生物医学模式有关,但更可能与人们对精神疾患的病耻感有关,患者即意识不到自己心理问题的存在,自然不认可自己的焦虑情绪,经常会以"失眠""神经衰弱"和其他躯体疾患就诊,临床常见就是虚弱(特别是气虚、肾虚)、上火怕冷、胃脘不适,烦躁、心慌、胆小、阳痿、头晕头痛等。王彦恒老中医经常说,中医治疗情志病,不能让患者的症状牵着鼻子走,要透过患者纷繁的症状表述,抓住患者核心的心身问题治疗,说的就是这个问题。实践表明,王老在中医精神科临床实践中,已经远远突破了焦虑症的"郁证、肝郁"模式,本章节就是在中医理论指导下,全面介绍王彦恒老中医对焦虑症病因病机的认识。

王老认为,从中医角度看问题,要时时强调整体恒动观。中医分析具体患者的焦虑障碍的病因病机,将患有疾病的个人与他所在的自然环境、社会环境,他的成长过程,他自身的体质因素、心理因素等相关的各个方面,联系地、动态地、全面地加以考虑,同时强调有针对性地找出关键性因素和环节。中医对焦虑障碍的病因病机的分析过程,就是一个具体的临床患者辨病论治与辨证论治相结合的全过程。

王老通过 56 年的中医精神科临床实践后认为,焦虑障碍是一类常见的脑神疾患,与其他疾患一样,是一个全身性疾患。其临床表现主要是人体脑神的功能紊乱,以及由于脑神功能紊乱引发的全身脏腑气血功能的紊乱,特别表现为神机与气机的乖戾失常,阴阳气血的紊乱。焦虑的最基本问题在于各种因素导致的脑神不宁,这种脑神不宁会通过神机与气机过程,影响五脏神、五脏的气血功能,从而在不同个性与不同心身素质、不同文化与不同人生经历的患者中,呈现纷繁复杂的临床表现。王老认为,从症状学角度看焦虑症,焦虑症的症状可谓"点多面广";其病因涉及心理因素、社会因素、生理因素,特别是患者的文化背景和心身素质,其病位在脑而涉及五脏六腑,特别是脑、心、肾;其病机是各种身心因素引起的脑神不宁、神机不畅,这些因素通过气机与神机的紊乱与功能失调导致脑髓不足、脑络不通、脑神失养,而最终引起脑神不宁。各种因素引发的脑神不宁,也可以通过对气机与神机的影响,引发五脏六腑和全身气血功能紊乱,特别是情志病理变化,并伴随变化多端的躯体症状。

第一节　焦虑障碍的中医病因

1. 肾阴虚等特定的心身素质是焦虑发病的基础性因素　对于外感病中医讲究"正气存内,邪不可干",同样对于焦虑障碍等情志疾患,也与人体的特定心身素质有关系。有的人平素就倾向于敏感、怕事、担忧,过分的警觉,容易比别人想得多,为莫名其妙的事情烦恼,缺乏安全感,有着焦虑的倾向。可见,罹患焦虑往往与特定的心身素质相关。王老认为,肾阴虚,或者说肾阴虚体质,是焦虑障碍最常见的体质因素。肾阴虚体质,往往伴有阴虚火旺,火性炎上,主升主散,鼓噪气机,神机失宁,可直接导致肾藏志功能的虚性亢奋,患者容易"恐",在多数患者体现为胆小害怕。由于肾阴不足,全身脏腑各器官阴津失于充养,如:容易导致心阴不足,则心火上炎,肝阴不足,则肝阳上亢。"阴在内,阳之守也;阳在外,阴之使也",人体阴津不足,容易阳气虚浮即阳气虚性亢奋,扰动神机,容易导致阴虚火旺,神机不宁,脑神不静;由此脑神易于受到干扰,故对内外各种变故敏感,人体偏于警觉;各种外界刺激容易随虚亢阳气化热入里,继续消耗阴津,形成恶性循环,终致神机失和,气机紊乱。神机失和则脑神不宁,见于肾虚体质患者则肾志受损而善恐,见于心则心神受损而心悸心慌、忐忑不安,见于脾则脾意受损而善忧思等;由此发为不同表现的焦虑,体现不同患者的心身特点。由此可见肾阴不足,导致人体阴津不足,阴虚易阳亢,火热上扰易乱神,神乱而不静,是为焦虑的背景和基础,成为焦虑发作的易感因素,每当遇到情志波动或遇有事端,就容易发病为不同表现的焦虑。

临床见有些中年体健之人,遇事突发惊恐,周围的人和其自己百思不得其解,他这样"身体好,想得开,吃得饱,睡得着"的人怎么会突然发作焦虑? 这往往就是忽视了患者平素生活紧张,压力大,肾阴暗耗的体质背景。也有健壮豪爽之人,自恃体壮,放荡不羁,平素房事不节,饮食无度,到了中年晚期,突然出现焦虑、担忧、胆小、害怕,就是以阴虚久耗为内因。

肾阴虚或肝肾阴虚、心肾阴虚、肺肾阴虚的形成,有先天因素,也与长期的肝郁久郁的体质背景有关,肝郁(隐匿的、潜在的郁)日久,内生伏火郁热,暗耗阴津,以致肝肾阴虚。临床看到的是患者生活经历沧桑,或一生悲苦,或屡遭不幸,但性格坚强,坚持多年,到晚年却因小事或无明显原因而突显担忧、紧张、害怕、失眠。其焦虑的形成往往与久郁背景有关,但发病的时候已是老年,多呈现为体质的阴虚。

可见,阴虚与肝郁内在相关。确实,与焦虑等情志疾患关系密切的心身素质有关的,还有肝郁体质。素体肝郁之人,易遇事不解,心情郁闷,肝气不疏是其基本的病势。稍有情志不遂,则肝郁难解,气机不行,气滞为患,肝郁抑脾,饮食渐减,生化乏源,气血不足,心脾失养,或脾虚生痰,痰阻气滞,脑气不爽,或脑神被遏,即可发为情志病。有的以抑郁为主,有的以焦虑为主,但往往焦虑抑郁交织出现。

2. 突遇惊恐或长久情志不遂等心理因素　正常的情志是人脑神与五脏神在受到外界刺激后,作用于脏腑气血产生的生理反应,是人体正常的生理活动。人生活在自然 - 社会之中,经常要遇到各种事件,自然会产生各种情志反应。但外界刺激过强或持续时间过长,或可导致情志反应过度,七情过度,即七情内伤,是导致情志病,也包括焦虑的主要原因。《素问·六元正纪大论》指出"人有五脏化五气,以生喜、怒、思、忧、恐",表明喜、怒、忧、思、恐五志与五脏密切相关。七情活动的产生、维持有赖于内在的脏腑功能活动,以脏腑精气阴阳为物质基础。正常的情志活动,是脑神和五脏神接受外界刺激后产生的恰当反应,在脑神、五脏神及脏腑气血阴阳的调节范围内,神活动于内,情表现于外,并与环境和所接受的刺激相协调。因此,情志活动可体现出脑神与五脏神的素体倾向,反映出不同心身素质对环境刺激的反应结果,是人与环境统一的一种表现,也是个体区别于其他个体的标志,也就是人们所说的性情。现在我们知道,情志是人体脏腑气血阴阳偏盛偏衰的活动结果,具有个体差异,且受环境的不同,年龄的大小,修养的高低,价值观念取向等的影响。

正常的情志活动不会引起疾病,且会催动人体脏腑气血,使人更好地适应自然和人文环境,对环境刺激做出最有利于自己生存的反应,具有适应功能,有利于人体健康。只有当情志过激时,超出了脑神的承受范围,造成神机大乱,气机失和,气血运行乖戾,伤及人体脏腑,破坏了气血阴阳的平衡,才会导致人体的各种疾病。焦虑即是这样的一种在不同人体体质背景下对环境刺激的情绪反应。在适度的范围内,可以提高人的适应功能,对人有适应和保护意义。但如果情志刺激过于强烈,七情过极,尤以突然惊恐最为突出,也常见于悲伤过度等；就可损伤各相关脏腑，伤及人体正常的神机和气机出入升降，致神机不宁，气机乖戾，五神内乱，或惊或恐，或忧或思，发为焦虑。根据脏腑气血经络受影响不同，在不同心身素质和背景下的患者，还可以伴有不同的躯体症状，甚至患者主要感受到的就是这些躯体症状。还可见，个体承受长期的负性情志，机体长期承受生活重负，人由于具有意志力的作用，短期内并不发病。但如果久久不得释怀，情绪不佳，心情抑郁，气机长久不得舒畅，王老称之为"久郁"，则会导致神机失和，脑神为之紊乱，终发为症状复杂的情志疾患。且多焦虑与抑郁并发，所以慢性焦虑患者，常常并发抑郁障碍。常见情志刺激可导致下列人体改变，从而引发焦虑：

（1）大惊大恐伤肾："喜怒病脏，惊恐伤阴"（张志聪），惊恐直伤或耗泄肾阴，导致人体阳气暴张，气机躁动，神机大乱，引发情志失常，惊恐不安，胆小害怕，失眠，发为焦虑。

（2）久郁不遂或思虑过度：情志不遂，思虑日久，久则伤及脾与肺，脾气受伤则脾意不行，脾失健运，肺气受伤则肺魄不行，肺之宣发肃降暗损，以致食滞、湿蕴、生痰、化热，则又为食郁、湿郁、痰郁、火郁。诸郁可单独出现，也可夹杂共见，影响人体脏腑气血功能，特别是影响人体气机的升降与出入，导致脑神和五脏神的失和，发为焦虑。临床上失眠、慢性焦虑、难治性焦虑、伴有抑郁的焦虑大多如此。"久思所爱，触事不忘，虚耗真血，心血不足，遂成怔忡。俗称心忡脉乱是也"（《证治要诀·怔忡》）说的就是这种情况。

（3）恼怒伤肝：肝失条达，气失疏泄，可致肝气郁结，气机不利，气机不畅影响神机，致脑神不宁，发为焦虑，常可并见失眠、胸部满闷、喜叹气、痛无定处、不思饮食等症。或气郁日久化火，火性炎上，扰动心神则烦躁易怒，心悸心慌；或气滞而影响血脉运行，则见血瘀，脉络不畅，气血失和。气郁则神郁，火扰则神躁，血瘀则神遏，则可见较为严重的焦虑抑郁。

人们经常意识到易惊、易恐、易怒、善忧思、失眠引发焦虑，但往往忽视这些症状往往就是焦虑的表现。有些焦虑的发生，可能并非以情志刺激为根本原因，而是以该情志失常为初期症状表现，即易惊、易恐、易怒、善忧思、失眠等症本身就已经是焦虑的开始。还有一些焦虑的发生是情志因素与特定体质因素共同作用的结果，情志因素为诱因，体质因素为内因。认识到这一点有助于准确地理解焦虑的发生和转归，有利于焦虑的药物治疗和心理治疗。

3. 躯体疾病与虑自内生　很多躯体疾病会引发焦虑。这是因为很多躯体疾病是人体脏腑经络的病变，会导致气血失和，气机不畅，一方面直接影响关系密切的相应脏腑的五脏神，导致"五志""七情"的异常功能；另一方面，这些躯体疾患，导致或气血不足，或血脉不畅，而致脑络受损或不通，从而影响脑神功能，出现神机乖戾，神志不宁而焦虑。还有的则是躯体疾患产生热毒、痰湿、瘀血影响了人体的气机、神机，从而产生焦虑。这些可以有助于我们认识，在没有明显的外在情志刺激下，主要由躯体疾患而内生的焦虑。

外感病与焦虑疾患。外感疾患，即外感六淫出现热病之后，可以在疾病后期或外感治愈后，残留焦虑症候群或引发焦虑。从理论上讲，可能难于理解，但临床上确有外感热病患者，如肺炎后持续有失眠、担忧、害怕、胆小、多疑等焦虑症候群，伴有或不伴有虚弱症状（体力减弱、自汗、畏寒等）。临床实践已经证实了"百合病"的存在。百合病是以神志恍惚、精神不定为主要表现的情志病。因其治疗以百合为主药，故名百合病。传统认为百合病起于伤寒大病之后，余热未解，或平素情志不遂，而遇外界精神刺激所致。《金匮要略·百合狐惑阴阳毒病脉证并治》："百合病者，百脉一宗，悉致其病也。意欲食，复不能食，常默然，欲卧不能卧，欲行不能行；饮食或有美时，或有不用闻食臭时；如寒无寒，如热无热；口苦，小便赤；诸药不能治，得药则剧吐利。如有神灵者，而身形如和，其脉微微。"可见百合病，属邪少虚多、阴虚内热之证，佐证了外感病可以引起焦虑的观点。外感病引发焦虑的病机为：一方面，外感六淫本身令患者恐惧、担忧，引起气机紊乱，神机失和；另一方面，随着疾病的发展，六淫邪气在传变过程中与人体正气，正邪相争，伤及人体阴阳气血津液，而邪气残留，虚热内扰，热扰脑神而导致气机紊乱，神机失和，脑神不宁而出现焦虑。

说到躯体疾病，不能不说潜病。潜病是指病症已经发生存在，但无明显临床表现的病症。发生潜病的脏腑，往往容易受到情志内伤的影响，所谓"邪之所凑，其气必虚"。这些潜在的疾病。也会以不同方式影响情志。很多潜在性疾患，并没有被临床发现，但人体气血已经失和，人体已经出现气血阴阳的偏倚，且在出现明显的与病变对应的临床症状和体征之前，已被人体神机感受到。因而人体会出现各种各样的气机失常的躯体症状，和烦躁、失眠、噩梦等情志症状，往往符合情志病的焦虑抑郁状态。患者可能会以不明确的"上火""失眠""烦躁""坐卧不安"或多个查不到器质性基础的临床症状就诊，又没有相应可以解释的心理情志原因。这时有经验的医师应予患者全面体检，及时发现隐疾和潜病。很多癌症、高血压、心脑供血不足、糖尿病、颈椎病、鼻窦炎等往往出现这种情况。

4. 家庭、社会因素　《素问·疏五过论》说："尝贵后贱，虽不中邪，病从内生，名曰脱营。尝富后贫，名曰失精，五气留连，病有所并"。可见，早在《黄帝内经》时代，中医学就已经认识到家庭和社会因素与人体健康和疾病的密切关系。现代中医学认识到，生活条件的改变，竞争的加剧，节奏的加快，给每个人都提出了更高的要求，传统生活方式的解体、育儿和养老方式的改变、单亲和单身的增多、个性化等都使社会中的个体的精神压力陡增，每个人实际上都更需要心理、家庭和社会的支持，而这往往难以兼得。中医学认为人与自然，与家庭，与生活，与工作环境，与社会是一个整体，上述变化使这种整体性遭到了破坏。人们生活的变动不居，心灵难以适应生活的节奏，对自己未来的生活越来越难以把握和预测，所以人们的安全感降低，而引发焦虑。当下社会，焦虑发病较以前明显增多，与人们处于文化变迁、人口流动、离土离乡、移居大城市、养老模式转变、文化伦理认同困难、价值观多元与冲突关系密切。这些社会因素，在不同个体生活学习工作的适应成长过程中，必然会有所体现，在临床上，往往就表现为焦虑抑郁相关疾病的发生。

5. 其他因素　包括医药因素、基础疾病因素、年龄因素、性别因素、自然环境及其他因素等。

对焦虑症候群诊疗时不能忽视医源性因素，如医生诊疗活动中不当言行经常会令患者对自己的病情产生怀疑，令患者产生对疾病的担忧。如果疾病久治不愈，或许就得不到明确诊断，患者就可能产生较为严重的焦虑情绪，这种情绪如果得不到适当的处理，就会罹患焦虑症。王老经常告诫我们，医生的话不能带"毒"，面对患者一定要言行谨慎适度，含义明确，尤其避免给患者不良暗示。对于特定患者的病情要采取保护性医疗制度，恰当处理知情权等。对于患者的疑惑，要耐心予以解答，不留尾巴，及时把握不同患者的心理，将平素诊疗过程转换为心理疏导过程，而不是增加患者的疑惑，甚至给患者带来新的伤害。

再有就是临床上明显的药物因素。中医学很早就知道不良的药石可导致人体的精神失常。现代社会条件下，许多药物可在不同程度上引发类似焦虑抑郁情绪，甚至精神病性症状等，例如内科常用药物利血平、洋地黄、巴比妥类、乙醇、苯丙胺、阿片类、氨苄青霉素等，临床上不可不知，以免贻误诊断治疗。在精神科，经典和新一代抗精神病药的大剂量应用可以引起药源性焦虑，锥体外系反应的静坐不能往往也含有焦虑色彩。

第二节　焦虑障碍的病机

经过多年传统理论引领的临床实践的砥砺，王老总结焦虑症候群的临床症状表现呈现 5 种特性：二重性（精神症状和躯体症状并见）、广泛性（可出现全身性的和各个器官、局部的症状）、复杂性（可出现上下表里虚实寒热各种症状，并且可以出现寒热夹杂、虚实夹杂等矛盾症状）、变动性（同一患者，在疾病的不同阶段、不同时间和地点，症状都会有变化）、演变性（患者症状演变呈现一定的规律）。王老认为焦虑症和抑郁症同属于中医脑神病、神志病的范畴，其所涵盖的症状、证型，应属于传统的郁证范畴，焦虑症虽然经常与抑郁症共病,但其与抑郁症的基本病机是有原则性区别的。

　　基于以上认识,王老认为,焦虑症是以神机失和、脑神失宁为基本变化所导致的全身五脏气血的功能紊乱。凡是可以引起神机失和、脑神失宁的各种因素,都可以引起相应的焦虑障碍,其中最典型的是在肾阴不足体质或证型基础上出现的阴虚火旺。也见肝郁气滞,气郁化火,火扰脑神,及可能出现的虚火痰瘀等因素,都可引起脑髓失养,脑神失宁,神机失和,气机紊乱,出现志忑不安、惊恐、害怕、紧张、失眠,以及不同脏腑功能紊乱所出现的躯体症状,如头晕、心悸等。可见焦虑的病机具有多样性、多层次、多因素等特点。从整体观念和标本角度分析焦虑,常见如下5种病机:

　　1. 肾阴不足,脑神失养是焦虑障碍的基本病机　由于肾为先天之本,主藏五脏六腑之精;肾主骨生髓,脑为髓海,肾脑相通;肾阴为一身阴津之元,阴虚则火旺;故肾阴不足会影响脑神和全身脏腑功能。肾阴不足,则阴虚火旺,肾藏志功能亢进,而出现善惊善恐等症;或肾阴不足,脑髓失养,脑神易扰,遇刺激则神机失和,脑神不宁而发为焦虑。这是肾阴不足导致焦虑的基本病机。但产生肾阴虚和肾阴虚影响其他脏腑之阴,从而引发焦虑的机制较为复杂,可以简述如下。

　　肾阴不足产生的原因有以下3种情形:第一,长时间生活、学习、工作压力而导致情绪失常、惊恐、紧张不安,及对生活各种事情长期思虑、担心、悲忧而致,是因恐伤肾,长期惊恐不安,肾阴不能随肾气正常输布,五脏之阴气也不能藏于肾,发为肾阴不足;第二,中老年后阴气渐衰,尤其本是阴虚体质的人和更年期的妇女等会导致肾阴不足;第三,各种耗阴伤津的疾病导致的肾阴不足。

　　肾阴不足,或导致全身营阴不足,从而影响其他脏腑的功能。其中对脾(阴)的影响在焦虑症发病中最有意义。我们知道焦虑症的另一核心症状为担忧,忧思根据《黄帝内经》神志理论定位在"脾"。《素问·宣明五气》曰:"脾藏意。"《灵枢·本神》中指出:"脾藏营,营舍意。"《素问·阴阳应象大论》指出脾:"在志为思"。因此,忧思与以脾营为基础的脾意有关。当脾营不足时,脾在志为思的功能虚亢,会表现为过分的担忧、忧思。脾不但有主运化的脾气和脾阳,同时有作为脾气和脾阳基础的脾阴。《灵枢·本神》所说的脾营即属于脾阴的范畴。由于肾阴是全身五脏阴精的基础,肾阴不足会导致脾营不足,因此过分的忧思虽定位在脾营不足,但实质来源于肾阴亏损。

　　肾阴不足,可导致阴虚火旺,在不同体质患者,可呈现肝阳上亢,虚风内动等各种复杂临床表现,这也是焦虑症症状复杂、变动不一的病机基础之一。肾阴不足,不能上济心阴而表现为心阴血不足,心脏失养,因而表现为心慌、胸闷,或心前区不适、疼痛。肾阴虚则肾水不能上承,心火不能下移,心肾二脏共病较为复杂,其中心肾不交,最为典型。

由于肝肾同源,肾阴不足会导致肝阴血不足。肝阴血不足,筋脉有失濡润,表现为手抖、手指震颤或麻木感。肝阴血不足,肝魂夜不能入阴,因而表现为入睡困难、易做噩梦、易惊醒。由于肝肾阴虚,脏腑不得濡润滋养,容易引起肝主疏泄的功能失常,进而引发全身的气机失常,导致进一步的气郁性病机。

由于金水相生,肾阴不足,会导致肺阴不足。肺阴不足,会导致包括气短乏力、呼吸困难等在内的各种肺部不适的肺系症状。此时,单纯用补肺或宣肺的方法往往无效,甚至会加重病情。

肾阴不足,虚热内生,热迫膀胱,会出现尿频,尿急。肾阴不足,性功能受到影响,表现为月经不调,性欲缺乏。

肾阴不足,阴血不能上荣于脑,兼加长期虚热煎熬阴血,可导致血瘀,因而出现头晕、头疼,及头部各种不适。

肾阴不足,虚热迫使阴液外出,因而表现为易出汗。

肾阴不足,久必及阳。肾阳虚,全身气机鼓动无力,可见四末不温,或小腹怕凉,或下肢寒冷。最为关键的是,阳虚鼓动无力,可见一身气机不畅,神机郁遏,脑神不得舒展,而发为抑郁,而见情绪低落等症。所以肾之阴损及阳,阳损及阴也是焦虑抑郁常常共病的病机之一。

2. 肝气郁滞以及各种气机升降失常是焦虑障碍的常见病机　按照一般的中医理论,焦虑这类情志病,在临床多归属于郁证,其多起于情志不遂,肝郁气滞,进而引发全身的气机升降失常,如肝气横逆、肝郁脾虚、肝胃不和、肝郁化火、心肝热盛、肺胃气逆、脾胃不和。其与气机理论、五行学说和人们相关症状谱较为契合,较好地解释了临床现象,有着一套病因病机理论和对应的治则治法方药,以及养生康复理念手段。这是中医理论中较为突出的部分,自有其合理性和自洽性,临床实践也部分证明了其有效性。但在焦虑症的临床中,以肝郁气滞等病机为代表的这个理论只能解释部分症状,并不能完全解释相应的纷繁症状。而且,疏肝理气法即使对于表现为"肝郁"的患者也往往疗效不佳,这就是因为肾阴不足才是焦虑病机之本。气机不畅、气机紊乱等,虽然确实存在,但往往是继发性病机。也就是说,常常是因为肝肾阴虚基础上出现的肝郁气滞(如我们常说的一贯煎证)其所谓"肝脏体阴而用阳,其性喜条达而恶抑郁。肝肾阴亏,肝失所养,疏泄失常,气郁停滞,进而横逆犯胃"。所以,在焦虑障碍的病机中气郁性病机虽然占有非常重要的位置,但毕竟是继发于肾阴不足基础上的,相对于肾阴不足,脑神失养,气机紊乱导致的神机不宁是继发的,次要的。尽管如此,也并不能说明,肝郁气滞、气机紊乱的不重要,恰恰是气机的郁滞与紊乱,才体现了焦虑病机的层次性,并得以解释焦虑症症状的繁杂与多变的性质。

焦虑的气郁性病机是指在焦虑的发生、形成、加重,或减轻、缓解、向愈的过程中,人体气机出入升降的变化及其对脑、五脏六腑、气血阴阳,特别是对脑神与五脏神变化的影响。我们知道焦虑的最基本病机是人体的肾阴不足,肾阴不足导致人体脏腑经络失于濡润,容易发生脏腑气化功能的失常,从而引起人体的气机升降出入的紊乱。其中,气机郁滞、气逆、气陷、气结、气脱为常见,分别可以在焦虑症的不同症状中体现。

古代中国哲学及其影响下的传统中医学认为,构成宇宙万物本原的是气,气是一种充塞宇宙中的无形的运动不息的物质,气机是气的运动形式。气机升降学说是中医学从动态角度出发,对脏腑特性、气化功能以及整个生命活动的高度概括。如脑居阳位,驱运神机,总统一身气机,包涵:肺之宣发肃降,肝之升发疏泄,心之推动血脉,脾之运化水谷精微,肾之潜藏蒸腾,胃之受纳下降,大小肠之泌别利导,三焦和胆之宣泄决渎,膀胱之气化行水等。可以说人体的气机是人生命的存在形式,气机升降出入正常才能保证脑及五脏六腑的正常功能的实现,气机升降出入的异常决定着人体疾病的性质。调整气机使之恢复正常的升降出入是治疗疾病的基本原则之一。

气郁即气滞,是指气的流通不畅,郁滞不通的病理状态。人的生理活动,以气为动力,推动脏腑气化,输布津液,宣畅血脉,消化水谷。若情志过激,忧思郁怒,首先就会伤害人体的气机。《诸病源候论·气病诸候·结气候》说:"结气病者,忧思所生也,心有所存,神有所止,气留而不行,故结于内",指出忧思会导致气机郁结。肝在志为怒,郁怒伤肝致肝司疏泄之功不行,成肝气郁结之证。肝失疏泄,可使全身气机的畅达受到影响,五脏气机得不到畅达,脑气得不到舒展。可见,气郁性病机的基础与核心是情志郁结。

一般情况下,气滞始于肝气郁结。但应该看到,人体生理病理活动的复杂性,人作为一个整体,脏腑气血功能之间相互影响,也可由于其他脏腑气血功能失常而导致气机郁滞,如气虚、痰郁、湿阻、热郁、火郁、食滞、血瘀的阻滞影响到气的流通引起气滞,为气郁性病机形成的重要途径。焦虑的气郁自有其特点,往往继发于肝肾阴虚,肝的疏泄功能失常,常常伴随阴虚火旺,神机失宁,使焦虑的病机和临床表现更加复杂。

气郁的临床表现与气郁的部位和程度有直接关系。郁于何处何脏何经何腑,就出现该处气机不畅、气血不通的症状。郁滞的程度与症状的程度及疾病的发展转归相关。

气郁主要源于肝气郁结、肝失疏泄。如果是郁于肝经本身,则出现胁肋胀满,甚则涉及腰背肩胛,出现胸闷、咽部有异物感、胃腹胀满、嗳气泛恶、纳食减少、少腹胀痛、乳房胀痛有核、女子经血和男子排精不畅诸症。气郁滞不通,如果影响到脾胃则可见纳少、脘腹胀痛、休作有时、大便秘结等。郁滞在肺则可见胸闷、咳喘。若郁滞影响到脑,使脑气不舒、脑神不爽、脑神被遏,则出现情绪低落、意志低沉，并使全身气机郁滞更深，出现如筋脉不伸、食欲全无、二便失司的症状。如果是七情以外的其他原因引起的气滞，则会在原有疾病症状基础上出现气滞的症状，但是这种气滞会带有原来疾病的性质，如气虚引起的气滞，除了闷、胀、痛不如实证明显以外，还带有气虚的症状。

人体的正气即脏腑的生理功能，可以调节气机的升降出入使之恢复正常。如果气机的升降出入失常，超过了自身的调节范围，疾病就会发生、发展、传变。依疾病的轻重、郁滞的浅深、体质的强弱，以及治疗方药的不同，气郁性病机会有不同的转归。

气郁性病机的转归之一，是经过人体脏腑气血阴阳自身的调整，或脑神的调摄，获得自然之气相助，正气来复。或经过心理及药物的治疗，调整气机升降出入，以致恢复正常，郁滞得化，疏泄得司，气机得畅，脑气及五脏之气得以舒展，则脑神及五脏神自爽，神机得宁，气机和顺，情志恢复正常，疾病得愈。

气郁性病机的转归之二是气机升降失常，如气滞渐深，引起血行不利；或津液输布失常，导致阳气不敷，阴津不布，局部气虚气滞，形成瘀血或痰饮水湿等病理产物。这些病理产物可以进一步阻滞气机或互相影响，导致焦虑向复杂与严重发展。阳气不敷，产生寒证，如四末不温，畏寒或局部怕冷，貌似阳虚；阴津不布，可以导致局部干燥，口干、舌干、咽喉干燥、眼干；或痰饮内生，甚至水肿；或肝郁可以化火，不一而足。可见气机不畅、升降失常在焦虑症病因病机中占有很大比例，可以解释很多躯体化症状和隐匿性抑郁。进而，气机郁滞，肝气不舒，肝气不能升于左，肺气不能降于右，脾气不得升，胃气不得降，心火不能下移，肾水不能上乘，清浊不分，清不能升，浊不能降，则会分别出现肝郁脾虚、肝胃不和、心肾不交、脾失健运、肺失宣肃、痰饮内停、火热内郁、炼津为痰、痰火互结、痰迷心窍、肝郁痰结、气滞血瘀、肝火上炎、肝阳上亢、心火亢盛、肝肾阴虚、痰浊蒙闭等证。气机郁滞及这些病证和病理产物的形成，如果影响到脑神，就有可能导致焦虑的发生或进一步发展。就焦虑这种神志病而言，气郁性病机转化为热郁、痰郁、火郁、痰火共患、气血瘀滞等，在焦虑的临床上最有意义。

3. 焦虑障碍的火热性病机　传统中医学认为，火热才是焦虑之类神志疾患的根本性病机，如"病机十九条"就有"诸躁狂越，皆属于火"，"诸热瞀瘛，皆属于火"，"诸病胕肿，疼酸惊骇，皆属于火"。对于烦躁不安、独语、多语、惊骇、不寐，应责之于火热，如心火上炎、心肝热盛、肝阳上亢、肺胃热盛、心肾不交、阴虚火旺等。这在我们现代治疗精神疾患的中医实践中有很大影响。

王老对此火热性病机有所发展与扬弃。王老认为，焦虑的热（火）性病机往往是在阴虚和气郁性病机等因素的基础上形成。阴虚阳亢，是肾阴虚常见的病理转化之一。在很多阳热亢盛之体，阴虚阳亢之热和实热很难简单区分。

另一方面,气郁化火也是临床常见病机之一,这是因为气属阳,其体热,气郁不解,久郁易从热化,郁未解而热内升,而痰、湿、食、血诸郁也易壅滞化热化火,而成热郁。热郁的形成,还与机体的体质、宿疾、潜病有关。既往阳盛者、阴虚者易于从化成热。

焦虑的热郁性病机,可由热郁为患,上扰脑神,脑神为热邪所扰,以致脑神不宁。这样的临床表现经常见于急性焦虑和焦虑症的早期。由肝郁化热者多见;亦有心肾阴虚,虚火内盛者;还有气郁化热,横犯脾胃者;有与痰邪共见痰火(热)为患者;有与血瘀共见郁热为患者。火热之邪形成后,可导致郁病渐深,火热之邪伤及正气,致虚实夹杂。

焦虑的火热病机还多见于服用抗抑郁、抗焦虑西药的病例之中,药毒化热,热耗阴津,也在焦虑症临床中具有一定意义。一般来讲,焦虑的火热性病机多兼阴虚、气火上逆、热毒、食积、药毒等表现。

4. 焦虑障碍的血瘀性病机　脑主神明,脑为髓海,但脑之生理时刻离不开脑络血脉的通畅。脑主神明学说强调肾脑相通的同时,也强调血脉通畅对脑髓脑络以及脑神正常生理的关键作用。就临床现实来讲,各种影响脑络通畅,血脉供应的病理病机改变,都可能引发脑神的改变,在特定的心身素质背景之下,经常表现为焦虑症候群。所以在很多情况之下,活血通脉是治疗焦虑不可缺少的手段。

血液当循行于脉中,濡养周身,如若血行不畅,甚或瘀阻于脉道、体腔之内,或溢出脉外,可产生血郁,或称血瘀。瘀血作为体内的病理产物,阻滞何脏就会影响何脏的生理功能。临床上主要症状有以刺痛为主的局部疼痛,伴有肿块,出血,舌质紫黯,或有瘀点、瘀斑、脉弦或涩。脑髓一刻也离不开血液的滋养,更是血气化生脑髓的表现,正所谓"血气者,人之神","血脉和利,精神乃居"。如果血瘀影响到脑神,导致脑神失养,或脑神不宁,就会引起脑神失常,如果是脑神失宁为主,就有可能发为焦虑。临床上常可见精神不安、善惊善恐、性情急躁、失眠、健忘等精神症状。气行则血行,气滞则血瘀,若情志不畅,导致气机郁滞,或痰饮等积滞于体内阻遏脉络,造成血液运行不畅,进而导致血液在体内某些部位淤积不行,形成瘀血。或气虚则运血无力,阳虚则脉道失于温通而滞涩,阴虚则脉道失于柔润而僵化,津血同源互化,津液亏虚,无以充血则血脉不利也会导致瘀血的形成;或寒凝则血滞,天气寒冷或阳虚寒自内生,均可导致脉道挛缩或血液凝涩而形成血瘀;或外伤,或由于脾不统血、肝不藏血、血热出血、肝阳上亢,血管暴涨等,也可导致出血,而离经之血阻塞血络,特别是阻塞脑络导致的瘀血,终成血瘀,致脑络受阻,正常的气血不能周流,脑髓失养、脑神不畅,或脑神为血瘀所遏,即可发为神志病之焦虑。

中医学认为瘀血形成之后,停积体内不散,不仅不能濡养机体,且阻滞气机,形成气滞血瘀的恶性循环,导致血脉运行的不畅,影响新血的形成,其病位多涉及脑、心、肝、肺、脾等脏。病久多瘀,怪病多瘀,且郁瘀可互为因果,瘀久还可导致郁热内生,或与痰浊互缠,使焦虑的病机更加复杂,病位更深,病症更杂更重,虚实难分,寒热难辨,方药难效,预后难料。所以认识和治疗焦虑,绝不可忽视血瘀性病机在焦虑发生发展转归中的地位。

5. 焦虑障碍的痰湿与痰火病机　焦虑的痰湿性病机是指在焦虑过程中,由于肾虚不足、肝郁气滞、肝郁脾虚等因素,导致人体水液代谢失常,水谷不能化生为精微物质、元阴元阳、人体正气,而是变为痰湿,阻遏气机,致使神机不畅,脑神不宁。常出现失眠、面色不华、胆小害怕、坐卧不宁、不思饮食、情绪不安、无精打采、善思善虑、神疲倦怠、呕恶痞闷、呕吐痰涎等病理过程和临床表现。这常见于焦虑日久的患者。

焦虑的痰火性病机是指在焦虑过程中出现的阴虚火旺、肝郁化火,火热炼津为痰,痰火并见的情形。患者常有烦躁、坐卧不安、急躁易怒,甚至出现激越症状。

第三节　焦虑障碍的复杂病机类型

1. 脏腑未损,神机紊乱　焦虑障碍,是脑神疾病,按照中医学观点,形神一体,心身一体,脑神病也会涉及人体气血变化,必然涉及脏腑功能的紊乱。但临床中,确实可以看到,很多焦虑患者的精神症状丰富繁杂,但舌脉正常,各种躯体检查也未见异常,所谓"身形如和","身体仍和"。尤其是现在许多躯体化症状丰富的患者,躯体症状按照内科辨证治疗难见疗效。这是因为,患者多属七情为患,情志失常,多先导致气机紊乱,神机失常,尚未影响气血本身,脏腑未损,虚实寒热并不明显,营卫运行仍在人体正常可控范围之内,疾病处于无形之中。有生于无,随着七情化火,气机紊乱加重,影响气血运行,必然影响脏腑的气血阴阳,最终损害脏腑功能,痰饮、虚热、郁瘀应运而生,疾病走向有形。也有患者长期见此临床相,或在疾病好转后出现类似临床相,不可不知。此时,应抓住时机治疗,辨病为主,抓住焦虑障碍疾病的脑神不宁、神机失和、气机紊乱的本质,安神宁脑为先,也可以先适当予以理气、安神、调肝、宁心、清热、滋阴等法,治未病,先安未受邪之地。此时也是心理治疗的好时机。

事实上,脑神病是以神机失和或神机不通、神明失常为主的疾患,其病机为脑神功能失常引发的神机紊乱,影响人体气机升降失常,并进而影响脏腑经络气血功能的疾病。有形疾患所致的气机-神机失常,也可引发脑神功能紊乱,这是躯体疾患继发的精神疾患。而这之间概念上虽有分判,但总属于形神为患,是为一体,难以截然区分。

2. 寒热并见,虚实夹杂　焦虑障碍,病因复杂,病机多途,如久治不愈,七情交织,始则肝气不舒与肾阴不足,继而肝郁气机紊乱,或化火上冲,或火热伤阴,或火热耗气,久则生寒,或火热炼津为痰,或气郁生瘀。故焦虑症久之往往虚实共见,寒热混杂,表里难辨,上下并见,或再兼之药毒为患,形神俱病,心身俱乱,难解难分。其病机要点仍然是抓住脑神病的本质,形神兼顾,病证兼顾,内外兼顾,虚实兼顾,上下兼顾,标本兼顾。

3. 上热下寒,症状繁杂　临床上,上热下寒是焦虑症寒热错杂类型中常见的一个特殊类型。病症上,有烦躁、失眠、起急、易怒、坐卧不安,头晕头疼头胀、头部怕热、口干口苦、头部出汗、耳鸣,甚至牙痛、口疮等上热症状,辨证可属于肺胃热盛、肝阳上亢、肝火上炎、心肝热盛等。见上热症候群的同时,也见小腹以下怕凉、四末不温、下肢畏恶风寒、乏力,月经不调、性功能下降、大便溏泻或见大便虚秘等下寒症候群,辨证可属于肾阳不足、肾阴阳两虚等。上热下寒,有的与心肾不交关系密切,可能存在心火亢盛或心阴虚,或心阴虚阳亢,同时又有肾阴阳两虚;也有的与脾胃升降有关,其临床表现与气机升降均较复杂。

上热下寒证不是一个简单的证型,而是一类临床症候群。上下,是指模糊的部位,不同的部位组合,构成病位的复杂性;寒热不同程度以及伴随的痰、饮、郁、瘀、虚的不同类型与程度形成病性虚实的错综复杂。上热下寒证类病机形成,往往与患者体质有关,与在肾阴不足、肝郁共存背景之下的七情交织相互作用有关,与患者矛盾的心情有关,很多情况是患者复杂心理的躯体化表现。治疗上要形神兼顾,上下兼顾,注重调理全身气机,注重神机的调畅,注重调理脾胃。

4. 阳虚焦虑,虚郁难辨　这里的阳虚焦虑,是说符合西医诊断为焦虑症标准的患者,见全身畏寒,或身体某一部位畏寒怕冷,如"背寒如掌大""脑门怕冷"、小腹怕冷、四末不温、怕吹电扇、不敢开空调、不敢吃冷饮、吃一点冷饮就腹泻,或者平素大便虚秘,甚至夏天要用电褥子取暖、夏天穿棉袄、三伏天裹着棉袄浑身出汗依然说冷。往往见面色憔悴或㿠白、乏力、精力差,这些症状患者一般认为自己属于"太虚了",就症状本身也属于八纲辨证的虚寒之证。但是,不仅仅症状上患者伴有烦躁、失眠、口干口苦、起急、易激惹等热证,而且若予以简单的补阳或益气散寒等方法予以治疗,往往无效,还会引起患者口舌生疮。可见从治疗反证了该证病性不属于简单的虚寒,往往伴有热证和气机不畅等。王老从临床多年经验得到启发,认为这类病症属于虚郁共患疾患,虚郁交织,或以郁为主,或以虚为主,单纯补阳或单纯行郁都难以奏效。故应抓住焦虑疾病的本质,透过临床错综复杂的表现,看到神机不畅的根本,安神养脑、舒畅气机、调理脾胃、双补肾阴肾阳等同用,往往还要配合清脑、清心、镇肝等法,临床技巧性很强。

5. **药毒内聚,伤阴化火**　精神科可以见到一种特别的焦虑,就是患者在各种精神障碍治疗过程中,运用各种抗精神病药、抗抑郁药物治疗,但是往往见到原有症状不仅改善不明显,还可以见到"越治越重"或久治不愈的情况。患者烦躁不安、急躁易怒、口干口臭、喜饮冰冷、大便干燥、肌肉紧张、静坐不能,甚至激越,更甚至引发患者行为紊乱,如胡言乱语、冲动(如不明原因的头痛、撞墙)和自杀的症候群。这常与用药量大、加药过快、用药繁杂有关,多属药毒内聚化热,毒热充斥,伤阴化火,火扰脑神,五脏俱焚,引发神机紊乱,气血乱窜,从而出现焦虑,是为药源性焦虑。王老认为这是一种慢性的药物中毒,是药毒性疾患。现在精神科临床有这样的倾向,患者家属以及精神科医生建功心切,急于求成,往往用药过猛,超常规用药,临床经常可以见到类似病症。相关病因病机较为复杂,可以参考专著《中医论治精神药物不良反应》一书。

药源性焦虑还见于久服药物,突然停药减药的时候。这不仅见于精神药物,许多内科药物也会有类似反应,或轻或重,应当鉴别。

6. **躯体疾病与焦虑,标本难鉴**　躯体疾病与焦虑的关系较为复杂。王老认为,此关系大体有这样几个方面,有助于对焦虑的病因病机的理解。

很多躯体疾病,以焦虑为最先出现的症状。很多躯体疾病、精神疾患,如高血压、脑供血不足、认知障碍、痴呆等,会以焦虑为前驱症状,或首发症状。疾病始发,脏腑受损不显,神机已有感受,气机调整式微,有可能出现焦虑症候群。而治未病是中医的优势,若加强体检,动态追踪观察,及时发现、及时治疗,可以防止疾病进一步传变,阻断、延缓疾病的发展。

焦虑还有可能是很多躯体疾患的主要表现症状,很多胃肠病、高血压、心律不齐,这些疾病的典型症状往往不被患者或医生察觉,而主要体现为焦虑症候群。这些疾病往往与患者的情绪因素关系密切,患者也主要表现为情绪、情志症状,但由于患者以情绪情志为主,多就诊于精神科,精神科医生如果不加强体检,容易贻误病情。

再有,很多躯体疾患以焦虑为背景,焦虑是躯体疾病的发病因素。王老还认为,焦虑不仅是一类症候群,既是疾病的产物,也是疾病的病因,很多疾病以焦虑为发病病因和背景,或为疾病加重恶化的重要因素。在这个意义上讲,焦虑也是一类致病因素,是一种与痰饮瘀血一样的病理产物,也是一种病邪。在这类躯体疾患治疗中,如果忽视患者的心理因素,不调整患者的焦虑,疾病治疗效果就会受限,常规治疗或难于奏效。所以王老认为,不管是脑神病,还是躯体疾患,都要注意、重视脑神的调理,针对患者存在的焦虑(或抑郁)这类疾病恶化因素,很可能会起四两拨千斤的作用。焦虑是神机紊乱,或导致气机不和,气血不通,经脉不通,产生或加重各种病患,由气及血,由无形到有形,最后无形焦虑转为有形疾患。七情不畅导致的常见肝郁化火、肝阳上亢、肝郁脾虚、肝胃不和、肝火犯肺等证,也多见于高血压、胃炎、胃溃疡、皮肤病等心身疾患之中。

最后,焦虑是很多躯体疾患加重及病情波动的反映、标志、表现。在很多躯体疾患,如心律不齐、高血压、皮肤病,在常规治疗病情稳定后,突然病情波动、加重、恶化,或出现新的症状或继发症状,患者可能会出现各种焦虑症候群。如患者心律失常在常规治疗病情稳定后,一般情绪稳定,如果这时又出现心悸心慌,患者可能会出现恐惧、紧张、烦躁、悲观等焦虑症状,反映了人体气血变化与精神变化的紧密相关。

可见,焦虑病机病症有标本之分,因果之别。焦虑在发病过程中以脑神功能紊乱所导致的神机失和,引发人体气机紊乱,进而传变,导致人体气血失和,脏腑失常,诸症百现。这是以神机失和、脑神失调为本,气血失和,脏腑失常为标,焦虑症大致如此。而由于其他躯体疾病中的气血失和,脏腑失常引起的脑神功能紊乱,神机失和出现的焦虑(如各种躯体疾病伴发的焦虑),则气血失和,脏腑失常为因,脑神失常、神机失和为果。此时,原发疾病的基础性病机为本,产生焦虑症状的脑神失常、神机失和,则为标。可见,不同的焦虑病机,有标本之不同,何者为标,何者为本,应据不同患者的焦虑产生的病因病机具体分析。

7. 精神疾患与焦虑 焦虑首先是一种人的生理心理现象,是人体对内外刺激的一种反应,具有保护意义,是人类进化的体现,如果在一定限度内,对人体有保护意义。如果焦虑严重到一定程度,与相应的内外刺激不成比例,则是病理现象。如果出现在强大外界刺激之时,往往属于应激反应。

如果没有明显的内外刺激,患者预感到威胁的存在,出现相应的较为严重的焦虑症候群,则是焦虑症。有的是急性焦虑、有的是慢性焦虑,是一个独立的症候群,就是我们所说的焦虑症。

但是很多其他轻重性精神疾患,在不同疾病阶段都会出现不同程度、不同色彩的焦虑。这时候,焦虑往往是这些精神疾患的背景因素或基础性因素,是疾病症状的一部分,也可能是制约疾病发生、发展、转归的制约性因素。在这些疾病的治疗与康复中,恰当的处理焦虑,可能会起到极其重要的作用。

在一定意义上讲,焦虑是人类的一种文化现象,与人们的文化、种族、民族、宗教、教育、经济等因素密切相关,观察思考焦虑症,必须超越临床视野,洞察人性,才能把握焦虑的关键。

总之,我们知道,人体是一个整体,即形神合一,脑神与人体脏腑、气血、四肢百骸的合一。脑神通过神机影响气机,影响脏腑经络,四肢百骸,反之亦然。

焦虑症是脑神病功能紊乱,在病机上,脑神功能失常引起神机失和,临床症状不仅仅产生神志症状,同样神机失和也通过对气机、对脏腑经络四肢百骸的气血运行产生相应的影响。哪里的气机受到影响,哪里的气机就运行不畅,从而产生各种各样的相应部位的气血不通、气机不畅的症状,进而,也会影响各个脏腑经络相应部位的气血阴阳虚实变化,甚至会产生内生五邪(内风、内寒、内湿、内燥、内火)和痰饮瘀血、癥瘕积聚。其具体表现则会根据神机紊乱的程度、心身素质、躯体宿病、所承受压力的大小、对气机影响的程度、脏腑气血变化的大小,疾病病程长短和所处阶段、生活环境质量、社会支持状况、治疗手段及其正确与否和治疗手段的副作用,多层次、多角度地被影响。

由此我们可以得出,焦虑的病因具有多重性和多样性,既有内在心身素质原因,也有外在因素,既涉及过去生活经历和成长经历,也与目前生存、生活、工作、学习状况有关。既有有形物质因素,也有无形心理因素,每一名患者罹患焦虑症的具体原因都会不同,但每名患者出现焦虑症也不会因为一个单一因素。焦虑症的病机具有多层次性,既有脑神失宁,神机失和这一本质层面,也有神机失和所导致的气机失调、升降失常,这一脑神与气血脏腑经络的中间环节紊乱。还会有脏腑气血未损或损害轻微,以气血运行不畅为主的病程阶段与病机层面,还可以有脏腑内生五邪(内风、内寒、内湿、内燥、内火)病理变化产生症状多样的病机变化,甚或产生痰饮瘀血,甚至癥瘕积聚的继发性病机。这些不同层次的病机往往共存于同一病程或同一病程的不同阶段,具体到每个患者或每个阶段,不同层次的病机根据具体病情表现不同,在疾病中占有不同的地位,或主或辅,或标或本,或真或假,从而形成不同的具体病机和复杂病症。治疗时要根据不同患者的不同病因病机病症,分清主次予以辨证治疗。

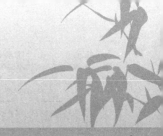

第六章

焦虑障碍的中医治则治法与
中西医结合思路

　　焦虑症的治疗可以有多种途径，一般而言，有各种治疗学派的心理治疗，典型的包括精神分析及其各种变形、认知疗法、行为治疗等，请参看有关专著。西医目前的抗焦虑治疗，主要是药物治疗，请参照本书有关章节和其他专著。本章主要探讨并介绍治疗焦虑障碍及其相关疾病的中医治则治法，应用特点与要点，主要以王老中医观点与临床经验为主，并介绍王老关于焦虑障碍中西医结合的思路与观点。

第一节　焦虑障碍的中医治则与治法

　　焦虑症的中医治则治法是中医一般治则治法在焦虑障碍治疗中的具体应用。

　　焦虑障碍的中医治则是确定治疗焦虑症具体治法的一般性原则，即在中医理论指导下，依据焦虑症的一般特点，治疗不同焦虑症所需遵守的共同原则。中医认为焦虑症是各种心身原因所导致的脑神失调，神机不宁，即在阴虚不足，脑神失养背景上的，热扰脑神，气机不畅，升降失司，病机具有复杂性和多层次性，病症往往神志症状与气血脏腑经络症状并见，虚实夹杂，寒热错杂，标本难辨，往往伴有和继发多种脏腑气血经络无形病变，甚或有形病变的一种全身性疾患。所以治疗焦虑症的治则包括整体观念，治病求本；形神兼治，治神为先；辨病、辨证、对症治疗相结合；标本兼治，急则治其标，缓则治其本；多管齐下，多重治法共进。

　　在这些治则指导之下，根据焦虑症属于脑神病，首先要治神，包括中医心理疏导，中医心理疏导贯穿患者诊治全过程，从接触患者及其亲属、了解患者个性和生活事件，搜集症状，了解病症演变，分析病情病性病势，做出疾病诊断和辨证，倾听患者倾诉，全面接受患者，根据患者不同情况、对患者做出心理支持、治疗与康复建议，促进患者领悟，改进生活态度。这些要在一般的诊疗过程中完成，体现中医的养生观、幸福观、伦理观、价值观，并与患者的文化、性格、社会地位相结合。中医心理疏导是中医治疗的一部分和背景基础，主要在于改善医患关系，取得患者信任，帮助患者减压，引导患者正确看待症状与疾病，认识自身与环境，改善依从性，转移注意力，接受医生的建议，潜移默化地放下心里包袱，淡化、忽视症状，体验逐渐变得轻松愉快，从而达到康复目的。中医心理临床疏导，不是专业的心理治疗，由于特有的中医价值观和伦理观，可能与现代心理治疗不同，也代替不了系统的心理治疗，强调医生的主导性和权威性，是药物治疗的基础，医生要根据自己的气质、语言特点、长处、优势，抓住患者的特点与情结，有针对性地运用中医原理、个人经验、典故、名言、故事、案例，给患者信心，为患者制定运动方案、饮食方案、睡眠方案、解释人际关系，给出积极建议，使患者看到希望，积极配合药物治疗和其他治疗。

治神在具体治疗中就体现为治脑，焦虑症治脑，针对焦虑症脑神不宁，脑神失养，脑络不通，神机不和，热扰脑神的脑神病共性，主张疏风活血，补肾健脑活血，滋阴、清热、行气、安神共进。治神，是焦虑症的辨病层次，是辨病治疗。

在辨病治疗的基础上，再根据患者的躯体症状、神志症状和体质特点辨病与辨证、对症治疗相结合；并且具体分析患者的症状特点，分清虚实寒热真假，厘清标本，考虑患者的体质与宿病，予以针对性治疗，给出治法和治法组合。具体应用在下一节有具体介绍。

下面主要谈谈如何对待患者的躯体症状及其治疗原则和注意事项。

很多焦虑症患者除神志症状之外，还有许多躯体症状，这些症状往往怪异、夸张，令患者十分痛苦和担忧，也往往令医生手足无措。可能医生和他人明知这些焦虑症的躯体症状并非气血脏腑经络的有形病变，很多属于脏腑未损，气血失调、气机升降出入紊乱的无形病症，具有很强的暗示色彩和心理性，很多症状是西医所说的自主神经功能紊乱以及躯体化症状或躯体形式障碍，往往是患者心理问题、心理压力的转换，很多心理治疗学派主张让患者忽视这些症状。中医主张，不能因为这些症状的心理性就予以忽视，要体会到患者体验的不是焦虑而恰恰是这些症状，全面接受患者，站在患者角度说话思考，就要全面接受患者的这些症状，并予以重视。只有医生高度重视，患者才会逐渐忽视；要运用中医形神一体的观念，对患者的症状认真予以鉴别，认识这些症状的脑神病本质，从神机、气机角度认真分析对待这些症状的来龙去脉，运用中医中药灵活的优势帮助患者尽快改善症状，缓解压力，在不增加患者的经济投入的前提下，尽量满足患者的要求，而不是过度教育和直接告诉患者这些症状不存在病理基础和不需治疗，甚至训斥患者，避免患者产生拒斥和被忽视感。但医生自己要高度清晰，再确认这些症状的生理心理本质后（谨慎、严肃的排出躯体疾患后），重视而不是忽视，但治疗时也不要让这些症状牵着鼻子走，分清标本真假，依据患者不同情况，积极给出心理学的、行为学、医学的对策。中医治疗这些躯体症状，一定要根据中医形神一体的原则，考虑这些症状的焦虑症背景，在安神壮脑、补肾活血基础上，注重症状而不拘泥于症状，按照中医辨证论治予以论治，给出治法，同时强调滋阴、清热、舒畅气机，灵活对待。

中医在治疗焦虑症的时候，要不仅仅针对症状，要洞察患者心理，在一般药物治疗的同时，引导患者树立培养适合自己健康的生活方式，改善人际关系，引导患者改变不恰当的各种理念和行为，潜移默化帮患者培养健康完善的人格，达到治病求本的目的。适当地为患者介绍饮食疗法、运动疗法应予提倡，但由于患者比较敏感多疑，切忌主观武断的批评患者，教育患者。对于焦虑患者一定要注意医疗保密等一般性常识和医疗常规。

第二节　焦虑障碍的中医治法及其应用特点

作为一个全身性脑神疾患，焦虑症的病症表现具有全身性、变化多端的特点，病机上既具有脑神失调、神机失和、气机紊乱的共性，也具有多样性、多层次性和复杂性的特点。现针对焦虑症不同层次的病机和特点，分别介绍中医治则治法，并突出王老的临床经验和学术观点。这些不同层次、不同角度的病机往往共存于一个患者的病程之中，不同病程阶段各自的重要性不同，实际治疗中往往合并交叉使用。

一、焦虑障碍中医治法的要点与特点

1. 焦虑障碍治脑调神要点与特点　焦虑症是一种脑神病，病机的核心是脑神功能紊乱，神机不宁，气机紊乱。其治疗原则包括顺脑神喜恶、壮脑髓、通脑络、静脑安神。具体落实到目前中医临床可操作治法即清脑、镇肝、补肾壮脑、补肾活血。

王老认为，脑喜虚静，恶躁乱；喜宣畅、恶抑郁；喜清凉，恶躁热；喜柔润，恶暴直；喜清净，恶浊秽。所以，要想保持好脑的正常功能，务必使大脑处于清静而不是躁扰、宣畅而不是抑郁、清凉而不是燥热、柔润而不是暴直、清净而不是秽浊的状态。焦虑症的脑功能病理基础很大程度上就是各种原因引起的内外虚实热邪扰动脑神；气机不畅引起的神机不和，神机躁扰；阴虚主要是肝肾阴虚引起阳邪上亢，扰动脑神，脑络失于柔润；气机不畅，升降失常引起的清气不能上养脑髓,浊气不降,秽浊之气恶扰脑神。在临床实际中,依据脑神所喜所恶,王老主要使用清热、降逆、泻浊、活血、通络、镇肝、养阴、安神之法。

壮脑髓治疗脑病、脑神病的基础在于脑为髓海,脑髓为阴,脑神为阳。壮脑髓主要是通过补肾填精来实现,其基础是肾藏精生髓,肾脑相通。当然,壮脑也离不开健脾益气,补肝血。运用补肾之法,壮脑髓,育脑神,和畅神机,有关论述可以参见相关补肾章节。此时的补肾法,往往要与活血脉、通脑络合用,即补肾活血壮脑才能准确体现壮脑髓的核心之意。

具体来讲,焦虑症在脑神功能紊乱层面共有的因素常常包括火热上扰脑神。这里的火热,病因上有可能是五志化火,或外感热邪,或食积化火,辨证上或属于阳明热盛,或属于肝郁化火,心肝热盛、也可能是肝阳上亢,也可能是外感余邪之热,也有的时候是食积蕴热,也有可能是气虚阴火上冲,也有可能是心肾不交,也有可能是下焦阴虚火旺之热,不论这些火热的虚实,脑热是共同结局,故清脑热是治疗焦虑的必然。具体实践中王老运用疏风散热活血、清热镇肝、养阴、泻下法合用。即运用菊花、天麻、白蒺藜这类具有疏散头风的药物疏散头部火热、郁热、伏热;运用川芎、丹参活血,俾血行而邪去热散;运用生石膏、珍珠母、磁石、石决明镇肝,防止阳热之邪气上冲,也常常配合怀牛膝,说是引(邪)气下行,实际是泻浊,升降气机来舒缓神机;运用生石膏、黄连、黄芩、栀子、黄柏清泻火热之邪;配伍运用生石膏、熟大黄清泻阳明火热;也可以再配伍火麻仁、郁李仁或瓜蒌、柏子仁之类药物保持微泻使热邪有出路,运用生地黄、玄参、麦冬等滋阴,既可清热,也可以濡润脏腑经络,说是润肝,实是润脑。如果血瘀明显、脑络不通确立,也可以运用桃仁、红花,说是活血脉,实是通脑络。

2. 焦虑障碍治肝要点与特点　焦虑症与肝关系密切。很多情志疾患都要从肝论治,焦虑症也不例外。焦虑症治肝或从肝论治包括以下几个方面。

第一,肝藏魂,主怒。凡是焦虑症以易激惹、胆小、善怒,或敢怒不敢言,敏感多疑为主要情志症状的焦虑症,要考虑从肝论治,或镇肝,或平肝,或柔肝,往往与清肝热,养肝阴,补肝血,疏肝理气,降气,滋养肾阴,利胆,通腑诸法合用,治肝之法繁多,临床颇为讲究。

第二,肝主疏泄,肝与人体气机关系密切。焦虑症是中医传统病证郁证的主要形式之一,患者情绪不佳与肝郁关系密切,而诸多躯体不适,如头部不适、胸胁不适、脘腹不适、小腹不舒,妇科症状往往责之于气机不畅,进而责之于肝郁所致。焦虑症许多躯体化障碍或躯体形式障碍,与情绪关系密切,感觉模糊笼统,描述难以清楚,疑病症状往往与肝郁有关。一般说来肝郁气滞往往见于情志为患的早期,也可以贯穿情志为患的各个阶段。不仅仅是肝郁,人体的其他气机不利,气机不畅,如脾胃气滞、肺胃不降、肝肺升降失常也都要行气,往往也要通过疏肝理气治疗,所以疏肝理气常常是一般中医治疗情志障碍的首选和常规治法,虽然从情志病治疗的实际看,疗效并不满意,但也说明疏肝理气在治疗焦虑症情志病的基础性地位。情志病疏肝理气,根据王老的经验和学术观点,忌用柴胡,盖伤肝阴之弊。

焦虑症或出现自我暗示极强的嗳气,呃逆,气窜感,也要通过疏肝理气或配伍其他治法治疗,或作为首选治疗方法。

第三,如果已见肝郁化火、易怒、兴奋、失眠患者,不宜再疏肝理气,或不宜再以疏肝理气作为主要疗法。肝经火热证或见肝火上炎,或见肝阳上亢,或肝胆湿热,要根据虚实不同,或清肝热、镇肝、平肝、利胆、祛湿、解毒、养阴。

如果患者焦虑症以头部不适症状为主,如头蒙、头痛、头晕、耳鸣,往往其他症状不明显,如舌脉病态不显。如伴有急躁等症往往要清肝热、引火下行,并配合镇肝、活血、安神、泻下、养阴之法。

第四,焦虑症情志失常,又常见纳差,腹胀,大便不调,善太息,往往辨证属于肝郁脾虚,要通过疏肝健脾治疗。而见胸胁胀满疼痛、情志抑郁或烦躁等表现但兼胃失和降,常有胃脘胀痛、嗳气、呃逆等症,一般属于肝胃不和,治宜舒肝和胃。肝郁脾虚常与焦虑症常见的胃肠功能紊乱关系密切。而肝胃不和是很多焦虑症最常见的证型。有些便秘、腹泻、胁痛胁胀、腹胀,常见于焦虑症自主神经功能紊乱的症状,要在辨病治疗焦虑的基础上通过疏肝和胃或疏肝理气来治疗。

第五,如果焦虑症出现以经脉拘挛、肌肉紧张、肌肉眴动,抽搐属于风动之象,要根据辨证,在安神治疗基础上,或区分是属于肝阴不足,肝风内动,还是肝阳上亢,肝阳化风还是血虚风动,辨证治疗。

第六,焦虑若见各种乳房不适,或伴有乳房疾病,应治肝为主,行气解郁化痰为常规治疗。

第七,由于肝肾同源,治肾,特别滋补肾阴,往往要肝肾同治,滋肾阴不可忘疏肝清肝,同样,温补肾阳切忌引动肝风,或导致肝阳上亢。心肝关系是木火相生母子关系,虚则补其母,实则泻其子,泻肝火也要泻心火。传统中医认为,肝升肺降,肝升于左,肺降于右,木火刑金,在调理气机,泻肝火之时,可以参考。

第八,焦虑症治肝的另外一个含义,就是镇肝,即传统的"重可镇怯"治法。传统中医认为,怯即神气怯弱、惊恐不宁之意。如用重镇之品以治心神浮越、惊悸不宁之证,就是运用重镇药物组成方剂,达到的镇静潜降作用。《沈氏尊生书·要药分剂》:"徐之才曰:重可去怯,磁石、铁粉之属是也。""张从正曰:重者,镇坠之谓也。怯则气浮,如表神守而惊悸气止,朱砂、沉香、黄丹、寒水石皆镇重也。"也有的将"重可镇怯"理解为运用大剂量药物或药力较峻猛的方剂治疗心神浮越、惊悸恐这一类病症。目前在治疗焦虑症的意义上使用重可镇怯治法，一是运用镇肝之法，防止肝阳、肝火或三焦火热上扰脑神之意，本质上也具有调整气机、降逆平冲或引火下行之意，往往配合清热、疏肝、柔肝、行气、补肾、滋阴法合用，常用药物是生石膏、珍珠母、磁石、石决明、滑石块，偶尔使用代赭石。实际中，王老已经不再运用朱砂，实为避免患者服用不当，引起汞中毒，但王老认为，朱砂为一味清心安神解毒良药，只要运用得当，可以缓解很多病痛。目前王老也不再使用铁粉、铁精，主要是其入汤剂味道不佳，而可以运用磁石替代。由于焦虑症病症不是一般的躯体疾患，却有很多患者需要使用较大剂量药物治疗，而非泛泛内科疗法中的一般药物剂量所能奏效，但要根据患者体质和心理感受性，谨慎运用。

3. 焦虑障碍治心要点与特点　在传统中医学，心为人身之大主，不仅如此还主张"心主神明"，是没有"脑"的位置的。在现代中医学，主张"脑主神明"，即"树脑神，不废心神"。实际上，将"心主神明"中的精神功能归属于脑（见上）即"脑主神明"，但仍然不能否定心脏在人体神志活动中的巨大作用，这是因为一方面，心主血脉、心为火脏、心主喜等心脏功能仍然对人体神志功能产生巨大的影响，（另外也不否认由于学术惯性和经验惯性，以及心主神明的部分合理性以及脑主神明学说的不系统性），焦虑症的治疗往往要在治脑宁神的基础上从心论治，主要体现在以下几个方面：

情志悲喜失常往往要从心论治。《素问·阴阳应象大论》："心在志为喜。"在志为喜，喜太过者则伤心。《素问·举痛论》："喜则气缓。"但暴喜无度，则可成为致病因素。《灵枢·本神》："喜怒无极则伤魄，魄伤则狂，狂者意不存。"《素问·阴阳应象大论》："暴喜伤阳，暴怒伤阴。"所以喜笑过度从心论治，喜笑不足，不善笑，整日表情悲苦、担忧、善悲也往往责之于心，要根据全身情况，特别是舌脉，来判定是心气不足、心阴不足，心阳大亏，还是心肾不交、水气凌心所致。

心主血脉。脉舍神。心血不足、心脉瘀阻与焦虑症关系密切，各种焦虑症往往离不开养心血、通心脉。现代医学意义上的改善心脑供血，离不开治疗心血不足，活血通脉。

"神即心火"（《难经正义·三十四难》），心气不足则神气不足，心火过旺，往往伴有心肝热盛，急躁、易激惹、善怒、担忧、敏感多疑，焦虑症见到这组症状要从心论治，清泻心火，或泻心肝热。

很多焦虑症失眠，包括入睡困难、早醒、睡眠感缺乏，再入睡困难，与心神不宁、脏虚神不守舍、血不养神、神气浮动关系密切，或责之于心火亢盛，或责之于心阴不足，或责之于心血不足，或责之于心气不足，或责之于水气凌心，总以安神养心为主，灵活对待。

有些焦虑症患者以睡眠多、记忆力差、反应慢、呆愣为主,或见舌苔厚腻、脉滑或濡,多为痰湿为患,蒙蔽心窍,或为水饮凌心,往往需要健脾利湿、温肾利湿、除湿化痰,辅以开窍醒心,但王老主张少用石菖蒲,防其开心窍过度,泻心气之弊。

焦虑症很多表现为心悸心慌、怔忡、善惊、心胸憋闷欲死、濒死感,多属心气不足、气阴两虚、心脉瘀阻所致心神大乱,要在辨病论治养脑安神基础上益气养阴、活血通脉。炙甘草汤、生脉饮、瓜蒌薤白白酒汤、血府逐瘀汤为常用方剂。

临床上,焦虑症表现为各种舌感觉、运动不适的往往要通心络、活血脉从心论治。也有各种小便不适,如小便频繁、短赤,往往要泻心火治疗。

有些心前区不适、肋间不适,也往往见于焦虑症之中,往往要从心论治或心肺同治,或心肝同治。

如果焦虑症出现心经、小肠经、心包经循行路线或穴位或脏腑络属区域的症状或躯体化症状,特别是描述不清难以形容的怪异症状,往往要从心论治,或活血,或通脉,或循经针刺按摩推拿,一方面调神暗示,一方面疏通经络,舒畅神机气机。

4. 焦虑障碍治肾要点与特点 焦虑症与肾关系密切,焦虑症从肾论治主要涉及以下几个方面。

"肾藏志,主恐"。肾与焦虑症关系密切,一方面,惊恐、大恐伤肾,导致肾虚,另一方面也可以由于体质、宿病、房劳、外感、其他疾病的传变、药毒,或火热伤阴,或消耗无度,或化生不足,导致肾阴虚,脑神失养,脑络失润,神机失宁,肾志不足,而见胆小、害怕、不敢见人、不敢出门,又不敢独处,肌肉紧张,无力,性功能下降,患者往往胆小而敏感,害怕而易怒,阳亢而早泄,很多矛盾症状或虚性亢奋,证属阴虚或阴虚火旺,治疗这种焦虑要在安神调神养脑基础上,滋补肾阴;这种肾阴不足,往往伴有肝阴不足,肝肾阴虚共见,肝体失养,则疏泄失常,肝气郁滞,所以在滋补肝肾之阴的同时还要疏肝理气,这也是名方一贯煎的病机基础;另一方面,在肾阴不足存在的同时,往往存在阴虚火旺,或阴虚阳亢,或肾阴不足,心火亢盛,或心肾不交,所以在滋补肾阴的同时,还要清心火,或滋阴去火,所谓"壮水之源,以制阳光",或六味地黄丸三补三泻,或知柏地黄丸滋阴清热,或交泰丸交济水火,引火归元。临证中,王老运用滋阴平虑之法,也常常配合清泻阳明、镇肝平肝之法合用,清补兼施,已达到标本兼治,使虑平而神安。

治疗焦虑症滋补肾阴,同时也往往需要配合温补肾阳,这是一方面,阴阳互根,常常阴损及阳,也由于焦虑常常伴有抑郁,在滋阴平虑的同时还要温阳开郁。不管是滋阴为主,还是温阳为主,王老的经验是很少用附子、乌头、干姜、肉桂这类热补助火散寒之药,以避免其动火生热伤阴,扰动脑神,加重焦虑,实际上即使是滋阴,温补也极其注意避免助火,很多患者在表现肾阴虚的同时,潜伏着阴虚火旺倾向,往往单独使用滋阴、温补会扰动精室,反而令患者恐慌不已,加重焦虑。所以虽然焦虑患者要滋阴或滋阴与温阳同用,但千万不要忘记滋阴不要助火,故而要滋阴平虑、温阳开郁的同时要与清心火肝火、镇肝阳、疏理气机,安神、消导同用,才可以治病而不是加重焦虑。单独清热不能缓解焦虑,因为焦虑的根源不仅在于热扰脑神,更在于脑神失于滋养,神机失于舒畅。滋阴治本,清热治标,理气,安神为助,是焦虑症滋阴之法使用切记的要点。

对于药毒引发的焦虑,即药源性焦虑,不仅要养阴、清热,还要解毒,通便,利湿浊。

焦虑症从脑论治的另外一个层面是:脑为髓海,肾藏精,生髓。肾精与脑髓、脑神是因果之关系,王老认为,肾为神之根,就是强调肾精对脑髓、脑神的荣养作用,与脑神、脑髓与肾精的相互关系。焦虑症是脑神失宁,神机失和,往往与脑髓失养,脑神势弱,易为邪气所扰有关,而肾虚,常见的是肾阴虚肾精化源不足,可致精亏不能生髓,脑髓失养,元神亏虚,脑神疲弱,而见焦虑,如胆小、害怕、疲劳、易激惹等;一方面,肾阴不足,容易化火,火热上扰,或引动肝阳上亢,或导致肝郁,或心阴不足、心火上炎,扰动脑神;另一方面,脑神不和,五脏失宁,脏神失主;神机失和,气机升降乖戾,气血紊乱,或善恐,或善惊,或善思,或善忧,神乱魂离魄动志意不坚,焦虑诸症百现。除此之外,用脑过度,耗神日久,也可能会伤及脑髓,耗乏肾精,导致肾虚。

焦虑症肾精不足的另外的一个途径就是运用西药抗焦虑抗抑郁药的不良反应。临床经验表明,长期使用抗抑郁西药可能会导致肾虚精亏而神弱。所以治疗脑神病焦虑诸症,滋养肾精极其重要,是常规之法,故治肾乃为焦虑治本之道。焦虑症补肾,不仅仅有填精壮脑之意,还包括滋养肾阴去火,以及温阳开郁,滋阴平虑,壮水之主,引火归原各个层面的考虑,技术性很强。焦虑症运用补肾填精壮脑之法,不同于内科一般疾病应用此法,也不同于痴呆应用此法,往往要配合安神、活血、清热、疏风、泻火、通便、健脾、消导、镇肝、柔肝、行气、滋阴、生津、温阳诸法合用。

焦虑症治肾的另外一个考虑是:肾为后天之本,治病求本,也有治未病之意。很多焦虑障碍或许没有明显的肾虚,甚至无症(躯体症状和舌脉)可辨,但根据中医理论与病机分析,疾病可能会出现传变,需要阻断病势,治未病,养脑安脑,先安未受邪之地,此时治肾是一种更为高超的治法。如焦虑症还在心肝热盛阶段,在清心肝之热的同时,即予以配伍补肾之法,使用山茱萸、制何首乌,甚至龟板、鳖甲、巴戟天,不仅可以改善疗效,而且可以改善患者体质,达到治病求本之意。

焦虑症治肾还有一个含义在于：很多焦虑，主要是性焦虑或性相关焦虑，要从治肾入手。性焦虑常见的临床症状，除了心理疏导和治心清热安神之外，还要治肾。如果源于手淫或手淫过度，可能要滋肾阴泻相火；如果源于性功能减退，阳痿要温肾阳或补肾精，如果是早泄，补肾固涩为常法；焦虑症患者经常出现性感缺失、阴道干涩、逆行射精、精少，往往要根据不同情况或补肾，或滋阴，或泻火，或温阳，或利湿热。

焦虑症从肾论治还会涉及这三个角度：①肾司二阴，有器质性原因或纯粹心因性的前后二阴各种不适，也往往是焦虑症患者所苦，甚至是难言之隐，如阴囊瘙痒、龟头凉、阴部气味重，阴囊湿疹等其他阴部不适，要从肾（膀胱）论治，有些神经症相关的便秘、腹泻要着重治肾；②焦虑症见肾经、膀胱经循行路线的躯体病症或相关躯体化症状要治肾；③有些涉及奇经八脉的怪异病症，很可能是焦虑症的躯体化症状也要从肾论治。其他临床怪症、怪病可以从肾治疗作为尝试。

最后，焦虑症治肾要强调焦虑症症状错杂，往往是寒热错杂，虚实难辨，标本难分，上下兼见。这些症状的复杂性求其深层原因，心理上往往与内心的冲突有关，生理上往往与肾阴阳两虚有关。在肾虚精亏、气机升降失常（心肾不交、肝郁气滞、脾胃升降失常、肝肺气机乖戾）的背景之下，一方面肾阴不足，阴虚阳亢，虚火上炎，虚火与肝郁化火并见；另一方面，阴损及阳，肾阳不足，阳虚生寒，往往在上部见到心肝热盛、脑神被扰，胃强脾弱；再一方面见到肾虚阳气不足，寒自内生，兼之气机失调，升降失司，上热下寒，虚实并现。这时治肾不仅仅有治下寒下虚之意，也是治疗上热的必要措施。这种情况之下不仅要寒热同治，还要运用调理脾胃、行气，疏肝调整气机升降，交通心肾，引火归原综合治疗。另外，这时候的治肾，有治本之意，不仅仅要滋肾阴，也要补肾阳，阴阳俱补。

5. 焦虑障碍治肺要点与特点　焦虑症是脑神病，肺魄是脑神功能的一部分，也是脑神在肺脏的体现，自然也是肺脏功能的体现。焦虑症与肺脏、肺魄关系密切，所以焦虑症在以下几个方面的时候要注意治肺、调肺，即在调神宁脑、安神平虑的前提下，主要或辅助从肺辨证论治。

一是焦虑情绪表现为肺魄失常，如以担忧为主，深深的忧虑，善叹息、叹气，不自主的长吁短叹，喜悲伤；或者出现类似中医所描述的百合病常见的症状，因为中医认为"人之初生，耳目心识，手足运动，啼呼为声，皆魄之灵也。百合病恍惚不宁，魄受扰也，魇寐中恶，魄气掩也。本神篇云：并精而出入者谓之魄，言其运动之能处也。"（《难经正义·三十四难》）而《灵枢·天年》曰："八十岁，肺气虚，魄离，故言善误"。孔颖达在《春秋左传正义·昭公十年》认为魄为"附形之灵为魄,附气之神为魂也。附形之灵者,谓初生之时,耳目心识,手足运动,啼呼为声,此则魄之灵也。"张景岳在《类经·藏象类·本神》中解释"魄之为用,能动能作,痛痒由之觉也",更进一步揭示出"魄"不但与视、闻、哭、记忆等本能密切联系,更是人体感知外物,感受外物刺激的基础。如果焦虑症状见到手足运动、啼哭、恍惚不宁、容易口误等方面的症状,应在整体观念、治神为主的前提下从肺脏辨证论治,着重养肺阴(肺胃、肺肾)、降(肺胃)气逆、健脾肺化痰诸法,或单用或合用。对于以忧伤、长吁短叹为主的焦虑患者,虽然不见肺气不利症状,也可以适度调理肺气,如在方剂中配伍使用紫菀、桔梗、百合、沙参,往往能够改善疗效。由于肺与大肠相表里,肛门也称魄门,肛周不适相关的焦虑躯体化障碍也可以考虑调肺治肺。

　　二是焦虑症状中躯体化表现中含有胸憋闷、堵闷,不停地吞咽、咽干咽痒、梅核气、咽嗓描述不清的症状、痰多、呛咳、气喘、短气、自汗等症状,肺脏归属症状或辨证属于肺胃气逆、脾肺气虚、痰湿阻肺、肺阴不足、肺肾阴虚、肝火犯肺等症要从肺治疗,如采用开胸顺气化痰,补肺健脾,调理肺胃气机,即在治疗脑神、辨病治疗焦虑的基础上辨证治疗这些伴随症状或躯体化症状。有些躯体化症状表现为与肺、大肠经腑相关的症状如:咳喘,上气,烦心,肺胀满,小便数而欠,胸满,缺盆痛,臑臂内前廉痛厥,掌中热,头面五官不适、咽喉不适、皮肤各种感知不良、肠胃功能紊乱等,及手太阴肺经、手阳明大肠经经脉循行部位的其他病症如虚性的腹痛腹部不适,腹鸣腹泻、大肠功能减弱、肩膀僵硬、皮肤无光泽、肩酸、咽干、喘息、宿便等,以及实性的腹胀、易便秘、肛周不适、肩背部不适或疼痛、牙疼、皮肤异常、上脘异常等症状,这些症状往往不能与一般内科体检或理化检查相吻合,往往与患者情绪状态关系密切,症状飘忽不定,描述不符合神经生理病理的可以考虑为焦虑的躯体化症状,可以在治疗焦虑辨病论治、治脑调神、养神安神、舒畅神机气机的前提下调理肺经、大肠经气机气血。

　　如果原有宿病,如肺心病、肺癌、肺结核等病,或者这些疾病突发、加重、波动、失治引发焦虑,或焦虑疾患继发性于肺、大肠经腑病变的疾患或伴发于这些疾患,就要以之肺、大肠原发性疾患为主,但也不可忽视焦虑症的治疗;或焦虑症由肺、大肠疾患治愈后所残留症状,自然也要继续调理肺、大肠气机,一般要继续润补肺胃气阴,或滋养肺肾之阴,或调补肺脾之气,或清热化痰,或滋阴化痰。

　　再有就是虽然没有明显的肺、大肠经腑症状,但根据中医理论或临床经验,可能在病因、病机或病机传变方面与肺、大肠有关,如气机升降失常,需要调理肺金,或作为辅助治疗调理肺金。

　　一般来讲,焦虑多为内伤疾患,属里,但偶有患者临床除烦躁不安之外,还有疲倦、头痛、颈项不适，或见寒热失调、自汗、浑身不适、全身"较劲"，类似"表证"，属于营卫失调，或可通过一汗而解，也可以不用药物，通过按摩、推拿的解表法，临床也有治疗成功的案例。

有些严重的便秘、小便余沥、皮肤异常感、肺经、人肠经循行路线的怪异症状除了通过调理肺大肠的方剂治疗以外，也可以通过推拿按摩肺、大肠经穴位、经络治疗。

我们知道，肺主气，司呼吸。通过肺气的宣发肃降，可使津布于表，下行归肾。其余属卫主表，治节诸脏，通气发音，主司嗅觉等，无非都是肺的主气功能在本系各个方面的体现，而且都是通过宣降两种运动形式来实现的。所以，肺的一切生理功能都要以宣降津气为其机括。所以，调理肺金，一定要抓住养肺阴、降肺气，保持肺气宣畅。一般来讲，治疗焦虑症治肺、调理肺金用药剂量宜轻，"治上焦如羽，非轻不举"。但也要考虑患者的具体情况和心理特点，做到洞察患者心理、洞察疾病，根据患者具体心身体质用药选方。

6. 焦虑障碍治脾胃要点与特点　脾胃系统由脾、胃、肌肉、唇口及所属经脉组成，也与小肠、大肠、肝胆关系密切。中医学里的脾胃，既包括解剖可见的实体，又泛指消化系统的生理功能。汉代张仲景在《伤寒论》中将阳明与太阴两两相对，各自代表消化系统的一个侧面。脾胃有纳运水谷，升清降浊，主气统血等生理功能。将其生理特点归结起来，不外升清降浊两个方面。

脾意是脑神的一部分，也是脑神与脾脏共同作用的人体甚至活动的一部分，"意者，心之所发也。"脾藏意主思，意，包含部分记忆、意志、思维，具有推测、意度之意，脾意失常会有健忘、思考力不足，意志减弱的临床症状。思有思虑之意，思虑过多，会让人心神不宁，担忧，可见脾意不足与焦虑症关系密切。除此之外脾胃为人体后天之本，为人体水谷精微之来源，对于脑神、肝血、肾精的荣养关系密切。再有就是脾胃为人体气机之枢纽，两者一升一降，为人体上下、心肾交通之关键，生理上心肺之阳下降，肝肾之阴上升，清升浊降离不开脾胃气机，进一步而言，脑神神机的舒畅也离不开脾胃气机的枢纽作用。

所以，根据王老经验，焦虑症从脾胃论治主要注意以下13个方面：①焦虑症临床以"脾藏意主思"功能失常为主的焦虑症候群，如思虑过度，多疑敏感，记忆力下降，精力下降，意志力减弱，不耐疲劳，要在治疗脑神失宁的基础上调理脾胃；另外，"谨查病机，以意调之"（《素问·至真要大论篇》），"谨察间甚，以意调之，间者并行，甚者独行"（《灵枢·标本病传论》），除了可以从心理治疗、疏导层面理解"以意调之"，即医生在诊治的各个环节，充分分析患者产生疾病的心理原因和心理原因在患者产生疾病的具体心理机制与情结，运用心理治疗的原理有针对的予以治疗，有关原理与技术请参阅《中西医结合论治抑郁障碍》有关章节。②焦虑症患者常伴有脾胃功能失常，临床表现为消化功能紊乱的症状,如纳差、反酸、呃逆、嗳气、腹胀、便秘、腹泻、肛门坠胀感,故治疗应注重调理脾胃。③焦虑症辨证主要包含脾胃不和、脾胃升降失常、脾胃虚弱、阳明热盛等病机上属于脾胃失常的病证,治疗脾胃,或主或辅。④在病机层面,涉及脾胃与其他脏腑功能失常密切相关的病证如肝胃不和、肝脾不调、脾肺气虚、肺胃不降、脾肾两虚出现时,要两脏或数脏同治。⑤当临床症状表现为全身性,病机复杂之时,要善于抓住脾胃为人体后天之本这个关键,治病求本,调理脾胃,可能会有四两拨千斤的作用。⑥对于以虚弱症状特别是气虚或气血不足、四肢乏力、气短易汗等为主时要调理脾胃。⑦在一些焦虑症患者的怪异病症,主要是躯体化病症,特别是在这些病症与脾胃经脉循行络属部位关系密切之时,要以调理脾胃为主,或可对相关经络、穴位进行针灸推拿治疗。⑧焦虑症临证出现一些五官孔窍症状,往往难以通过西医学的生理病理机制解释,往往也需要以从脾胃论治,或主或辅。王老曾经治疗一位精神分裂症患者家属30年不闻香臭,最终王老以调理脾胃为主取得满意疗效,临床上也有以调理脾胃气机为主治疗焦虑症患者肛门坠胀成功的实践。⑨对于以心肝热盛或药毒所致焦虑为主的治疗,或头部、皮肤肌肉感到烧灼感的焦虑患者,要以清泻阳明为主,使热或热毒从大便而解。⑩焦虑症患者的失眠,久治不愈,镇静药越吃失眠越厉害,可能往往伴有肠胃功能失调,所谓"胃不和则卧不安",需要调理脾胃。⑪对于治疗脾胃,往往要脾胃同治,行气为先,同时调理脾胃往往离不开舒畅肝胆气机。补脾或使用其他补法,如补血、补肾,不要忘记配伍消导药物,避免壅遏气机,对于气机平衡脆弱紊乱、神机敏感的焦虑患者特别重要。⑫焦虑症治疗脾胃,就是要教育患者饮食要清淡,保证营养,针对性地使用食物疗法和营养疗法。⑬焦虑症治疗脾胃,还要强调保持大便通畅,善于运用保持大便通畅,或利用微泻状态,以示腑气通,气机畅。

7. 焦虑障碍清热、解毒要点与特点 焦虑症辨证出现阳明热盛、脾胃积热、心肝热盛(心火亢盛、肝火上炎、肝阳上亢)、药源性热证或药源性热毒等证的时候要运用清热法,湿热明显、阴虚阳亢、虚实不明显之时可能会辅助运用清热法,在热象明显或热毒炽盛之时还要运用清热解毒之法。所以清热法在焦虑症治疗中具有很重要的地位,不同于其他疾病的火热证,焦虑症运用清热法和清热药物有着自身的特点,值得深入研究。

如果患者出现遇有各种各样的生活事件如婚丧嫁娶,装修盖房,工作紧张,精神压力大或换了新的工作或生活环境,或过食肥甘辛辣,或抽烟多喝水少,起急上火,焦虑症状多表现为紧张、急躁易怒、敏感多疑、担忧、害怕、冲动、坐卧不安,手脚心热,身热汗出,有时肌肉抖动,哆嗦,呃逆,身上气窜,甚者还可能如临大敌,躯体症状多出现口干舌燥,急躁易怒,甚至口舌生疮,口臭牙宣,皮肤粉刺疖痈,烦躁失眠,小便黄赤味大,大便干燥,睾丸阴囊汗出有味,阴部或肛周脓肿,痔疮复发,这些症状经常出现在焦虑症初期,应激反应时出现,属临床焦虑障碍,辨证除了心神不宁,神机失和之外,往往或属心肝热盛,或心火亢盛,或肝火上炎,或阳明热盛,或二焦热盛,或属有形实热,或属无形热炽,治疗时,在使用安神宁脑之时,要根据情况运用清热法,使用清热方剂和药物。焦虑症清热包括清脏腑热、清虚热。主要是清心火、清心肝热、清阳明热、清泻肺金、清肝肾虚热、清肝胆湿热等。常用方剂如导赤散、龙胆泻肝汤、左金丸、泻白散、泻黄散、清胃散、玉女煎,也常用白虎汤、清营汤、犀角地黄汤,如果伴有大便干燥或阳明实热,或热势较重,要配合泻下法,或合用承气汤类,根据热势程度,调整清热和泻下药物的剂量和味数;清热法在使用清热药物的同时,一般应配伍养阴药物,如增液汤之玄参、生地黄、麦冬,也可以根据病势配伍天花粉、沙参、百合、石斛等。较大剂量使用清热药物的同时,也要注意配合养阴清热,在辨别火热程度的同时,还要注意火热的虚实,注意阴虚阳亢所致火旺的可能,注意滋阴降火,如运用青蒿鳖甲汤加减或配伍使用。

如果焦虑症"上火"明显,或热毒较为明显,如长疖痈,粉刺,口干口臭,往往要配合清热解毒药物,如黄连、黄芩、黄柏、栀子,也可以配合紫花地丁、板蓝根、金银花、连翘;如果湿热较重,如舌苔厚腻,也要配合清热利湿、芳香化湿的如佩兰、藿香、荷叶之属;有时也需要配合清利下焦湿热、利尿通淋药物,如猪苓、茯苓、车前子、瞿麦。如果肝郁因素还存在,可能要配合行气之品。对于较长时间使用清热药物,要注意配伍健胃护胃消食之品,防止苦寒伤胃。

治疗焦虑障碍,运用清热药物,要注意剂量大小,不仅要考虑患者的体质,热势大小,还要注意患者心理的承受程度和对药物的态度。有些患者对"凉药"特别敏感,一派火热,貌似实热,但不耐寒凉,患者容易受到自我暗示,或受网络宣传对凉药心存恐惧,要对患者心理有洞察能力和症状演变的预测能力,用药要谨慎,看准后大胆运用,并做到适可而止。

8. **焦虑障碍调理气机要点与特点** 焦虑症多层次病机的一个重要层面就是气机紊乱,由于神机失和导致的气机升降出入的失常,反之由于气机升降失常引起神机失和,气机是脑神、神机与全身脏腑经络联系的机制与途径,是脑髓、脑神、神机与脏腑气血经络四肢百骸的联通环节。

气的运动,称作"气机"。气的运动形式虽是多种多样,但在理论上可将它们归纳为升、降、出、入四种基本运动形式。《素问·六微旨大论篇第六十八》岐伯曰:"出入废则神机化灭,升降息则气立孤危。故非出入,则无以生长壮老已;非升降,则无以生长化收藏。是以升降出入,无器不有。故器者生化之宇,器散则分之,生化息矣。故无不出入,无不升降。化有大小,期有远近,四者之有,而贵常守。反常则灾害至矣。"

中医气机理论非常繁复,主要包括左升右降,肝生肺降,脾升胃降,心火下降,肾水上乘等,从整个机体的生理活动来看,则升和降、出和入之间必须协调平衡,才能维持正常的生理活动。从焦虑这个角度,气机与神机(脑神活动的机制)相互影响,气机升降出入正常则神机和畅,神机和畅则脑神宁;反之神机失和,则气机紊乱。焦虑障碍往往表现为不同的气机不调,常见的是气滞、气逆、气陷、气脱、气结。常见的临床证型如肝郁气滞、肝胃不和、肝郁脾虚、肺胃气逆、脾胃不调、心肾不交、心阳(心气)暴脱(如惊恐发作)等,可以见于焦虑症不同证型之中,而且,气机不畅可以引起各种表现的经络郁滞不通、气机的失常可以引起气血运行不畅,如阳气不敷表现为恶寒、怕冷,阴津不布可以引起口干、眼干、便秘、皮肤干燥、痰湿内生,也可以出现气郁化火,经络不通,不通则痛或其他怪症(怪异感觉内脏不适),如酸麻痛痒胀都与气血不畅有关。焦虑症的许多躯体化症状可以运用气机不畅、气机升降出入的失常得到合理解释。

焦虑症调理气机不仅仅是传统意义上的疏肝解郁,也不仅仅应用于疏肝和胃、疏肝健脾、降肺胃气逆、交通心肾之时,其实应用在焦虑治疗的每一个环节。值得注意的是在通便时要降气,如通过宣降肺气或润肺通便;健脾化痰要调理气机,行气不致补滞,如补气的同时,益气升陷对于很多肛门坠胀的焦虑患者为必用之法;焦虑症患者感到寒热并存,或畸寒畸热、奇寒怪热,都不能用温补或清热,往往要疏理气机。焦虑症怪症颇多,有时需行气化痰;出现瘀血症状要行气活血,如果其他之法不效,可以尝试调理气机。

9. 焦虑障碍清上温下要点与特点　焦虑症的很多患者具有寒热证并见的临床表现,其中上热下寒最为突出。

上热,有火热实证,如心肝火热,肝肺热盛,也有阴虚火旺之热,也有气虚虚火上冲,也有肾阴虚,心火旺,也有肾阳不足,虚阳浮越之火(但绝非戴阳重证)。下寒主要是肾阳不足,或命门火衰,或下焦虚寒,或下焦寒湿,也有少量下肢经脉风寒痹阻或下肢血脉痹阻阳气不通。上热下寒不仅仅是上与下的问题,往往存在"中"的问题,上下的具体含义也不同,而脾胃气机或全身气机升降问题往往才是问题的关键。所以上热下寒、病症错杂,集中反映了焦虑症病症、病机复杂的特点。

治疗上热下寒的治法当然是清上温下,但往往要与交通心肾、调理气机,升降脾胃(升降阴阳),引火(邪)下行、引火归原诸法同用。清上主要是清心肝肺胃之热,主要是黄连、黄芩、百合、沙参、生石膏诸品的适当选用;温下,主要是温补肾阳,往往配合滋补肾阴,活血通脉。王老温下主要是选用巴戟天、淫羊藿、菟丝子、龟板这类温补肾阳药物,且一定要配伍山茱萸、生地黄、玄参、麦冬滋阴之品,并且配伍消导、镇肝、降逆之品,而绝不用附子、肉桂、干姜这类大热峻热散寒之药,避免纵火生热,扰动气机上扰脑神之弊,否则,相火妄动,心肝热盛,气机上冲,怪症丛生。在清上温下的同时,一定要调理气机,行气开郁,特别是调理脾胃气机,升清降浊,健脾益胃,并消导,以防补而壅滞之弊;同时引火下行,引火归原。运用清上温下需要综合平衡,既要平衡心理感受,也要照顾躯体耐受,注意平衡上下、虚实、寒热、脾胃、补泻、升降、阴阳,可以说技巧、经验性极强。

晚近,我们曾试图结合火神派治法,峻补阳气即重用附子、肉桂、细辛与清上、滋阴合用,虽有成功的案例,但经验远不成熟。总体表明,焦虑症上热下寒使用附子、肉桂、细辛这类温性药物一定要谨慎。对于一些肾虚明显的焦虑症患者使用巴戟天、淫羊藿也仍然可能导致相火妄动,阳亢遗精,引起患者恐惧,务必及时调整药物。

10. 焦虑障碍虚实同治要点与特点　焦虑症症状错综复杂,病机繁复,其中虚实夹杂,标本难辨是焦虑症的一个特点。治疗焦虑症的虚实夹杂,当然要补泻兼施,但王老主张,焦虑症虚实夹杂证中的治疗补虚运用一定要谨慎,对于滋阴一定要配合清热、行气防其壅滞脾胃;焦虑症补阳气更要谨慎,因为焦虑症寒证往往难辨真假,即使存在阳虚有寒,也往往是在阴虚基础上出现,更往往兼有气机郁滞,或升降失司,说是寒证,往往暗藏伏热,所以补阳一定要慎重,并合用滋阴、清热、行气之法。对于补气,也需格外谨慎,因为焦虑症患者往往主诉心悸气短,患者缺乏安全感,总是觉得自己虚,所以医生也经常为迎合患者采取补气,但往往稍用党参、生黄芪就会出现"上火",口干舌燥,心烦加重,这是因为焦虑症患者的气虚乏力往往是气阴两虚,并伴有气郁,患者体质背景阴虚为常态,所以稍一补气,就会化火生热,加重烦躁之症,王老认为这种焦虑患者的气虚是确实存在的,但这时补气一定要气阴双补,选用不易引动火热的太子参、麦冬、五味子、沙参、百合、茯苓、薏苡仁、黄精之类,慎用党参、炒白术之属。

对于焦虑症患者的虚实夹杂的邪实,王老主张清热、泻下、化痰、活血、解毒诸法共用,强调给邪以出路,对于焦虑症热象不甚明显的患者,也要清热、镇肝、行气、化痰,这是由于焦虑症这个疾病的辨病层面的病性决定的。

焦虑症患者往往寒热并见、虚实并见、上下并见、表里并见、标本并见。如患者对寒热症状非常敏感,寒热症状本身也富有变化性,有的一会热,一会冷,有的热的同时,感觉到冷;有的上身热,下身怕冷或身寒;有的患者怕热,就脱衣服,立刻就觉冷;有的患者觉热即汗,见汗就冷,各种自主神经功能紊乱症状不一而足,故而不能见热治热,见寒治寒,让患者症状牵着鼻子走,充分意识到患者的症状具有不确定性,其症状往往是心理状态的表征,受心情、情绪、环境、人际关系影响极大,临床上,一定要重视这些症状,与患者一起体验这些症状,了解体验患者为症状所苦,但医生内心不能让患者这些症状所左右。

治疗这些躯体化症状,一定要在治疗脑神的前提下辨证治疗,注意气机的调整,并配合适当的暗示。但这并不意味着对这些症状的治疗不重要,因为患者感受的不是焦虑,而是这些症状,这些症状患者是实实在在地感受到了,并不因为医生判断没有相应器官的实质变化而忽视,在患者充分认识症状的本质之前,对于很多患者不要过于直接忽视症状,而是要充分理解患者,简要说明,同情而不评论焦虑症状。

一般认为,焦虑症多虚实夹杂,且往往虚象明显,有的焦虑患者一派虚象,甚或表面上属于中医虚劳,但使用补法一定要谨慎,这类患者往往虚郁并见,或为气机阻滞导致的假寒假热,假虚真郁,郁重虚轻,内郁外虚,本郁标虚,使用补泻之法均要谨慎。

二、王老用于焦虑障碍的中医治法要点与特点小结

王老主张治疗焦虑症,首重调养脑神,强调补肾壮脑,疏风活血;滋阴、清热、理气并举,安心神、镇肝、以重镇祛怯为常法;辨别标本,补泻兼施;慎用温补,见寒慎用祛寒,不忘散郁;清上温下,不忘调理脾胃,升降气机;行气慎用柴胡,肝火避免疏肝;补气不忘滋阴,常用生脉饮,慎用党参、炒白术,防其助火之弊;引火下行常用怀牛膝,保持微泻以祛邪,常用火麻仁、郁李仁。伴有抑郁,要温阳开郁,但温阳不忘滋阴、泻火。若长期使用西药,要注意解毒,更重清热养阴。焦虑患者要怡情养性,加强户外运动,饮食宜清淡。

第三节　焦虑障碍诊治康复的中西医结合思路

王老认为,中西医结合视野下焦虑症的内涵是脑神功能系统的失调所引发的人体精神、情志、气血、脏腑、经络的紊乱状态,体现在躯体症状、情志症状等多个层面,在外延上包括了临床上常见的"惊悸""怔忡""灯笼病""郁证""百合病""脏躁""奔豚"等病症,也可以见于更多疾病(如躯体疾病、心身疾病、精神疾病)的不同阶段,是各种疾病对脑神功能的影响,也是脑神功能对各种疾病的反应,是人体的全身性疾患,反应为整体功能的紊乱。王老还认为,焦虑不仅是一类症候群,它既可以是疾病的产物,也可以是疾病的病因,很多疾病或以焦虑为发病病因和背景,或以焦虑为疾病加重恶化的重要因素。在这个意义上讲,焦虑也是一类致病因素,是一种与痰饮瘀血一样的病理

产物,是一种病邪。对焦虑障碍的中西医结合治疗要以此认知为基础,辨病施治,辨证论治,杂合以治,王老在焦虑症的发病因素上强调肾阴虚的基础性作用,治疗上主张在辨证论治基础上强调益肾养脑平虑,形神同治,以通为顺。

王老认为,中医、西医不仅仅是两种医学与两种治病防病的技术,具有不同的价值观念即不同健康观、预防观、疾病观、治疗观、康复观,对医患关系也有不同的判断。在焦虑症的防治上这两种不同观念的医学体系恰到好处地应用于结合,最有利于患者。中西医结合无论是价值观的结合、理论的结合、在医生诊治过程的结合,还是对症状描述的结合、诊断的结合、治疗的结合,还是仅仅是药物的结合,抑或还是康复手段的结合,只要有利于患者治疗,就应该予以实施。中医医生不要对西医、西药有偏见,也希望西医认识到中医的价值。尤其对于焦虑症这样的精神疾患,与文化、价值观、生活经历高度相关,疾病的发生发展具有高度的不确定性,任何价值观的偏执都不利于认识人性,也自然不利于焦虑症的诊治与康复,对医生诊治过程是这样,对患者康复也是一样。所以不管从理论追求上,还是临床价值上,探索中西医结合论治焦虑障碍都是我们的必然选择。

1. 从中医、西医两个诊治体系接触、了解患者　从中医、西医、心理、社会等不同角度询问病史,全面深入了解患者,搜集症状,获取疾病和疾病背景有关的信息,从出身、社会阶层、个性、文化角度认识一个人,洞察患者的动态心理,深入了解患者和患者患病的必然,从而对患者进行评估,给出治疗。

西医在诊治过程中,讲究客观、标准化,注重排除躯体疾患,适当的理化检查,让患者倾诉,保持恰当的医患距离,使用各种心理测量量表,不轻易做出诊断,诊断之前,治疗谨慎,诊断后用药果断,治疗标准化,用药后疗效确切肯定。但由于注重疾病诊断,注重诊断治疗的标准化,往往容易出现忽视患者个性、个人体验、个体差异的倾向,治疗用药上的标准化更存在用药品种、剂量、疗程的标准化,容易忽视患者的具体特殊性,如果患者对药物反应敏感,夸张,往往令患者无所适从,产生被忽视感,再加之药物副作用,往往难于坚持,又由于疾病的复杂性和药物疗效的有限性,往往治疗周期长,减药、停药稍不注意就会令症状反弹,或持久不敢减药,令患者担忧无比。对于焦虑症,医生更重视抽象层面的心理问题,往往对患者的躯体症状,躯体化症状有视无睹,或无可奈何,容易引起患者失望和医患关系紧张。

中医诊疗过程讲究医患关系的融洽,医生更有主动性,可以显示医生个人的个性魅力,诊疗过程简单方便,更容易被患者所接受,可以给患者更多表述自己体验的机会,由于主张 “病为本工为标”,强调患者在治疗中的主导地位,重视患者的感受和患者的反馈,也更使医生容易与患者沟通,降低患者的紧张和焦虑水平,良好的医患关系本身就对患者是一种支持和治疗。中医诊断更具有灵活性,主张在诊断不明情况之下可以先辨证治疗。由于主张形神一体,中医认为没有绝对的躯体症状和神志症状,可以按照辨证论治灵活治疗各种各样的焦虑症状,使患者尽快改善症状。中医的另一个优势是在漫长的历史中,积累了丰富的经验,可资借鉴的治法方药用之不竭,理论流派各具特色,医生可以根据患者对治疗的反应及时调整治疗方案。中医中药的缺陷在于技巧性太强,如果辨证不对,难以见效,有时对特异症状难以迅速见效。

所以,两套医学体系各有优势与劣势,中西医结合取两者之优势,根据不同患者的个性、疾病、文化特点以及期望值的不同,采取有所侧重,或中西医互补,可以改善患者感受,如采取西医诊疗过程的规范性,可以降低误诊率,及时发现潜在的躯体疾患,运用中医治疗手段的灵活性和医患关系的亲和性,完全可以提高、改善焦虑症患者的感受和治疗水平。

2. 双重诊断,互为纲目,细化诊断　中医、西医诊断并重,可以对焦虑症患者做出中医、西医双重诊断,两个不同维度的诊断并存,两者互为纲目,可以细化诊断,提高治疗的针对性和准确性;如一名西医诊为焦虑症的患者,以胆小、害怕、易惊恐,不敢见人为主,中医可以诊为"善恐",再结合性功能减弱、腰膝酸软,舌质瘦,脉细数,辨证属于脑神不宁、神机失和、肾阴不足、阴虚火旺,可以更好地抓住患者疾病特征,揭示疾病的内涵,体现疾病的个性特征,深化对疾病的认识,更加人性化,使治疗更有针对性和疗效评定更加准确。

3. 双重治疗　在形成双重诊断之后,治疗就会较之单纯西医或单纯中医治疗视野更加开阔,手段更加丰富,治疗范围更加广泛,也会更加接近治本。在西医确诊是焦虑症还是焦虑状态之后,西医针对焦虑症状辨病治疗即抗焦虑治疗,中医可以针对脑髓不足、脑神疲弱来治疗。神机不宁予以补肾壮脑,舒畅神机气机,同时可以辨证治疗、对症用药,治疗各种躯体症状和不良感受,在治疗焦虑的同时,改善体质,整体调节。如有一名焦虑症患者在抗焦虑治疗的同时无意间添加使用了加味逍遥丸,结果不仅仅改善了心情,还改善了久治不愈的糖尿病,由于糖尿病得到控制,减少了降糖药和增加了饮食,体质迅速得到改善。焦虑症症状大大缓解,从而停用了抗焦虑西药。一般而言西药见效快,迅速缓解症状;中医中药改善体质,全面治疗调理;中药在治疗一些躯体化症状方面大有可为。

4. 中西医结合主张药物治疗与心理治疗、饮食疗法、运动疗法多管齐下　中西医结合主张的就是开放性、多元性,强调差异。注重个体,因人而异,杂合以治,在目前各个医学流派对焦虑症没有统一认识的前提下,采取中医、西医、心理、行为、社会多因素协同治疗,着重改善患者内外环境和抗压能力,是治疗疾病的根本所在。

5. 中药在预防、减少西药副作用方面可以发挥作用　焦虑症有慢性化趋势,患者可能会长期服药,另外焦虑症患者都比较敏感,尤其对西药的副作用比较担忧害怕,中医中药可以主要应用于对西药过于敏感和拒斥的患者,也可以在预防、缓解、治疗抗焦虑西药不良反应中发挥作用。

　　总之,中西医结合治疗焦虑症,就是要发挥两个医学体系的不同价值观、不同诊治方法的优势,取"西药起效快,中医治根本"的双重优势,以患者为本,尽快取得疗效,缩短病程,减少病痛和残留症状,减少西药的不良反应和控制药源性药毒疾患,加快康复。

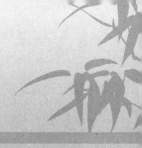

第七章

西医精神病学焦虑谱系障碍的辨证论治

第一节　广泛性焦虑障碍

　　广泛性焦虑（generalized anxiety disorder, GAD）是焦虑症最常见的表现形式，表现为经常或持续的、无明确对象或内容的紧张不安，或对现实生活中的问题过分担忧或烦恼为主要特征，而这些并非由现实的危险或威胁引起，或患者的紧张程度与现实问题不相称。近年来，随着社会经济的飞速发展，生活节奏的加快，工作、学习、生活等方面的竞争日益激烈，人们感觉精神压力越来越大，焦虑障碍发病率越来越高，现代社会似乎进入了"焦虑时代"，人们也更加重视焦虑的治疗和康复。

　　中医学中虽没有"广泛性焦虑障碍"这一病名，但是中医学对这类疾病早有认识。早在《黄帝内经》时期，就有很多焦虑症状的描述。如《素问·四时刺逆从论》记载："血气内却，令人善恐。"《灵枢·本神》中记载："心怵惕思虑则伤神，神伤则恐惧自失""愁忧者，气闭塞而不行""气不足则善恐，心惕惕，如人将捕之"。《金匮要略·血痹虚劳病脉证并治》记载："虚劳虚烦不得眠，酸枣仁汤主之"，首先提出了虚烦之证。《医学正传·惊悸怔忡健忘证》记载："怔忡者，心中惕惕然动摇而不得安静，无时而作者是也；惊悸者，蓦然而跳跃惊动，而有欲厥之状，有时而作者是也"。《沈氏尊生书·不寐》中记载："心胆俱怯，触事易惊，梦多不祥，虚烦不眠"。

　　患者的主要临床表现为莫名恐惧，过分担忧，往往无实质内容，或与现实处境不相符合的焦虑或恐惧，同时伴有多种自主神经症状和躯体症状。临床表现形式复杂繁多，包括：①情绪改变：如心情烦躁、忧虑不安、急躁易怒、易悲欲哭、惊恐胆怯等，中医情志学说概括为："忧、思、怒、悲、恐、惊"；②思维与行为改变：如思虑过度、坐卧不安、敏感多疑、懈怠嗜卧、健忘等；③躯体多系统症状：如睡眠障碍、神倦乏力、自汗、盗汗、头晕、头痛、头胀、腰痛、身痛、口干、咽部异物感、鼻塞、胸闷、胸痛、心悸、纳呆、嗳气、恶心、脘腹胀满、胁肋胀痛、各种各样的气窜感、尿频、夜尿多、腹泻、便秘等。根据广泛性焦虑障碍的临床症状，可将其归属于"情志病"范畴，其主要症状见于中医学多种疾病之中，古代文献中有很多与其主要特征相近似的中医疾病，如"郁证""惊悸""脏躁""百合病""不寐""梅核气""奔豚气""善惊"等，广泛性焦虑障碍可参考上述疾病进行辨证论治。

【西医病因及发病机制】

1. 遗传因素　遗传研究发现一级亲属中本病的患病率远高于一般人群的患病率。单卵双生子的同病率远高于双卵双生子的同病率。

2. 神经生化因素　与焦虑情绪关系密切的神经递质主要有去甲肾上腺素、血清素、γ- 氨基丁酸等。脑干脑桥背侧的蓝斑核含有整个中枢神经系统50% 以上的去甲肾上腺素神经元，动物实验表明，电刺激蓝斑可引起明显的恐惧和焦虑反应，氯丙咪嗪治疗焦虑有效，可能与减少蓝斑神经元冲动发放有关。焦虑状态时，脑脊液中的去甲肾上腺素代谢产物增加，儿茶酚胺（肾上腺素和 NE）可以诱发焦虑。许多主要影响中枢 5-HT 的药物对焦虑症状有效，表明 5-HT 参与了焦虑的发生。γ- 氨基丁酸（GABA）是中枢神经中重要的抑制性神经递质，苯二氮䓬类药物与 GABA 受体复合物结合，使氯离子内流向细胞内产生抑制作用，达到较好的抗焦虑作用。

3. 心理因素　心理动力学理论认为，焦虑源于内在的心理冲突，来源于童年或少年期被压抑在潜意识中的冲突，在成年后被激活，自我通过防御机制对抗来自内在的本能冲动，从而出现焦虑。行为主义理论认为，焦虑是对某些特定的环境刺激恐惧而形成的一种条件反射，患者存在错误的思维方式，过分估计了危险的严重程度，以及低估了自己应对威胁事件的能力。

【中医病因病机】

1. 病因　焦虑的发生主要由于先天禀赋不足，气血阴液亏虚，脏腑阴阳失调，肾阴肾精不足，脑髓失养，脑神不充；或七情内伤，气滞血瘀，痰火上扰脑神引起神志不安；或劳倦过度，饮食不调，房事不节，气血亏虚，脑神失养；或外感六淫之邪，脑窍被扰，而出现烦躁不安。焦虑障碍患者性格常常存在易感质，如容易紧张、自信心不足、胆小怕事、缺乏安全感等特征，符合中医肾志不足的性格特征。

2. 病机　焦虑症的核心症状为恐惧、担忧，恐惧又是担忧产生的基础，因此，焦虑最核心的症状为恐惧。中医认为恐为肾志，也就是外界而来的各种刺激所产生的恐惧状态为肾所担当和调节，当外界的刺激在正常范围之内，肾所主之恐便为正常的神志反应；若刺激过强，如大惊、卒痛等，超过了肾的调节能力便会损伤肾气、肾阴或肾精，此即《素问·阴阳应象大论》所谓的"恐伤肾"。但亦有肾脏本虚，或它病所及，或先天亏虚，肾虚不能主志，而恐惧自作，故《灵枢·本神》云："肾，足少阴也……气不足则善恐，心惕惕，如人将捕之"。小儿和老年人属先天肾气未充或肾气衰弱，骤遇恐惧可见二便失禁之象，是因"肾司二便"，"恐伤肾"，"恐则气下"，故见二便失禁。因此，恐惧与肾有着密切的关系，尤其是肾精。肾精尤其肾阴不足时，肾对正常的应激调节就会失衡，表现为往往无实质内容或与现实处境不符的恐惧，这便是焦虑症产生的基础病理。

广泛性焦虑障碍其他躯体症状虽然复杂多样，但可按五脏和脑神归类如下：心系症状：心慌、面红、出汗、胸闷、气短，或心前区不适、疼痛；肝系症状：手抖，手指震颤或麻木感，入睡困难，多噩梦，易惊醒；脾系症状：口干，或食欲不振，恶心呕吐；肺系症状：呼吸困难；肾系症状：尿频，尿急，或月经不调，性欲缺乏；脑系症状：头晕，头疼，头部各种不适。上述症状虽然复杂多样，然其本皆源于肾，尤其是与肾阴虚关系密切。肾阴不足，不能上济心阴可致心阴不足，心脉失养，因而表现为心慌、面红、出汗、胸闷、气短，或心前区不适、疼痛。由于肝肾精血同源，肾阴精不足不能敷布濡养肝阴而致肝阴血不足。肝阴血不足，筋脉有失濡润，表现为手抖，手指震颤或麻木感。肝阴血不足，阴虚不能舍魂，魂浮荡漾，夜不入阴，因而表现为入睡困难，多噩梦，易惊醒。由于肺肾金水相生，肾阴不足会导致肺阴不足，肺阴不足不能主气，思呼吸，气机升降失司，故而可见包括呼吸困难在内的各种肺部不适的肺系症状。肾阴不足，虚热内生，热迫膀胱，膀胱失约，会出现尿频，尿急。肾阴不足，不能主生殖，生殖功能减退，性功能受到影响，表现为月经不调，性欲缺乏。肾阴精不足，不能主骨生髓充脑，清窍失养，即会出现头晕，头痛，兼加长期虚热煎熬阴血，阴虚亏虚，脉道涩滞导致血瘀，因而出现头晕，头痛加重，以及头部各种不适之症。

【临床表现】

1. **精神性焦虑**　过度担心是焦虑的常见表现，患者对未来的或不确定的事件过度担心，害怕发生难以预料的危险或不幸，有的患者不能明确意识到担心的内容，而只是一种提心吊胆、烦躁不安的内心体验，有的患者担心的内容也许是现实生活中可能发生的事情，如担心工作失误、家人出事等，但是担心和烦恼的程度与现实不相称，患者忧心忡忡，坐卧不宁，似有大祸临头的恐慌感。

2. **躯体性焦虑**　主要表现为自主神经功能异常，如心率加快、手心出汗、皮肤潮红或苍白、口干、恶心、便秘或腹泻、尿频等，有的患者可出现性欲下降、早泄、阳痿、月经紊乱等。

3. **神经、肌肉及运动性不安症状**　肌肉紧张：主观上的肌肉不舒服的紧张感,严重时有肌肉酸痛,多见于胸部、颈部及肩背部肌肉,如肩背部僵硬、疼痛,紧张性头痛,胸骨后压缩感等。运动性不安:患者不能静坐,来回走动,搓手顿足,或伴有肢体震颤以及舌、唇、指肌的震颤。

4. 伴随症状　患者常伴有强迫、惊恐发作、抑郁及人格解体等,但这些症状通常不是患者的主要临床相。

【西医治疗】

（一）药物治疗

1. 抗抑郁剂　临床上广泛使用新型抗抑郁药物,三环类抗抑郁剂如阿米替林等对广泛性焦虑有较好疗效,但是因其有心脏毒性作用和较强的抗胆碱能副作用,目前临床已经少用。常用的新型抗抑郁药物如下:

（1）帕罗西汀:10~20mg/d 起始,治疗剂量为 20~50mg/d。

（2）艾司西酞普兰:10mg/d 起始,治疗剂量为 10~20mg/d。

（3）舍曲林:50mg/d 起始,治疗剂量为 100~200mg/d。

（4）文拉法辛:75mg/d 起始,治疗剂量为 75~225mg/d。

（5）度洛西汀:40~60mg/d 起始,治疗剂量为 60~120mg/d。

2. 苯二氮䓬类抗焦虑药物　苯二氮䓬类药物抗焦虑作用强,起效快,在临床广泛应用,在治疗中最好低剂量起步,然后逐渐加到治疗剂量,治疗可以持续 2~6 周,或更长的时间,停药过程应缓慢,以防症状反跳。此类药物共同的缺陷是长期使用容易产生成瘾性和耐药性。

3. 非苯二氮䓬类抗焦虑药物　如丁螺环酮、坦度螺酮等,因无依赖性,常用于焦虑症的治疗。丁螺环酮:起始剂量为 10~15mg/d,治疗剂量为 20~30mg/d。坦度螺酮:30mg/d,最大剂量可达 60mg/d。

4. 抗精神病药物　对于严重的焦虑发作,可以选择使用小剂量的抗精神病药物,如奋乃静、喹硫平、奥氮平等。

5. 肾上腺素能受体拮抗剂　通过抑制肾上腺素能受体,减慢心率,减轻焦虑症患者自主神经功能亢进出现的心动过速、肢体震颤、气促、多汗等症状。常用普萘洛尔（心得安）,常用量 10~20mg/ 次,每天 3 次,但是支气管哮喘、严重心动过缓、房室传导阻滞的患者禁用。临床也可使用具有选择性的主要作用于 β_1 受体的药物如氨酰心安,副作用更小一些。

（二）心理治疗

心理治疗可以单独使用,也可以和药物一起使用,医生和蔼的态度、对患者的同情心、对病情的关注,往往可以有效缓解患者的焦虑。常用的心理治疗方法如下:

1. 认知治疗　焦虑障碍患者对事物的一些歪曲认知,是造成疾病发生的原因之一,患者往往过分灾难化地想象事件的结果,过高估计与自己有关的负性事件出现的可能性,"杞人忧天",因此要通过认知治疗帮助患者改变不良认知。

2. 行为治疗　焦虑患者常肌肉紧张,自主神经功能紊乱,引起心悸、气短、出汗、尿频等,可以采用放松训练、呼吸训练、分散注意技术等行为治疗方法。

3. 健康教育　焦虑障碍患者往往希望接受一些有关病情以及有助于减轻焦虑程度的信息,因此进行健康教育是必要和有效的。健康教育的内容应包括焦虑的本质和产生原因等,让患者对于焦虑有正确的认识,消除顾虑和不必要的担心,同时患者要改变某些不良认知,改变某些不良的生活方式。

【中医辨证论治】

由于焦虑症的核心病机是肾阴精不足,因此,王彦恒老中医认为非滋肾无以平其虑,故治疗焦虑症多采用"益肾平虑"之法,其遣方用药多重用熟地黄或生地黄、山茱萸等滋肾养阴。生地黄和熟地黄在临床中应灵活运用,若焦虑症有阳动之象表现为坐卧不宁、烦躁不安十分明显,此乃血中有火之象,必用大量生地黄以滋肾清火,肾水足,虚火清而躁自止,《金匮要略·百合病脉证并治》运用百合地黄汤治疗百脉皆病的百合病即是此意。《经史证类备急本草》收载《嘉祐本草》曰:"干地黄,助心胆气,安魂定魄,治惊悸"。山茱萸味酸、涩,性微温,归肝、肾经,质润敛降。《神农本草经》谓:"主心下邪气,寒热温中,逐寒湿痹,去三虫";《名医别录》记载:"强阴益精,安五藏,通九窍,止小便利";《药性论》:"止月水不定,补肾气,兴阳道,添精髓,疗耳鸣……止老人尿不节"。二药均为益肾平虑之主药。至于其余四脏当根据脏的生理特点选择滋阴药物,如有肝系症状,会用枸杞子治疗肝阴血不足,并随证选择其他平肝的药物;如有心系症状,会用麦冬治疗心阴血不足,并随证选择其益心气、活血宽胸药物;如有脾系症状,会用玄参治疗脾阴不足,并随证选择其他理气健脾伍药物。

1. 肾阴不足,心肾不交,脑神失养

主症:虚烦不安,五心烦热,甚则躁扰不宁,潮热盗汗,心悸失眠,咽干,腰膝酸软,舌质红,少苔,脉细数。

治法:滋阴清热,除烦安神。

方药:青蒿鳖甲汤加减。

青蒿 20g　鳖甲 15g　生地黄 30g　女贞子 30g　石斛 15g　黄芩 12g　栀子 12g　知母 10g　墨旱莲 15g　麦冬 15g

加减:热盛,可加生石膏 60g(先煎)、胡黄连 10g;烦躁不安,加生龙骨、生牡蛎、生石决明各 30g(先煎);遗精,加知母 10g、黄柏 10g、煅龙骨 30g(先煎)。也可以加入菊花 10g、川芎 10g、丹参 20g,养阴清热与养血活血清脑配伍使用。中成药可选用六味地黄丸、知柏地黄丸、乌灵胶囊等。

2. 肝肾阴虚,脑神失养

主症:焦躁不安,心烦意乱,入夜难寐,头晕耳鸣,胸胁胀痛,吞酸吐苦,口干,腰酸尿频,女子月经紊乱、量少或停经,男子遗精阳痿,古质红,少苔,脉弦细。

治法:补肾益肝,养阴安神。

方药:一贯煎加减。

生地黄 30g　沙参 10g　麦冬 10g　玄参 10g　当归 20g　白芍 15g　炙甘草 10g　枸杞子 20g　龟板 20g(先煎)　川楝子 6g　山茱萸 10g

加减:记忆力减退,加沙苑子 30g、女贞子 30g;阴虚有热,加青蒿 10g、地骨皮 10g。中成药可选用杞菊地黄丸。

3. 心肝血虚,脑神失养

主症:烦躁,紧张恐惧,手抖,心悸,头晕目涩,劳则加重,面色少华,舌质淡,舌苔薄白,脉细弱。

治法:养血安神,除烦定志。

方药:四物汤合一贯煎加减。

当归 30g　川芎 20g　生地黄 20g　枸杞子 20g　沙参 15g　麦冬 15g　白芍 15g

加减:失眠,加炒枣仁 30g、远志 15g。中成药可选用枣仁安神液、九味镇心颗粒等。

4. 脾肾阳虚,脑神失温

主症:神疲乏力,喜卧少动,生活懒散,烦躁不安,形寒肢冷,四肢困倦,大便溏泄,小便清长,腰膝酸软冷痛,舌质淡,舌苔白,脉沉细无力。

治法:温阳散寒,安神除烦。

方药:自拟方。

太子参 30g　党参 30g　枸杞子 15g　菟丝子 60g　山茱萸 15g　肉苁蓉 15g　川芎 10g　丹参 30g　郁金 10g

加减:头晕耳鸣、心情抑郁,加巴戟天 10g;阳痿、腰膝冷痛,可加仙灵脾 30g、仙茅 3g;失眠可用琥珀粉 3g 冲服;中成药可选附子理中丸等。

5. 肝气郁滞,脑神不伸

主症:心情不畅,烦躁易怒,善太息,咽中不适,如物梗阻,两胁胀满,腹胀,纳差,女性可见月经不调,舌质淡红,苔薄白,脉弦。

治法:疏肝解郁,理气安神。

方药:柴胡疏肝散加减。

柴胡 6g　白芍 20g　佛手 10g　香橼 10g　郁金 20g　当归 15g　黄芩

10g　木香 10g　陈皮 10g　炒麦芽 15g　茯苓 15g　山药 15g

加减：胸胁胀痛甚者，加枳壳 10g、桔梗 6g；乏力、便溏者，可加党参 10g、白术 10g。中成药可选逍遥散等。

6. 痰火上扰，脑神不宁

主症：心烦易怒，胸中烦热，心悸，坐立不安，注意力不集中，痰多呕恶，少寐多梦，口苦口黏，头晕头胀，舌质红，苔黄腻，脉滑数。

治法：清热化痰，安神醒脑。

方药：黄连温胆汤合栀子豉汤加减。

半夏 10g　陈皮 15g　竹茹 15g　枳实 10g　瓜蒌 10g　黄连 6g　甘草 10g　栀子 10g　淡豆豉 10g　远志 10g

加减：烦躁失眠，加生珍珠母 30g（先煎）；心烦甚者，加丹皮 10g。

【典型病例】

患者某，28 岁，在爬山过程中突感心悸，面部潮热，其后前述症状经常出现。曾在某西医三甲医院心内科行各种检查均无异常，但仍为此紧张不安，反复就医。服用多种益心气、活血宽胸药物 1 年无效，且后又出现自觉右胸在下陷，喘气无力，咳唾水泡样痰涎。服用半夏泻心汤和小青龙汤等化痰药一年无效，且使咳唾水泡样痰涎变成痰咳不出，附加烦躁不安、睡眠多梦等症。2012 年 4 月 20 日，患者来王老处就诊，王老根据其情绪紧张不安明显，躯体症状变化多样，且不符合内科躯体症状特点，西医诊断为焦虑症，属于中医百合病。治以益肾平虑法，处方：麦冬 30g，生地黄 30g，山茱萸 30g，沙参 30g，太子参 30g，五味子 10g，炒酸枣仁 60g，合欢皮 30g，神曲 10g，瓜蒌 15g，薤白 15g。水煎服，每日 1 剂，早晚分两次服用。患者服用 14 剂后烦躁不安、睡眠多梦等较前减轻，咳喘气无力、痰咳不出等明显改善。工作生活质量明显提高。随访 1 年未复发。

按语：许多焦虑障碍的患者多以躯体或自主神经功能紊乱的表现为主诉就诊于中医内科门诊，此时按躯体疾病辨证论治疗效甚微或效而复发，而应以精神症状为主辨证。本例患者躯体症状变化多样，但情绪紧张不安明显是其核心症状。前者抓住患者的主诉"心悸"给予益心气、活血宽胸等法治疗无效，后者抓住主症"咳唾水泡样痰涎"而温肺降逆化饮，不仅无效反而出变症。王老根据其核心症状"情绪紧张不安"和《黄帝内经》的相关神志理论辨为肾水不足，不能滋养心肺。肾在志为恐，肾阴亏损，肾不主志，故情绪紧张不安；肾阴不足，不能上济心阴而表现为心阴血不足，心脏失养，因而表现为心慌，胸闷，气短；由于金水相生，肾阴不足会导致肺阴不足。肺阴不足会导致喘气无力，咳唾水泡样痰涎。故用生地黄、山茱萸养肾水，沙参滋养金水，参麦饮益心气、养心阴，炒酸枣仁、合欢皮安神除烦，瓜蒌、薤白理气宽胸，取得了活血理气宽胸和温肺降逆化饮所没有的效果。前两者无效的根本原因在于采用了传统的以躯体症状为主诉的辨证论治方法，未能抓住精神疾病的辨治特点。综上所述，"益肾平虑法"是治疗焦虑症的基本大法，肾阴亏损在焦虑症中医病机和遣方用药方面具有关键性，提示了包括焦虑症在内的精神疾病在中医临床中以精神症状为主辨治的重要性，为建立以"五神论"为核心的中医神志辨治新方法提供了思路和方法。

第二节　惊　恐　障　碍

惊恐障碍（panic disorder，PD）又称急性焦虑发作，是一种突然发作的、不可预测的强烈的焦虑、躯体不适和痛苦，发作时伴有胸闷、心慌、呼吸困难、出汗、窒息感、濒死感、失控感等为主要表现。可见于不同性别的各个年龄阶段，其中多在成年早期发病，是一类慢性的容易反复发作的疾病。惊恐障碍表现复杂，误诊率高，常常被误诊为冠状动脉粥样硬化性心脏病（简称冠心病）、急性心肌梗死等，很多患者首次发作就诊于急诊室，常有反复就诊的经历，造成医疗费用增加，医疗资源的极大浪费，患者容易出现心理、社会等功能的损害，损害程度甚至超过重性抑郁及其他慢性疾病，给患者及家属带来极大的负担和痛苦。

中医学中虽然没有"惊恐障碍"的病名，但是在中医古籍中，有大量与惊恐障碍相关的描述。如《黄帝内经》中有"恐""惧""惊""悸"等症状的相关记载；《素问·阴阳应象大论》记载："恐伤肾，肾在志为恐，肾虚则恐惧不安"。《金匮要略》中有"奔豚病，从少腹起，上冲咽喉，发作欲死，复还止，皆从惊恐得之"的论述。《千金翼方·卷第十五·补益》记载："七伤为病，令人邪气多，正气少，忽忽喜忘而悲伤不乐……乍热乍寒，卧不安席，心如杵春，惊悸失脉，呼吸乏短。"

综合历代医家对惊恐的描述，可总结出本病发作期表现为突然出现紧张恐惧，伴有濒死感、心悸胸闷、出汗等，平时表现为过度担心、胆怯害怕、心悸怔忡，失眠等。根据其临床表现，可参考中医学中的"奔豚气""惊""恐"、"惊悸""怔忡"等进行辨证论治。

【西医病因及发病机制】

1. 遗传因素　遗传因素是惊恐发作的危险因素，同卵双生的研究发现其患病率为80%~90%，显著高于异卵双生的患病率，另外的研究发现惊恐障碍患者一级亲属中的患病率明显高于普通人群。

2. 神经生化因素　惊恐障碍在神经生化方面的研究主要集中在去甲肾

上腺素、5-HT、多巴胺、γ-氨基丁酸能等神经递质。蓝斑核在机体内起着警戒作用,可产生对危险的戒备心情;中脑皮质的多巴胺能系统与语言表达和情绪有关,而γ-氨基丁酸能则是抑制性神经递质重要部分。有研究提示惊恐的发作是因为杏仁核兴奋过度后,刺激了下丘脑外侧核,从而增高了交感神经系统的兴奋性。惊恐发作的患者可能存在一种神经认知缺陷,导致对感觉信息的错误理解,对杏仁核误导的兴奋性输入,自主神经与神经内分泌的激活,出现恐惧表现。

3. 神经影像学方面　随着医学的快速发展,神经影像技术也在不断提高,对患者的神经影响研究提示,惊恐障碍可能涉及的脑形态代谢改变,包括杏仁核和颞叶的体积减小,杏仁核、海马、下丘脑及脑干的糖代谢量异常等。

4. 心理因素　认知行为理论认为,正常生活中可能有一些无关紧要的刺激,惊恐障碍患者存在一定程度的认知障碍,把身体感觉更多的认为是危险,对躯体不适有灾难性的曲解,因此会有濒死的恐惧。

【中医病因病机】

1. 病因　先天禀赋不足,肾气亏虚,兼因思虑过度、卒受惊吓、情志不遂、久病、房劳过度等,造成肾阴耗伤,肾气不足,肝肾阴虚,肝阳偏亢,心肾不交而出现惊恐发作。

2. 病机　肾在志为恐,恐为肾之情志,恐的情志活动与肾关系密切。肾藏精,主骨生髓,脑为髓海,脑为元神之府,肾精生髓充脑,肾精充足,脑实髓满,人的神志活动正常。禀赋不足、过度受惊、大病久病、房劳过度等,造成肾阴耗伤。《灵枢·经脉》云:"肾足少阴之脉……是动则病……心如悬若饥状,气不足则善恐,心惕惕如人将捕之。"肾虚不能主志,志弱不能制恐,故出现惊恐发作。肾主藏精,司二便,恐伤肾元,肾失固摄,故见遗尿、性功能减退、遗精早泄等。腰为肾之府,肾藏精,其精有濡养腰膝筋骨的作用,肾气不足会导致腰膝酸软、筋骨痿软等。肾阴肾阳为一身阴液阳气之根本,对其他脏腑具有滋润和温煦作用。肾虚常累及其他脏腑,出现肾与其他脏腑共病,肺肾金水相生,肾阴不足会导致肺阴不足,肺阴不足不能主气、司呼吸,气机升降失司,故而可见包括突发胸闷憋气、呼吸困难在内的各种肺部不适的肺系症状。另外,长期思虑过度,忧思伤脾不能养心,思则气结,气结致使津液不得输布,聚而为痰;郁怒伤肝,肝失疏泄,肝郁气滞,甚则气郁化火,灼津成痰,痰火扰心,心神失宁而致惊恐发作。

综上所述,惊恐障碍的发生与五脏和脑相关,肾为人之根本,与本病的关系更为密切,肾精亏少、肾虚不能制恐、髓海空虚,导致惊恐发作;肾阴不足,心肾不交;肝阴不足,肝阳上亢,肺魄不宁等,均是造成惊恐障碍的常见病机。

【临床表现】

惊恐发作通常起病急骤,突然发作,症状迅速达到高峰,终止也迅速,一般持续5~20分钟,发作很少超过1个小时。患者在进行日常活动时,突然感到一种突如其来的惊恐体验,伴濒死感、失控感以及严重的自主神经功能紊乱症状。患者感到心悸、胸闷、胸前区有压迫感、呼吸困难,喉头堵塞,有窒息感,好像死亡将至、灾难临头,伴有头痛、头晕、出汗、肢体麻木、颤抖、发冷、潮热、胃肠不适、尿频尿急等,患者难以忍受,常奔走、惊叫、四处呼救,要求给予紧急帮助。

患者在发作期间高度警觉,发作后仍心有余悸,担心再发。患者经常会去医院急诊室就诊,虽进行多次心电图检查或其他检查能够除外器质性疾病,患者仍然不能放心,反复做相关检查,担心再次发作,因而会主动回避一些外出的活动,如不敢单独出门,不愿意乘坐公共交通工具等。

【西医治疗】

惊恐障碍的治疗需考虑以下5个方面:①减少惊恐发作频率;②减少预期性焦虑;③治疗惊恐伴随的恐怖;④改善生活质量及总体功能;⑤减少残疾发生。治疗方法包括药物治疗和心理治疗,应根据患者情况制定个体化治疗方案。

（一）药物治疗

治疗惊恐发作的药物包括苯二氮䓬类药物、抗抑郁药物、β-受体拮抗剂等。

1. 苯二氮䓬类药物　该类药优点为起效快、效果明显,在临床上广泛用于治疗惊恐障碍。但因其有耐受性,长期服用后的停药可能出现戒断反应,临床使用受到一定的限制。

2. 抗抑郁药物　目前选择性5-羟色胺再摄取抑制剂(SSRI)作为临床治疗惊恐障碍的常用抗抑郁药物,疗效肯定。常用药物包括帕罗西汀、氟西汀、舍曲林、氟伏沙明、西酞普兰等。此类药物耐受性较好,安全性较高。选择性5-羟色胺和去甲肾上腺素再摄取抑制剂(SNRI)是近年来推出的新型抗抑郁药,其包括盐酸度洛西汀、盐酸文拉法辛等。传统三环类抗抑郁药包括多塞平、阿米替林、丙咪嗪等,其中丙咪嗪为最经典的药物,是第一个记录用于治疗惊恐障碍的药物,疗效肯定。但是传统三环类抗抑郁药有口干、便秘、视物模糊、心血管副作用等不良反应,现已经少用。

3. 其他药物　β-受体拮抗剂包括普萘洛尔、氨酰心安等,可作为惊恐障碍的联合用药,用以缓解减轻患者的心动过速、颤抖等症状。

（二）心理疗法

惊恐障碍的心理治疗主要是认知行为治疗,包括放松疗法、暴露疗法、系统脱敏疗法、行为演练等行为治疗。

【中医辨证论治】

1. 肾精不足,神志不宁

主症:骤然发作,紧张恐惧似有大难临头,死亡迫近感,坐立不安,呼吸急促,心跳加快,胸闷或憋闷气促,心悸气短,精神疲倦,失眠多梦,腰膝酸软,遗精早泄,性欲减退,舌质淡,苔白,脉弱。

治法:益肾填精,安神定志。

方药:安神定志丸加减。

熟地 20g　远志 10g　茯神 15g　龙齿 30g(先煎)　党参 10g　茯苓 10g
女贞子 20g　枸杞子 20g

加减:腰膝酸软,加杜仲 15g、桑寄生 10g、怀牛膝 20g。中成药可选六味地黄丸、乌灵胶囊等。

2. 心肾不交,热扰脑神

主症:善惊易恐,突发心悸,惊惕不安,精神萎靡,神情恐怯,倦怠,少动,多卧少眠,易醒,健忘,虚烦不寐,口干,头晕耳鸣,手足心热,盗汗,舌质红,少苔,脉细数。

治法:滋阴清热,交通心肾。

方药:黄连阿胶汤加减。

黄连 10g　阿胶 10g(烊化)　黄芩 6g　白芍 20g　陈皮 10g　白术 10g
珍珠母 30g(先煎)　磁石 20g(先煎)　生地黄 10g　炒枣仁 30g

加减:夜眠差加夜交藤 30g 或琥珀粉 3g 冲服;心烦易怒加栀子 10g、钩藤 20g;中成药可选交泰丸、乌灵胶囊等。

3. 肝肾阴虚,脑神失养

主症:情绪常难以自控,突发头晕心悸,易怒,烦躁,潮热盗汗,目眩,目干,容易疲劳,肢体麻木,口燥咽干,失眠多梦,遗精,性欲降低,腰膝酸痛,耳鸣,尿频,健忘,舌红,少苔,脉细数

治法:滋肾养肝,填精益髓。

方药:左归丸加减。

熟地黄 20g　沙苑子 30g　女贞子 30g　菟丝子 30g　枸杞子 20g　山茱萸 20g　鳖甲 30g(先煎)　龟板 30g(先煎)

加减:若见阴虚发热者,加青蒿 15g、白薇 10g、银柴胡 10g、胡黄连 10g 等;若午后潮热,加知母 10g;胁痛者,加川楝子 6g、赤芍 10g、郁金 10g;遗精者,加金樱子 10g、芡实 10g、桑螵蛸 10g;若阴虚较重者,可加天冬 10g、麦冬 10g。

4. 肺肾两虚,神志不宁

主症:骤然发作,死亡迫近感,坐立不安,哀叫叹息,呼吸急促,伴有胸闷、憋气、气喘,精神疲倦,善忧悲、善哭,失眠多梦。舌质淡,苔白,脉细弱。

治法：补肺益肾，养脑安神。

方药：天王补心丹、百合固金汤、六味地黄丸等加减。

熟地黄 30g　玄参 30g　天冬 30g　麦冬 30g　枸杞子 10g　山茱萸 10g 茯苓 20g　柏子仁 30g　丹参 30g　当归 20g　五味子 10g　酸枣仁 20g　百合 30g

加减：紧张不安、有濒死感者，加生龙骨、生珍珠母、生牡蛎各 30g（先煎）。中成药选七味都气丸等。

5. 痰热内扰，脑神不宁

主症：突发胸闷如室，头晕，心悸，惊惕不安，紧张恐惧，心烦易怒，失眠，多梦，口苦口黏，痰多，便秘，舌质红，舌苔黄腻，脉滑数。

治法：清热化痰，镇脑安神。

方药：温胆汤合柴胡加龙骨牡蛎汤加减。

黄芩 10g　柴胡 6g　茯苓 20g　半夏 10g　竹茹 10g　胆南星 6g　生龙骨 30g（先煎）　生牡蛎 30g（先煎）　生磁石 20g（先煎）　远志 10g　石菖蒲 10g 郁金 10g　炙甘草 10g　酒大黄 6g　枳实 10g　陈皮 10g

加减：头晕头痛加菊花 10g、川芎 10g、丹参 20g；胸闷明显加瓜蒌 10g、薤白 10g；口中黏腻、口臭加藿香 10g、佩兰 10g，中成药可选礞石滚痰丸等。

第三节　强　迫　症

强迫症（obsessive-compulsive disorder，OCD）是以强迫症状为主要临床相的一类神经症。其特点是患者明知症状表现是不应该的、不合理的、没有必要的，但是难以摆脱，有自我强迫和反强迫并存，两者强烈冲突使患者感到痛苦和焦虑。患者因强迫观念和行为感觉非常苦恼，并可干扰工作、生活、社会交往和家庭关系等，导致抑郁、焦虑等负性情绪，严重影响患者的生活质量和社会功能。虽然从精神疾病的分类来看，强迫症属于神经症，不是重性精神障碍，但是实际上，强迫症的治疗常常很困难，症状改善可能比较慢，服药剂量常常比焦虑症、抑郁症还要大。如果得不到正确的诊断和有效的治疗，会严重影响患者正常的生活和工作，给患者及其家庭都带来极大的精神负担。

中医没有强迫症病名，中医古籍中亦无完整的病案记载，仅有部分相关内容散见于某些文献当中。但是强迫症的临床表现如思虑过度、犹豫不决、心下澹澹、动作反复、处事易惊等与中医许多病证如脏躁、郁病、卑喋、百合病等有相似之处，故可运用中医辨证论治的理论为指导，对其辨证施治、遣方用药。

【西医病因及发病机制】

强迫症的病因至今不明确，多数研究认为它是遗传、神经生化以及心理因素等多方面相关的疾病。

1. 遗传因素 据研究发现,强迫症具有一定的家族聚集性,强迫症患者一级亲属强迫症患病率高于对照组,同卵双生比异卵双生患病更高。

2. 神经生化改变 目前认为许多中枢神经递质如 5- 羟色胺、去甲肾上腺素、多巴胺等在强迫症的患者中都可能存在不同程度的异常。有不少证据支持强迫症患者有 5- 羟色胺功能异常,如 5- 羟色胺再摄取抑制剂应用于强迫症的治疗,取得疗效,强迫症的 5- 羟色胺学说已被很多学者接受。

3. 神经影像学改变 现代脑影像学研究发现,强迫症患者可能存在涉及额叶和基底节的神经回路异常。有研究发现强迫症患者的纹状体、眶额回皮质体积均示缩小,情感环路(额叶 - 纹状体)结构异常。多数研究发现了患者脑区可能存在结构异常,但是尚不能解释出现这种结构异常的原因。

4. 心理因素 精神动力学理论认为强迫是冲突与心理防御机制相互作用的结果,患者在幼年经历中常常有精神创伤,患者对过去的创伤及情感需求无法满足而产生了心理压抑,当他们遭遇到一些生活事件后,被压抑的体验就会转化成强迫症状,这些症状来源于被压抑的攻击性冲动或性欲望,患者的性驱动退行至肛欲期,因此强迫症状常表现为对排泄系统特别关注或惧怕被污染。

行为主义理论认为我们所有的行为都是通过学习而得来的,包括强迫症等。某种行为因为能够有效缓解人当时的紧张、焦虑等负性情绪,人就会习得这类行为,并把它仪式化。强迫行为是减轻焦虑的手段,由于这种行为暂时的减轻焦虑,从而导致了重复行为的发生。

5. 人格因素 部分患者存在强迫人格,表明强迫症与强迫人格有一定关系。强迫人格表现为过分的谨小慎微,经常追求完美,责任感过强,且做事犹豫不决、优柔寡断,常有不安全感、不完善感,患者内心的各种矛盾、焦虑、心理冲突最后通过强迫症的各种症状表达出来。

【中医病因病机】

《灵枢·本神》指出"脾藏营,营舍意",《素问·阳阳应象大论》指出"脾在志为思"。《灵枢·本神》所说的"脾营"即属于脾阴的范畴。《三因极一病证方论》云:"脾主意与思,意者,记所往事,思则兼心之所为也。"这些观点都充分说明了思虑与以脾营(脾阴)为基础的脾思密切相关。脾藏意,意可周虑诸事;脾主思,属思维意识活动,脾意是脑神的一部分,也是脑神与脾共同作用的人体神志活动的一部分。当脾阴不足、脾阳亢进时,脾在志为思会表现为过分的担心与多虑,反复思考,过于追求完美。脾阴根于肾阴,肾阴不足,虚火上炎,虚火扰神,则出现脑神不宁;脾为后天之本,气血生化之源,是情志活动的物质基础,脾虚不运,机体失养,脏腑功能失调,脑神失养;脾胃处中焦,脾升胃降,为气机之枢,对脑神起着调衡作用。脾主运化升清,脾气虚则运行迟滞,水液代谢异常,酿湿生痰,清阳不升,痰浊上蒙,则头目不清,思虑频频。心藏神,主神志,心血不足,心脾两虚则心虚胆怯,处事易惊,思虑过度。《素问·灵兰秘典论》曰:"肝者,将军之官,谋虑出焉""胆者,中正之官,决断出焉",指出人的思考、判断和行为能力与肝主谋虑、胆主决断的关系密切,胆气不足,则出现思而不决,动作反复不能决断的症状。

总之,本病病位主要在脾、脑,涉及心、肾、肝胆,并与先天禀赋有关。其发生多为平素胆怯谨慎之人,复为情志、劳倦所伤,以致脾阴不足,脾不主思,心脾两虚,肝胆谋略失职,气血失和,影响脑神,导致多虑而犹豫不决,穷思竭虑,办事虽已完美而仍觉有疵可查,放心不下,反复检查。

【临床表现】

强迫症状大致可以分为强迫观念和强迫行为。有的患者以一种为主,有的患者几种症状兼而有之。常见的表现如下:

(一)强迫观念

1. 强迫性穷思竭虑　患者对一些常见的事情、概念或现象反复思考,刨根究底,明知毫无意义,却不能克制,如反复思考:"房子为什么朝南而不朝北""究竟是先有鸡还是先有蛋"等。

2. 强迫怀疑　患者对自己所做过事情的可靠性表示怀疑,需要反复检查、核对,明知毫无必要,但又不能摆脱。如寄信时怀疑信中是否签对了自己的名字,是否贴好了邮票等;出门时担心门窗、煤气是否关好,患者自己能意识到事情已做好,只是不放心而已,需要反复检查。

3. 强迫意向　在某种场合下,患者体会到一种强烈的内在冲动要去做某种违背自己意愿的事情,但一般不会转变为行动,患者内心也知道这种冲动是非理性的、荒谬的,努力克制,但内心冲动无法摆脱,十分苦恼。如看见一个小孩走到河边时,突然产生将小孩扔到河里去的想法,看到电源插头就想去摸,看到异性就想拥抱等,虽未发生相应的行动,但患者却十分紧张。

(二)强迫动作和行为

1. 强迫洗涤　反复多次洗手、洗物件、消毒家具等,明知已洗干净,却不能自制,非洗不可,洗涤花费大量的精力和时间,自知没有必要,但控制不住,多源于怕受污染这一强迫观念。

2. 强迫计数　不可控制地数台阶、电线杆、窗户、楼层等,若漏掉了要重新数起,否则感到不安。

3. 强迫检查　患者对明知已做好的事情不放心,反复检查,如反复检查门窗、煤气是否关好,电源插头是否拔掉,反复核对已写好的账单、信件或文稿等,严重者检查数十遍还不放心。多为减轻强迫怀疑引起的焦虑而采取的措施。

4. 强迫询问　强迫症患者常常不相信自己,常反复询问他人(尤其是家人),要求他人反复地不厌其烦地予以解释或保证,以消除疑虑给自己带来的焦虑。

5. 强迫性仪式动作　在日常活动时先要做一套有一定程序的动作,如有一位患者睡前要按照一定的程序脱衣服、鞋子,并按固定的位置摆放,否则感到不安,如果顺序打乱后要重新穿好后,再按固定的程序脱下来。通常是为了对抗某种强迫观念所引起的焦虑而逐渐发展起来的。

【西医治疗】

1. 药物治疗　强迫症的一线治疗药物是三环类抗抑郁剂氯米帕明和选择性 5-HT 再摄取抑制剂(SSRIs)。氯米帕明(clomipramine)是第一个被证实治疗强迫症有效的药物,常用剂量 75~300mg/d,一般 2~3 周开始显效。从小剂量开始,4~6 周左右无效者可考虑改用或合用其他药物,推荐疗程为 12~24 个月。选择性 5-HT 再摄取抑制剂因没有氯米帕明引起的直立性低血压等严重不良反应,被认为治疗选择上优先于氯米帕明,目前药物治疗常用的选择性 5-HT 再摄取抑制剂如氟伏沙明、帕罗西汀、西酞普兰、舍曲林和氟西汀等,另外的一些药物包括文拉法辛、米氮平作为二线药物。对伴有严重焦虑情绪者可合并苯二氮䓬类药物;对难治性强迫症,可合用丙戊酸钠等心境稳定剂或小剂量抗精神病药物,如阿立哌唑、奥氮平、喹硫平等,这些药物研究证明对于强迫症有一定的增效作用。

2. 心理治疗　对于强迫症,单纯给予药物治疗,有时效果不佳,给予药物治疗的同时联合心理治疗,可以提高疗效。心理治疗的目的是使患者对自己的个性特点有客观的认识,对现实状况有正确的判断,减轻不安全感和不确定感,增强自信,不过分精益求精,不追求完美,使自己逐渐从强迫的境地中解脱出来。常用的治疗方法有行为治疗、认知治疗、精神分析治疗法、森田疗法、系统脱敏疗法等。认知治疗的理论认为重复出现某些想法本应为正常现象,只有对这些重复想法赋予负性认知评价,引起个体的焦虑或烦恼,才成为强迫观念。在治疗中有计划、有步骤地使患者认识到其想象的烦恼并不存在,增加患者对负性想法和情绪的容忍力,降低患者实施强迫行为的冲动,最终放弃强迫行为,将精力投入到正常生活和工作上来。

【中医辨证论治】

1. 脾肾阴虚,脑神失养

主症:触事易惊,紧张恐惧,反复思虑,不能自主,头晕目眩,不思饮食,口干、便秘、耳鸣,健忘,夜尿频,手足心热,盗汗,遗精,腰膝酸软,入睡困难,多梦,舌红少苔,脉细数。

治法:益阴补脾,益脑安神。

方药:自拟方。

生地黄 30g　麦冬 20g　沙参 20g　白芍 10g　天花粉 10g　当归 20g　乌药 10g　益智仁 10g　茯苓 30g　女贞子 30g

加减:盗汗,加地骨皮、五味子各 10g;便秘,加瓜蒌仁、火麻仁各 30g;烦躁不安、失眠,加琥珀粉 6g。中成药可选天王补心丹等。

2. 心脾两虚,脑神失养

主症:善思多虑不解,反复动作,神疲乏力,心悸,失眠,头昏,健忘,面色萎黄,食欲不振,自汗,舌质淡胖有齿痕,苔白腻,脉沉细。

治法:益气健脾,养血安神。

方药:归脾汤加减。

生黄芪 20g　太子参 20g　炒酸枣仁 20g　远志 10g　郁金 10g　香附 9g　木香 12g　麦冬 10g　五味子 6g　柏子仁 12g　白术 10g　茯苓 10g

加减:失眠加夜交藤 30g、合欢皮 15g;不思饮食加炒麦芽 15g;便溏加山药、扁豆各 15g;自汗重者加浮小麦 30g。中成药可选人参归脾丸、归脾颗粒、九味镇心颗粒等。

3. 脾虚痰阻,脑神不宁

主症:思虑过度,犹豫不决,动作反复,心烦,头晕头沉,四肢困重,胸闷气短,腹胀,舌质淡胖,边有齿痕,苔白或微白腻,脉滑。

治法:健脾化湿,除痰安神。

方药:自拟方。

薏苡仁 30g　茯苓 30g　厚朴 10g　半夏 10g　竹茹 10g　胆南星 10g　木香 10g　炙黄芪 20g　焦三仙 30g

加减:气机阻滞,胸胁胀闷者,加佛手、香橼、绿萼梅各 10g;头晕,加天麻 10g;舌苔变黄腻,烦躁,心中懊恼者,加黄芩、黄连、栀子各 10g;不思饮食,加砂仁 6g。中成药可选参苓白术散等。

4. 心胆气虚,脑神不足

主症:胆小畏惧,遇事犹豫不决,顾虑重重,心悸,心烦,气短,多汗,倦怠乏力,失眠,舌质淡,苔薄白,脉沉细。

治法:补气益胆,镇惊安神。

方药:安神定志丸加减。

生龙齿 30g(先煎)　远志 15g　石菖蒲 10g　太子参 15g　茯神 15g　当归 10g　白芍 10g　白术 10g　酸枣仁 20g

加减:伴惊悸失眠者,加磁石 15g(先煎)、牡蛎 30g(先煎);兼有阳虚怕冷者,加肉桂 5g、巴戟天 10g;出汗多,加生黄芪 30g、五味子 10g;乏力,加枸杞子

20g、菟丝子 20g、杜仲 10g。中成药可选安神定志丸、乌灵胶囊、参芪五味子颗粒等。

　　强迫症的中西医结合治疗要根据患者的实际情况,适当选用中药和西药。一般西药用药剂量会大一些。在中药治疗方面,王老常常在辨证论治的基础上配合重用活血化瘀的药物如桃仁、红花,久治不愈者还重用补肾中药如龟板、菟丝子等。

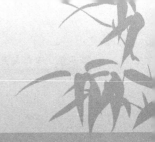

第八章

老年与儿童焦虑障碍

第一节　老年焦虑障碍

老年焦虑障碍，是发生在老年期的焦虑障碍。王老认为，老年焦虑障碍是老年人发生的，因脑髓渐空，脑神功能受损下降所致的脑神功能系统失调，表现以情绪不安和多种躯体不适为主的病证。

从临床上看，老年焦虑障碍的临床表现与其他焦虑障碍相比，具有很多特点：①情感脆弱，好悲易哭，好虑家人；②身体不和，全身不适，多痛好痒；③肺肾两虚，气力不足，喘憋咳痰；④心肾不交，或上热下寒，或忽冷忽热，或汗出不止，或干燥无汗；⑤肝肾阴虚，眼花耳鸣，失眠多梦；⑥脾肾两亏，记忆力差，食纳不香，二便不调。

老年焦虑障碍常见如下 3 种主要类型：

1. 继发于躯体疾病的焦虑　此种焦虑，可见于老年人平时生活节俭，辛苦劳动，感觉健康无不适，一日突然查出躯体疾病，难以接受，不知所措，以致焦虑，此为躯体病初期焦虑。可以表现为不承认有病，不愿服药，不肯治疗；但整日内心纠结，又担心病倒，又怕花钱多，还恐惧死亡；会去多家医院咨询检查，以确定病情，确诊后又难以面对；病处多种不适，或憋闷，或酸痛，或麻痒，或冷热，或困乏等等，伴话少不乐、心慌颤抖、饮食渐减、失眠多梦、形体消瘦等。也可见于老年人的躯体疾病经治疗后效果不显著，或病情略稳定后突然波动，以致情绪不稳，此为躯体病治疗期焦虑。常表现为担心疾病难愈，会失去自理能力或因病而逝，情绪急躁，遇小事就发火，时有无故发脾气，伴口苦胁痛、饮多食少、入睡困难、腹胀便秘等；或认为患绝症而拒医拒药，或疑心误诊误治而更医换药，或相信江湖游医、偏方秘方而放弃正规治疗。还可见于患者患病日久，症状突然变化或需要调整用药时，出现情绪波动，此为躯体病维持期焦虑。患者会表现为担心疾病恶化，或疑心肿物癌变，或恐惧血管堵塞，怕调药换药后，病情仍然不稳，对治疗非常不安，想加药又怕加药，想治好又怕好不了，伴记忆力差、心悸不安、饮食失调、睡眠不实、小便频急等。

2. 继发于精神疾病的焦虑　老年人初发精神疾病,或为偏执妄想,或为情感障碍等,以致对正常事件产生异常认知和情绪爆发,可以出现情绪焦躁。老年人长期患有精神疾患,平时病情稳定,突然病情波动,怕加药或住院;或自行减药,以致病情复发,病情稳定后,纠结后悔,担心医生家人说自己等,都可以导致焦虑不安。老年人长期服用几种精神药物,近来道听途说,担心药物副作用;或已经出现药物不良反应,感到多种不适,怕出现严重病变等,都可以导致忧虑不止。表现为情感脆弱,情绪不稳,关系紧张,担心病情,过度敏感,多虑药物,恐生它病,怕多花钱,伴少记多忘、失眠多梦、饮食不香、二便不调。

3. 继发于老年生理心理的焦虑　随着年龄的增长,生理功能的衰退,生活挫折的增加,老年人常疾病缠身,久病多病,情志悲观,久郁多虑,以致担心身体,忧虑未来;或家庭不和,或离异丧偶,或老年丧子,或子女不孝,或个人抱负不遂,或在家庭和社会中地位的变化等,都可令老年人的情感愈加脆弱,引发焦虑。表现为恐老怕病,身体失和,肢体乏力,腰膝酸软,喘息心悸,多痛好痒,头晕耳鸣,齿落发脱,口干肤燥,饮食乏味,二便不利;多思善忧,好虑家人,不愿出门,时怕见人,厌新怀旧,时好倾诉,时少言语,善忘前言,久郁失志,情感脆弱,易哭易笑,易怒易恐。

【病因病机】

王老认为百病始发于脑神,所有外界刺激和体内不适,均上传于脑,脑神根据内外刺激信号,发号施令于五脏六腑,以应对之。对于老年人,因其肾精天癸衰竭,不能荣养脑髓,脑髓渐空,脑神功能受损下降,对内外刺激不能正常应答,以致情绪不稳,发为焦虑。其疾病具有"三性"的特点,即病因的复杂性、病机的演变性、症状的活跃性。

（一）发病因素

1. 饮食不调　因老年人素来体虚多病,脾虚胃弱;若饮食习惯或条件变化,或饮食不洁,或饥饱失度,可致胃满腹胀,饮食难消,二便不畅,生痰生火,引动旧疾;或致胃痛腹泻,不敢进食,可引起老年人急性焦虑。或长期五味偏嗜,或多肉少菜,或多菜少肉,以致脾胃久失和,二便常失调,可引发老年人慢性焦虑。

2. 劳逸失常　因老年人素来身体失和,多痛好痒;若劳累过度,或坐卧过久,或好动之人久逸,或久逸之人多劳,都可出现身体局部感觉不适,进而担心旧疾复发或生新病,以致担心忧虑,失眠多梦。对于老年人,或生活规律紊乱,或习惯之事变化,也可直接引起脑神功能紊乱,以致难以适应,引发焦虑。

3. 内心失衡　老年人或生活坎坷,或工作勤恳,或操劳家务,但一直意志不遂,自觉付出得不到回报,比较他人似不如,老来不幸,以致内心失衡,情感脆弱,纠结悔恨,五味错杂,发为焦虑。或家庭不和睦,或丧亲失友,或无力奉亲，或无财助子女，或退位失荣，或丢失财物，或思念故土，或孙辈有难事，或旧物难寻，或新事不明等，都可以引动本已脆弱的情感，以致焦虑。

4. 外邪侵袭　老人素来气血不足，正虚卫弱；若受风雨寒热，或受疫疠邪气，则极易患病，以致新病旧疾交互为患，引发焦虑。或久吹风扇空调，或久用暖气电褥，也可使风邪、燥邪侵袭肺卫，引发身体不适，继发为焦虑。或服药日久，或服药量大，以致药物热毒，耗伤阴精，气血生成不足；又因素来肾亏，脑髓失养，与热邪相合，导致热扰脑神，发为焦虑。

（二）病机要点

1. **肾志性焦虑**　肾主骨生髓，受五脏六腑之精，而上荣于脑。《黄帝内经》称女子七七、男子八八天癸竭，肾气衰，形体坏。故老年人肾精亏虚，则脑髓失养，脑髓空虚，则脑神无所依，五脏神亦为之乱，神乱则喜怒失常，忧悲惊恐，发为焦虑。又因肾志为恐，其焦虑，多为恐惧害怕，胆小怯懦，语少善忘，伴浑身无力、腰膝酸软、头晕耳鸣、二便不利或失禁。

2. **肝魂性焦虑**　水生木，肾生肝，故肾为肝之母，肾志虚弱，则肝魂失养，肝失柔润，魂不归藏，则可见情绪暴躁，遇事焦急，失眠多梦，引发焦虑。此肝魂性焦虑，并非实火之怒，乃肾志不足之虚怒，表现为平时郁郁寡欢，看不惯他人做事，自己遇事易急躁，发怒后多后悔，担心他人报复，伴四肢颤抖、胁肋胀痛、头晕头痛、目干眼花、大便不畅。

3. **心神性焦虑**　老年人多有心血管疾病，中医认为是心气虚弱，血行不畅，久致血脉不通。老年人本已肾虚脑弱，外加血脉不通，则心血不能上输于脑，使脑神失养，心神失束，发为焦虑。表现为遇事六神无主，心慌紧张，心悸怔忡，伴头蒙头麻、胸闷疼痛、身热汗出、小便频数。

4. **脾意性焦虑**　脾为后天之本，肾为先天之本，先天促后天，后天养先天。老年人肾志不足，因而脾意动力不足，以致脾胃虚弱，胃纳差，脾不生精，又致肾志失养，脑髓空虚，发为焦虑。表现为做事犹豫不决，善思多虑，瞻前顾后，前怕狼后怕虎，记不住事，伴体倦乏力、胃胀腹痛、饮食纳差、大便急迫。

5. **肺魄性焦虑**　金生水，金为水之母；老年人素来肾志亏虚，子盗母气，则肺魄亦亏，魄弱志虚，脑神失助，以致悲恐交加，发为焦虑。表现为怕生重病，恐惧死亡，好悲易哭，绝望无助，伴气弱怕风、咳嗽喘息、小便失禁。

6. **脑神性焦虑**　老年人五脏皆虚，五神不足，故身体虚弱，情感脆弱；一遇刺激则情绪不稳，身体不适。表现为焦虑惊恐，坐立不安，辗转难眠，上至百会下至涌泉皆不适，伴纳不香、气力弱、或寒或热、或痛或痒、或难以言喻。

【辨证论治】

1. **肾精不足，脑神失养（肾志性焦虑）**

主症：恐惧害怕，胆小怯懦，语少善忘，伴浑身无力、腰膝酸软、头晕耳鸣、二便不利或失禁。舌质淡苔薄,脉沉细。

治法:益肾平虑,养脑安神。

方药:王老益肾平虑经验方。

菊花 6g　川芎 10g　丹参 20g　葛根 30g　生石膏 30g(先煎)　珍珠母 30g(先煎)　熟地 20g　生地黄 20g　玄参 20g　麦冬 20g　山茱萸 20g　制何首乌 15g　枸杞子 10g　桑椹 20g　龟板 15g　淫羊藿 15g

加减:浑身无力明显,加黄芪 30~60g;腰膝酸软明显,加杜仲 20g;头晕耳鸣明显,加葛根至 60g;善忘明显,龟板加至 30g;便秘明显,加肉苁蓉 20g;小便不利明显,加猪苓 20g;二便失禁明显,加益智仁 20g、补骨脂 20g。

2. 肝肾阴亏,上冲脑神(肝魂性焦虑)

主症:平时郁郁寡欢,看不惯他人做事,自己遇事易急躁,发怒后多后悔,担心他人报复,伴四肢颤抖、胁肋胀痛、头晕头痛、目干眼花、大便不畅。舌质红苔黄,脉弦滑。

治法:镇肝平虑,清脑安神。

方药:王老镇肝平虑经验方。

菊花 10g　川芎 10g　丹参 20g　葛根 30g　生石膏 60g(先煎)　珍珠母 60g(先煎)　生地黄 20g　赤芍 20g　黄芩 20g　郁金 20g　山茱萸 20g　制何首乌 15g　枸杞子 15g　桑椹 20g　石斛 20g　火麻仁 20g

加减:四肢颤抖明显,加鸡血藤 30g;胁肋胀痛明显,加佛手 20g;头晕头痛明显,川芎加至 20g;目干眼花明显,加石斛至 30g;便秘明显,加酒大黄 10g。

3. 心肾不交,扰动脑神(心神性焦虑)

主症:遇事六神无主,心慌紧张,心悸怔忡,伴头蒙头麻、胸闷疼痛、身热汗出、小便频数。舌红少苔,脉细数。

治法:宁心平虑,静脑安神。

方药:王老宁心平虑经验方。

菊花 6g　川芎 10g　丹参 30g　葛根 30g　生石膏 60g(先煎)　珍珠母 60g(先煎)　太子参 20g　生地黄 20g　玄参 20g　麦冬 20g　山茱萸 20g　制何首乌 15g　枸杞子 15g　桑椹 20g　茯苓 20g　白茅根 20g

加减:头蒙头麻明显,加葛根至 60g;胸闷疼痛明显,加瓜蒌 20g、薤白 10g;身热汗出明显,加浮小麦 30g;小便频数明显,加滑石 20g。

4. 脾肾两虚,脑神失健(脾意性焦虑)

主症:做事犹豫不决,善思多虑,瞻前顾后,前怕狼后怕虎,记不住事,伴体倦乏力、胃胀腹痛、饮食纳差、大便急迫。舌淡齿痕苔腻,脉弦细。

治法:运脾平虑,健脑安神。

方药：王老补脾平虑经验方。

菊花 6g　川芎 10g　丹参 20g　葛根 30g　生石膏 30g（先煎）　珍珠母 30g（先煎）　生地黄 20g　玄参 20g　麦冬 20g　山茱萸 20g　制何首乌 15g　枸杞子 10g　桑椹 20g　炙黄芪 30g　炒白术 10g　佛手 15g　香橼 10g　砂仁 6g

加减：体倦乏力明显，加黄芪至 60g；胃胀腹痛明显，加炒枳壳 20g；饮食纳差明显，加焦三仙各 20g；大便急迫明显，加白芍 20g。中成药可选九味镇心颗粒。

5. 肺肾阴虚，脑神失助（肺魄性焦虑）

主症：怕生重病，恐惧死亡，好悲易哭，绝望无助，伴气弱怕风、咳嗽喘息、小便失禁。舌红少苔，脉细滑。

治法：补肺平虑，强脑安神。

方药：王老补肺平虑经验方。

菊花 6g　川芎 10g　丹参 20g　葛根 30g　生石膏 60g（先煎）　珍珠母 30g（先煎）　生地黄 20g　玄参 20g　麦冬 20g　山茱萸 20g　制何首乌 15g　枸杞子 10g　桑椹 20g　沙参 30g　百合 30g　淫羊藿 20g

加减：气弱怕风明显，加黄芪至 60g；咳嗽喘息明显，加浙贝母 10g；小便失禁明显，加益智仁 20g。

6. 脑髓空虚，脑神虚弱（脑神性焦虑）

主症：焦虑惊恐，坐立不安，辗转难眠，上至百会下至涌泉皆不适，伴纳不香、气力弱、或寒或热、或痛或痒、或难以言喻。舌淡有裂纹苔薄，脉细弱。

治法：填髓平虑，定脑安神。

方药：王老填髓平虑经验方。

菊花 6g　川芎 10g　丹参 20g　葛根 40g　生石膏 30g（先煎）　珍珠母 30g（先煎）　生地黄 30g　熟地黄 30g　山茱萸 20g　制何首乌 15g　枸杞子 10g　桑椹 20g　杜仲 20g　龟板 20g　淫羊藿 20g　菟丝子 20g

加减：纳不香明显，加焦三仙各 20g；气力弱明显，加太子参 20g；或寒或热明显，加青蒿 10g、地骨皮 20g；或痛或痒明显，加当归 10g；或难以言喻明显，加甘草 10g；失眠明显，加炒枣仁 30~60g、柏子仁 20g。

【典型病例】

某，女，78 岁，主诉：情绪不安，头部发紧、脸部抽搐 2 年，加重 2 个月伴失眠。

现病史：2 年前逐渐出现感觉头部有虫子爬，脸发抖发麻，鼻子抽搐，耳朵堵，头晕。因在今年 3 月行心脏支架手术，5 月又因气喘咳嗽住院而症状加重。头紧像戴铁帽子或金箍一样，头里感觉有虫子爬；眼、耳、鼻感到抽动，鼻子像抽进（脸里）去了一样，就用手摸一下，看还有没有，摸完了好一点；开空调也得扇扇子,热的不得了;大便总觉得憋得慌,一次就拉一点儿,拉了又憋,解完手不痛快;时咳嗽气短,时恶心纳差,时流泪流涕,时腿哆嗦没劲,整夜难眠。舌红黯有裂纹,苔白腻,脉弦。

个人史:脾气急,小心眼。上有百岁老母,下有儿女孙辈。

既往史:糖尿病、高血压、冠心病、白内障、甲状腺钙化灶、脑动脉狭窄、间质性肺炎,服用多种药物,如阿司匹林、美托洛尔、瑞格列奈、单硝酸异山梨酯、氯吡格雷等,也包括助睡眠的佐匹克隆和氯硝西泮。

家族史:不详。

西医诊断:焦虑状态。

中医诊断:郁病(脑神性焦虑)。

中医辨证:脑髓空虚,脑神虚弱。

治法:填髓平虑,定脑安神。

方药:王老填髓平虑经验方加减。

菊花15g,川芎30g,丹参30g,赤芍30g,生石膏60g(先煎),珍珠母(先煎)60g,葛根100g,桃仁30g,红花20g,太子参30g,五味子10g,麦冬30g,山茱萸40g,制何首乌10g,桑椹30g,龟板30g,杜仲30g,石斛30g,沙参30g,佛手20g,佩兰30g,藿香6g,浙贝母10g。7剂,水煎服,每日1剂,早晚分服。

二诊:患者总体较前略好,舌红有裂纹,苔黄腻,脉弦数。

方药:前方太子参加至60g,加辛夷花15g、炒枣仁80g、柏子仁40g。继服14剂。

按语:患者基础病较多,病情复杂,症状涉及头面部、眼、耳、鼻、肺、胃肠、下肢等,定位为脑神为主,间及肝、心、脾、肺、肾,故以王老填髓平虑经验方加减,治肝以赤芍、桃仁、红花、石斛,治心以太子参、五味子、麦冬,治脾以佛手、佩兰、藿香,治肺以沙参、浙贝母,余药共治脑肾。患者服药后热相显,故加生石膏;气力仍不足,故加太子参;鼻感异常,故加辛夷;眠差,故加炒枣仁、柏子仁。老年焦虑,临床常见,但多因基础病复杂,辨证不会是仅涉及单一脏腑或二三脏腑,常五脏之症同见,应抓住脑神和肾精之主症,其余灵活加减。

【体会】

根据王老的临床实践,并结合我们的跟师体会,老年性焦虑障碍很少单独出现,多表现为综合性的老年情志障碍症候群,可能包括焦虑障碍、抑郁障碍、焦虑抑郁共病、神经衰弱、轻度脑器质性疾病或其他器质性疾病导致的老年衰弱状态(如:心脑供血不足,卒中后遗症,冠心病或支架术后,肺功能衰弱,慢性胃肠炎,肠易激综合征,肾功能衰竭)等多种疾患的混合或综合表现。而且,总的来说老年性焦虑,虚多实少,以肾精亏虚、脑神失养为主,常见五脏亏虚,间见痰热瘀血。治法应以补肾健脑、清热活血为要。但同时也要看到老年人对过去事件的懊悔增多、对子女的依赖加强、对财物的眷恋日深、对遗产的处理纠结、对性的渴望仍有等心理变化,并不是吃药治疗就能解决的,必须在适当的时候结合心理治疗,对老年人加以宽慰。另外,老年人因肝肾功能下降,药物代谢缓慢,故应用抗焦虑或抗抑郁西药时,用量宜小,加量宜缓,注意避免药源性焦虑。

第二节　儿童焦虑障碍

儿童焦虑障碍是指发生在儿童或少年时期(18 岁以前),以烦躁易怒、紧张恐惧、犹豫不决、胆小羞怯、哭闹不安等为主要表现的疾病,常常伴有头痛、失眠、多梦、夜惊、出汗、颤抖、尿频、遗尿、心悸、胸闷、恶心、呕吐、腹痛、腹泻等症状。

由于儿童心理生理特点及所处环境的不同,不同年龄段的焦虑表现各异。如较小的幼儿表现为烦躁、哭闹、夜惊等;学龄前儿童表现为过分忧虑父母可能会受到伤害,不愿离开父母,可伴头痛、食欲不振、呕吐等各种躯体不适的症状;学龄儿童表现为不愿与同学及老师交往,或由于情绪不稳定经常与同学发生冲突,成绩下降,拒绝上学、离家出走等。

儿童不是一个"小型"的大人,儿童的生理、病理特点与成人有较大区别。《颅囟经》是我国最早的一部儿科专著,书中提出小儿为"纯阳之体"的观点,北宋钱乙的《小儿药证直诀》将小儿的生理特点概括为"脏腑柔弱""成而未全……全而未壮",病理特点概括为"易虚易实,易寒易热"。《诸病源候论》指出:"小儿脏腑实、血气盛者……则苦烦躁不安"。

小儿生长发育迅速,对于水谷精微等阴性物质的需求较多,故"阳常有余,阴常不足",阴不制阳,肝阳偏旺,出现烦躁、易怒等。小儿"肾常虚",肾主骨生髓,与生长发育关系密切,先天禀赋不足,肾精亏虚,脑髓失养,出现恐惧、胆小等。小儿脏腑娇嫩,形气未充,血少气弱,神气怯弱,易于受到惊吓出现紧张,如明代万密斋所著《育婴家秘》云:"血气未充……肠胃脆薄……神气怯弱"。《小儿药证直诀》中亦有"因闻大声或大惊而发搐"的记载。小儿发病容易,变化迅速,故精神症状变化快,不典型。

【病因病机】

(一)发病因素

1. 先天不足　胎儿在孕育的过程中,秉承父母生殖之精,成骨生髓;早产、难产、感染等围产期损害或父母体质虚弱则使小儿禀赋不足,肾精虚亏;肾为先天之本,肾藏精,主生长发育,主骨生髓通于脑,在脑的形成和发育中起重要作用;小儿先天不足,脏腑虚弱,肾气亏虚,髓海不充,脑神不足,易于出现各种焦虑情绪。

2. 情志所伤 小儿为"稚阴稚阳"之体,机体柔弱、气血未足、脏腑娇嫩、神气未充,易于变动,其情志活动易受外界环境的干扰,如骤遇惊恐、境遇不良、忧思恼怒、思虑过度、过度紧张等均可内伤脏腑。明代医家张景岳在《景岳全书》中描述小儿受惊恐容易致病的内因:"盖小儿肝气未充,胆气最怯,凡耳闻骤声,目视骤色,虽非大惊卒恐,亦能怖其神魂。"外界各种不良刺激,尤其是惊吓,极易引起情绪波动。另一方面如儿童长期学习负担过重,所欲不遂,精神压抑,或家庭管教过严等致心理压力过大等均可使小儿木失条达,肝气郁滞,久之则气郁化火,郁而化热,痰热上扰心神则心烦不寐;思虑过度,耗损心脾,气血不足,心神失养则心神不安,出现各种焦虑表现。

(二)病机特点

小儿先天不足,体质虚弱,性情怯懦,易被情志所伤,导致脏腑功能失调,心、肝、脾、肾亏虚或痰热内阻脑神而发为本病。小儿脏腑虚弱,肾气亏虚;肾在志为恐,肾虚则恐惧不安;"恐则气下",故见遗尿等;肾气不足,肾水不能上济于心,心无所倚,神无所归,则坐立不安,心烦失眠;小儿情志不舒,肝失条达,肝气郁结则闷闷不乐、唉声叹气;气机郁滞,水湿不化,痰湿内生,痰气搏于咽喉,则咽中如物梗阻;痰湿郁而化火,痰火上扰脑神,出现脾气急躁,心烦不寐;思虑过度,耗伤心脾,气血不足,无以奉养心神,则心神不安,终日惕惕;脾主思,脾阴亏虚,不能主思,脾意动荡,故可见忧思之症;胆为中正之官,决断出焉,胆虚少阳之气不能生发,决断无权,故遇事瞻前顾后,犹豫不决,惶惶不可终日。

1. 心虚胆怯,脑神不足 心藏神,心神得养则神志清晰,思维敏捷,《素问·灵兰秘典论》云:"胆者,中正之官,决断出焉。"心神需要胆的决断才能正常行使其功能。儿童时期,脏腑娇嫩,形气未充,受外界环境因素阻扰,如恐吓等,使尚不充足之"胆气"决断失职,心虚胆怯,患儿不安全感增强,过分敏感,害羞,过度依赖父母,离开父母后哭闹等。

2. 肾气不足,脑神亏虚 小儿先天不足,髓海不充,则导致元神之府空虚,意识和思维活动失调,肾在志为恐,肾虚则恐惧不安;肾气不足,肾水不能上济于心,心无所倚,神无所归,则失眠多梦。

3. 心脾两虚,脑神失养 儿童长期学习负担过重,思虑过度,常可损伤心脾,致心脾两虚。脾主运化,思则气结,脾气损伤,运化失健,运化失职,故纳差、便溏;脾气亏虚,气血生化乏源,心血不足,脑神失养,故心悸怔忡,失眠多梦。

4. 痰热扰心,脑神不宁 小儿喂养不当,嗜食辛辣肥甘厚味之品,内生痰湿,因小儿为"纯阳之体",痰浊内阻,易于蕴而化热,郁而化火,上扰清空,蒙闭清窍,扰乱心神,出现脾气急躁,心烦不寐等。

5. 肝气郁滞,脑神被遏 肝主疏泄,具有保持全身气机通顺畅达的作用,肝的疏泄功能正常,则气机调畅,气血调和,精神舒畅。有的患儿在家中被过度宠爱,稍有不顺心,则生气发怒;有的患儿长期精神压抑,家庭管教过严,心理压力过大,这些均可使木失条达,肝气郁滞,出现闷闷不乐,唉声叹气;若肝气犯胃,则见恶心、呕吐。

【辨证论治】

儿童焦虑障碍的特点:发生在儿童少年时期,发病多与情绪因素有关,可由境遇不良、骤遇惊恐、忧思恼怒、过度紧张等诱发;以烦躁易怒、紧张恐惧、犹豫不决、哭闹不安等为主要表现,病程持续1个月以上;体格检查、神经系统检查等无明显异常。

1. 心虚胆怯,脑神不足

主症:心神不安,遇事易惊,精神涣散,神思不安,做事犹豫,倦怠乏力,气短,失眠多梦,入睡后易惊醒,终日惕惕,担心父母出事,不愿离开父母,胆小怕事,语声低微。舌质淡,苔薄白,脉弦细。

治法:镇惊宁心,安神定志。

方药:安神定志丸加减。

太子参 10g 远志 6g 茯神 10g 石菖蒲 6g 麦冬 10g 五味子 6g 生龙齿 15g(先煎) 炙甘草 6g 黄芪 10g

加减:失眠加炒枣仁、柏子仁各 10g。

2. 肾气不足,脑神亏虚

主症:精神萎靡,倦卧少动,乏力,经常恐惧,兴趣减退,记忆力减退,小便频数或遗尿,头晕耳鸣,失眠多梦,注意力不集中,舌质淡,苔白,脉沉细。

治法:益气补肾,填精充髓。

方药:自拟方。

熟地黄 15g 山茱萸 10g 白芍 10g 远志 6g 龟板 15g(先煎) 茯苓 10g 枸杞子 10g 女贞子 10g 菟丝子 10g 生龙骨 15g(先煎)

加减:遗尿者,加益智仁 10g。

3. 心脾两虚,脑神失养

主症:心悸不宁,坐立不安,精神倦息,少气懒言,时有哭泣,不思饮食,精神疲倦,失眠多梦,面色萎黄,头晕乏力,舌淡苔薄白,脉细弱。

治法:健脾益气,补血宁心。

方药:归脾汤合甘麦大枣汤加减。

党参 10g 白术 15g 炙黄芪 10g 当归 10g 酸枣仁 10g 炙甘草 6g

炙远志 10g　小麦 15g　茯苓 10g　神曲 10g　大枣 3 枚

加减：腹胀，加厚朴 6g、陈皮 10g；消化不良，加鸡内金 10g。中成药可选九味镇心颗粒。

4. 痰热扰心，脑神不宁

主症：脾气急躁，坐卧不宁，心烦不寐，口苦，胸闷呕恶，痰多黄稠，失眠梦魇，话多杂乱，头痛。舌红苔黄腻，脉滑数。

治法：清热化痰，宁心安神。

方药：黄连温胆汤加减。

黄连 6g　法半夏 6g　陈皮 12g　茯苓 12g　炙甘草 6g　枳实 10g　竹茹 10g　知母 6g　炙远志 15g　天竺黄 10g　炒山栀 10g　郁金 10g　菖蒲 10g

加减：心悸失眠，可加珍珠母 15g（先煎）。

5. 肝气郁滞，脑神被遏

主症：情绪抑郁，烦躁易怒，发脾气，愁眉不展，唉声叹气，悲观，胸胁胀满，咽中不适，如物梗阻，恶心，呕吐。舌质淡红，苔白，脉弦。

治法：疏肝理气，解郁安神。

方药：逍遥散加减。

柴胡 6g　枳壳 10g　当归 10g　白芍 10g　甘草 10g　川芎 10g　佛手 10g　香橼 10g　陈皮 10g　白术 6g　茯苓 10g

加减：肝气犯胃、胃失和降见嗳气频作，恶心呕吐者，可加苏梗 6g、法半夏 6g。

【体会】

临床上儿童焦虑症的诊断和成人有一些不同，比如在就诊方面，儿童通常由监护人（主要是父母）带来就诊，有些症状可能被过于焦虑的父母夸大，相反，有些儿童的症状也可能被父母忽视。较小的儿童常常说不清自己的感觉、体会或不适之处，因此医生需要与患儿接触密切的人来补充病史，同时可以搜集患儿的日记、绘画、学习成绩单以及老师的评语等全面了解儿童的表现。判断儿童情绪、行为是否异常需要参考不同年龄儿童的心理发育水平，如遗尿对于幼小的儿童是正常的，对于年长的儿童就不一定正常了。在辨证方面要注意到小儿脏腑娇嫩，气血未足，肝常有余，脾常不足，心常有余，肺常不足，肾常虚等特点。

临证注意辨别脏腑，惊恐伤肾，肾气亏虚可见胆小，经常恐惧、遗尿等；思虑过度，劳伤心脾，心脾不足可见面色无华，心烦失眠，神疲乏力，食少便溏等；郁怒伤肝，肝气郁结可见烦躁易怒、经常哭泣、胸胁胀满等。在治疗方面虚证则益气养血，补益心肾；实证则清火化痰，镇惊安神。处方应轻灵活泼，剂量要轻；用药勿伐生生之气，时时顾及脾胃；小儿"易虚易实，易寒易热"，勿多服药,勿乱服药。辅助心理治疗,耐心辅导儿童去适应环境,增强信心与克服心理障碍,改善不良生活习惯,家长要经常对儿童进行感情的交流。从小对儿童就应采取正确的教育方式,讲科学,不要以神怪等恐怖手段吓唬儿童。儿童焦虑的发生往往与家庭环境有密切关系,如父母经常争吵,家庭不和,管教过严等,儿童就容易焦虑、胆小、内向,如果改变环境,有时不用药物,儿童的精神状态也可能会发生变化。

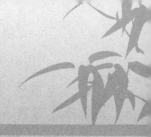

第九章

精神疾病伴发的焦虑

第一节　精神分裂症伴发焦虑

焦虑症状在精神分裂症整个病程中都相当常见,实际上这种共病的几率非常高,有资料表明高达60%的病例存在这种问题。常与精神分裂症共病的焦虑障碍包括强迫障碍(12.1%),社交焦虑障碍(14.9%),广泛性焦虑障碍(10.9%),恐怖症(9.8%)等。共病焦虑会使患者的自杀倾向、物质滥用、对药物治疗的抵抗等风险大大增加,并且可能会导致病情复燃,社会功能低下以及预后不良。

【西医病因及发病机制】

针对精神分裂症与焦虑障碍的神经生物学及影像学研究证据主要集中于强迫症状(OCS)。精神分裂症的OCS可能与$5-HT_2$受体阻断相关;也可能与患者服用的一些抗精神病药有关,尤其是氯氮平、奥氮平及利培酮,机制可能是$5-HT_{1C}$、$5-HT_{2A}$及$5-HT_{2C}$受体拮抗,以及谷氨酸能传递异常及多巴胺能脱抑制。

与单纯强迫障碍或精神分裂症的患者相比,两者共病的患者具有特定的神经解剖学异常。功能磁共振显示,对于共病的患者,左背外侧前额叶皮质活动水平与OCS严重度之间呈负相关;相比于单独罹患精神分裂症的患者及对照,儿童起病的共病患者海马左侧体积下降;疾病病程与额叶体积之间的相关性仅见于共病患者。

【中医病因病机】

精神分裂症伴发焦虑多缓慢起病,发病原因多是情志所伤,或因思虑不遂,或因惊恐恼怒,或缓慢持久的情志失调,超过了脑神的耐受能力,引起体内气、血、痰、火、瘀的病理变化。在精神分裂症的各个时期均可伴发焦虑,精神分裂症早期伴发的焦虑多是情志不畅,肝失疏泄,气机失司引起,表现为闷闷不乐,心烦失眠,沉默寡言,少与人交往,生活不主动等,精神症状尚不明显。病情进一步发展,肝气郁滞,津不输布,内蕴成痰,痰邪上扰,蒙蔽神窍,出现幻觉、妄想等丰富的精神症状;痰湿化热,痰热扰心,出现心烦、坐卧不宁等焦虑表现;肝气郁结日久又可化火,火性炎上,上扰脑神,出现烦躁易怒、易激惹、发脾气等焦虑表现。长期服用抗精神病药物也可以引起药源性焦虑,多属药毒化热伤阴,久而生瘀。

精神分裂症长期不愈,进入慢性期,脏腑功能下降,精气化生之源不足,形成心、肝、脾、肾不足,全身气化升降失常,脑神不足,患者的学习、记忆、情感等多种功能受到损害,表现为情感淡漠、表情呆愣、缺乏高级意向要求、反应缓慢、思维贫乏、记忆力下降、生活懒散等阴性症状。心主血藏神,脾统血藏意,心脾不足,上不荣脑,出现多思多虑、心悸、健忘、不寐、多梦、乏力等;肝藏血舍魂,肾藏精舍志,精血同源,肾精亏损,肝阴不足,虚阳上亢,常见症状有烦躁、善恐多惧、头晕、胆小等。精神分裂症患者在慢性期由于精神活动的各方面都会出现衰退,认知理解能力下降,适应环境困难,会出现长期心情不畅、情绪不良等肝气郁滞的症状,在一定条件下,肝郁可以化火,突然出现心烦易怒、发脾气、坐立不安、冲动等焦虑症状,可能是疾病的复发或阶段性加重,需要及时对症治疗。春气通于肝,春季自然界阳气上升,也带动人体的肝气上升,这时候容易出现肝火上扰,扰动脑神,也常常出现焦虑。

【临床表现】

精神分裂症伴发焦虑患者的临床症状复杂多样,除有典型的幻觉、妄想等精神病性症状外,在不同病期均可出现焦虑症状,表现为紧张、害怕、惊恐、手足颤抖、静坐不能、躯体疼痛、心悸、头晕、呼吸困难、尿频、多汗、睡眠障碍、噩梦等。康复期的精神分裂症患者因心理负担较重,也常见焦虑,如经常担心长时期服药会有不良反应,疾病不能彻底治愈,自己的学习、工作、婚姻、家庭、个人前途受到影响,害怕被人歧视等,患者经常有紧张感和不安全感等。有很多抗精神病药物在服用期间可以出现药源性焦虑,临床要引起重视。

【西医治疗】

（一）药物治疗

1. 抗精神病药物　有证据显示,典型抗精神病药物中的三氟拉嗪,非典型抗精神病药物如阿立哌唑、奥氮平、利培酮和喹硫平都能够减轻精神分裂症患者的焦虑症状。目前对喹硫平的研究较多,当用来治疗精神病性症状的时候,需要的喹硫平剂量较高（800mg/日）;而当治疗抑郁和焦虑时需要的剂量则较低（300mg/日）。还有证据显示,当患者由第一代抗精神病药物（FGA）或第二代抗精神病药物（SGA）换至阿立哌唑治疗（30mg/日）时,其焦虑和社交回避的症状得到了显著改善。而中高剂量的奥氮平（10~20mg/日）也有类似的作用。

2. 抗抑郁药物　选择性 5- 羟色胺再摄取抑制剂（SSRI）是需要合并治疗

时首选的一线药物。但由于 SSRI 治疗有可能会引起精神症状的恶化,因此大部分的临床医生都会在精神症状得到一定控制之后再选择加用 SSRI 药物来控制患者焦虑症状。可选择的药物包括西酞普兰、艾司西酞普兰、氟伏沙明、氟西汀、帕罗西汀和舍曲林等。选择药物时必须考虑选用的 SSRI 药物是否会影响肝脏 P450 酶,进而影响到抗精神病药物代谢,以及其他相关不良反应。比如,当氟伏沙明、氟西汀和帕罗西汀与氯氮平合用时就会增加氯氮平的血药浓度,从而增加药物不良反应的发生几率。

其他的选择还包括 5- 羟色胺和去甲肾上腺素再摄取抑制剂(SNRI)文拉法辛,三环类的丙咪嗪和氯丙咪嗪,以及去甲肾上腺素和特异性 5- 羟色胺能抗抑郁药(NaSSa)米氮平。应用这些药物时亦需要关注可能发生的药物不良反应。

3. 抗焦虑药物　苯二氮䓬类药物是常用的抗焦虑药物,如劳拉西泮、艾司唑仑、阿普唑仑、奥沙西泮等。其缺点是容易产生耐受性和依赖性,不宜长期服用。也可应用非苯二氮䓬类抗焦虑药物,如丁螺环酮、坦度螺酮等。

（二）心理治疗

加拿大临床实践指南推荐使用认知行为治疗(CBT)来改善共病焦虑症状,也可以是正念疗法;尽管系统综述显示,渐进式肌肉放松对精神分裂症患者的总体精神病理学并无显著影响,但是该手段或可作为联合疗法减轻焦虑状态。另外,团体正念疗法有助于缓解精神分裂症的负性情绪状态。

【中医辨证论治】

精神分裂症发病早期伴发的焦虑以邪实为主,气机不畅,肝气郁结,此阶段宜舒理肝气,木得舒而达。常用药物为柴胡、白芍、香附、香橼、佛手、枳壳、当归等,特别要注意柴胡的使用,用量不宜太大,并不宜久服,避免出现伐肝之弊。在疾病进展期,肝气郁结,久必化火,肝火上扰脑神出现焦虑,治宜清泻肝火,潜镇肝阳,佐以清泻阳明之热结;痰气郁结,蒙蔽清窍,又以理气化痰为主;精神分裂症后期伴发的焦虑以虚为主,气、血、津液亏虚,脑神脏神功能下降,应注意整体调理,益心健脾补肾,育养脑神,缓解焦虑。

1. 肝气郁滞,脑神受阻

主症:敏感多疑,呆愣少语,表情淡漠,担忧紧张,烦躁易怒,胸胁满闷,腹胀嗳气,不思饮食,夜寐不宁,生活懒散,喜静少动,自言自语,舌质淡,舌苔白,脉弦。

治法:疏肝解郁,理气安神。

方药:柴胡疏肝散加减。

柴胡 6g　郁金 20g　茯苓 15g　陈皮 10g　佛手 10g　香橼 10g　枳实 10g　竹茹 10g　半夏 10g　川芎 10g

加减：木克脾土，胃中嘈杂不适，吞酸嗳气，加瓦楞子 30g、川楝子 6g；食欲不振加神曲 15g、炒麦芽 30g。

2. 痰火交结，上冲脑神

主症：急躁易怒，言语零乱，兴奋冲动，妄见妄闻，烦躁不寐，紧张，胸闷，纳差，口干口苦，大便干结，舌质红，舌苔黄腻，脉滑数有力。

治法：豁痰泻火，清脑安神。

方药：自拟方。

生石膏 60g（先煎） 陈皮 15g 竹茹 10g 天竺黄 10g 黄芩 10g 栀子 10g 枳实 10g 远志 10g 佩兰 10g 郁金 10g 川芎 20g 酒大黄 15g（后下）

加减：痰热明显，胸闷，急躁者加瓜蒌 20g、黄连 10g。

3. 心脾两虚，上不荣脑

主症：多思多虑，胆小怕事，少寐易惊，怔忡健忘，心悸头晕，失眠多梦，身倦乏力，面色㿠白，肢体困乏，懒言少动，形容憔悴，喃喃自语，独居一处，神思恍惚，舌淡苔白或舌体胖，有齿痕，脉濡细、脉弱。

治法：益心健脾，育养脑神。

方药：归脾汤加减。

太子参 15g 炒白术 12g 生黄芪 20g 茯苓 30g 丹参 30g 当归 15g 远志 10g 柏子仁 30g 炒枣仁 30g 山茱萸 15g 麦冬 10g 五味子 6g

加减：失眠明显加夜交藤 30g；自汗加大生黄芪和白术用量，并可加用防风 6g、浮小麦 30g。

4. 阴虚内热，热扰脑神

主症：病程日久，心情烦躁，恐惧胆小，时而妄闻妄见，两颧潮红，自汗盗汗，手足心热，少寐多梦，大便干，小便短赤，舌质红，少苔，脉细数。

治法：养阴清热，安神养脑。

方药：自拟方。

生地黄 30g 黄柏 10g 知母 10g 青蒿 10g 龟板 15g（先煎） 炒枣仁 60g 远志 10g 玄参 30g 麦冬 30g 女贞子 30g 百合 30g

加减：头晕加枸杞子 15g，急躁加礞石 30g（先煎），自语自笑加黄连 10g。

第二节　抑郁症伴发焦虑

抑郁障碍共病焦虑在临床上非常常见，几乎绝大部分患者在疾病的不同阶段都有过焦虑体验。有研究表明抑郁障碍患者罹患焦虑障碍的发病率高达 73%，而其中有 40.1% 的患者社会功能会受到严重影响。相比那些没有焦虑症状的患者来说,伴有焦虑症状的抑郁障碍患者往往其抑郁的程度更重,出现自杀观念或行为的几率更高,生活质量更差,功能损害更明显。这类患者治疗起来往往也十分困难,他们对抗抑郁药物的治疗反应性不佳,对药物不良反应耐受性差,进而缓解率低,并且复发率较高。实际上,《精神障碍诊断与统计手册》第 4 版(*Diagnostic and Statistical Manual of Mental Disorders*, 4th edition, DSM-IV)和国际疾病分类第 10 次修订本(*International Statistical Classification of Diseases and Related Health Problems*, 10th Revision, ICD-10)中就有混合性焦虑抑郁障碍(mixed anxiety and depressive disorder)的诊断,其表述为患者同时存在焦虑和抑郁症状,但两组症状单独考虑时均未能达到做出诊断的程度。

【西医病因及发病机制】

关于抑郁障碍共病焦虑的原因可能与如下几个方面有关。

1. 遗传因素　重性抑郁障碍患者的亲属其焦虑障碍的发病率非常高;而那些共病焦虑抑郁患者的亲属其心境障碍、焦虑障碍和酒精滥用的发病风险要远高于那些单纯患有抑郁障碍患者的亲属。这些发现提示焦虑和抑郁之间存在着基因上的联系,并在疾病发病过程中起到了十分重要的作用。

2. 神经生化因素　抑郁和焦虑有着共同的异常生物学基础,都与激素反应迟钝,肾上腺素神经递质异常,下丘脑-垂体-肾上腺轴(HPA 轴)功能异常有关。研究发现,抑郁患者和抑郁合并广泛性焦虑障碍患者的皮质醇基础水平低于单纯广泛性焦虑障碍患者和正常人。

3. 脑功能因素　大脑中与抑郁和焦虑相关的功能分区可能存在部分重叠。有研究者在对重性抑郁障碍患者、重性抑郁障碍伴焦虑患者和正常人进行的功能磁共振研究发现,在进行相同的认知任务时这三种被试大脑的功能活动区域有所不同,重性抑郁障碍伴焦虑患者的认知控制网络存在过度警觉,并且异质性更高,不同于其他两组被试。

【中医病因病机】

患者长期处于负性情志之中,机体长期承受生活重负,情绪不佳,气机长久不得舒畅,七情内伤,从而导致神机失和,发为症状复杂的情志疾患,出现焦虑与抑郁并发。气机郁滞,最易伤肝,肝失疏泄,最易犯脾,脾主后天之本,运化水谷之精滋养全身,肝郁脾虚,表现为思虑过度、多思多虑、心烦、心悸、头晕、纳差、能力下降等症状。情志之郁长期不解又可化热,即叶天士所言"郁则气滞,气滞久则必化热,热郁则津液耗而不流,升降之机失度",肝郁化火,脑神不宁,患者出现烦躁、坐卧不安、急躁易怒等症状,甚至出现激越行为。火热炼津为痰,痰火并见,上扰脑神,又可见头晕、急躁、失眠等。

气机郁滞日久,久病不愈,肾所藏元阴元阳耗损,肾脑相通,肾阴肾阳不足会影响全身脏腑和脑神的功能。一方面,肾藏志功能受损出现意志减退、反应迟钝、少动等抑郁表现;另一方面,肾为髓海,肾阴不足,脑髓失养,阴虚火旺,上扰脑神,导致神机失和,脑神不宁出现烦躁、坐立不安等焦虑表现。

老年人因年老体弱,肾精不足,精不生髓,髓海空虚,可出现神气不足,无力伸展而见抑郁。有的老年患者一生经历沧桑,性格坚强,到晚年却因小事或无明显原因出现担忧、紧张、害怕等,焦虑抑郁交织出现,此为患者隐匿的、潜在的肝郁日久,内生伏火郁热,暗耗阴津,虚火上扰脑神,所以老年抑郁患者更容易合并焦虑。

总之,情志不畅,肝郁气滞,气滞化火,火扰脑神以及出现气滞、痰湿、火热、血郁阻滞经络气机导致的脑神不得舒展,以及心脾两虚、肾之阴阳不足、肾精不足,导致的脑髓失养,脑神失宁,神机失和,均可出现心情抑郁,伴发忐忑不安、惊恐、害怕、紧张、失眠等焦虑表现。

【临床表现】

抑郁症以持续的心境低落和兴趣减退为主要特征,同时多数抑郁症患者会出现焦虑,表现为担心、紧张、害怕等焦虑情绪,以及头晕、头痛、肌肉酸痛、心悸、口干、出汗、尿频、月经不调等躯体症状,患者情绪不稳定,易紧张、易怒,常伴有入睡困难、早醒、多梦、易醒等睡眠障碍。部分患者会出现惊恐发作。老年抑郁患者的焦虑更为明显,躯体不适可以涉及各个脏器,如胸闷气短、心悸、心慌、消化功能减退、恶心、呕吐、四肢颤抖、尿频尿急、出汗等,有些老年患者的躯体焦虑完全掩盖了抑郁,常常以这些躯体症状为主诉来就诊。

【西医治疗】

（一）药物治疗

1. 抗抑郁药物　5-HT 再摄取抑制剂(SSRI,如艾司西酞普兰、帕罗西汀等)、去甲肾上腺素能和特异性 5-HT 能抑制剂(NASSA,如米氮平)、5-羟色胺和去甲肾上腺素再摄取抑制剂(SNRI,如度洛西汀、文拉法辛)、三环类抗抑郁药物(TCA,如阿米替林)、单胺氧化酶抑制剂(MAOI)都可以应用于治疗当中。对于不复杂的抑郁伴焦虑患者,SSRI 应当考虑作为一线用药。当重性抑郁障碍共病广泛性焦虑障碍,患者有明显的疼痛问题时,有研究者提出应首选 SNRI 类药物,如度洛西汀和文拉法辛。而由于 TCA 和 MAOI 的不良反应较多,其在临床上的应用受到了极大的限制。另外,还需要注意的是 SSRI 类和 SNRI 类药物可能会在治疗初始阶段引起短暂的焦虑加重,并可能会出现有激越,失眠,胃肠道不适等症状。

2. 苯二氮䓬类药物　苯二氮䓬类药物也是常见的治疗药物,如劳拉西泮、阿普唑仑、氯硝西泮、地西泮等。它适用于对焦虑症状的快速控制,但对抑郁情绪没有治疗作用,故可以在早期与抗抑郁药物联用以求达到最佳效果。但由于使用苯二氮䓬类药物可能造成的药物依赖问题,使用受到一定限制。

3. 抗精神病药　抗精神病药物是治疗焦虑的二线选择,但当患者同时有物质滥用的问题时,一些非典型抗精神病药物就成为优于苯二氮䓬类药物的选择。喹硫平是目前已知的唯一单药治疗广泛性焦虑障碍的非典型抗精神病药物,每日 50mg 即可能起效,但在某些患者治疗剂量可达到 600mg/日。

4. 丁螺环酮　丁螺环酮可以有效治疗广泛性焦虑障碍,它也可与抗抑郁药物联合应用以达到强化治疗的目的。

5. 情感稳定剂　当一个抑郁合并焦虑的患者出现治疗抵抗时,应当考虑该患者为双相情感障碍的可能,此时可使用丙戊酸钠或丙戊酸镁的联合治疗方式,对部分患者会增加疗效。

(二)心理治疗

可以根据患者的年龄、既往治疗史、患者的意愿、自杀风险、费用问题等来综合考虑是否进行心理治疗。目前临床应用较多的是认知行为治疗(CBT)。有研究显示,药物治疗合并心理治疗的效果优于单一的药物治疗或心理治疗。

(三)物理治疗

严重或有强烈自杀观念的患者可首选抗抑郁药物同时合并无抽搐电痉挛治疗(MECT)。有研究显示重复经颅磁刺激(repetitive transcranial magnetic stimulation, rTMS)可能改善抑郁共病广泛性焦虑障碍患者的症状。

【中医辨证论治】

抑郁症伴有焦虑常为本虚标实之证,当补虚泻实。初期发病,病程短者,多为实证,多见气滞、痰盛、火热等实邪,常用理气化痰、清热除烦之法。早期患者容易出现肝火横逆伤胃,木克脾土,患者会有情绪不佳,夜卧不宁,多思多虑,食少纳呆、胃脘不适等肝郁脾虚、肝胃不和的症状,所以在治疗的早期应不忘使用疏肝健脾,疏肝和胃之法,时时顾护脾胃,防止疾病传变,有治未病之意。抑郁症病程日久,或老年患者,肾气不足,常大剂量使用补肾药物作为治疗重点,补肾强脑,补肾的同时一定要注意避免温燥助火,忌用附子、肉桂、细辛等药物,而常用山茱萸、制何首乌、龟板、淫羊藿、巴戟天等温而不燥之品,以免加重焦虑,佐入补肾阴、填肾精之品,使阳气化生有源,即为"阴中求阳"之意。

1. 肝郁脾虚,脑神失养

主症:精神抑郁,悲观,多思多虑,心烦,失眠,纳呆,面色㿠白,消瘦,胸胁胀满,嗳气,多疑善忧,善太息,乏力,咽中不适如有异物梗阻,或大便时溏时干,舌质淡红,舌苔薄白,脉弦细,或弦滑。

治法:疏肝运脾,养脑安神。

方药:逍遥散合越鞠丸加减。

川芎 15g　当归 20g　白芍 15g　茯苓 10g　郁金 10g　白术 10g　炙甘草

10g　柴胡 6g　法半夏 12g　夜交藤 30g

加减：心悸心慌,加用太子参 30g、五味子 10g、麦冬 10g；大便稀,加山药 30g、补骨脂 30g。中成药可选九味镇心颗粒。

2. 气郁化火,脑神被扰

主症：心烦失眠,多梦易惊,急躁易怒,坐立不安,常叹息,胁部胀痛,口苦口干,精神不振,大便干,舌质红、舌苔黄、脉弦。

治法：清肝泻火,安神宁魂。

方药：龙胆泻肝汤加减。

龙胆草 6g　泽泻 10g　当归 10g　生地黄 20g　黄芩 10g　柴胡 6g　玄参 30g　生石膏 30g（先煎）　珍珠母 30g（先煎）　栀子 10g　丹皮 10g　菊花 15g　生大黄 6g　百合 30g　知母 10g

加减：烦躁易怒,加生石决明 20g（先煎）、生磁石 20g（先煎）、钩藤 10g；伤阴明显者,加沙参、天花粉各 20g；大便干燥明显者,加火麻仁 30g、郁李仁 30g；失眠严重者,加琥珀粉 3g 冲服。

3. 痰火交蒸,上冲脑神

主症：心情郁闷,坐卧不宁,烦躁不安,面红目赤,时有激越行为,不思饮食,无精打采,善思善虑,神疲倦怠,呕恶痞闷,大便干,小便黄,舌质红,舌苔黄腻,脉弦滑或滑数。

治法：化痰清热,和中安神。

方药：黄连温胆汤加减。

半夏 10g　陈皮 20g　茯苓 20g　枳实 15g　生龙齿 30g（先煎）　竹茹 10g　远志 10g　天竺黄 10g　郁金 15g　黄芩 10g　栀子 15g　黄连 10g

加减：大便秘结,加酒大黄 10g、莱菔子 30g；胸闷者加瓜蒌、薤白各 10g。

4. 肝肾阴虚,上不荣脑

主症：情绪低落,兴趣索然,悲观,焦虑不安,紧张烦躁,眩晕,耳鸣,手足颤抖,五心烦热,颧红,盗汗,腰膝酸软,多梦,记忆力减退,舌质红,少苔,脉细数。

治法：补益肝肾,养脑安神。

方药：去郁益脑方（王老经验方）。

生地黄 30g　玄参 30g　麦冬 30g　白蒺藜 30g　白芍 15g　菊花 10g　枸杞子 30g　女贞子 30g　柏子仁 30g　炙甘草 10g

加减：健忘明显者,加龟板、鳖甲各 15g；若盗汗剧者,加地骨皮 20g、煅龙牡各 30g、浮小麦 15g。

5. 肾阳不足,脑神不调

主症：情绪低落,兴趣缺乏,生活主动性下降,乏力少动,精力差,悲观,经常恐惧,担心多,容易急躁,失眠,或见纳差,畏寒肢冷,小腹不温,性功能低下,小便清长,五更泻,面色憔悴、舌质淡,舌苔白,脉沉弦或沉细无力。

治法:温肾养脑,扶阳舒郁。

方药:王老经验方。

菊花 10g 川芎 10g 丹参 15g 巴戟天 30g 炒枣仁 30g 仙灵脾 30g 仙茅 3g 龟板 10g 山茱萸 30g 生地黄 10g 玄参 10g 麦冬 10g 香橼 10g 佛手 15g 珍珠母 60g(先煎) 柏子仁 30g

加减:老年焦虑抑郁患者经常伴有便秘,可加用郁李仁 15g、火麻仁 15g、黑芝麻 30g,也可重用肉苁蓉 30g;小便不利,加用猪苓 15g;伴有心慌、气短者,可加用太子参 30g、麦冬 30g、五味子 6g。

第三节 双相情感障碍伴发焦虑

双相情感障碍是一种临床常见的、较为复杂的疾病,多有家族遗传背景。患者会表现出多种心境状态,并且常与躯体疾病和其他精神障碍共病。接近二分之一的双相情感障碍患者会共病焦虑障碍(包括广泛性焦虑障碍、社交焦虑障碍、惊恐障碍以及创伤后应激障碍)。这种共病会使患者的临床症状、治疗更加复杂化,甚至在情绪平稳的阶段焦虑也不会缓解,这明显增加了患病者的自杀风险和心理社会功能紊乱的风险。

【西医病因及发病机制】

关于双相情感障碍共病焦虑障碍的原因可能与如下几个方面有关。

1. 情绪因素 尽管双相Ⅰ型障碍的诊断并不必须要有重度抑郁发作的病史,但大多数双相情感障碍患者其实都有过抑郁的体验,而焦虑常常与抑郁情绪同时存在。但只在抑郁发作阶段出现的焦虑症状不足以解释共病焦虑障碍的发病率如此之高。举个例子,广泛性焦虑障碍(GAD)诊断只有在没有其他情绪症状时才能成立,而双相情感障碍的患者罹患广泛性焦虑障碍的可能性是一般人群的 5 倍。与普通人相比,双相情感障碍的患者更有可能在童年期遭遇创伤和生活压力事件。而这两项也是之后患者罹患焦虑障碍的风险因素。

2. 低自尊 有研究发现不管是双相情感障碍的患者还是焦虑障碍的患者,他们的自尊水平都较低,即使在情绪正常的时候也是如此。因此低自尊有可能是导致双相情感障碍共病焦虑障碍发病率较高的共性因子。

3. 遗传因素 焦虑障碍患者的亲属患有双相情感障碍的情况十分常见,并且其能够提前预测双相障碍的可能。这提示焦虑障碍和双相情感障碍有共同遗传易感性的表现。

【中医病因病机】

双相情感障碍,其临床虽然表现为两种矛盾情绪状态,却有着内在统一的病机,由于人体阴阳体质、气血状态不同,会出现不同的转归和表现。《黄帝内经》记载"狂始生,先自悲也",说明在《黄帝内经》时代,人们已经认识到狂、郁可以先后交替出现。双相情感障碍的发病与两方面的因素相关,一是情志不遂,思虑过度,气机郁结,肝郁化火,灼津成痰,痰火上扰,神明逆乱,出现狂病症状;二是工作、生活、婚姻等压力较大,超出心理承受能力,情志内郁,肝气郁而不疏,出现郁病的症状。狂郁可以相互转换,郁久化火,火性炎上则化为狂;狂久则耗伤气血阴阳,导致阴阳不足,气机升发不利而为郁,在转换的过程中也常见狂郁兼见的混合状态。肝主疏泄,条畅气机,肝气郁滞可见心情不畅,烦躁,胸胁胀满,焦虑不安等;肝气郁结化火,肝火引动心火,心肝火旺,上扰脑神,出现烦躁易怒,兴奋话多,情感高涨,妄言妄为,不避亲疏,喜笑不休;在狂郁转化的混合状态中,患者更易出现焦虑表现,如狂病日久,肝肾阴虚,上不荣脑,出现语声嘶哑,有狂之势,无狂之力,头晕目眩,此为狂证耗伤气血阴阳,导致阴阳不足,气机升发不利,患者伴有虚烦不寐,五心烦热,焦躁不宁,倦怠乏力,有转为抑郁的趋势;有些双相抑郁的患者在情绪低落时,出现坐立不安、焦虑、易激惹、发脾气,多为肝郁痰阻,郁而化热,痰热上扰脑神,有转为躁狂的趋势。

【临床表现】

双相情感障碍患者在抑郁发作时期以及躁狂与抑郁转相时常常会出现明显的焦虑,如:焦躁不安,感觉脑子乱,思维内容没有条理,反复考虑一些没有目的的事情,不能集中注意力来思考一个中心问题,轻度刺激就可以产生强烈的反应,情绪极度不稳定、脾气大、容易冲动,伴有明显的运动性不安,如搓手跺脚,坐立不安,紧张激越,有时不能控制自己的行为,暴躁发怒,甚至打骂亲人、冲动伤人。

【西医治疗】

(一)药物治疗

1. 抗抑郁药物　5-HT再摄取抑制剂(SSRI)是焦虑障碍急性期治疗和预防复发的一线治疗选择。但在双相障碍患者中,抗抑郁药物会放大心境稳定剂的不良反应,并且可能诱发躁狂发作或使其加重。因此当某些需要使用抗抑郁药物的时候,比如抑郁发作急性期伴焦虑的阶段,一般是和情感稳定剂或非典型抗精神病药物合用来发挥治疗作用的,并且多是选择转躁率相对较低的药物,如安非他酮和舍曲林。

2. 苯二氮䓬类药物　苯二氮䓬类药物也是常见的治疗焦虑障碍的药物,长期应用的患者应当注意药物依赖的问题。

3. 抗精神病药　抗精神病药物是焦虑障碍治疗的二线选择,但一些非典型抗精神病药物已成为双相障碍共病焦虑障碍患者的一线选择。有研究发现,奥氮平合并碳酸锂治疗可以有效降低患者的汉密尔顿焦虑量表的评分。多项非典型抗精神病药(如喹硫平、奥氮平)的研究指出,非典型抗精神病药可减轻双相情感障碍患者的焦虑症状。奥氮平联合氟西汀治疗双相抑郁有效,在治疗焦虑共病亦可能有效。然而,奥氮平单一治疗的疗效很小。

4. 情感稳定剂　有研究表明,拉莫三嗪合并碳酸锂治疗能降低患者的汉密尔顿焦虑量表的评分。加拿大专家共识提出当双相情感障碍共病焦虑时丙戊酸钠、加巴喷丁都可作为一线治疗用药。

(二)心理治疗

由于使用药物治疗双相伴发焦虑有着诸多的限制,目前心理治疗越来越成为除药物治疗之外的另一个重要手段。有研究已发现认知行为治疗(CBT),包括放松训练的心理教育都对双相伴发焦虑有效,并且不会使患者的情绪症状恶化。

【中医辨证论治】

双相情感障碍伴发的焦虑,既有邪实,即气滞、痰盛、火热扰神等;也有正虚,即气、血、津液亏虚,脑神、脏神功能下降,治疗以扶正祛邪、调整阴阳、恢复神机为主。常用清热除烦药物有生石膏、大黄,使肝热从阳明而解。若肝火上炎明显可合用龙胆草,怀牛膝等,上清下引,合用苦寒清火的黄芩、黄连等,或者同时和镇肝降逆的珍珠母、生龙齿相伍而用。

在治疗过程中,要注意狂郁交替或转化时常常会出现明显的焦虑。在双相情感障碍的治疗中,见到患者畏寒、肢冷、乏力等阳虚症状,要慎用辛热辛温壮阳之品,如附子、肉桂、细辛等,这些药物易化热伤阴,引动肝阳上扰,导致失眠烦躁、易怒等阳亢症状,恐引起躁狂。对于双相情感障碍辨证属于肝郁气滞患者,也要慎用柴胡剂,因柴胡升散,耗气伤阴,容易引动气机过度升发,导致肝阳上亢。

狂郁交替而作,要注意其发生的内在机制。一方面可能是本病病势的自然体现,同时也要考虑到患者服用的药物。许多抗抑郁药物如阿米替林、多塞平、文拉法辛等有诱发躁狂的作用,应用时要特别注意患者临床相的变化,及时调整药物和药量。

1. 心肝炽热,上及脑神

主症:兴奋话多,心绪烦乱,急躁易怒,易激惹,甚则冲动毁物,到处奔走,头痛目赤,口干舌燥,喜冷饮,大便秘结,失眠,舌质红,舌苔黄燥或黄腻,脉弦滑数。

治法:清心镇肝,醒脑安神。

方药:王老经验方

菊花10g 川芎10g 丹参30g 生石膏60g(先煎) 生珍珠母60g(先煎) 龙胆草6g 丹皮10g 栀子10g 黄芩10g 酒大黄10g 怀牛膝20g 莱菔子30g 黄连10g

加减:冲动加生磁石20g(先煎)、代赭石30g(先煎),怀牛膝加量至30g。

2. 痰热内结,上扰脑神

主症:情绪不稳,烦躁易怒,头痛失眠,两目怒视,面红目胀,突然冲动,狂乱无知,骂詈叫嚣,不避亲疏,逾垣上屋,舌质红,舌苔黄腻,脉滑数。

治法:清热涤痰,醒脑安神。

方药:王老经验方

礞石30g(先煎) 生石决明30g(先煎) 生珍珠母60g(先煎) 生石膏60g(先煎) 郁金10g 天竺黄10g 栀子10g 黄连15g 黄芩15g 菖蒲10g 远志10g 竹茹10g 丹参20g

加减:如阳明火盛,大便秘结,舌苔黄糙,加大黄10g、怀牛膝30g;烦渴引饮,加知母10g、竹叶10g。

3. 火盛伤阴,脑神失养

主症:狂病日久,其势较缓,呼之能自止,多言善惊,心情烦躁,紧张,精神疲惫,形瘦面红,夜寐不安,舌质红,少苔,脉细数。

治法:滋阴降火,安神定志。

方药:二阴煎加减。

生地黄30g 麦冬30g 玄参30g 黄连10g 竹叶10g 酸枣仁30g 甘草10g 生珍珠母30g(先煎)

加减:心悸加太子参30g、五味子10g;盗汗加地骨皮30g。

4. 心肾不交,脑神失调

主症:情绪低落,阵阵烦躁,坐立不安,心悸,惶惶不可终日,失眠或惊惕多梦,心悸健忘,面色潮红,五心烦热,口干少津,腰膝酸软,舌红无苔或少苔,脉细数。

治法:养阴清热,益肾养脑。

方药:黄连阿胶汤加减。

黄连10g 白芍20g 阿胶(烊化)10g 女贞子20g 龟板20g(先煎) 生龙齿30g(先煎) 生地黄20g 远志10g 青蒿10g 地骨皮10g 鸡子黄2枚

加减:失眠加炒枣仁30g,心烦明显加生石膏60g(先煎)。

第四节　药源性焦虑

在精神科药物治疗的过程中,药物所致的焦虑表现非常多见。抗精神病药物、抗抑郁药物、甚至一些抗焦虑药物在治疗当中都有可能会引起焦虑表现。如果我们对这些焦虑不加以重视,轻者延长治疗时间,增加患者的痛苦,重者甚至导致自伤、自杀、冲动伤人等一些不可挽回的严重后果。

【西医病因及发病机制】

目前一般认为精神障碍是属于多基因疾病,与多个受体系统有关。到目前为止,已知涉及的包括5-羟色胺能、多巴胺能、去甲肾上腺素能和谷氨酸能系统等。而精神科药物非特异性的受体作用也预示着在治疗过程中不仅会出现我们期望的治疗作用,也会出现一系列相关的不良反应。

新型抗精神病药物(包括氯氮平、奥氮平、利培酮)可以拮抗突触后膜的$5-HT_2$和D_2受体,并且对$5-HT_2$受体的作用比对D_2更显著;低剂量的新型抗精神病药物即可以引起高水平的$5-HT_2$拮抗作用。$5-HT_2$受体被阻断后,引起多巴胺脱抑制性释放,激动多巴胺受体,导致皮质-纹状体通路功能亢进导致产生强迫。而研究显示社交焦虑障碍与患者的多巴胺能低下有关,使用多巴胺受体拮抗剂则可能会导致焦虑症状出现或加重。

一些抗抑郁药物,比如5-羟色胺和去甲肾上腺素再摄取抑制剂(SNRI,如度洛西汀、文拉法辛)、三环类抗抑郁药物(TCAs,如阿米替林),还可阻断去甲肾上腺素能受体,可激活蓝斑-膈-海马通路,引起唤醒和焦虑。但如果其对增加去甲肾上腺素能较为敏感,患者可能会表现为极度焦虑不安、失眠、震颤和心动过速。与此同时SSRI类药物还通过激动突触后膜上的$5-HT_{2A}$受体而导致焦虑。

【中医病因病机】

药源性焦虑的病因是长期服用精神药物,药毒化热,损伤心肝肾之阴所致。心阴不足,神不守舍则表现心慌心烦,心悸汗出;肝阴不足,筋脉失养出现震颤,肢体僵硬;肾阴不足,虚火上扰脑神则表现坐立不安,病久损及肾阳肾精则脑神失养,出现心烦,无精力,无兴趣,性功能下降;肾对于五脏六腑温煦功能下降,表现全身不适,没有胃口,乏力懒动,失眠,严重时就出现生不如死甚至出现自杀想法和举动。病位在心、肝、肾,病性早期属阴虚,后期属阴阳两虚。

【临床表现】

服用精神药物后出现不能控制的烦躁不安,紧张焦虑,静坐不能,患者常会主动向医护人员述说心烦、坐不住、周身不适、疲乏、心悸、四肢发抖等。患者常来回踱步,坐立不安,或在原地徘徊,或多次述说自己的不适感受。有些患者因药源性焦虑极为痛苦,可能会因忍受不住痛苦折磨而拒绝服药或藏药、吐药等,严重影响患者治疗的依从性。有的患者甚至会采取冲动伤人、外逃、自伤、自杀等极端行为。

【西医治疗】

1. **抗抑郁药物**　SSRIs 中由于氟西汀阻断 NA 回收比阻断 5-HT 回收的比率高,同时加上氟西汀还阻断 γ-氨基丁酸(GABA)神经元上的 5-HT$_{2c}$ 受体,从而抑制了 GABA 神经元,引起 NE 神经元脱抑制性兴奋,从而表现出焦虑。此时可换成镇静效果较强的氟伏沙明、米氮平等药物来降低焦虑水平。

2. **苯二氮䓬类药物**　苯二氮䓬类药物也是常见的治疗药物,如劳拉西泮、阿普唑仑、氯硝西泮、地西泮等。目前推荐可以在早期与抗抑郁药物联用以控制在治疗初始阶段出现的药源性焦虑。

3. **抗精神病药**　伴有社交焦虑的精神分裂症患者可尝试减少使用强多巴胺阻断的药物(如氟哌啶醇或奋乃静),或者换用有镇静作用的弱多巴胺拮抗剂(如氯氮平或喹硫平)。而当使用氯氮平、奥氮平、利培酮治疗中出现强迫时,可考虑停药、换药或加用 SSRI 类药物治疗。尤其是氯氮平治疗所致的强迫,目前更倾向于使用 SSRI 类药物治疗。

【中医辨证论治】

1. **热毒灼阴,脑神不宁**

主症:初服精神科药物,患者表现坐立不安,心烦心悸,大汗出,惶惶不安,心悸如有人将捕之,胸闷胸痛,全身不适难以描述,甚至出现活着不如死了的念头,身体不自主震颤、肢体僵硬,大便干燥,失眠,舌红少苔,脉弦细。

治法:养阴解毒宁神。

方药:育阴解毒汤(经验方)。

菊花 15g　川芎 20g　丹参 30g　生石膏 60g(先煎)　珍珠母 60g(先煎)板蓝根 30g　茵陈 20g　生地黄 30g　玄参 30g　麦冬 30g　沙参 30g　百合 30g　山茱萸 30g　菟丝子 30g　炒枣仁 60g　黄连 15g　栀子 12g

加减:大便干燥加酒大黄 20g、火麻仁 30g、郁李仁 30g。

2. **肝肾不足,脑神失养**

主症:久服精神科药物,患者少语少动,腰酸乏力,精力下降,活动减少,缺乏主动要求。觉得自己一无是处,成了废人,反复出现烦躁不安,甚至产生轻生观念而采取自杀行为。记忆力下降,注意力不集中,性功能也有下降。口干便秘,舌红苔少,脉细数。

治法:双补肝肾,宁神静脑。

方药：助肾生阳汤（王老经验方）。

菊花 10g 川芎 15g 丹参 30g 生石膏 60g（先煎） 生珍珠母 60g（先煎） 生地黄 30g 玄参 30g 麦冬 30g 菟丝子 30g 仙灵脾 30g 枸杞子 15g 火麻仁 30g 郁李仁 30g 山茱萸 30g 枣仁 60g 鸡血藤 30g 怀牛膝 30g

加减：记忆力下降，注意力不集中加龟板 20g（先煎），性功能下降加仙茅 3g。

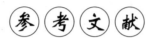

1. Zhornitsky S, Potvin S, Moteshafi H, et al. Dose-response and comparative efficacy and tolerability of quetiapine across psychiatric disorders: a systematic review of the placebo-controlled monotherapy and add-on trials. Int Clin Psychopharmacol. 2011, 26 (4): 183-192.

2. Hasan A, Falkai P, Wobrock T, et al. World Federation of Societies of Biological Psychiatry (WFSBP) guidelines for biological treatment of schizophrenia. Part 3: update 2015 Management of special circumstances: Depression, Suicidality, substance use disorders and pregnancy and lactation. World J Biol Psychiatry Off J World Fed Soc Biol Psychiatry. 2015, 16 (3): 142-170.

3. Bandelow B, Sher L, Bunevicius R, et al. Guidelines for the pharmacological treatment of anxiety disorders, obsessive-compulsive disorder and posttraumatic stress disorder in primary care. Int J Psychiatry Clin Pract. 2012, 16 (2): 77-84.

4. Mao YM, Zhang MD. Augmentation with antidepressants in schizophrenia treatment: benefit or risk. Neuropsychiatr Dis Treat. 2015, 11: 701-713.

5. TemminghH, SteinJ. Anxiety in Patients with Schizophrenia: Epidemiology and Management. CNS Drugs. 2015, 29 (10): 819-832.

6. Englisch S, Esser A, Enning F, et al. Augmentation with pregabalin in schizophrenia. J Clin Psychopharmacol. 2010, 30 (4): 437-440.

7. Buchanan RW, Kreyenbuhl J, Kelly DL, et al. The 2009 schizophrenia PORT psychopharmacological treatment recommendations and summary statements. Schizophr Bull. 2010, 36 (1): 71-93.

8. Dold M, Li C, Gillies D, et al. Benzodiazepine augmentation of antipsychotic drugs in schizophrenia: a meta-analysis and Cochrane review of randomized controlled trials. Eur Neuropsychopharmacol J Eur Coll Neuropsychopharmacol. 2013, 23 (9): 1023-1033.

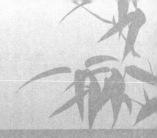

第十章

躯体疾病与焦虑障碍

第一节　高血压伴发焦虑障碍

高血压伴发焦虑障碍是指在患者明确诊断高血压的基础上,出现焦虑情绪,表现为头晕、胸闷、心悸、呼吸困难、口干、心烦、急躁易怒、冲动、担忧恐惧、尿频尿急、出汗、震颤和运动性不安等症状。

据国内心血管内科门诊调查显示,高血压伴有焦虑的发病率大约为38.5%。尽管国内外报告高血压伴发焦虑障碍的发病率有所不同,但是总体上讲,高血压伴发焦虑障碍的发病率高于正常人群的发病率;焦虑障碍影响到高血压的治疗和预后。研究认为,焦虑障碍的发生,可能与高血压具有相同的发病基础,也可能由于导致高血压的生活应激事件持续存在导致继发焦虑,还可能是因为某些降压药物的使用,对于高血压预后的不良估计和对于高血压并发症的过度思虑而产生。往往各种因素相互影响,互为因果。

【病因病机】

（一）发病因素

高血压继发或伴发的焦虑,经常与患有高血压并不知晓,或知晓后高血压疾病控制不良,对罹患高血压疾病的恐惧担忧,或患病后病情波动,高血压带来的心脑功能紊乱,以及身体各种不适关系密切。一般常见到的情况是情志波动失调与遭遇不良生活事件、不能正确认识疾病、高血压进行性波动、间断服药、药物耐受、药物选择不佳、药物使用过度、未及时调整药物,以及季节、环境变化导致的血压变化有关,有些抗高血压药物也可以引起情绪问题。

（二）病机要点

《中医内科常见病诊疗指南》中将高血压的辨证分型分为:肝火上炎证、痰湿内阻证、瘀血内阻证、阴虚阳亢证、肾精不足证、气血两虚证和冲任失调证等7种。其证型演变的一般规律总结为:火旺→阴虚阳亢→阴阳两虚,而痰湿、瘀血可见于疾病的各个阶段。

高血压的临床常见分型为肝阳上亢、阴虚阳亢、阴阳两虚、痰湿壅盛和气滞血瘀。其基本病机,以肝肾阴虚为主,可见痰火气逆,虚实夹杂,病久则阴阳两虚。而长期的情志刺激,也可使人体脏腑气机失调,代谢功能紊乱,甚至直接伤及内脏,出现眩晕头痛的高血压症状。如宋代陈言在《三因极一病证方论·卷之七·眩晕证治》中曰:"喜怒忧思,致脏气不行,郁而生涎,涎结为饮,随气上厥,伏留阳经,亦令人眩晕呕吐,眉目疼痛,眼不得开。"此时,情志刺激表现出来的心烦忧虑、不眠烦躁,是高血压伴发焦虑的早期症状,也能进一步加重促进眩晕头痛的出现,也是疾病的结果。

初期:发现高血压,血压不稳定,患者往往伴有情绪不稳,坐卧不宁,思虑过度,因为高血压的控制及其预后的担心导致患者六神无主,无所适从,患者情绪容易波动,常常失眠,此时主要表现为肝郁气滞的病机。有些患者以头痛、焦躁不安、失眠等症就诊,才发现高血压患病已多年。

稳定期,发现高血压并且通过一段时间的治疗后,患者进入高血压相对平稳期。此期的患者产生焦虑,往往有两种情况,一种是通过不断的了解高血压,对于高血压长期发展所带来的不良后果有所知晓,从而产生对于疾病的过度关心,此时患者虽然血压已经控制,然而情绪仍不能平稳,表现为多思多虑、睡眠不实、心烦、坐卧不宁,有时惊悸不安。还有一种情况,是因为服用了降低高血压的药物,产生不同程度的药物不良反应,导致患者产生坐立不安、心烦和过度关注药物不良反应的焦虑。此时表现多为阴虚火旺,脑神被扰的病机。

维持治疗期,患者在长时间的服药治疗过程中,对于高血压的并发症有所了解后,开始关注于长期高血压对于躯体不同部位的损伤,以及对于高血压不能完全停药的情况,加上长期高血压,对于各个脏腑器官的不良影响甚至因此而出现的心脑血管意外,从而出现焦虑。此时,往往高血压伴有累及多个脏腑的症状,如:在心,表现为心悸、汗出、乏力,甚至胸痹;在肾,为肾精肾阳不足的遗尿、肢冷、水肿;在肝,为肝血不足,不能濡养肢体,导致身痛等。此时,主要表现为心肝脾肾亏虚、瘀血痰浊阻滞、脑神失养的病机。

因此,高血压伴发的焦虑,以肝肾不足为本,受七情失调和脏腑功能紊乱的影响,均能不同程度影响到脑神,出现焦虑症状。

现代研究认为,高血压伴发焦虑情绪的发生机制尚不明确,一般认为与环境因素、遗传和行为类型有关。伴有焦虑的高血压患者,往往焦虑和血压升高互相影响,互为因果。焦虑导致血压升高的机制,可能是通过焦虑导致交感神经系统活动增强相关。国外研究也表明,焦虑症与夜间和清晨高血压相关。

另外,高血压患者常具有急躁、易怒、孤僻、爱生闷气等性格特点,随着患病时间的延长及药物费用的增加,以及高血压患者难以面对转变的角色,及对自身疾病的过分担忧,导致了患者焦虑的发生。在治疗高血压伴发焦虑障碍的时候,要充分的考虑社会环境因素,对于患者的焦虑情绪做出评估,除控制血压外,采用必要的治疗焦虑的措施,能使高血压的治疗发展到一个新的层次。

根据临床经验和有关指南,将高血压伴发焦虑障碍分为肝肾阴虚、肝阳上亢、心脾肾亏虚、肾阴肾阳不足、瘀血痰浊阻滞等5种证型。

1. 肝肾阴虚,上不养脑　一般见于血压升高初期,患者可能没有发现明显的血压升高或者血压升高幅度不大,常常在临界范围或者略高于正常值,患者常有不同程度的烦躁。

2. 肝火上炎,脑神被扰　多见于高血压发现后,进行药物调整治疗阶段。此期患者由于血压尚未平稳,忽高忽低,用药尚未确定,心中疑惑不定,出现焦虑的症状。

3. 心脾肾俱虚,脑神失养　临床多见于高血压长久得不到控制,或者高血压时间较长时出现焦虑症状。

4. 肾阴肾阳不足,脑神失养　高血压未得到控制,长期血压升高,肝肾失调,病久累及肾阴肾阳,导致肾气化功能不利,出现焦虑症状。

5. 瘀血痰浊阻络,脑失清肃　见于高血压后期,并发脑血管意外,患者出现偏瘫、失语等症状,患者对于自身前途担忧,出现焦虑抑郁症状。

【辨证论治】

凡是符合高血压诊断标准,伴有焦虑,即有头晕、胸闷、心悸、呼吸困难、口干、尿频尿急、出汗、震颤和运动性不安等。其主要症状为焦虑的情绪体验,自主神经功能失调和运动性不安等的临床表现,就可以按本病辨证论治,但治疗的基础与前提是原发病的规范治疗。

1. 肝阳上亢,脑神不宁

主症:头痛且胀,前额部或两侧头部疼痛为主,头晕目眩,口干口苦,烦躁易怒,夜寐欠安,或兼胁痛,尿黄便结。或主诉头晕,坐立不安,紧张时汗出,肢体不自主震颤,兼见面红,乏力,失眠,担忧,敏感多疑。舌质红,苔薄黄,脉弦数有力。

治法:平肝潜阳,宁脑安神。

方药:天麻钩藤饮合用川菊饮(王老经验方)加减。

菊花10g　川芎20g　丹参30g　天麻10g　钩藤30g　生石膏60g(先煎)　石决明30g(先煎)　珍珠母30g(先煎)　山栀10g　黄芩30g　丹皮12g　桑寄生30g　杜仲30g　怀牛膝30g　益母草30g　白芍30g　夜交藤30g　生地黄30g　炒枣仁60g

加减:若因肝郁化火,肝火炎上,而症见头痛剧烈,目赤口苦,急躁,便秘溲黄者,加夏枯草30g、龙胆草6g、生大黄15g;若兼肝肾亏虚,水不涵木,症见头晕目涩,视物不明,遇劳加重,腰膝酸软者,可选加枸杞子20g、山茱萸30g。

2. 肝阳化风,脑神被扰

主症:面色红赤,头晕头痛耳鸣,口苦咽干目眩,或见肢体麻木,筋剔肉瞤,心烦急躁不安,容易因为小事发怒,冲动,伴有失眠多梦,无食欲,恶心呃逆。舌质红,苔黄少津,脉弦数。

治法:滋阴降火潜阳,清热宁脑安神。

方药:镇肝熄风汤加减。

生石膏60~80g(先煎) 生龙齿30g(先煎) 生牡蛎60g(先煎) 生赭石30g(先煎) 白蒺藜20g 钩藤30g 白芍30g 麦冬30g 玄参30g 龟板30g(先煎) 怀牛膝30g 川楝子9g 生地黄30g 茵陈30g 黄芩15g 郁金30g 黄连10g 炒枣仁60g 生栀子10g

加减:痰多者,加竹茹6g、胆星6g、陈皮15g;大便干者,加莱菔子30g、炒枳壳15g、熟大黄15g。

3. 肝肾阴虚,脑神失养

主症:头痛隐隐,头晕阵作,目眩耳鸣,五心烦热,目涩口干,腰腿酸软,盗汗颧红。舌红,少苔,脉细弦或细数。

治法:滋养肝肾,养脑安神。

方药:川菊饮(王老经验方)加杞菊地黄丸加减。

菊花15g 川芎15g 丹参30g 熟地30g 生地黄30g 山药30g 山茱萸30g 泽泻30g 丹皮15g 茯苓30g 枸杞子20g 生石膏60g(先煎) 生龙齿30g(先煎)

加减:失眠明显,加炒枣仁60g、柏子仁30g;大便干燥,加熟大黄15g、火麻仁30g、郁李仁30g;尿短便热者,加黄柏10g、知母15g。

4. 瘀血痰浊阻络,脑失清肃

主症:高血压日久,或已经出现一次或多次脑血管意外,患者失眠多梦明显,心烦汗出,坐立不安,情绪低落甚至有轻生观念。饮食少,无食欲,大便秘结。见肢体不利,失语偏瘫等症状。舌质黯红或紫,苔黄少津,脉弦细。

治法:活血化淤,养脑安神。

方药:补阳还五汤合并养阴益肾方(自拟方)。

菊花15g 川芎15g 丹参30g 桃仁20g 红花10g 生石膏30g(先煎) 钩藤30g 鸡血藤30g 当归30g 石斛30g 生黄芪30g 葛根30g 赤芍30g 菟丝子30g 制何首乌15g 山茱萸30g 龟板15g 神曲10g 炒枣仁60g 合欢皮30g 夜交藤30g 火麻仁30g

加减:烦躁明显者,加石膏用量至60~120g;大便不畅,加生大黄10g;病久可以加大龟板用量至30g。

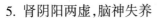

5. 肾阴阳两虚,脑神失养

主症:头晕头痛,心烦不安,神疲无力,颜面或下肢浮肿,尿频尿急甚至遗尿,腹泻与便秘或交替出现,反复入厕但又尿不出;不能处理胜任日常事件,遇事惊恐不安,紧张汗出;兼见伴有畏寒肢冷,腰痛腰酸,下肢乏力甚至记忆力下降,耳鸣耳聋,精力减退,性欲下降,闭经阳痿等症状。舌淡苔白,脉沉细无力。

治法:育阴温阳,补肾活血,养脑安神。

方药:金匮肾气丸(方意)、水陆二仙丹合用川菊饮加减。

菊花15g 川芎15g 丹参30g 生地黄30g 熟地30g 泽泻30g 茯苓30g 玄参30g 麦冬30g 芡实30g 金樱子30g 仙灵脾30g 菟丝子30g 鸡血藤30g 山茱萸30g 杜仲30g 龟板15g(先煎) 怀牛膝30g 制何首乌15g 火麻仁30g 益智仁30g 枸杞子15g

加减:兼见心肝热盛征象或上热下寒者,加生石膏60g(先煎)、珍珠母30g(先煎)、生磁石30g(先煎);大便干,加郁李仁30g;头晕头痛明显者,加川芎至20g;腰膝酸软、记忆下降明显者,加龟板至30g。

【体会】

高血压伴发的焦虑障碍,可以见于高血压的不同阶段。要了解高血压何时出现焦虑,才能有效地进行预防和治疗。高血压继发焦虑出现于几个关键时期:

1. 发现血压升高的初期 由于对于高血压的未知恐惧感,对治疗结果的不确定感,对于药物不良反应的不能预料感,都会导致高血压患者产生焦虑。

2. 高血压的季节性波动伴随焦虑 由于血压的波动性,特别是季节的波动性,患者难以预料,产生焦虑。冬季血管收缩,血压相对偏高,不能适时调整降压药物出现血压升高,患者头晕目眩,出现焦虑;夏季血管扩张,血压相对下降,过量使用降压药物出现低血压,患者也出现焦虑。

3. 药源性波动 使用不同作用机制的降压药物治疗高血压时,出现药物副作用,患者产生焦虑。如基础心率偏慢的患者不恰当使用β受体拮抗剂治疗后出现心动过缓,患者表现心慌胸闷,气不接续。

4. 高血压并发症带来的焦虑 如果高血压没有得到良好控制而继发了心脑肾的病变,例如出现各种心律失常,早搏;肾功能减退出现下肢水肿;脑功能受损出现脑缺血,脑出血等病变,均可以出现焦虑。因此,抓住关键时间点,中西药物及时加以干预,可以有效地预防高血压伴发的焦虑障碍。"谨守病机,不可不察。"

其次,由于其首发病机往往为情志刺激,肝郁气滞,所以临床医师治疗过程中,要注意以下几点:第一,中医心理治疗非常重要。高血压、焦虑,互相影响,互为因果。要帮助患者正确认识疾病,包括了解高血压相关知识,减轻对于疾病不良后果的关注,掌握血压变化规律、加强患者对于药物及不良反应的观察对于该病的治疗非常重要。第二,中药治疗过程中使用滋养肝肾的药物进行治疗。由于本病多为本虚标实之证,本虚为肝肾阴虚,标实为气血痰火阻滞,因此治疗上应该注意使用补肾养肝药物,使肝脏疏泄功能正常,气机通畅,脑神功能恢复。第三,治疗康复期或者高血压具有心脑血管并发症时,注意使用活血药物。但是活血药物需配伍养阴药物同时使用,方能活血而不伤本。第四,常用的中成药如三七制剂、银杏叶制剂、葛根制剂等具有较好的改善循环、活血化瘀的作用,应该根据患者的病情酌情使用,可以有效地预防高血压并发症的发生。

预后调护要注意到高血压的产生与情志刺激有关,合理的焦虑是促进人前进的动力,过度的焦虑则是疾病发生的根源,对于此类患者,除了药物外,还需要进行心理疏导,引导患者采用不同的应对方式缓解外界压力,有利于疾病的治疗。日常生活中应该注意饮食控制,减少钠盐摄入,控制体重,戒烟,减少饮酒。高血压的主要病机为阴虚阳亢,因此不应该进食辛辣油腻、肥甘厚味;情志调养方面,应该做到充分了解疾病,充分了解治疗高血压所用药物,合理使用中药和西药;做到心中有数,放下高血压的包袱,保持心理平衡,有利于高血压和焦虑的控制;另外在中药的预防方面,要预防高血压引起的其他器官的并发损害,提前给予活血化瘀的药物,减少心脑血管并发症的发生。

【典型病例】

初诊:患者刘某,女性,79 岁,2014 年 5 月来诊。

主诉:头晕,坐立不安,心烦 2 年,加重 2 个月伴有失眠。

现病史:患者近 2 年无明显诱因表现阵发性头晕,心烦,坐立不安,持续时间数分钟至十几分钟可以自行缓解。伴有多种躯体不适:口干、耳鸣、胃部烧灼感;觉得身体中有东西蠕动,滚到哪里就哪里痛;晨起足趾发木,眼睑肿胀。饮食量小,小便正常,大便溏。睡眠差,入睡困难,早醒,夜间盗汗。

既往史:高血压史 20 年,血压最高 160/100mmHg,服用四种降压药物降压,血压可以控制在 130/90mmHg;高血脂、脂肪肝;腰椎间盘突出,双眼白内障手术后;心率慢,行起搏器植入术后 10 年;近几月自行停用降压药物,血压 150~160/90~110mmHg。

四诊所见:面色黄而虚浮,语音低而无力。舌质黯紫苔少,中有裂纹。脉右弦左细数。

诊断:高血压伴发焦虑障碍。

中医诊断:眩晕,失眠。

辨证:气阴两虚,脑神失养。

治法：补气养阴，调养脑神。

方药：菊花 10g，川芎 10g，丹参 30g，生石膏 30g（先煎），生珍珠母 30g（先煎），瓜蒌 30g，薤白 10g，太子参 30g，五味子 15g，麦冬 30g，佛手 15g，香橼 10g，炒枣仁 60g，山茱萸 30g，制何首乌 10g，鸡血藤 30g，龟板 15g（先煎），地骨皮 30g，青蒿 10g。

注意事项：综合医院复查心脏情况，调整降压药物，坚持服药，控制血压。

二诊：患者四周后就诊，已经在北京某大医院复查心脏情况，给予相应的药物及降压药物调整。自行服用前方 20 剂。头晕、心烦、盗汗、躯体不适感、失眠等均有不同程度减轻，但觉得心口处冷，仍觉乏力无精力。舌质淡黯，苔薄黄有裂纹，脉较前缓和。

方药：上方加生黄芪 60g，龟板加至 30g，继服 14 剂。

按语：该患者为高血压伴发焦虑障碍，高血压日久，从肝肾阴虚，逐渐累及心脾，最后表现为心肝脾肾，阴阳俱虚，兼有瘀滞，脑神失养的焦虑障碍。患者临床表现的症状丰富，累及多个脏腑，目前以心肾亏虚为主要表现。故临床上以川菊饮（具体见《实用中医精神病学》）为主方，引诸药上行入脑，下行血海；以生脉饮配合瓜蒌薤白白酒汤，养心阴心阳，补心气；加上补肝肾养阴，活血通络药物，共同构成补心养肾、调神养脑的治疗方案。由于患者病程较长，诸脏功能受损，因此治疗上以保护脏腑功能平稳为主。二诊加用生黄芪，补气健脾，加大龟板用量，固肾养脑，为补养先后天之义。

第二节　冠心病伴发焦虑障碍

冠心病患者在疾病的不同阶段均有不同程度的焦虑状态，临床主要表现为口干、出汗、胸闷胸痛、气促、心悸心慌、紧张、胆小害怕、呕吐、头晕和四肢无力等。

近年来，"社会 - 心理 - 生物综合医学"这种新医学模式的出现，越来越多临床工作者开始关注与研究"身心疾病"，其中，心血管疾病与心理疾病的关系尤为密切，往往互为因果、共同致病，焦虑、抑郁情绪可以诱发或加重心血管疾病，而心血管疾病亦可以增加罹患焦虑、抑郁的几率，增加急性心血管事件风险。在易合并心理疾病的心血管疾病中，尤以冠心病为首。国内岳丽萍对冠心病患者进行相关问卷调查研究，在 SCL-90 因子分析中研究组焦虑、抑郁、恐怖因子、躯体化分显著高于对照组。提示冠心病患者其情绪心理并不稳定，并且男性性格较外向，女性性格较内向，存在严重的焦虑和抑郁等心理问题。赵小丽等人对心血管病患者合并焦虑抑郁状态的患者进行了回顾性分析,样本量高达 2050 例。结果显示,心血管疾病患者中伴发焦虑抑郁状态者高达 56%;通常表现为与心绞痛、左心衰竭等相似的症状,也可表现为心律失常。

【病因病机】

冠心病基本上属于中医的胸痹,可以按照中医胸痹进行辨证论治。

（一）发病因素

情志不遂是冠心病（胸痹）伴发焦虑发生的重要因素之一。人体长期处于应激状态,七情太过或不及,进而引起脏腑功能紊乱,气血运行不畅,是情志不遂导致胸痹的病理基础。郁证的发生也多因情志不舒引起,最终导致心肝郁结、气机郁滞。肝心为母子,其气相通,肝对心有滋养、扶持作用;心对肝有承受、相济之用。心肝同盛同衰,休戚相关。《薛氏医案》云:"肝气通则心气和,肝气滞则心气乏,凡心脏得病必先调肝"。肝气调畅,自然心旷神怡,主血脉功能亦相协和。反之,气机郁滞,气血津液流通不畅,凝聚成痰化瘀,可致心脉瘀滞或恣克脾土,脾胃升降失司,水谷精微不能化生,痰湿内聚,阻滞心脉,加重胸痹心痛。由此可见,肝的疏泄功能在郁证、胸痹的发生发展及病情的转归过程中起着举足轻重的作用,而"七情内伤、五志过极"是两者共同的致病因素。冠心病（胸痹）往往心血瘀阻,全身气血不畅,心脑重要脏器从多方面对人体情志产生影响,导致焦虑。

（二）病机要点

1. 气滞心胸,脑神不畅　肝失疏泄,气机郁滞,心脉不畅发为胸痹;脑络不通,脑神不畅,情志失调,胸痹与情志失调共见。

2. 心血瘀阻,脑络不通,虑自内生　心脉瘀阻,血脉不畅,瘀血内停,乃见胸痹;脑络不通,脑神不安,虑自内生,情志不舒,见心胸疼痛如刺如绞,心悸心慌伴有情绪低落或忐忑不安。

3. 痰浊闭阻,心脉不畅,脑失清肃,神机不爽　痰浊盘踞心胸,胸阳失展,气机痹阻,发为胸痹;同时脑络阻滞,脑腑失于清肃,神机被遏,虑自内生。

4. 心气不足,阴血亏耗,脑神失养　多因年老体衰或失于调护,心气不足,阴血亏耗,血行瘀滞,脑神失养,神机受损,则一身气血不调,胸痹与情志不良证候互见。

5. 心肾阴虚,心脉失养,脑神不足　人到中年,阴血内耗,久之心肾阴虚,心脉失于濡润,气血运行不畅,乃发为胸痹;脑络失于濡润,脑神失调,则见情志不舒,郁虑内生,胸痹与郁虑相互作用,病势缠绵。

6. 心肾阳虚,胸阳不振,脑神失养　年老体衰,阳气虚乏,气机痹阻,胸阳不振,心脉不畅发为胸痹;心肾阳虚,脑神失养,神机不展,情志不舒,郁虑内生,故而胸痹与焦虑抑郁共见。

【辨证论治】

冠心病的西医诊断标准和胸痹的中医诊断标准参见有关专著。冠心病合并焦虑的患者,最多见表现是胸闷胸痛,多为针刺样疼痛,发作与活动无明显相关性,甚至在活动后可有所缓解。过度担心、心情焦虑、睡眠障碍等是这部分患者的共同特点,同时也常常表现出由焦虑引起的自主神经功能紊乱症状,如出汗、脸红、心慌、手抖、恶心、肠鸣、尿频等各系统表现。此外,不同于合并抑郁的患者,存在焦虑的患者主诉更多,涉及多系统多脏器,且就诊时往往更为主动。

中医药治疗冠心病合并焦虑,多以调畅气机,移情扬性为治疗的基本原则,中医辨证分型如下:

1. 气滞心胸,脑神不畅

主症:心胸满闷,胀痛阵发,痛无定处,时欲太息,善太息,情绪不宁,或兼有脘腹胀闷,得嗳气或矢气则舒。舌淡红,苔薄或薄腻,脉细弦。

治法:疏肝理气,活血通络。

方药:柴胡疏肝散加减。

柴胡 9g　枳壳 10g　香附 10g　陈皮 10g　川芎 12g　赤芍 10g　炙甘草 3g　八月札 10g　白梅花 6g　石菖蒲 6g　郁金 10g

加减:胸闷气滞明显者,可以加大炒枳壳用量至 30g;血瘀表现明显者,川芎 30g、赤芍 30g。可以合用复方丹参片、银杏叶片治疗。

2. 心血瘀阻,脑络不通,虑自内生

主症:心胸疼痛,如刺如绞,痛有定处,入夜为甚,心悸怔忡,夜寐不安,多疑烦躁,担忧,恐惧,忐忑不安,胸闷不舒。舌质紫黯,有瘀斑,苔薄,脉弦涩或结、或代。

治法:活血化瘀,通脉止痛,宁神止虑。

方药:血府逐瘀汤加减。

川芎 12g　桃仁 10g　红花 12g　赤芍 10g　柴胡 6g　桔梗 6g　枳壳 6g　牛膝 10g　当归 10g　生地黄 20g　降香 6g(后下)　郁金 10g　龙齿 30g(先煎)　琥珀粉 3g(冲服)　丹参 15g

加减:心悸害怕,伴有肾虚症状者,加山茱萸 30g;睡眠差者,加炒枣仁 60g。

3. 痰浊闭阻,脑失清肃,神机不爽

主症:胸闷重而心痛微,痰多气短,肢体沉重,心烦意乱,坐卧不宁,夜寐多惊,性急多言,头昏头痛,倦怠乏力,纳呆便溏,咯吐痰涎,舌体胖大且边有齿痕,苔浊腻或白滑,脉滑。

治法:通阳泄浊,养脑安神。

方药:瓜蒌薤白半夏汤合黄连温胆汤加减。

瓜蒌 20g 薤白 10g 半夏 12g 胆南星 10g 竹茹 6g 人参 10g 茯苓 10g 甘草 3g 石菖蒲 6g 陈皮 6g 枳实 6g 黄连 3g 酸枣仁 10g 焦栀子 10g

加减:胸闷心痛症状严重者,瓜蒌 30~60g,茯苓 60g。

4. 气阴两虚,脑神失养

主症:心胸隐痛,时作时休,心悸气短,动则益甚,伴倦怠乏力,声息低微,面色㿠白,易汗出。舌质淡红,舌体胖且边有齿痕,苔薄白,脉虚细缓或结代。

治法:益气养阴,活血养脑。

方药:生脉散合人参养荣汤加减。

人参 10g 黄芪 20g 炙甘草 10g 肉桂 3g(后下) 麦冬 10g 玉竹 10g 五味子 6g 丹参 15g 当归 10g

加减:气虚明显者,生黄芪可以加至 30~80g,炙甘草可以加至 30g;睡眠差者,加炒枣仁 60g,柏子仁 30g。

5. 心肾阴虚,脑失所养

主症:心痛憋闷,心悸盗汗,虚烦不寐,多梦,记忆力下降,易惊善恐。腰酸膝软,头晕耳鸣,口干便秘。舌红少津,苔薄或剥,脉细数或促代。

治法:滋阴清火,健脑安神。

方药:天王补心丹合炙甘草汤加减。

生地黄 20g 玄参 10g 天冬 10g 麦冬 10g 人参 10g 炙甘草 10g 茯苓 10g 柏子仁 10g 酸枣仁 20g 五味子 6g 远志 10g 丹参 15g 当归身 10g 白芍 20g 阿胶 10g

加减:睡眠差严重者,枣仁 60g,柏子仁 30g;阴虚明显者,生地黄 60g。

6. 心肾阳虚,脑神失养

主症:心悸而痛,胸闷气短,动则更甚,自汗,面色㿠白,心烦不安,神疲无力,遇事惊恐不安,紧张汗出,精力减退,性欲下降,闭经阳痿,神倦怯寒,四肢欠温或肿胀。舌质淡胖,边有齿痕,苔白或腻,脉沉细迟。

治法:温补阳气,健脑安神。

方药:参附汤合右归饮加减。

人参 10g 附子 3g 肉桂 3g(后下) 炙甘草 3g 熟地黄 20g 山茱萸 10g 仙灵脾 10g 补骨脂 10g 珍珠母 30g(先煎) 菟丝子 30g 磁石 30g(先煎) 杜仲 30g 龟板 10g 制何首乌 10g 益智仁 10g 枸杞子 15g

加减:肾虚明显者,龟板 30~60g;寒象明显者,黑附片可以加量至 60g(先煎 1 小时)。

【体会】

目前尚无冠心病合并焦虑的特异性诊断标准。我国冠心病诊断主要依据《中华人民共和国卫生行业标准》冠状动脉粥样硬化性心脏病诊断标准。我国颁布发行的《中国精神障碍分类与诊断标准》第3版(CCMD-3),符合我国国情,是我国焦虑症定性检测的主要依据。定量检测工具临床常采用一些量表对其症状进行量化评估,主要分为自评量表和他评量表,常用的自评量表包括医院焦虑情绪评定表、Zung焦虑自评量表,他评量表最常用的是汉密尔顿焦虑量表。

焦虑症作为影响冠心病发展和预后的危险因素,越来越受到医学界的关注,同时冠心病继发的焦虑状态,又增加了冠心病患者心脏事件发生率。目前认为许多机制参与了焦虑症对冠心病不良预后的过程,但无直接的循证医学证据。中医学认为,冠心病与焦虑症分属五脏病及情志病范畴,两者有着共同的病机特点。对冠心病伴焦虑症患者的焦虑症状进行干预治疗有积极意义,但应注意抗焦虑药物对心脏功能的影响及与某些心内科药物之间的相互作用。中医药治疗此类患者存在副作用少的优势。国内有专家研究表明,焦虑症与"气"的关系最为密切,焦虑患者证候以"气虚、气滞"为主。根据气血同病,气虚则血虚,气滞则血瘀,由此引起的脏腑功能失调,进而导致体内水液代谢失常,形成痰浊,并加重气虚、气滞。随着研究的进一步深入,中医药治疗将成为降低冠心病心血管事件发生率及改善焦虑症患者焦虑状态有效的治疗措施。

预后调护方面,患者应注意调摄精神,避免情绪波动。防治本病必须高度重视精神调摄,避免过于激动或喜怒忧思无度,保持心情平静愉快;应注意生活起居,寒温适宜。本病的诱发或发生与气候异常变化有关,故要避免寒冷,居处除保持安静、通风,还要注意寒温适宜;应注意饮食调节。中医认为,过食膏粱厚味易于产生痰浊,阻塞经络,影响气的正常运行,而发本病。故饮食宜清淡低盐,食勿过饱,多吃水果及富含纤维素食物,保持大便通畅。另外烟酒等刺激之品,有碍脏腑功能,应禁止,应注意劳逸结合,坚持适当活动。发作期患者应立即卧床休息,缓解期要注意适当休息,保证充足的睡眠,坚持力所能及的活动,做到动中有静,应加强护理及监护。发病时应加强巡视,密切观察舌、脉、体温、呼吸、血压及精神情志变化,必要时给予吸氧,心电监护及保持静脉通道通畅,并做好抢救准备。

【典型病例】

初诊:患者钱某,女性,70岁,2014年8月来诊。

主诉:反复心慌、胸闷11年余,失眠加重半个月。

现病史:患者2003年起劳累或情绪激动时,反复出现心慌、胸闷,有时伴大汗,无胸痛,每次持续 15~20 分钟,休息或含服"速效救心丸"症状可逐渐缓解,行冠状动脉造影,结果示冠状动脉在前降支(LAD)近中段 30% 狭窄,左回旋支(LCX)中远段 20% 狭窄,结论为冠状动脉粥样硬化性心脏病。经抗凝、扩张冠状动脉等对症治疗,病情较稳定。2014 年 10 月,无明显诱因患者上述症状加重,常于夜间睡眠时发作,多在醒后觉心慌、胸闷、憋气,每次持续 30 分钟,发作时自服"速效救心丸"症状可逐渐缓解,白天一般活动时无胸闷、胸痛。发病以来,患者精神差、失眠,甚至因害怕"心绞痛"发作不敢入睡,存在明显精神紧张、焦虑,汉密尔顿焦虑量表(HAMA)评分,结果为明显焦虑。胸闷气短,肢体沉重,心烦意乱,坐卧不宁,夜寐多梦,倦怠乏力,胃纳一般。

既往史:有高血压病史 10 余年,血压最高 190/100mmHg,口服非洛地平、培哚普利治疗,平时检测血压基本正常;有糖尿病 2 年,血糖控制可。

四诊所见:胸闷心慌,痰多气短,肢体沉重,心烦意乱,坐卧不宁,夜寐多惊,倦怠乏力,胃纳一般,大便干结,舌体胖大且边有齿痕,苔微黄腻,脉滑数。

诊断:冠心病伴发焦虑障碍。

中医诊断:胸痹,失眠。

辨证:痰浊闭阻,脑失清肃。

治法:通阳泄浊,养脑安神。

方药:瓜蒌20g,薤白10g,半夏12g,胆南星10g,竹茹10g,人参10g,茯苓10g,甘草3g,车前草30g,陈皮6g,枳实6g,黄连3g,酸枣仁10g,焦栀子10g,淡豆豉10g,龙齿30g(先煎),牡蛎30g(先煎),黄连3g。

二诊:患者 3 周后就诊,自行服用前方 21 剂。患者诉心烦、胸闷减轻,大便干结好转,仍偶有汗出、汗热,舌红苔黄,脉弦数,

方药:拟丹栀逍遥散合玉屏风散加减疏肝解郁、清热除烦治疗。

处方:丹皮10g,淡豆豉10g,龙骨30g(先煎),牡蛎30g(先煎),胆南星10g,竹茹20g,车前草30g,浮小麦30g,黄芪50g,防风6g,糯稻根30g,瘪桃干10g,瓜蒌20g,醋五味子6g,竹茹20g,服用 20 剂,诸症渐除。

按语:该患者为冠心病伴发焦虑障碍,患者患有高血压、冠心病 10 余年,糖尿病 2 年,久病肝肾阴虚,加之情志抑郁,肝气不舒,气机郁滞,肝木横逆乘脾,继而脾失健运,痰浊内生。故临床上以黄连温胆汤为主方,理气化痰,养脑安神治疗;配合瓜蒌薤白半夏汤通阳泄浊通心气,共同构成通阳泄浊,养脑安神的治疗方案。二诊患者出现出汗多,汗热,还是焦虑症的表现,只要抓住辨证关键,治以疏肝解郁、清热除烦方剂,恐黄连、焦栀子等苦寒伤阴,去之,辅以黄芪、防风、五味子、糯稻根等扶正收敛之品,以善其后。

第三节 脑血管病后遗症伴发焦虑障碍

脑血管病（中风）后遗症伴发的焦虑障碍是一种发生在脑血管病后遗症患者，以焦虑不安为主要临床表现的一种情绪障碍，严重影响患者躯体功能及认知功能的恢复和患者生活质量。

在脑血管患者度过急性期之后，一方面生命体征步入平稳，脑功能逐渐出现代偿，失用症状逐渐缓解，患者进入康复期，需要适应新的生活，另一方面，如果原发病得不到控制，疾病可能复发、加重，残疾症状严重影响患者的生活质量，脑功能不同程度的损害，患者除了会残留肢体残疾，还会出现认知、情感的残疾与失常。

脑血管病后遗症往往伴发轻重不同的精神行为障碍，属于器质性精神障碍，常见认知障碍和痴呆，也有可能以焦虑抑郁等情绪情感障碍为主要临床表现。本节主要讨论脑血管疾病伴发的焦虑障碍为主，这种焦虑障碍往往伴有抑郁等其他精神心理问题。情绪障碍是脑血管病后遗症患者的常见的并发症之一，往往与肢体运动不利，功能丧失，吞咽困难以及胃肠道、心血管、呼吸等多系统的临床不适症状相关。无论是患者本人、家属还是医护方面，人们往往关心原发病的治疗，而忽视中风后患者的心理问题。由于一方面是脑功能的损伤，另一方面是患者对疾病及预后等过分关注，导致焦躁不安、急躁易怒、悲观失望，急于康复或不愿配合治疗甚至拒绝治疗，极端时甚至自残和自杀的现象，严重影响患者的康复。对脑血管病患者伴发的情绪情感问题和精神行为问题的治疗，是脑血管患者康复和预防复发的关键问题。

研究表明，脑血管病伴发的焦虑障碍直接影响到患者的住院率、住院天数、功能恢复及死亡率。其发生率国内研究说法不一，高的甚至高达65.1%，较为可信的在38.26%，与国外的发病率20%~40%较为吻合，其发病率在中风后情绪障碍中列第2位，仅次于抑郁。焦虑与抑郁往往并存，临床识别率往往偏低。

【病因病机】

（一）发病因素

脑血管病后遗症伴发的焦虑障碍是内、外因综合因素所致。脑卒中后脑络受损，脑神功能衰退是脑血管病后遗症伴发的焦虑障碍的根本原因，其症状表现与患者病前人格，所伤脏腑经络以及对感觉运动功能和精神心理的损伤程度有关，与中风病后治疗康复调养护理有关，与脑血管病的反复发作有关，也与生活环境与生活质量有关。

（二）病机要点

脑血管病后遗症伴发的焦虑障碍属于中医学情志病范畴,它是在中风后真阴亏虚、肝阳上充、脑络受损,血脉闭阻的虚实夹杂基础上,感受外邪侵袭及情感刺激导致情志不舒,早期多属郁虑内生,反复发作或病久之后,不仅见肢体运动不利,感知失常,情感情绪失常,还会见到痴呆、甚或出现凭空闻语,妄闻妄见等有似癫狂之证。其病机多属真阴不足,兼饮食不节,痰浊内生;情志不调,五志化火,往往是正虚、气滞、血瘀、痰浊、肝风、火热夹杂而生,神明逆乱所致,神明失其宁静而出现焦虑,以急躁不安为主,或伴郁或伴虑,或随痴呆发展而轻重不一,有的伴有强制性哭笑,形神病状并见,相互影响,往往呈恶性循环,躯体症状、痴呆症状和情感症状呈阶梯式发展。

脑血管病后遗症伴发焦虑障碍是脑髓病在先,脑髓的功能失常基础上出现脑神功能紊乱,或郁、或虑、或痴,有的见于病程既久,气血已伤,血虚不能濡养血脉,因而肢体偏枯不用,瘫软无力,面色萎黄。气虚无力懒言,担忧悲观,或记忆力下降,或性格执拗,导致血行滞涩,瘀血滞涩脉中,多属于中风之气虚血瘀,脑络不通,神机不畅,脑神失调;有的由于正气不足,内伤虚损,或劳累过度,或房事不节,或年老体衰,病久及肾,肝肾不足,阴精亏虚,不能润肌肤,充精髓养血脉,因此有半身不遂,肢体僵硬,拘挛变形,肢体肌肉萎缩,肾府清窍失养,则见伴腰膝酸软,耳鸣目糊,舌质红,脉沉细,由于血脉不充肝肾不足,筋骨失养的同时脑络不通,脑髓空虚,脑神失养,故见记忆力减退或其他认知障碍甚或出现痴呆,烦躁不安,敏感多疑,或情绪不稳,担忧害怕急躁易激惹等症;有的因为五志化火,情志不遂,内伤脏腑脑髓,内生瘀热风痰,流窜经络,血脉闭阻,经隧不通,气不能行,血不能濡,故半身不遂,肢体不利,脑络不通,脑神失和,神机紊乱,或郁或虑,甚至或癫或痴,证属瘀热风痰,稽留脉络,脑神失和之证。临床实践中,脑血管病后遗症伴焦虑往往伴有一定程度的认知障碍和抑郁情绪,中医治疗要发挥整体观念和辨证施治,发挥中医优势,不可偏执一端,由于患者脑神功能受损,表达能力受限,医生要努力与患者沟通,透过繁杂的症状和混乱的情绪,抓住病机给出积极对策。

【辨证论治】

脑血管病后遗症伴发焦虑障碍是指发生于脑血管病后遗症的焦虑障碍,应同时符合脑血管病后遗症及焦虑障碍的诊断,病史上焦虑障碍的产生与脑血管病有密切因果关系,属器质性焦虑障碍,往往伴有抑郁或不同程度的健忘或痴呆。

1. 气虚血瘀,脑神失调

主症:脑血管病发作日久或多次发作之后,肢体偏枯不用,瘫软无力,面色萎黄,担忧、害怕,情绪低落,悲观,懒言,不愿接触人,或记忆力下降,或性格执拗。舌质淡紫或有瘀斑,苔薄白,脉细涩或细弱。

治法:益气活血,化瘀通络,养脑安神。

方药:《医林改错》补阳还五汤加减。

生黄芪30g　当归尾9g　赤芍9g　地龙10g　川芎10g　桃仁10g　红花10g　生地黄30g　炒枣仁30g　龟板20g　怀牛膝30g　太子参30g　麦冬15g　五味子9g　菊花15g　丹参30g　山茱萸30g　制何首乌12g

加减:生黄芪可逐渐加量,或可至120g;血虚面色㿠白加当归15g;可以根据患者症状和对药物的反应,加大太子参、枣仁、生地黄、龟板的剂量。

2. 肝肾不足,筋骨失养,脑神不宁

主症:半身不遂,患肢僵硬,拘挛变形,或见肢体肌肉萎缩,伴腰膝酸软,或见记忆力减退或健忘,各种头部不适,不同程度的认知障碍,烦躁不安,冲动易怒或易激惹,敏感多疑,夜眠差,耳鸣目糊。舌质红,脉沉细或弦细数。

治法:滋补肝肾,填精补髓,养脑安神。

方药:王老经验方。

菊花10g　川芎10g　丹参15g　葛根30g　白蒺藜15g　钩藤30g　生石膏60g(先煎)　珍珠母60g(先煎)　桑寄生30g　鸡血藤30g　桑椹30g　山茱萸30g　制何首乌15g　枸杞子15g　生地黄30g　炒枣仁60g　龟板15~30g　怀牛膝30g

加减:烦躁,手心热者,加青蒿10g、地骨皮30g、黄连10g;盗汗者,加五味子15g、煅牡蛎60g;大便干燥者,加熟大黄20g、火麻仁30g、郁李仁30g;痰多者,加瓜蒌30g;伴有心慌心悸者,加太子参20g、五味子9g、瓜蒌30g、薤白12g;头部不适明显者,加葛根至60g。

3. 瘀热风痰,稽留脉络,脑神失和

主症:瘀热风痰,积热脉络,半身不遂,患肢僵硬拘挛,头晕头痛,面赤耳鸣,急躁易怒,敏感多疑,冲动,或见记忆力减退,认知障碍,妄闻妄见,或悲观绝望,大便不畅。舌质红,有瘀斑,脉弦涩有力。

治法:活血通络,清热化痰,宁脑安神。

方药:王老经验方。

菊花10g　川芎10g　丹参30g　桃仁15g　红花15g　鸡血藤40g　生石膏60g(先煎)　珍珠母60g(先煎)　生地黄30g　玄参30g　麦冬30g　黄连16g　黄芩30g　竹茹9g　郁金30g　陈皮15g　莱菔子30g　怀牛膝30g　龟板20g　石菖蒲6g　远志12g　白芥子6g　赤芍30g　金银花30g　板蓝根30g

加减:妄闻妄见重者,加生龙齿30g(先煎);大便干燥,加大黄12g;各种头部不适,急躁易怒,加葛根30g、钩藤30g,也可选用白蒺藜15g、天麻12g;头痛明显者,川芎加至 30g。

【体会】

脑血管病后遗症的患者伴发焦虑抑郁比例高,对自己的疾病有一定的认识能力,容易出现思想负担,担心疾病的复发,担心自己会拖累家人,常常会出现焦虑情绪,情志障碍使治疗更加复杂、困难,延长病程,同时增加了疾病负担。

王老认为,本病病位在脑,涉及五脏,以心、肝、胆、脾、肾为主要病变脏腑,病性为虚实夹杂、寒热错杂,病机实证以火热和气滞为主,虚证以血虚、气虚为主,治疗上主张多法并举、寒热并用、功补兼施,可用益气活血化瘀法,疏肝健脾清热法、清肝补肾法等治疗此病。在治疗中要注意以下二点:第一,脑血管病伴发焦虑障碍应先以治疗原发脑血管病为主,严格按照脑血管病急性期的诊疗流程对患者诊治,同时给予抗焦虑的中西医药物治疗,积极进行康复治疗,预防并发症。在中医治疗的同时,合用一些抗焦虑药物,可以改善患者的躯体化及失眠症状。第二,应给予支持性心理治疗对缓解焦虑情绪有作用,通过解释、鼓励、安慰、保证和暗示等方法,引导患者保持乐观、积极应对生活事件的应激。通过心理治疗使患者能够配合药物治疗,理解早期康复训练的重要性,积极参与康复治疗,减少致残率,改善预后,提高生活质量。

本证患者往往服药较多,非药物疗法更受欢迎,可以采取针刺疗法。体针治疗主穴:百会、风府、神门、通里、内关。痰郁配肺俞、合谷、列缺、丰隆;心脾虚配心俞、脾俞;瘀血配血海、膈俞;心烦配印堂、太阳。失眠配神庭、四神聪、三阴交。电针治疗主穴:神门、百会、三阴交、足三里、大椎。每次 2 穴。心胆气虚配心俞、胆俞;心脾两虚配心俞、脾俞;阴虚内热配心俞、肾俞、太溪;肝胆痰热上扰配肝俞、太冲。每日 1 次,每次 30 分钟。

预后调护是本病康复的关键。脑血管病伴发焦虑障碍经中西医结合治疗,随着原发病脑血管病得到控制,焦虑症状也会随之缓解,一般预后较好。护理方面:普及科普知识,积极控制脑血管病的危险因素,如戒烟、限酒、控制好血压,注意饮食调节,少吃油腻、肥甘厚味,控制体重。加强适当的健身运动,如慢走、练健身操、太极拳等,增加兴趣爱好,如下棋、读书看报、听音乐、看电视等,从而消除患者乏味心情,转移注意力,缓解焦虑。患者患病后,心理脆弱、敏感,需要得到家人的理解支持和关怀,亲人的关爱会缓解精神紧张。避免不良生活事件的影响,可以从以下六个方面进行心理调节:良好睡眠、适当运动、保持良好沟通意愿、持有温和的生活态度、适当停止不良情绪和思考,保有期待的心。

【典型病例】

初诊:患者王某,男性,72 岁,2014 年 12 月来诊。

　　主诉:右侧肢体活动不利1个月,心烦、失眠2周。

　　现病史:患者于1个月前早晨外出活动时出现头晕,口齿不清,流口水,右侧肢体无力,拿不住东西,在急诊科检查,查头颅CT诊断为"脑梗死",收入神经内科病房治疗,经溶栓、输液等治疗好转出院。出院后出现入睡困难,失眠,近2周烦躁,坐立不安,悲观,担心自己身体太差,行动不方便,给家人添麻烦,害怕疾病复发,"一次复发比一次重",出汗多,乏力,不想吃饭,进食少。

　　既往史:有高血压20多年,服用"硝苯地平缓释片"治疗。

　　四诊所见:面色萎黄,右上肢肌力稍弱,舌质淡黯,有瘀斑,脉滑数。

　　诊断:脑血管病伴发焦虑障碍。

　　辨证:气虚血瘀,脑神被遏。

　　治法:益气活血,舒脑安神。

　　处方:黄芪30g,党参15g,夜交藤30g,炒枣仁20g,合欢皮10g,白术10g,茯苓10g,当归20g,赤芍20g,菊花10g,川芎10g,丹参20g,桃仁30g,地龙10g。14剂。

　　二诊:服药2周后夜眠逐渐好转,烦躁减轻,仍感觉乏力,脘腹胀满,不想吃饭,加陈皮15g,郁金30g,神曲20g,一个月后进食好转,病情好转。

第四节　慢性阻塞性肺疾病伴发焦虑障碍

　　慢性阻塞性肺疾病(chronic obstructive pulmonary disease, COPD)是一种慢性气道阻塞性疾病,焦虑、抑郁被认为是主要的并发症之一。2011年慢性阻塞性肺疾病全球倡议(Global Initiative for Chronic Obstructive Lung Disease, GOLD)发布的指南对于COPD的焦虑、抑郁症状给予相当的重视。本节主要讨论慢性阻塞性肺疾病伴发焦虑障碍的中医辨证论治。有关呼吸系统其他疾病如支气管哮喘也往往与焦虑情绪关系密切,可以参照本节。

　　慢性阻塞性肺气肿,为慢性支气管炎、支气管哮喘、尘肺、肺结核等损伤细支气管,使通气阻塞,肺组织弹性减退,容积增大所致。可分为弥漫性肺气肿、小叶中心性肺气肿、灶性肺气肿。临床证候以咳嗽喘促,胸闷满胀,后期肝肿大、水肿等为特征。

　　慢性阻塞性肺疾病(COPD),其中医病名对应于肺胀、咳嗽、肺萎、肺痹。COPD患者伴发抑郁、焦虑情绪可能与以下因素有关:反复发作的气促、胸闷、心悸及重症发作时的窒息感、濒死感等痛苦体验;慢性疾病的长期折磨、多次就医带来的经济压力,患者生活不能自理、家庭依赖性增加、社会活动受限等;

子女忙于工作、丧偶及周围人群的不关心甚至反感使患者自卑、沮丧、觉得孤立无助产生悲观厌世的情绪；长期的缺氧、高碳酸血症及茶碱、皮质激素等药物的使用可能造成患者心理功能损伤，易发生情绪波动，出现易激惹、躁狂等表现。合并抑郁症的 COPD 患者生存状况较差，提示对 COPD 抑郁患者进行抗焦虑抑郁药或心理干预可能改善疾病预后。抑郁、焦虑与 COPD 患者通气功能障碍导致的气促、呼吸困难相互影响，形成恶性循环，可引起 COPD 急性加重，当 PaO_2 接近 40mmHg 时，反映儿茶酚胺和 5- 羟色胺代谢和合成的转换过程减少近 25%，抑郁、焦虑的生化代谢障碍主要发生在中枢的 5- 羟色胺通路，同时还存在拟交感胺代谢异常。

本节就以慢性阻塞性肺疾病（中医病名肺胀）为例，论述肺部疾病伴发焦虑障碍的治疗原则。肺胀是多种慢性肺系疾病反复发作迁延不愈，导致肺气胀满，不能敛降的一种病证。临床表现为胸部膨满，胀闷如塞，喘咳上气，痰多，烦躁，心慌，失眠等。其病程缠绵，时轻时重，日久则见面色晦暗，唇甲紫绀，脘腹胀满，肢体浮肿，甚则喘脱等危重证候。

慢性阻塞性肺疾病伴发焦虑障碍的中西医结合治疗具有重要意义，患者伴有的焦虑情绪往往需要使用抗焦虑药，但由于又顾忌相应西药（如苯二氮䓬类）的呼吸抑制作用，往往首鼠两端，中医辨证论治可以全面改善患者的心身状况和生活质量。

【病因病机】

肺胀患者多表现为逐渐加重的胸部膨满，胀闷不舒，咳嗽上气，痰多，烦躁，心慌等。

（一）发病因素

肺胀是由于久病肺虚，痰浊滞留，加上感受外邪，导致发作加剧。发作时患者呼吸困难明显，常常伴有不同程度的焦虑。其病因为肺主气，司呼吸，久病肺虚，肺在志为忧，肺气虚的患者容易出现悲忧之症；肺气虚弱，中气不足，则产生萎靡不振，不欲言语表现；悲忧者，气闭塞不行，加重气机壅塞，诱发或者加重肺胀的症状。

（二）病机要点

肺气不降，累及于肝，肝气生发太过，患者出现胸胁痛，痛无定处，头晕耳鸣，阵阵汗出，精神紧张，急躁易怒的表现；肺胀日久，肺为水之上源，肾为水之下源，肺主通调水道的功能受阻，日久累及于肾，肾气虚弱，肾主骨生髓通于脑的功能受损，出现肾志不宁的惊恐不安的症状，表现为患者对于肺部不适的感受增强，甚至出现明显的急性焦虑发作，与肺胀的表现参杂不清；肺胀日久累及于脾，脾失健运，气血生化不足，脾主思的功能失调，出现情绪低，懒动少言的表现；心主血，肺朝百脉，两者共同推动气血在体内的运行，肺胀日久，耗伤气血,累及于心,导致心气虚弱,心血瘀阻,心藏神的功能失调,出现心烦,焦虑不安,坐卧不宁,胸部憋闷刺痛,心悸怔忡的症状,均为焦虑的表现。古籍医书还提及了情志对疾病的影响,如《仁斋直指方论》指出"惊忧气郁肺胀而喘",指出七情中的惊忧都可以导致肺气闭郁出现肺胀而喘。

肺胀的本质是标实本虚,要分清标本主次,虚实轻重。一般感邪发作时偏于标实,平时偏于本虚。标实为痰浊、瘀血,早期痰浊为主,渐而痰瘀并重,并可兼见气滞、水饮错杂为患。后期痰瘀壅盛,正气虚衰,本虚与标实并重。

辨脏腑阴阳肺胀的早期以气虚或气阴两虚为主,病位在肺脾肾,后期气虚及阳,以肺、肾、心为主,或阴阳两虚。

【辨证论治】

慢性阻塞性肺疾病伴发焦虑障碍的诊断依据,主要考虑符合慢性阻塞性肺疾病西医诊断标准,并且参照中医内科学肺胀的诊断标准以便辨证论治,同时伴有焦虑,即有头晕、胸闷、心悸、呼吸困难、口干、尿频尿急、出汗、震颤和运动性不安等。其主要症状为焦虑的情绪体验,自主神经功能失调和运动性不安等。

临床上,将肺胀伴发的焦虑障碍根据涉及五脏的不同,分为肺气阴两虚、肝肺失调、肺肾两亏、脾肺两虚、心肺不足等 5 类。但是肺胀病程日久,病机往往累及多个脏腑,临床上应该灵活应用。

1. 痰热郁肺,热扰脑神

主症:咳逆喘息气粗,痰黄或白,黏稠难咯,胸满烦躁,目胀睛突,或发热汗出,或微恶寒,溲黄便干,口渴欲饮,急躁易怒,内心悲忧,恐惧,敏感,对家人依赖感增强,无故发火,挑剔,舌质黯红,苔黄或黄腻,脉滑数。

治法:清肺泄热,降逆平喘,清热宁神。

方药:越婢加半夏汤。

麻黄 10g　生石膏 30g(先煎)　法半夏 10g　生姜 10g　炙甘草 10g　大枣 10g　沙参 30g　百合 30g　炒枣仁 60g

加减:若痰热内盛,痰胶黏不易咯出,加鱼腥草 15g、黄芩 30g、瓜蒌皮 30g、浙贝母 15g、海蛤粉 10g,亦可用桑白皮汤;痰热壅结,便秘腹满者,加生大黄、风化硝各 10g,通腑泄热。痰鸣喘息,不能平卧者,加射干、葶苈子各 10g,泻肺平喘。若痰热伤津,口干,可加天花粉、知母、麦冬各 15g。

2. 痰瘀阻肺,神机被遏

主症:咳嗽痰多,色白或呈泡沫,喉间痰鸣,喘息不能平卧,胸部膨满,憋闷如塞,面色灰白而黯,唇甲发绀,内心恐慌不安,担忧害怕,烦躁易怒,对医务人员或家人挑剔,舌质黯或紫,舌下瘀筋增粗,苔腻或浊腻,脉弦滑。

治法:涤痰祛瘀,泻肺平喘,舒展神机。

方药:葶苈大枣泻肺汤、桂枝茯苓丸合用川菊饮。

葶苈子、大枣、桂枝、茯苓、丹皮、赤芍、菊花、川芎各15g　丹参30g

加减:痰多,可加三子养亲汤化痰下气平喘;本证亦可用苏子降气汤加红花、丹参等。若腑气不利,大便不畅者,加生大黄15g、厚朴20g;睡眠差,加炒枣仁30~60g;气短乏力,可加太子参30g、五味子6g、麦冬30g。

3. 气阴两亏,脑神失养

主症:喘息不能平卧,胸部膨满,憋闷如塞,面色灰白而黯,气短乏力,遇事六神无主,整日忧心忡忡,不能处理正常生活中小事,觉得难以决断;甚至难以独处,独处时惊恐不安,容易悲伤,忧心发生种种意料之外的差错。舌质淡红,少苔,脉沉细。

治法:补益气阴,调养脑神。

方药:生脉散与补肺汤加减。

太子参30g　生黄芪30g　北沙参30g　百合30g　黄精30g　麦冬30g
五味子10g

加减:气虚明显者,可以加太子参至60g、生黄芪至60g,或加用高丽参适量;肾虚明显者,加山茱萸30~60g;睡眠不佳者,加炒枣仁60g,柏子仁30g;情绪不安明显者,百合加至60g。

4. 肺肾气虚,脑神失养

主症:表现气短上气,说话间言语迫促;声低气怯,甚则张口抬肩,呼吸浅短难续,寒从背起,易惊善恐,神弱眠浅梦多,坐卧不宁,时时躁扰频繁如厕,二便失禁,甚至喘逆倚息不能卧的情况。舌质淡,苔白腻,脉沉细。

治法:补肺摄纳,降气平喘,养脑调神。

方药:平喘固本汤(南京中医学院附属医院验方)合补肺汤加减。

党参15g　五味子6g　冬虫夏草6g　胡桃肉12g　脐带15g　沉香15g
苏子15g　磁石18g　款冬花12g　法半夏12g　橘红6g　人参10g　黄芪
30g　熟地黄15g　紫菀15g　桑白皮15g

加减:肺虚有寒,怕冷,舌质淡,加肉桂、干姜、钟乳石;兼阴伤低热,舌红,苔少,加麦冬、玉竹、生地黄;气虚瘀阻,人迎脉动甚,面唇紫绀明显,加当归、丹参、苏木;喘脱危象,用参附汤送服黑锡丹或蛤蚧粉(补气纳肾,回阳固脱),或用参附、生脉、参麦、参附青注射液等;也可酌情选用百合固金汤、人参蛤蚧汤合八珍汤、生脉散合麦味地黄汤、补中益气汤等。

【体会】

以上证型的辨治,均以焦虑障碍为治疗的主要方面。如果属于肺胀急性发作期,则应以祛邪为先,缓则以扶正治本为主。

中医学认为情志的变化是五脏功能活动的生理表现,同时也是脏腑功能失调的病理征象,如《素问·阴阳应象大论》说:"人有五脏化五气,以生喜怒悲忧恐"。当人对已发生的不幸事件无可奈何时,则产生以悲为主的情绪,若是对前景担心则产生以忧为主的情绪。五志分属五脏,肺在志为忧,故"肺主忧伤",若以七情配属五脏,则悲、忧同属于肺。因此外感五淫,内伤七情,若损伤肺气,肺气虚弱,在此基础上发生的肺胀,可以伴有明显的焦虑症状。

因此在治疗肺胀患者产生的焦虑障碍时,要注意肺脏本虚这一病机,根据焦虑表现不同的脏腑定位,加以辨证施治,才可有的放矢,缓解焦虑。肺胀日久的患者,则多存在络脉淤阻,还需要加用活血通络而不伤正的药物。有关呼吸系统疾病或肺系疾病伴有焦虑的辨证论治也可以参照本书"焦虑症治肺要点与特点"。

【典型病例】

初诊:患者张某,男性,79 岁,2014 年 11 月来诊。

主诉:呼吸不利 10 年,加重伴气喘、心悸 1 个月。

现病史:患者有慢性支气管炎病史,10 年来每到冬季表现明显的咳嗽咳痰,持续时间长达 1~2 个月。近 1 个月来出现明显的晨起短气气喘,有时头晕,阵发性心慌自汗出,紧张不安,大便不通畅;多梦容易惊醒。

既往史:慢性支气管炎病史 10 年。近两年来血压偏高,波动明显。

四诊:可见患者面色虚浮,舌水滑舌苔薄白而腻。脉沉。

诊断:肺胀伴发焦虑障碍。

辨证:气阴两虚,痰浊阻肺,脑神失养。

方药:菊花 6g,川芎 15g,丹参 30g,北沙参 30g,麦冬 30g,百合 30g,太子参 15g,五味子 10g,陈皮 10g,杏仁 15g,葶苈子 10g,莱菔子 10g,炒枣仁 30g,炙甘草 6g,菟丝子 15g,黄精 15g,神曲 10g,14 剂。

二诊:复诊时,气短及心慌汗出情况减轻,睡眠改善。在前方基础上,加用补肾通络药物调理 2 个月余,病情明显减轻。

第五节　消化系统疾病伴发焦虑障碍

这里的消化系统疾病伴发的焦虑障碍,是指发生于患有消化系统疾病出现以焦虑为主的情绪紊乱,或以消化系统功能紊乱为主的焦虑状态。

心理应激和胃的蠕动、分泌有显著关联。愤怒、仇恨时,胃血管和分泌活动均亢进;而在抑郁、失望时,胃酸分泌和蠕动均降低。消化系统疾病是心理社会应激和生物学因素相互作用而形成,虽然目前很多消化系统疾病的发病机制尚未明确,但精神紧张和心理异常是重要成因已为许多学者所共识。这部分患者在合并心理异常时认为症状严重和难以治疗而频繁就诊,这不仅影响患者生活质量,而且构成了相当高的医疗费用。消化系统疾病患者的焦虑发生机制十分复杂,目前认为与个性、行为类型、社会、环境等多种因素有关。可能是通过神经、体液、内分泌等机制使精神运动性和自主神经活动发生障碍,影响胃运动功能、分泌功能、内脏感觉功能,可使躯体症状加重。

中医学视野中消化系统疾病伴发焦虑障碍多属于"胃脘痛""痞满""呃逆""嗳气"与"郁证""不寐""烦躁""善恐"的共病等范畴。本病多为感受外邪、内伤饮食、情志不畅、体质因素等致肝失疏泄,脾失健运,胃失和降,脑失所养,脏腑阴阳气血失调所致。病位在胃肠与脑,涉及心肝脾肾等,是临床常见疾病,症状繁杂,病程迁延,容易反复,中医治疗讲究形神兼治,有自身优势。

【病因病机】

消化系统伴有焦虑障碍的临床表现以胃肠道症状为主,有的患者多表现为反酸、嗳气、厌食、恶心、呕吐、剑突下灼热感、食后饱胀、上腹不适或疼痛,每遇情绪变化则症状加重。或以肠道症状为主,患者常有腹痛、腹胀、肠鸣、腹泻和便秘、左下腹痛时可扪及条索状肿物,腹痛常因进食或冷饮而加重,在排便、排气、灌肠后减轻。腹痛常伴有腹胀、排便不畅感或排便次数增加,粪便可稀可干等症状。起病大多缓慢,病程常经年累月,呈持续性或有反复发作。临床表现以胃肠道症状为主,或局限于咽、食管或胃,但以肠道症状最常见;其焦虑症状或焦虑抑郁症状常见紧张、担忧、失眠或其他睡眠障碍,体现不同人格和个性特点。

(一)发病因素

通过以上分析从临床表现看,消化系统疾病伴发焦虑障碍多属于嗳气、呃逆、胃脘痛、痞满、腹痛腹泻、便秘和郁证、失眠、善悲、善恐的共病,发病主要有以下三个方面:第一,饮食不节,可导致胃的蠕动功能紊乱,促进胃液的分泌,久而久之导致胃炎或胃溃疡;第二,病理性原因,如消化不良、胃炎、溃疡病、急性胃肠炎等;第三,个性特点与精神因素,不良情绪可以通过大脑皮质导致下丘脑功能紊乱,从而影响胃肠道功能,导致胃肠功能紊乱。

(二)病机要点

从中医辨证角度看,消化系统疾病伴发焦虑障碍,先见情志不遂,脑神失调,继而出现肝郁不舒、肝胃不和、肝郁脾虚、脾胃升降失调、气机不畅、食滞胃脘等,久之往往见脾肾两虚。

情志不遂,脑神功能紊乱,可引起神机不畅,造成情绪低落或脆弱、烦躁不安、担忧害怕、睡眠紊乱等繁杂的临床症状,均由于气机升降出入乖戾紊乱所致。而脑神失调的气机不畅,又加重脾胃肝胆的气机失调,进而导致脾胃肝胆的功能进一步紊乱。故消化系统疾病伴发焦虑障碍有脾胃、肝胆功能下降的诸多表现,如呃逆、嗳气、呕吐、胃脘不舒、胃痛、两胁胀满、胁肋痛、腹胀、食滞胃脘、吞酸、腹泻等症状,与体检或化验、仪器检查所发现的病理变化严重程度不相配。

在传统中医理论多把脾胃疾病与情绪的密切关系归结为肝主疏泄的作用,孔伯华就曾强调"脾胃有病,必系于肝"。另一方面,消化系统各种疾病,如消化性溃疡、慢性胃炎、其他胃肠功能紊乱、慢性肝炎、慢性结肠炎等,病程或短或长,病性或虚或实,或寒或热,但都因消化吸收、排泄的功能障碍导致水谷精微不能化生,气机升降失调,导致人体正虚邪实,气血不足,内生五邪或痰湿内生。中医病机亦多以肝胃不和、肝郁脾虚,脑神失养为多见;或肝郁日久可以化热上扰脑神,出现肝胃郁热,神志不宁的病机;热盛阴伤,进一步发展为肝胃阴虚,脑神失养的病机;日久络脉淤滞,则表现为气滞血瘀,脑神紊乱的病机。

【辨证论治】

除了消化系统各种不适外,还伴有焦虑的情绪体验,自主神经功能失调和运动性不安等,在进行充分的体检明确诊断、治疗原发病的基础上,应重视情志病的治疗,中医讲究辨证论治,形神合一,心身兼治。

1. 饮食伤胃,神志不宁

主症:胃脘疼痛,疼痛拒按,或脘腹胀满,嗳腐吞酸,或呕吐不消化食物,其味腐臭,吐后痛减,或痛而欲泻,泻后痛减,不思饮食,胸闷嗳气,喜长叹息,大便不爽或秘结,得矢气及便后稍舒,伴情绪不安或烦躁,紧张,或敏感或易怒,梦多或夜卧不安。舌苔厚腻,脉滑。

治法:消食导滞,和胃止痛,清热宁神。

方药:保和丸加减。

神曲 15g 焦山楂 15g 莱菔子 30g 茯苓 30g 半夏 9g 陈皮 15g 连翘 15g 焦槟榔 15g 生大黄 9g 黄芩 15g 栀子 12g

加减:若服上药不效,胃脘痛胀而便闭者,可合用厚朴 15g,枳实 12g;或改用枳实导滞丸(大黄、枳实、神曲、黄芩、黄连、泽泻、白术、茯苓等)以通腑行气;胃痛急剧而拒按,伴舌苔黄燥,便秘者,为食积化热成燥,则合用大承气汤,以泄热解燥,通腑荡积;还可辨证选用木香槟榔丸。

2. 肝胃不和,脑神失调

主症:胃脘胀痛或痛窜两胁;每于生气急躁后而痛作,可伴有嗳气频繁、胸闷喜太息、不思饮食,大便不通,多见其人性急躁容易发脾气,烦躁不眠,坐立不安,敏感多疑。舌质淡红,苔薄白或薄腻,脉弦。

治法:疏肝和胃,通调脑神。

方药:越鞠丸合枳术丸、半夏厚朴汤加减。

香附 15g　川芎 15g　苍术 15g　神曲 10g　砂仁 6g　栀子 12g　枳实 10g　白术 30g　荷叶 10g　苏叶 10g　厚朴 10g　半夏 10g　生姜 10g　茯苓 10g　佛手 15g　香橼 10g　陈皮 10g　白芍 30g　旋覆花 10g(包煎)　延胡索 10g　黄连 9g　炙甘草 10g

加减:如呕吐酸水,心烦口渴,宜清肝和胃,辛开苦降,可加黄芩等;若气郁化火,心烦口苦咽干者,合左金丸或小柴胡汤清热止呕;若兼腑气不通,大便秘结,可用大柴胡汤,清热通腑;若气滞血瘀,胁肋刺痛,可用膈下逐瘀汤,活血化瘀。

3. 肝气乘脾,脑神不宁

主症:胁肋胀痛,时轻时重,肠鸣泄泻,大便溏薄、少腹胀痛与情绪有关。或素有情绪容易紧张,情绪不稳,内向压抑,胸胁胀闷,嗳气食少,每因抑郁恼怒,或情绪紧张之时,发生腹痛泄泻,腹中雷鸣,攻窜作痛,矢气频作。舌淡红苔薄黄,脉弦。

治法:抑肝扶脾,养脑调神。

方药:痛泻要方加味。

白术 20g　白芍 15g　陈皮 15g　防风 6g　木香 10g　砂仁 10g　山药 20g　炙甘草 10g　炒枣仁 60g　茯苓 30g

加减:若脾气虚弱者,可加服参苓白术散;兼肾阳不足,可加巴戟天、仙灵脾各 15g;证情平稳时,可服逍遥丸善后。

4. 痰湿中阻,神机不畅

主症:腹痞塞不舒,胸膈满闷,头晕目眩,身重困倦,乏力,肢体沉重,整天无精打采,喜卧懒动,不愿见人,毫无活力,或内心躁扰,而行为缓慢,呕恶纳呆,口淡不渴,小便不利。舌苔白厚腻,脉沉滑。

治法:除湿化痰,理气和中,舒展神机。

方药:平陈汤(平胃散合二陈汤)加减。

法半夏 15g　苍术 15g　藿香 15g　陈皮 15g　厚朴 15g　茯苓 30g　甘草 10g

加减:若痰湿盛而胀满甚者,可合用半夏厚朴汤以加强化痰理气;痰湿郁久化热而见口苦、舌苔黄者,改用黄连温胆汤;若胃气虚弱,痰浊中阻,气逆不降,而见心下痞硬,噫气不除者,可用旋覆代赭汤益气和胃,降气化痰;还可辨证选用三仁汤等。

5. 湿热阻胃,热扰神机

主症:脘腹痞闷,或嘈杂不舒,恶心呕吐,口干不欲饮,口苦,纳少,烦躁不安,心中懊恼难解,没有愉悦感。舌红,苔黄腻,脉滑数。

治法:化湿消痞,清胃宁神。

方药:泻心汤合连朴饮加减。

熟大黄 10g 黄连 12g 黄芩 30g 厚朴 12g 石菖蒲 10g 半夏 12g 芦根 30g 栀子 12g 淡豆豉 10g

加减:嘈杂不舒者,可合用左金丸;如寒热错杂,用半夏泻心汤苦辛通降。

6. 肝胃阴虚,脑神不宁

主症:胃脘痛,疼痛隐隐,似饥而不欲食,五心烦热,口干欲饮,稍饮则止,饮不解渴。或见便干难解,坐卧不安,敏感多疑。舌红,少苔,脉细数。

治法:养阴益胃,调神养脑。

方药:益胃汤加减。

沙参 30g 麦冬 30g 生地黄 30g 枸杞子 15g 白芍 30g 炙甘草 10g 当归 10g 石斛 15g 神曲 10g 生石膏 60g(先煎) 百合 30g 天花粉 30g 沙参 30g

加减:午后晚间内热烦躁明显,加青蒿 12g、鳖甲 12g、地骨皮 30g;眠差,加炒枣仁 60g。

7. 瘀停胃络,脉络壅滞,脑神不畅

主症:胃痛,痛有定处,刺痛明显,按之痛甚。夜间、食后加重,或见夜寐不安,多梦失眠。记忆力下降,善忘或伴有各种头部不适,如头痛或局部跳动感。舌质黯有瘀斑,脉沉涩。

治法:化瘀通络,理气和胃,调养脑神。

方药:失笑散合丹参饮加减。

蒲黄 15g 五灵脂 10g 丹参 30g 檀香 4.5g 砂仁 6g 三七 9g 生大黄 9g

加减:胃痛甚者,加延胡索 10g、木香 10g、郁金 30g、枳壳 30g、百草霜 10g;四肢不温明显者,加党参 15g、黄芪 30g;便黑,加白及粉 10g;口干咽燥明显者,加生地黄 30g、麦冬 30g 等;若血瘀明显,则重用活血化瘀,常用血府逐瘀汤加减。

8. 脾胃虚弱,脑神失养

主症:胃痛隐隐,绵绵不休,喜温喜按,空腹痛甚,得食则缓,劳累或受凉后发作或加重,泛吐清水,面倦神疲纳呆,表情夸张,喜作双手护卫胃腹部;四肢倦怠,手足不温,大便时溏时泻,迁延反复成阶段发作性,食少,食后脘闷不舒,稍进油腻食物,则大便次数明显增加,面色萎黄,神疲倦怠,胆小害怕,不愿见人,注意力不集中,思考问题困难。舌质淡,苔白,脉细弱。

治法:健脾化湿,和胃止泻,益气养脑。

方药:参苓白术散加减。

党参 10g　白术 10g　茯苓 10g　炙甘草 10g　砂仁 10g　陈皮 10g　桔梗 10g　扁豆 10g　山药 10g　莲子肉 10g　薏苡仁 30g

加减：若久泻不止，中气下陷，或胃脘坠痛，或有脱肛者，可用补中益气汤以健脾止泻，升阳举陷；若胃脘冷痛，里寒较甚，呕吐，肢冷，可加理中丸（附子理中丸）以温中散寒，或用大建中汤建立中气；痛止或发作性症状缓解之后，或阳虚而内寒不明显者，可用香砂六君子汤调理；泛吐清水时，可与小半夏加茯苓汤或苓桂术甘汤合方。

9. 肾阳虚衰，神机不振

主症：黎明之前脐腹作痛，肠鸣即泻，完谷不化，腹部喜暖，泻后则安，形寒肢冷，腰膝酸软，可见胆小、害怕、遇事容易紧张惊慌，生活缺乏安全感，神疲乏力，记忆力减退，性功能下降，反应迟缓或呆愣，舌淡苔白，脉沉细。

治法：温肾健脾，固涩止泻，养脑强神。

方药：四神丸方意加减。

补骨脂 30g　豆蔻 15g　吴茱萸 6g　茯苓 60g　薏苡仁 30g　五味子 6g　益智仁 30g　炒白术 30g　白扁豆 30g　龟板 30g

加减：若年老体弱，久泻不止，中气下陷，加黄芪、党参益气健脾，或合用补中益气汤；滑脱不尽者，亦可合桃花汤固涩止泻；若脐腹冷痛，可加附子理中丸温中健脾；若脾虚肾寒不著，反见心烦嘈杂，大便夹有黏冻，表现寒热错杂证候，可改服乌梅丸方。还可以辨证选用中成药右归丸、肾气丸等，因为患者焦虑，多情绪不稳定，要谨慎应用附子肉桂等温补药物。

【体会】

对于消化系统伴有焦虑障碍一定不要忽视心理因素，但不能因为患者有焦虑抑郁等心理特点而忽视排除器质性疾病，尤其是胃肠道的恶性病变，必须首先做好体检，根据不同情况采取 X 线、内镜检查、胃液分析与粪便化验等手段。必要时应行超声、CT 等检查以排除肝、胆、胰等腹腔脏器病变。患者胃肠道 X 线检查可能显示整个胃肠道的运动加速，结肠袋加深，张力增强，有时因结肠痉挛，降结肠以下呈线样阴影。而结肠镜检结肠黏膜多无明显异常。实验室诊断包括血常规、免疫因子检查，肝肾功能等，必要时做活组织病检。

对于消化系统疾病伴发焦虑的患者，往往患者神经质倾向明显，对于使用西药往往心理抵触，反应较大，对于需要配合使用西药抗焦虑药、抗抑郁药物的患者要做好服药教育和心理疏导，谨慎使用，注重药物选择和药物剂量的个体化，适可而止。

脑肠肽的研究逐渐引起人们的重视。神经生物学家甚至将肠神经系统称为人体的"第二大脑"；控制人类以及某些哺乳动物情感的五羟色胺、多巴胺以及多种让人情绪愉快的激素，95% 是在肠道里面合成的。有研究认为肠神经系统不仅独立主持胃肠的功能活动,而且与恐怖症、抑郁症等部分心理障碍及精神疾病有着密切关系,情绪的很大一部分受肠道神经系统影响,甚至人类幸福感的体验也依赖于从肠道这个第二"大脑"向上传至大脑的信息。中医治疗消化系统疾病伴发焦虑颇具优势,中医古训"胃不和则卧不安",对我们的启发或许还有更多。

消化系统疾病伴发的焦虑障碍,往往多个病机并存,虚实夹杂、升降失司,涉及多脏如肝脾不调,脾肾两虚等,此时需要数脏同治。治疗脾胃时往往离不开舒畅气机,清热活血,养脑安神。同时,还要教育患者规律饮食,饮食清淡而且要保证营养搭配合理,减轻脾胃负担;保持大便通畅以使气化功能正常进行。

消化系统疾病伴发的焦虑障碍可以参照本书"焦虑症治脾胃要点与特点"一节,伴随于便秘、腹泻的焦虑请参看有关章节辨证论治。

【典型病例】

初诊:女性,张某某,58 岁。

现病史:半年来饮食不消,觉得胃部堵塞,呃逆频频;进食差,排气少,觉得胸中有气堵着上下不通。情绪偏低,曾经反复多次做胃肠道全面检查除了慢性胃炎未见明显异常发现。伴有懒言少语,乏力,全身游走性疼痛,左侧胁肋下疼痛,钝痛明显。近 3 月来进食差,身体消瘦 10 余斤,大便干稀不调,总是疑心自己患了严重的疾病,觉得口中异味感。

四诊可见:面黄无泽,舌质红苔黄白不均,脉弦。

诊断:胃肠道疾病伴发焦虑障碍。

中医诊断:痞证(纳差),郁证。

辨证:肝胃不和,脑神失养。

治法:疏肝和胃,调养脑神。

方药:菊花 10g,川芎 10g,丹参 30g,青果 10g,生石膏 60g(先煎),生珍珠母 60g(先煎),香橼 10g,炒枳壳 15g,娑罗子 30g,生瓦楞子 30g(先煎),莱菔子 30g,山茱萸 30g,火麻仁 30g,怀牛膝 30g,鸡血藤 30g,百合 30g,龟板 15g,神曲 15g。

7 剂,水煎服,每日 1 剂,早晚分服。

二诊:进食有所改善,仍觉得咽堵塞,全身不定部位发麻。自觉"开始活血了",开始排气,大便通畅。仍觉得全身乏力。可见眼睑肿胀明显减轻。四诊可见舌质黯淡,苔黄厚不均少津,脉弦细。

方药:原方川芎加量至 20g,生石膏加量至 80g,龟板加量至 30g,加用木瓜 30g、仙灵脾 30g、地骨皮 30g。继服 14 剂。

三诊:明显改善,体重增加 3 斤。胃部不适明显减轻,有时仍觉咽部有异物感,脑子觉得"空白、断片",二便正常。舌质红,苔白厚少津液,脉沉细涩。

方药:菊花10g,川芎10g,丹参30g,百合30g,沙参30g,生石膏80g(先煎),青果10g,胖大海10g,射干10g,板蓝根30g,生珍珠母60g(先煎),竹茹6g,炒枣仁60g,山茱萸30g,制何首乌15g,仙灵脾30g,龟板20g(先煎),怀牛膝30g,炒枳壳30g,莱菔子30g。

第六节　皮肤病伴发焦虑障碍

在心身疾病的诊断标准中,将皮肤系统的如下疾病:包括神经性皮炎、瘙痒症、斑秃、牛皮癣、慢性荨麻疹、慢性湿疹等均纳入心身疾病的范畴。这些皮肤疾病的发生、发展、结局与心理社会因素密切相关;临床表现为特殊形式的皮肤病变,不属于躯体形式障碍,但往往伴有焦虑抑郁情绪。神经生化研究认为,神经递质是神经 - 免疫 - 皮肤系统的关键介质,有20余种神经递质与皮肤有关。皮肤作为人体一个重要的器官,通过感觉神经将环境刺激源产生的信号传递给中枢,通过全身应激反应来适应外界环境的变化。因此,在应激状态下,神经内分泌功能的紊乱,可以导致各种皮肤病。皮肤病有的伴随剧烈瘙痒,给患者的工作、生活带来很大影响,红斑风团等皮损又常常发生在暴露部位,影响患者容貌,进一步加重患者的焦虑、自卑等心理问题,影响患者的社会交往与婚恋,使患者产生焦虑抑郁情绪。因此,焦虑不仅对原发皮肤病的预防、治疗、康复具有内在影响,而且皮肤病的进一步加重也可导致焦虑。

从中医的角度来说,情志因素影响了皮肤病的发病。而且由于多数皮肤病缺乏特效治疗,一般病程较长,常常反复发作甚至经久不愈。情志因素,脑神失调,气机紊乱,气血不通,内生五邪,在不同皮肤病发病中有着重要意义,注重调理焦虑等情志因素对于防治各种皮肤病具有重要意义。

【病因病机】

皮肤科疾患因其与其他科的病变相比具有独特的外显性与感受性,尤其是位于头颈、手足等暴露部位的色斑皮损,以及顽固的瘙痒刺痛等,都会引起患者的焦急烦躁的情绪,又因皮肤问题多具有慢性、复发性的特点,常使焦虑情绪加重为焦虑障碍。皮肤问题与情绪问题互相交织,彼此互为因果,使得皮肤病伴发焦虑障碍的病因病机变得愈加复杂。

（一）发病因素

现代医家赵炳南在皮肤病的治疗中,认识到"皮肤病虽发于外而多源于内",认为皮肤病的致病因素包括内因和外因。其中,外因主要为外感六淫、虫毒劳伤等,内因者有情志内伤、饮食不节、瘀血痰湿等,两者单一或者共同作用,导致营卫不和,气血凝滞,经络阻塞,脏腑功能失调,产生皮肤病。

外感六淫所致的皮肤病,其感之外邪多与情志因素交互为病,如宋《圣济总录·浸淫疮》曰:"风热蕴于心经,则神志躁郁,气血鼓作,发于肌肤而为浸淫疮也……"。首先提出了心经有热,情志所伤,急躁烦扰,气郁化火为湿疮发病的病因之一。其中,情志内伤,可以导致体内的气血经络脏腑功能失调,出现皮肤病的症状,而皮肤病的慢性复发性的特征,进一步加重患者的焦虑,两者互相作用,形成不良的循环。而虫毒劳伤等引发的皮肤病多发病急骤,会出现情志不遂,脑神失调,极易引发紧张担心恐惧等焦虑情绪,经久不愈或预后不良则加重为焦虑障碍。

情志是人体对外界客观事物的反映,属正常的精神活动,一般并不致病。但如果受到长期的精神刺激或突然遭到严重的心理创伤,超过了人体生理活动所能调节的范围,则可引起体内阴阳、气血失调或脏腑经络功能的紊乱,从而导致皮肤病的发生。如斑秃、神经性皮炎、瘙痒症等病,均是因精神刺激而引发焦虑,焦虑等不良情绪诱发皮肤疾患,皮肤疾患又进一步加重焦虑问题。而饮食不节包括饮食失宜、饮食偏嗜或饮食不洁等,在现代饮食不节多涉及心理问题尤其是焦虑可以引起贪食症和厌食症等。暴饮暴食,过度节食,过食生冷油腻或饮食不洁,均能损伤胃的腐熟及脾的运化功能,致使气血不足,皮肤失养,出现皮肤疾患。偏嗜烟酒辛辣,过食膏粱厚味,有助于湿热蕴结脾胃,导致皮肤病的发生或加重;鱼腥海味常使某些禀性不耐的人发生过敏性疾病;某些营养物质缺乏,也可发生营养障碍性皮肤病。中医对皮肤病的治疗与预防,也比较强调饮食宜忌,合理的饮食也会在减轻皮肤问题的同时缓解患者的心理焦虑。瘀血与痰湿,本是病理变化的产物,但是都可作为一种病邪,直接或间接地作用于皮肤而发病,因此,它们也是一种致病因素。若体内有瘀血证候存在,则皮肤表现粗糙、多屑、皮肤硬化、皮下结节、肢痛发绀、毛发脱落、指甲脆裂等病症。痰湿多由津液凝聚而成,阻于经络,则可发生皮下结节,称为痰核。这些皮肤问题,往往会引起患者的各种焦虑,如疑病、恐惧等。

（二）病机要点

皮肤病的发生、发展、预后等,与营卫、气血、脏腑、情志、经络、禀赋有着密切关系,特别是脏腑的生理功能以及情志活动,直接影响着皮肤的生理状态。在《素问·六节藏象论》中说五脏之华都可以见于皮毛肌肤,如心之华在面、肺之华在毛、肾之华在发、肝之华在爪、脾之华在唇等。皮肤通过自己的卫外作用,直接保卫机体脏腑的生理功能以及情志活动的顺利进行,使机体形成一个整体。外邪侵犯皮肤,不仅皮肤发生疾病,亦可导致脏腑的生理功能以及情志活动失调,而引起心身疾病;反之,脏腑的生理功能以及情志活动失调,亦可通过经络反映到体表。所以皮肤病的病理变化,不仅仅是皮肤自身的功能失调,往往是脏腑、情志、经络等整体功能失调的表现,所谓"有诸内,形诸外",这就是中医学的整体观念,也是皮肤病的总的发病机制。皮肤病主要病位在肺,而焦虑障碍的主要病位在肾,故皮肤病与伴发的焦虑障碍之间主要是金水相生的关系,肺金不足或感外邪会导致肾水的生发不足,以致出现焦虑障碍。焦虑障碍反过来也会因为肾水的不足,引起木火刑金,多发为肺阴虚火旺,从而加重原本的皮肤疾患。此为皮肤病伴发焦虑障碍的总的病机。

皮肤病伴发焦虑障碍的具体病机复杂,病势多途,病症皮损多样,往往表现为上火下寒、上实下虚、经络阻隔、气血凝滞的阴阳不调证,症状表现为皮疹反复发作,伴有不定时的头痛、头晕、乏力;手足末端常发凉,自觉手足心又发热;或畏寒同时,又有五心烦热;心悸、心烦、失眠、健忘、头晕、耳鸣、腰酸腿软、潮热盗汗,或见睡眠不实,多梦易惊;口舌生疮、口渴唇裂,但又经常出现腹胀、腹痛、腹泻等症;女子可伴有带下、月经不调、少腹痛等不适。患者多舌体胖边有齿痕、舌质紫黯或淡,脉象多有弦滑,或沉细,或芤,或涩等表现。其中所包括的阴阳失调诸证,多为焦虑障碍的临床症状。由此可以看出皮肤疾病,除了皮疹皮损病变外,多为情志所伤所致病,故往往表现出诸多五脏神受扰的神志症状,这些神志症状,既是病因,也是病症,还是决定皮肤病变演变、转归的重要因素。

很多皮肤病发病时与情志因素有一定关系,而且与焦虑关系更为密切。皮肤病多因情志不遂,肝郁不舒,郁久化热,灼伤阴血;或平素体弱,慢性疾病耗伤肺脾之气,加之风邪外袭,以致内不得疏泄,外不得透达,郁于皮肤腠理之间,邪正相搏而发病。多为虚实夹杂证或虚证为主。以营血不足较为常见,故针对内因加强用药尤为重要,否则病情易反复发作。而且对于常见的营血不足、血虚受风型,中医治以滋阴和营、养血益气、疏散风邪之法。营血不足常用白芍、制何首乌、熟地黄、当归、川芎、丹参、赤芍、生地黄等养血滋阴和营,可配黄芪益气养血固表。

【辨证论治】

1. 心肝火旺,阴阳失调,脑神不宁

主症:多见于皮肤病急性期或者是慢性皮肤病急性发作时。皮疹皮癣(风团或潮红斑)伴有瘙痒难忍,皮肤抓痕明显,或显红肿,伴有头晕心烦,易怒,敏感多疑,坐立不安,失眠多梦,口干口苦饮食不香,食后腹胀,便秘胁痛,舌质红苔黄脉弦可伴有裂纹。

治法:清热泻火,调养脑神。

方药:龙胆泻肝汤合并三黄泻心汤加减。

龙胆草 6g　生栀子 10g　黄芩 15g　黄连 10g　连翘 15g　百合 30g　生地黄 30g　丹皮 10g　大黄 15g　金银花 30g　白茅根 30g

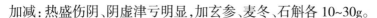

加减：热盛伤阴、阴虚津亏明显，加玄参、麦冬、石斛各 10~30g。

2. **脾虚湿阻，脑神失调**

主症：多见于皮肤病慢性期，疾病缠绵不愈，患者心中焦灼不安，或见色素沉着，皮肤病影响患者外观，继发瘙痒等症状影响患者日常生活和工作。患者皮疹皮癣日久，表现烦躁，夜寐不安；无心工作生活，反复担心躯体情况；饮食不香，腹胀腹泻；乏力，健忘。舌淡胖有齿痕，舌苔白厚腻或者黄厚腻。脉弦细。

治法：健脾除湿，调神养脑。

方药：五苓散与胃苓汤加减。

白术 10g　茯苓 15g　泽泻 10g　厚朴 10g　猪苓 30g　陈皮 10g　神曲 15g　佛手 15g　香橼 10g　炒枣仁 30g　菊花 6g　川芎 10g　丹参 30g

加减：脾虚湿重明显者，可以加大茯苓剂量至 60g，可以配合外用药治疗。睡眠差者，加夜交藤各 30g。

3. **气血亏虚，脑神失养**

主症：多见于慢性皮肤病患者，皮肤疾病日久失于濡养而出现明显的粗糙增厚，失去光泽、心悸、心烦、失眠、健忘、头晕、耳鸣、腰酸腿软、潮热盗汗等，或见睡眠不实，多梦易惊；可见记忆力减退等症状。舌质淡黯，苔薄白，有瘀点、瘀斑，脉沉细。

治法：调理气血，养脑安神。

方药：八珍汤加减。

菊花 15g　丹参 30g　川芎 15g　黄芪 20g　太子参 20g　茯苓 30g　生地黄 30g　熟地 30g　当归 30g　制何首乌 10g　黑芝麻 20g　火麻仁 20g　白芍 15g　桑椹 20g　天冬 15g　麦冬 15g　鸡血藤 30g

加减：伴有便溏腹泻明显者，加炒白术 15g，适当减当归用量；眠差，加炒枣仁、柏子仁各 30g；瘙痒明显，加白鲜皮 30g，地肤子 30g。

【体会】

皮肤病伴发焦虑的治疗，治疗过程中要"和调脏腑"，注意肺与大肠相表里的关系，保持微泻的状态以祛邪外出。同时需要做好患者的心理调节工作，指出多种因素均可以引起病情的反复，需要放松心情，规律饮食，注意饮食禁忌，持之以恒，随着病情变化不断调整药物，才可达到满意的疗效。皮肤瘙痒难忍，可以加重患者的焦虑，可以选择适当的外用药物，也可以内服适当的镇静安神药物。

【典型病例】

初诊：张某某，男性，61 岁。

现病史：间断出现全身皮疹 1 个月而前来就诊，伴有身热心烦，纳差，觉得中上腹堵胀,无明显反酸嗳气。大便不成形,量少,每日 2~3 次,肛门周围发痒,有痔疮。睡眠不佳。

既往史:有帕金森综合征,2011 年肠镜检查有结肠息肉,30 年前曾有转氨酶升高。平素喜欢肉食,蛋类食物。

四诊可见:双上肢伸侧、双下肢可见大片皮疹,色黯红,高于皮肤,压之褪色。患者面色红,舌质淡,苔白,舌体胖大中有裂纹。脉弦细。

诊断:皮疹伴发的焦虑障碍。

辨证:湿热内蕴,脑神失调。

治法:清利湿热,泻火解毒,调养脑神。

方药:菊花 10g,金银花 20g,丹皮 10g,赤芍 30g,板蓝根 30g,生石膏 60g(先煎),黄芩 30g,黄连 15g,白鲜皮 30g,白茅根 30g,生地黄 30g,海桐皮 15g,酒大黄 15g,生槐花 15g,生薏苡仁 30g,地榆 15g,生栀子 10g,蒲公英 20g。

7 剂,水煎服,每日 1 剂,早晚分服。

二诊:皮疹显好,皮疹范围减小,不再突出于皮肤,颜色明显变淡。舌象无明显变化。脉象较前缓和。大便每日 3 次,便稀。

方药:前方金银花、蒲公英改 30g,生石膏加至 80g,加火麻仁 30g、佩兰 30g、土茯苓 60g。继服 14 剂。

三诊:明显好转。皮疹基本平复,瘙痒感消失。大小便通畅。继续服用前方。

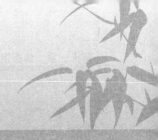

第十一章

焦虑相关中医病症的
辨证论治

　　在其他中医情志病证和与情志关系密切的病证中,如果患者伴发或继发害怕、紧张和烦躁不安,或经常出现莫名其妙的恐惧,或伴有心悸、心慌、胸闷、气短、心跳和呼吸次数加快等,在急性发作时出现突如其来的惊恐体验,感觉心脏的急剧跳动,有濒死感、窒息感,患者恐惧万分,这些表现可以认为是在这些病证中伴发或继发了焦虑症候群,其严重程度或持续时间达到或没有达到焦虑症诊断标准,或与相关躯体疾病有明确或潜在的关系,可以称这些焦虑症候群为焦虑状态,以区别于诊断明确的焦虑症。伴有或继发焦虑状态的这些中医病证很多可以出现各种躯体不适,如头晕头胀,五官不适,胸闷胀满、咽部堵塞、坐卧不宁、心悸失眠、肢体震颤、口苦咽干、坐卧不安、尿频尿急,大便不畅,月经失调,性功能障碍,甚或神志恍惚、全身不适,或其他描述不清自我感觉等症状,可以参照中医对其原发疾病,如身痛、经前期紧张综合征、阳痿等疾患进行辨证论治,并在辨病和辨证结合的基础上,根据不同疾病的特点,有针对性地重视或突出对伴发或继发的焦虑问题进行治疗。

　　一般认为,这些病症有些是焦虑症的特定类型或变形,可能具有特定文化或人格特点;有些属于心身疾患,往往具有很强的焦虑色彩和自我暗示色彩;有些是焦虑色彩突出的躯体化障碍或躯体形式障碍;有些是躯体疾患(如感染发热性疾患恢复期)的生理功能失常导致的神经精神功能紊乱;有些则是罹患躯体疾病造成心理压力所导致的心身反应。从脑神病角度看,这些病症可能是脑神失调引发的气血功能紊乱,有的是继发于躯体疾患的脑神失常。从标本角度看,焦虑情志症状或为原发性,或为继发性,即所谓或为标,或为本,往往标本相互作用,互为因果,难以区分。但无论如何,遇到这些病症,不论其原发病如何,都要考虑脑神因素,在整体观念指导下,洞察疾病本质,如果确有脑神失调的焦虑临床表现,就要考虑积极调养脑神,心身并重,形神兼顾,在形神统一的中医理论基础上对这些病症进行辨证论治,并分清主次,标本,发挥中医治疗的优势,以疗效为根本考量。

第一节 惊 悸

"惊"是指突然遇到某些生活事件而致精神紧张、心中不安，以致心中惕惕然；"悸"是一种自觉症状，惊慌心跳，不能安宁，两者往往并称。

惊悸的症状早在《黄帝内经》中就有描述，如"心中憺憺大动""心惕惕如人捕之""心怵惕"等。《素问·举痛论》曰："惊则气乱""恐则气下"。"惊则心无所倚，神无所归，虑无所定，故气乱矣""恐则精却，却则上焦闭，闭则气还，还则下焦胀，故气不行矣"。汉代张仲景在《金匮要略·惊悸吐衄下血胸满瘀血病脉证治》中论述了惊悸的脉象和治疗方药。《金匮要略释义》对"惊""悸"做了区分，《医学正传·怔忡惊悸健忘证》记载："惊悸者，蓦然而跳跃惊动而有欲厥之状，有时而作者是也。"《济生方》中记载"惊悸者，心虚胆怯之所致也"，选用温胆汤、远志丸等治疗。清代《医林改错》补充了瘀血亦可导致惊悸，并使用血府逐瘀汤治疗。

惊悸患者平时容易紧张，不能放松，心悸不安，虽然没有危险的事情发生，却常常感觉大难临头，惶惶不可终日，常伴有发抖、出汗、头晕、多梦等。有的患者会突然产生濒临死亡的极度恐惧感，出现胸闷、心悸、不能喘气、大量出汗等，患者痛苦万分，非常慌乱，常常打"120"请求急救，但是经过急救人员的检查，患者除了有些心动过速以外，并没有太多异常，这些症状常在几十分钟后逐渐缓解。

惊悸与西医学的广泛性焦虑症、惊恐发作、应激障碍等疾病相关。本章讨论内容不包括器质性心脏病、心律失常等，临床医生要做好鉴别诊断，不要忽视体检和理化检查。

【病因病机】

（一）发病因素

惊悸的发病，多与情绪因素有关，可由骤遇惊恐、忧思恼怒、过度紧张等诱发，以内伤因素为本，外部因素为标。《三因极一病证方论》指出："惊悸，则因事有所大惊，或闻虚响，或见异相，登高涉险，梦寐不祥……遂使惊悸。"体质素弱，久病体虚等原因，导致气血亏耗，心失所养，心气不足，易受惊吓。《素问·举痛论》曰"惊则心无所倚，神无所归，虑无所定，故气乱矣。""恐则气下"。猝受惊恐后，气机逆乱，升降之机受损，脑神与藏神难以正常衔接，肾的封藏功能受损，脑神功能紊乱，出现神不自主，心中疑虑不定，恐惧不安，紧张害怕，发为惊悸。也有患者平素身体貌似健康，而突然发作惊恐的，往往因精神压力大，工作紧张，家庭不和谐，长期处于亚健康状态，以素体阴虚火旺为体质背景。

（二）病机特点

心藏神，为五脏六腑之大主，过度惊恐，惊伤心神，心神一乱，则五脏六腑皆乱。《证治汇补·惊悸怔忡》指出："人之所主者心，心之所养者血，心血一虚，神气失守，神去则舍空，舍空则郁而停痰，痰居心位，此惊悸之所以肇端也"。心血不足，血虚不能养心，出现心悸、失眠等；心气不足，心神不能自主，出现心慌、胆小等；心气不舒，郁久化火，火热伤阴，阴虚火旺，炼液成痰，痰火交炽，扰动心神而惊悸不宁。肾藏精化气，故受惊亦可影响肾藏志的功能，惊吓伤肾，肾志不能藏，心肾不交，以致失眠多梦、坐卧不安。惊则气乱，恐则气下，惊恐伤肾，肾伤则藏精、主骨生髓的功能受损，脑髓不充，髓海不足，出现紧张胆小；患者长期郁闷不解，心情不畅，又可导致肝气不舒，胆气不足，出现胆小害怕。总之，惊悸的发生与心、肝、胆、肾、脑等相关。心之阴血不足，心失所养；肝郁不舒，疏泄失常；心肾不交，心火妄动，这些均可导致脑神不宁，善恐易惊，发为惊悸。其中与心、肾、脑关系更为密切，正如陈士铎所述"心与肾相通，心气不下交于肾，则能成惊而不寐；肾气不能上交于心，亦能不寐而成惊也"。

1. 心胆气虚，脑神不足　心气不足，心神不能自主，发为心悸；心胆气虚，脑神失养，故胆小怕事；胆主决断，胆气不足，决断无权，故犹豫不决；心不藏神，故少寐多梦；舌质淡红，苔薄白，脉沉细，是心气不足之象。

2. 心血不足，脑神失养　心血不足，血虚不能养神，故心悸、失眠；血虚不能养脑，故头晕、健忘；心主血脉，其华在面，血虚不能上荣于面，故见面色不华；血虚则不能养筋，故指甲苍白，肢体乏力；舌质淡红，苔薄白，脉细无力均是心血不足之象。

3. 肾气不足，脑髓空虚　惊悸日久不愈，肾气不足，肾在志为恐，肾虚故惊惕不安，神情恐怯；肾主封藏，肾气不足，下元虚衰，故见遗尿，阳痿早泄；舌质淡，舌苔薄白，脉细弱均是肾气亏虚之象。

4. 阴虚火旺，脑神被扰　心阴不足，心神失养，故心悸易惊；肾阴不足，不能上济于心，心火偏旺，心神被扰，故心中烦热、不得安眠；阴虚津液外泄故盗汗；阴亏于下，则见腰膝酸软；阳盛于上，故头晕耳鸣；阴虚生内热，故五心烦热；阴虚津液不足故口干；舌质红，少苔，脉细数是阴虚火旺之证。

5. 痰热扰心，脑气壅滞　痰浊内生，郁而化热，痰热扰心，上扰脑神，故心烦意乱、坐卧不宁、头晕；痰热扰动心神，故失眠多梦；痰热阻滞气机，故胸闷恶心；舌质红，舌苔黄腻，脉弦滑数为痰热之象。

【辨证论治】

1. 心胆气虚，脑神不足

主症：善惊易恐，心悸胆小，害怕出事，做事犹豫，优柔寡断，语声低，少寐多梦,气短自汗,头晕乏力。舌质淡红,苔薄白,脉沉细。

治法:益气温胆,安神定志。

方药:太子参 30g 炒白术 20g 五味子 6g 茯苓 30g 生黄芪 30g 陈皮 15g 枸杞子 30g 炒枣仁 60g 炙甘草 10g 炒枳壳 10g

加减:可以在使用川菊饮基础上加减,面色㿠白加当归 15g;食欲不振,加炒麦芽 60g;头晕,加天麻 10g、钩藤 10g;如果虑其久病肾虚,可以加山茱萸 30g。中成药可选九味镇心颗粒。

2. 心血不足,脑神失养

主症:心悸不安,遇事怕人,神疲体倦,失眠,面色不华,或见头昏目眩,健忘,女子月经量少、色淡,唇甲苍白。舌质淡红,苔薄白,脉细无力。

治法:益气养血,养心安神。

方药:当归 15g 白芍 15g 川芎 10g 山茱萸 30g 熟地黄 20g 茯苓 15g 白术 15g 丹皮 15g 炒枣仁 30g 赤芍 10g

加减:气短乏力,加生黄芪 30g,并根据疗效反应,逐渐加量,可以用至 80g;必要时,加生石膏 30g(先煎),金银花 20g,防止其助火之弊。

3. 肾气不足,脑髓空虚

主症:善惊易恐,惊惕不安,神情恐怯,乏力,腰膝酸软。舌质淡,舌苔薄白,脉细弱。

治法:填精补肾,益气安神。

方药:熟地 20g 山药 20g 山茱萸 20g 茯苓 10g 太子参 20g 枸杞子 20g 菟丝子 20g 制何首乌 10g

加减:在使用川菊饮基础上加减,畏寒肢冷,加巴戟天 10g;遗精盗汗、肾虚不固者,加金樱子、芡实各 10g;腰膝酸软者,可加牛膝 20g、杜仲 20g、桑寄生 10g。此类型患者病程较长,往往使用西药多年或年纪偏大,偶见于中年男性,可以加服中成药乌灵胶囊,也可以短期使用左归丸、右归丸。

4. 阴虚火旺,脑神被扰

主症:心悸易惊,心中烦躁,失眠,头晕目眩,耳鸣,腰膝酸软,或见颧红盗汗,五心烦热,口干,遗精。舌质红,少苔,脉细数。

治法:滋阴清火,宁脑安神

方药:生地黄 15g 麦冬 10g 天冬 10g 柏子仁 20g 炒枣仁 20g 知母 6g 黄柏 10g 丹皮 10g 栀子 10g

加减:在使用川菊饮基础上加减,颧红盗汗,口干加地骨皮 30g,鳖甲 30g。王老主张焦虑症肾阴虚重用生地黄 30g;阴虚火旺心悸烦躁可以加生石膏、青蒿鳖甲汤;对于青年人阴虚相火旺遗精、手淫应适当增加知母、黄柏的用量,注意不可久服,也不可剂量过大,避免伤及肾阳,有治未病和已病防变之意。

5. 痰热扰心,脑气壅滞

主症:心烦意乱,坐卧不宁,脾气急躁,头晕失眠,多梦易惊,口苦咽干,胸闷恶心,呕吐痰涎,大便干燥。舌质红,舌苔黄腻,脉弦滑数。

治法:清热化痰,宁脑安神。

方药:竹茹 10g　枳壳 15g　黄连 10g　半夏 9g　陈皮 10g　茯苓 10g　酒大黄 6g　远志 10g　胆南星 10　石菖蒲 15g　远志 15g

加减:胸胁胀痛,加香附 10g、郁金 10g;失眠易惊,加琥珀粉 6g(冲服);烦躁发怒,加生石膏 30g(先煎);饮食不振者,可加香橼、佛手、焦三仙各 10g。病情严重可以再加用生龙齿 30g(先煎)、珍珠母 60g(先煎)。往往要配合中成药牛黄清心丸,或短期使用清心滚痰丸。

【体会】

惊悸的诊断和治疗中,注意询问发病诱因,分析发病和疾病进展的内外因素,关心患者的内心感受,应当在整体观念指导下,注重心、肝、胆、肾、脑的病理变化。在不同的时期,惊悸有不同的证候特点。病程较短、属阵发性者,病情较轻,实证居多,多为心火亢盛、痰火扰心等,但也有心肾不足等内虚因素的存在。若病程日久,心神受损较重者,患者在没有精神因素的刺激下亦可发生惊悸,常反复频繁发作,病情较重,多为气血阴阳的亏虚、肾气不足等,常用益气养血、养心安神、温肾壮阳之法。

惊悸在急性发作期表现为心悸、胸闷、气急、喉头堵塞窒息感,常常会惊叫、呼救,治疗以重镇安神、补肾宁心为治则,常用药物为:生磁石、生龙骨、生牡蛎、生珍珠母、生石决明、炒枣仁、柏子仁、生地黄、丹参、玄参等。《素问玄机原病式》云:"惊,心卒动而不宁也。火主于动,故心火热甚也……所谓恐则喜惊者,恐则伤肾而水衰,心火自甚,故喜惊也。"指出肾水不足,不能制约心火,导致心火内炽,上扰脑神,治疗上着重心、肾,在缓解期宜滋阴降火,常用生地黄、麦冬、五味子、丹参、龟板、鳖甲、白芍等药物。焦虑患者会出现莫名其妙的恐惧,肾在志为恐,对于肾气不足,胆怯恐惧者,常用补肾益精的药物,如制何首乌、菟丝子、山茱萸、肉苁蓉、补骨脂、益智仁、枸杞子等。

临床中合用针灸治疗,常取手少阴心经、手厥阴心包的穴位,如心经之原穴神门,心包经之络穴内关,以调心气,安心神。肾阴不足,虚热内生,热扰脑神,心悸不安者,加太溪、大陵、三阴交;心血不足可加脾俞、胃俞、足三里益气健脾,以资生血之源,使气血充盛,脑神得养。同时可采用耳穴,取:心、交感、神门、皮质下等。

《素问·至真要大论》提出"惊者平之",惊悸患者常表现为精神紧张、肌肉紧张、出汗、心悸、头晕、发抖等,表明患者内心具有不同程度的惊恐,可以采用"惊者平之"情志疗法。临床上教给患者一些中医放松的方法,如呼吸训练、放松训练等,调节内脏神经功能,让患者认识到外界事物、环境并不构成对自身的威胁,解除顾虑,以平和心态看待各种症状。后续的正规的心理治疗是非常必要的。

第二节　善　　恐

善恐又名恐证,是指未遇恐惧之事而产生恐惧之感,终日神志不安,如人将捕之状,多由脏气损伤所致,尤以肾伤为多见。善恐常伴有心悸、心慌、心中畏惧、胆小、害怕、回避、躲闪、颤栗等。

善恐常见于焦虑症和各种焦虑状态,以无故害怕、恐惧、神志不安、担忧、胆小为主,往往与患者的心身体质背景有关,反映患者的人格特征。善恐也见于其他神经症疾患,重性疾病如发热性疾患末期的衰弱状态和恢复期;也可见于器质性心脏病如心功能衰竭、二尖瓣关闭不全等;也可见于重性精神病的不同阶段,但往往具有精神病性疾患的特征。本节主要讨论焦虑症善恐的辨证论治,其他善恐在辨病治疗的基础上,也可参照本节辨证论治。

【病因病机】

历代医家对本证认识,从病位、病性及临床症状,趋向一致。恐证在精神疾病中是常见证,主要以善恐、恐惧为临床特征。其病理变化以肾志功能失调为主。

（一）发病因素

1. 卒遭恐吓,或恐惧过度,持久不解　持续或严重的惊恐刺激,导致情志失调,志不守舍而出现恐证;

2. 素体肾精亏虚　肾虚日久旁及肝胆心诸脏,终致气血两亏,出现恐证。《素问·四时刺逆从论》:"血气内却,令人善恐。"《灵枢·经脉》:"肾足少阴之脉……气不足则善恐。"后世医家对本证多有论述。明代王肯堂著《证治准绳》:"恐:脏腑恐有四:一曰肾。经云,在脏为肾,在志为恐。又云,精气并于肾则恐是也。二曰肝胆。经云,肝藏血,血不足则恐……三曰胃。经云,胃为恐是也。四曰心。经云,心怵惕思虑则伤神,神伤则恐惧自失者也"。金元时期李杲《脾胃论》则明确指出:"凡……恐惧,皆损元气。"说明恐惧则伤肾。至明代王肯堂《证治准绳》则总结其大成,称"脏腑恐有四",确切地指明恐证的出现与肾、肝、胃、心有关。

（二）病机要点

肾在志为恐,恐伤肾,肾虚则上不荣脑,脑神失养而善恐。肾志失调会影响肝胆及心神,而出现不同病势的恐惧症候群。

本证以肾虚为主要病理,以恐惧为主要临床特点。临床可见肾精不足、肝胆两虚、气血不足的病势。肾虚易心肾不交,出现心肾功能失调的病势;肾志通于脑,肾精上不荣脑则脑神失聪,久之则出现记忆力下降、意向低下等脑髓不满的病势。

1. 精髓不足,脑神失养 肾藏精,在志为恐,恐伤肾,过伤久病则精亏,或房劳过度,精气内夺,精亏脑神失养,其人出现善恐。腰为肾之府,肾亏则腰膝酸软,精亏则头脑发空,记忆减退。肾精不足,影响肝魂者恐惧益甚,故本证以善恐为临床特征。

2. 肝胆两虚,脑神不宁,魂不守舍 肝藏血舍魂,胆附于肝,"随神往来者谓之魂",久病肾亏,精不化气,肝胆不足则出现肝不藏魂,脑神不宁,胆失决断,其人善恐,甚则如人将捕之状,犹似魂不守舍一般。

3. 气血两亏,脑神不充 心主血藏神,久病气血不足,心神失常,脑神不充,则心悸善恐。故有"心血内却,令人善恐"之说。肝在志为怒,大怒、易怒,易伤魂神,致肝气虚,肝虚则恐。

【辨证论治】

1. 肾精不足,脑神失养

主症:久病体虚,心悸善恐,担忧害怕,记忆减退,自觉脑空,恐甚则精下,伴有腰膝酸软,大便不成形,小便清长,遗精盗汗。舌红,苔白,或无苔,脉沉细弱。

治法:益精固肾,养脑安神,平虑祛恐。

方药:熟地黄 30g 山药 30g 山茱萸 20g 泽泻 12g 茯苓 60g 枸杞子 15g 丹皮 10g 菟丝子 60g 龟板 20g

加减:不寐,加炒枣仁 60g;肢冷,加巴戟天 20g;或配服天王补心丹,早晚各一丸,肾宝午晚各 2 支。也可以运用乌灵胶囊每日 3 次,每次 3 粒。

2. 肝胆两虚,脑神不宁,魂不守舍

主症:胆小怕事,遇事易恐,紧张,终日提心吊胆,如人将捕之,不敢独处,怕人,两胁不舒。舌红,苔白,脉沉细。

治法:补益肝胆,宁神收魂。

方药:养血收魂汤(王老经验方)。

当归 15g 白芍 30g 枸杞子 15g 茯神 30g 菟丝子 60g 炒枣仁 80g

加减:脾虚,加党参 20g、白术 15g;气短,加生黄芪 60g;或配服枣仁安神液,每晚 2 支。

3. 气血两虚,脑神不充

主症:久病不愈,触事易恐,虚怯,不敢独卧,气短身倦,乏力懒言,心悸恐惧,面色㿠白,大便溏泄,舌红无苔,脉沉细弱。

治法：益气养血养神。

方药：八珍汤加减。

党参 20g　白术 15g　茯苓 60g　熟地黄 30g　当归 15g　炙甘草 15g　川芎 15g　白芍 30g　炒枣仁 60g　炒麦芽 30g

加减：肾阳虚加肉桂 10g，淫羊藿 15g；或配服金匮肾气丸，每晚 2 丸。

【按语】

焦虑症的善恐仍然属于焦虑，是特定类型的焦虑，要在治疗焦虑的基础上辨证论治善恐。善恐以虚为主，要注意补而不滞，应注意配伍消导药物，或合并反佐一定的清热之品，防止过度温补化火，热扰脑神，加重焦虑。在补肾的同时，应注意补益心气。还应注意调理脾胃，促使气血生化有源。

对于善恐还可以采用针灸疗法，主要采用补法和灸法，可以应用较多的背俞穴。

肾精不足：以补法、灸法为主，主用太溪、关元，辅以百会、志室，随证可选用三阴交、足三里；肝胆两虚：多用补法或平补平泻，选用胆俞、肝俞、丘墟、太冲、三阴交。

气血两虚：多用补法及灸法，选穴以足三里为主，辅以百会、公孙、内关、神门、三阴交。

善恐病程往往较长，患者以之为苦，但未必求治心切，要根据患者不同情况，查明病因，针对性地心理疏导，焦虑善恐患病日久，经过调治后，善恐症状消失，正气亦相应恢复，但仍须后天水谷精微的及时补充，保持"正气存内"之道。当善恐症状明显时，应注意患者的行为，如果终年累月不敢出门，独居闭户，为病情加重，在恐惧的同时，伴有离奇的思维内容可能是重性精神疾患，应考虑抗精神病药治疗。如善恐频繁出现，更甚者伴不自主地遗精，记忆力明显下降，且体乏无力，为重证，预后较差。善恐可能有具体的心理原因，如受过伤害，性侵害等创伤，应针对不同情况予以治疗。

第三节　悲　　证

悲证又名善悲，是指无故悲伤、悲痛，常悲伤欲哭或哭泣不止，不能自制的病证。

善悲属于情志病，可以见于焦虑症或焦虑抑郁状态，也可以见于其他神经症、妇女更年期，或重性精神病，也可以见于不同躯体障碍不同阶段。焦虑症善悲在具备焦虑症的基本症状后，以情绪悲切、表情悲苦、易落泪哭泣为临床特征，可以在治疗焦虑的基础上，重点按善悲辨证论治。有些以无故悲伤、悲痛,常悲伤欲哭或哭泣不止,不能自制为主要症状的患者,如果尚不足以诊断焦虑症或出现在其他心身疾患之中,可以先按善悲进行辨证论治,同时考虑患者是否具有焦虑背景,或有可能发展为焦虑,未病先防,积极干预,防止情志病向严重发展。

【病因病机】

(一)发病因素

悲伤过度,内及心神,可出现气阴亏损,引起脏腑的功能失调而产生各种心身病变,"精气并于心则喜,并于肺则悲","肝悲哀动中则伤魂",而出现善悲,善悲是脑神失常的情志疾病。悲为肺之志,以七情内郁,悲伤过度,导致气血内亏,脏阴不足为主要病理,不同原因引起的脑神失常是发病的关键。

(二)病机要点

1. 心肺气虚,脑神失调　过劳伤气,思虑过度,或后天生化不足导致心肺气虚,脑神失养,肺在志为悲,肺气虚损导致情志低落,喜悲伤欲哭,心气不足则心悸气短,常常伴有自汗盗汗,神气不足等症。

2. 脏阴内亏,神明被扰　脏躁善悲,常因思虑过度,或忧郁日久不解心脾受损,心阴不足,血不养心,脾运失健,生化无源,脏阴内亏,神明被扰,心不藏神,肺不藏魄,肺脏不荣而善悲,临床表现主要以精神恍惚,神不守舍,不能自主,甚则哭笑无常,往往哭而无泪,以哭为快,甚则大哭倒地为特征。

3. 思虑过度,劳伤心脾　思虑过多,伤气伤血,脾意肺魄不行,好悲哀,易哭泣,甚则厌世,心悸怔忡,纳差体倦,失眠多梦,健忘汗出,面色萎黄,大便稀溏。舌淡苔薄,脉细弱。

一般悲伤,病程短,正虚症状不明显,虽有大悲易哭之势,为轻易治。思虑过度,劳伤心脾,气血两亏,经久不愈者,为重;后天生化失调,其变多途,均可出现不同脏腑功能失调的善悲病势。本证的病机转化,取决于病程的长短和正邪之间的斗争。临床观察,本证属虚多实少,所以治疗应以补益为本。悲伤过度而伤于内,致使脏腑气血不荣。

【辨证论治】

1. 心肺气虚,脑神失调

主症:心悸气短,善悲欲哭,情绪低沉,兼有失眠多梦。舌淡红苔白,大便不成形,脉象沉细。

治法:补益心肺,调养脑神。

方药:四君子汤加减。

党参 20g　白术 15g　茯苓 60g　当归 15g　炒枣仁 60g　炙甘草 15g

加减:可在川菊饮基础上加减,肾阳虚,腰膝痠痛者加巴戟天 20g;阳痿早泄者,加女贞子 40g、菟丝子 80g、淫羊藿 15g。

2. 脏阴内亏,神明被扰

主症:思虑过度,情志抑郁,气机不畅,悲伤欲哭,哭而无泪,以哭为快,心烦不寐,坐卧不宁,甚则大哭,大便秘结。舌红苔白,或少津,脉沉细。

治法:养阴润燥安神。

方药:甘麦大枣汤加减。

炙甘草 15g　小麦 30g　大枣 12g　炒枣仁 60g　沙参 30g　生牡蛎 60g(先煎)

加减:不寐易悲,加百合 40g、麦冬 30g;潮热盗汗,加地骨皮 30g。

3. 思虑过度,劳伤心脾

主症:思虑过多,好悲哀,易哭泣,甚则厌世,心悸怔忡,纳差体倦,失眠多梦,健忘汗出,面色萎黄或虚胖,可能伴有不同躯体症状。大便稀溏。舌淡苔薄,脉细弱沉弱。

治法:补心益脾,养血安神。

方药:归脾汤加减。

炙黄芪 30g　太子参 30g　炒白术 30g　茯苓 30g　当归 15g　龙眼肉 30g 炒酸枣仁 60g　远志 10g　佛手 15g　香橼 10g　炙甘草 10g

加减:思虑过多,加川菊饮;心悸怔忡,加五味子 10g、麦冬 30g;失眠健忘,加柏子仁 30g、龟板 30g。中成药可选九味镇心颗粒。

【体会】

焦虑症善悲,往往具有焦虑症的特征,要辨病辨证相结合,在治疗脑神病的基础上辨证论治,根据患者不同情况,配合补肾阴、温肾阳、安神养脑诸法合用。临床上要根据患者不同情况,洞察患者善悲症状的心理学、生理学本质,不可受症状误导,全面考虑,综合应对。

本证以善悲欲哭,情绪低沉为特点,气阴两亏为病理。应注意心肺气虚时,益气固阴。阴不内守,气不易存,其悲更甚,不可不防。失治或误治易转为气虚性病势。心肺气虚出现善悲为主的病势时,易转为气虚血瘀的病理。“血有余则怒”。所以部分患者可出现悲中有怒。肺阴虚经久不愈,可出现肾阴亏虚的病理,易出现气化失调性病理,同时会出现体乏无力,意向下降的症状,这和肾志功能下降有关,应引起临床重视。心脾两虚久则伤气伤血,伤肾伤精,伤神伤元,痰瘀内生,虚实夹杂,怪症百出,成难治之症。

本证的预后,取决定于机体的正气强弱和病程的长短。一般正气虚,病程长,反复发作者,预后差;反之,病程短,有明显诱发因素,正气未衰,治疗及时,预后好。本证无精神病史及躯体疾患者,治疗及时,用药合理,预后良好,反之预后较差。

本证经治愈后,病情平稳,除注意药物调理机体平衡外,应特别注意欲悲的情志变化,以免过悲伤肺,再次复发。本证需加强意志锻炼,注意培养坚强的性格,对事业要有追求,目标清楚,日常生活要有规律,办事要具备必胜的信心。要善于与人群交往。注意身体锻炼。

第四节　忧　思　证

忧思证为证名,又名善忧思,忧指过度忧愁,苦闷,担心;思,指思虑过度。善忧思主要表现为:闷闷不乐,心怀不畅,忧郁不解,思虑绵绵,常常可以见于不同的焦虑状态,也可以见于抑郁状态、神经症、精神分裂症早期以及一些其他心身疾患。

中医对忧思的认识由来已久。《素问·痹论》中有"淫气忧思,痹聚在心",《灵枢·本神》中"愁忧者,气闭塞而不行"。张景岳《类经·疾病类》指出"五志有互为病者,心脾皆可病于思,心肺肝脾四脏皆能病于忧……"现在我们知道,忧思是中医情志病之一,属于中医脑神功能紊乱范畴,是脑神失常的表现。如果焦虑症出现以过度忧愁,心怀不畅,思虑不解为主,可以将之诊为忧思证,在辨病治疗焦虑症的基础上,有针对性的辨证治疗忧思证,可以提高疗效。如果临床表现符合忧思证,而没有达到焦虑症症状标准、病程标准或其他标准的要求,还不能诊断为焦虑症或者不能明确诊断为其他疾病,也可以先以忧思证辨证治疗。

【病因病机】

(一)发病因素

传统中医学认为,素体心胸狭窄,遇事忧郁不解,久思多虑,导致情志失调,气机不畅,为本病证的主要病因。忧思劳伤心脾,气结于内,悲哀太甚伤肺,而出现忧思症候群。体质、年龄、性别之不同,其证类及病势也有差异。

(二)病机特点

忧郁不解,思则气结,忧思病位主要在心、脾、肺,与脑神有关。病性以气结、气虚为主。临床见情志失调时,可出现短时的肝郁症状,主要表现为情绪低沉,尚能主动就诊,为期短则 1~2 天,多则 10 余天,即可加重,出现情绪低沉、四肢倦怠、心慌、心跳、悲观、哭泣,表现为心脾气结、肺气不足的症状。

1. 心脾气结,脑神不调　为一时性或持久性精神刺激所致。心怀不畅,生活、工作的难点欲解不解,日夜思虑,终致气机失调,神机不畅,脑神不调而发病。心藏神,脾藏意,劳伤心脾,心神、脾意功能失调,其人忧思日甚而不解。

2. 肺气不足,脑神失调　以哭泣、悲伤气短为特点。肺主气,藏魄,在志为悲,悲伤肺,太过则气消,致肺气不足,宜肃不能,故忧思欲悲,胸闷气短,神疲乏力。

　　主要根据病程的长短、临床症状表现的轻重,分析其转归。一般来说,病程短,有明显诱因,但短期内能解除,虽忧虑重重,当疏泄气机后,病势可减,继而养心益脾,病可早愈,为轻;如精神刺激因素长期不能解除,或贻误病机,导致食欲大减,体态渐消,倦怠神疲,终致气血大亏,出现机体虚弱,情绪低沉,苦闷哭泣,对事物不感兴趣,甚则轻生,时轻时重,易反复,为重。

　　【辨证论治】

　　1. 心脾气结,脑神不调

　　主症:起病缓慢,劳心过度,忧思不解,情绪低沉,思虑重重,甚则轻生,夜寐不安,食纳不振,舌红苔白腻,脉弦细。

　　治法:补益心脾,调养脑神。

　　方药:归脾汤加减。

　　生黄芪 30~60g　党参 20g　白术 12g　龙眼肉 20g　木香 10g　远志 10g　炒枣仁 60g　当归 15g

　　加减:在川菊饮基础上加减,食欲不振加炒麦芽 60g;心悸、烦乱,加百合 30g、麦冬 30g。

　　2. 肺气不足,脑神失调

　　主症:忧思绵绵,悲伤欲哭,忧郁不解,多虑寡言,精神不振,胸闷气短,妇女常见月经不调,舌红苔白,脉沉弦细。

　　治法:补益肺气,调养脑神。

　　方药:补肺汤加减。

　　党参 30g　生黄芪 30g　熟地黄 20g　茯苓 60g　白术 12g　五味子 12g

　　加减:川菊饮基础上加减,肺阴虚,加沙参 30g、麦冬 30g;多汗,加浮小麦 60g;不寐,加炒枣仁 60g、远志 10g。

　　【体会】

　　临床经验表明,本证多与患者人格特征有关,病程一般较长,涉及脏腑较广,症状或隐或现,虚实夹杂,虚多实少,但脾意不足,脾虚常见,须以补中益气为本,同时注意补气之中加以养血。病程较长,不能治愈,劳心及肾,可出现肾志功能失调的病势,表现为对什么事情都不感兴趣,性功能低下,同时可出现脾虚食减,水谷精微不足,后天失养的脑髓肾精不满的病势,临床应引起重视。

　　本证经过药物、心理的及时治疗,预后一般良好,不会产生精神衰退。有明显诱因,但短期内能解除,正气未虚,病程短,收效快,预后好;精神因素长期不能解除,或病机贻误,正气虚,病程长,机体条件差,收效慢,预后稍差。有严重躯体疾患者预后较差。

　　本证除药物适当调理外,特别注意心理治疗,根据不同的症状、病位,相应地予以疏解。好的周围环境有利于身心健康。生活要有规律,应注意锻炼身体,多参加集体活动,并培养工作生活的进取心。

第五节　怒　　证

怒证又名善怒,临床表现为易于发脾气,冲动,发怒,为小事发怒,无故发怒,难于自制,不能自制或不可遏制,伴有烦躁,睡眠不佳,口干口苦等症。

善怒可以见于不同类型的焦虑状态或焦虑症,往往与患者敏感多疑,不自信,自我冲突,情绪控制能力减弱有关,俗称"脾气大",严重时失去理智,也可以不同形式见于其他精神障碍和躯体疾患,也常见于高血压、甲亢等躯体疾病患者。中医认为以情志失调,肝气郁滞,郁久化火,火邪炎上,脑神被扰而出现的烦躁、善怒、易怒、狂怒为本证特征。如果焦虑症出现善怒,可以在治疗焦虑的基础上,重点按照善怒辨证论治,焦虑是本,善怒是标,标本兼治。如果临床表现为善怒,但尚不能明确诊断为焦虑症,也可以先以善怒辨证治疗。临床出现善怒,要四诊合参,辨病与辨证相结合。本证病程长短不一,病症轻重差异很大,虽有"善怒""喜怒""易怒""大怒""狂怒"之别,但其核心的症状是性情急躁,目直而怒,不可控制为主。本证四季皆可发病,春夏季居多。

【病因病机】

(一)发病因素

情志失调,内郁化火,火邪伤阴,邪热炎上,扰及脑神,怒证乃发,此为其主要病因;外感时邪,内郁化火,一时上扰脑神而怒者亦有之。

(二)病机要点

肝火亢盛,易燃心火,火热扰动脑神,可出现"善怒"为主的症状群,病位主要在肝在脑,继而可涉及心脾肾。本证中,肝魂、脑神功能失调为最重要。本证病性以火邪为主,以肝郁化火,上扰脑神为主要病理,常涉及有肝郁、心火、肝火、气机失调等病机过程,其中,以"善怒"为主要临床特点。肝本易生火,心火炽盛则怒中易出现狂笑的病势。火热灼津,津聚成痰,痰火交结的病势亦可出现。

1. 肝郁气滞,脑神不宁　情志抑郁,木失和柔,肝气不舒,气滞于内,其气上逆,脑神被扰,出现怒证。

2. 心肝炽热,热扰脑神　肝气内郁,郁久化热,热扰心肝,神魂不守。心主火,木生火,木火相结,心肝炽热,神魂失调,脑神不宁,故暴怒。

3. 心胆火旺,神机不宁　多因郁怒伤肝,气郁化火,气火上逆,神机不宁,其人易怒,胆附于肝,互为表里,肝火上升,疏泻失调,胆汁随气上逆,故口苦头胀,目赤易怒。

与此相联系的病机过程包括一是肝火引动心火,由肝及心,出现心火亢盛病变;二是肝火灼津,灼液成痰,形成痰火扰心的病理;三是火热劫阴,阴不涵阳,以致肝阳独亢。

4. 肝脾失调,脑神不舒　情志抑郁,肝气不舒,气滞于里,日久肝木及土,伤脾害胃,脾胃受伤,运化失调,神机不畅,终致肝脾失调,脑神不宁,故时而易怒。

5. 肝肾阴虚,脑神失宁　肝体阴而用阳,肝血充盈,阴能涵阳,则阴平阳秘。一方面肝阴不足,肝阳上亢,扰动脑神。另一方面,肝肾同源,肾水不足,则不涵养肝木,终致肝肾阴虚,脑髓失养,形成阴虚性发怒。

本证主要病位在肝和脑,与心、脾、肾密切相关,由于病程病理变化的不同,涉及神明失调的程度有别,在善怒为主证的同时,应注意识别伴有的其他精神症状,并相应定位。如果病程日久,夹瘀夹虚,所应当辨。

【辨证论治】

1. 肝郁气滞,脑神不宁

主症:情绪不稳,心烦不寐,善怒,易怒,平时喜叹息,大便时干。舌红,苔白,脉弦。

治法:疏肝理气,调理脑神。

方药:柴胡疏肝散加减。

柴胡 10g　白芍 40g　陈皮 15g　炒枳壳 12g　川芎 15g　香附 12g　甘草 10g

加减:王老经验,本证可在川菊饮基础上,运用柴胡疏肝散去柴胡加香橼15g、佛手 30g;有热象加川楝子 9g、黄芩 12g、黄连 6g。

2. 心肝炽热,上扰脑神

主症:喜怒无常,烦躁不安,时怒时笑,以怒为主,小便赤,大便干燥,夜眠差,坐立不安。舌红,苔黄,脉弦数。

治法:清心泻肝,醒脑安神。

方药:三黄镇肝汤(王老经验方)加减。

黄连 15g　黄芩 15g　酒大黄 15g(后下)　生石决明 60g(先煎)　生石膏 60g(先煎)　怀牛膝 30g　龙胆草 12g　川芎 15g　炒枣仁 60g

加减:此证可以合用中成药清心滚痰丸每天 1~2 丸;也可以服用牛黄清心丸 1 丸,每日 2 次,连服 1 周。

3. 肝胆火旺,热扰脑神

主症:易怒烦躁,口苦咽干,焦躁不安,目赤易怒,小便赤,大便干燥,可伴头痛头胀,头晕头紧,心烦不寐。舌红,苔黄,脉弦数有力。

治法:清泻肝胆,降火安神。

方药:龙胆泻肝汤加减。

龙胆草 15g　柴胡 6g　泽泻 10g　车前子 12g　木通 6g　当归 12g　栀子 12g　生地黄 15g　黄芩 15g　怀牛膝 30g　生石膏 60g(先煎)

加减:口干口臭,大便干燥加生大黄 15g;头痛明显加川芎 20g;热毒明显,加金银花 30g,板蓝根 30g。

4. 肝脾失调,脑神不宁

主症:易怒,情绪不稳,时而身倦无力,食少便溏,偶而冲动,小便清长,大便不成形,可伴睡眠易醒,生活懒散,肌肤消瘦。舌红苔腻,脉弦细。

治法:舒肝和脾,上宁脑神。

方药:香砂六君子汤合用川菊饮加减。

党参 15g　茯苓 30g　炒白术 12g　炙甘草 10g　陈皮 15g　砂仁 6g　香附 12g　菊花 12g　川芎 15g　丹参 30g　炒枣仁 60g

加减:腹泻明显者,可以重用茯苓 60g,大枣 6 枚;脾胃虚弱明显,可以合用中成药参苓白术丸,剂量宜服用常用量的半量,避免虚不受补而上火。

5. 肝肾阴虚,脑神失养

主症:潮热易怒,或心烦时怒,夜寐易醒,小便清长,大便溏,常伴手足心热,腰膝酸软,盗汗,舌红无苔或舌面如镜,脉沉细。

治法:滋补肝肾,育阴养脑。

方药:《医宗己任编》滋水清肝饮合用川菊饮加减。

熟地黄 20g　山茱萸 20g　怀山药 30g　丹皮 12g　白芍 30g　当归 20g　栀子 12g　枸杞子 15g　女贞子 40g　茯苓 20g　炒枣仁 60g　菊花 15g　川芎 12g　丹参 30g

加减:王老治疗此证,常合用百合 30g、沙参 30g、生地黄 30g、玄参 30g、麦冬 30g;手足心热,合用青蒿 12g、鳖甲 30g、地骨皮 30g;王老常用龟板 10~30g 代替鳖甲。

【体会】

焦虑症常见善怒,多见脑神失调,肝火炽盛,往往以火邪为主,应及时清泻肝火,镇脑安神。由于肝火内炽,郁久不清,伤及肾阴,出现子盗母气之病势;肝火炽盛,易动心火,出现心肝为病位的火热病理,宜清心泻肝。本证尚存在热灼液聚生成痰邪的病理,郁久不除,邪实伤心,可转为正虚,不可不防。本证应特别注意不同阶段的病势特点,虽均为"善怒"一证,但其病多途,变化多端,应引起重视。

怒证早期症状以情绪不稳为特征;中期症状,及充分发展时期则以大怒、暴怒,甚则冲动伤人为特征;末期症状,则时而发怒,怒少静多为特征。由于病程及病理程度不同,其病势程度亦有区别,本证可分为肝郁气滞、心肝炽热、肝胆火旺、肝脾失调、肝肾阴虚五种证类,故又有不同的证类特征:

肝郁气滞证:以易怒急躁,平时常太息,甚则冲动打人、毁物,双目直视,脉弦为特征;

心肝炽热证:以目赤发怒,言语凌乱,舌边尖红赤,小便黄为特征;

肝胆火旺证:以口渴咽干,头痛而胀,脉弦数为特征;

肝脾失调证:以情绪不稳,身倦乏力为特征;

肝肾阴虚证:以潮热易怒,五心烦热,腰膝酸软,舌红少苔,脉细数为特征。

本证治疗后,一般邪实者对机体影响最直接的是伤阴,因此清泻邪热的同时,应注意育阴,以免恶性往复。如何防变,在善怒证的辨治过程中,首先注意的是怒势程度及兼症,如笑中有怒,喜怒无常,在治怒的同时,以清泻心火,以防怒势多变;大怒、狂怒、暴怒均为热盛于里,有日益剧增之势,应严防冲动外跑,久可伤阴,终致正气亏损。

善怒一般多为热扰脑神,或见伴有血瘀,上述证型如伴有血瘀或久治不愈,可以配合活血化瘀药物进行治疗。

本证康复特别应注意调摄情绪,遇事不要过于激动,生活要规律,起居有时,切忌发怒。肝喜条达而恶抑郁,应减少不良情绪刺激,保持肝脏正常的疏泄功能。平时注意选用一两种中成药服用,根据情绪不良刺激后常出现的表现或平素体质,肝火上扰者,服龙胆泻肝丸;心火亢盛者,用黄连上清丸;肝气郁结者,用加味逍遥丸、舒肝丸、木香顺气丸;肝肾阴虚者用六味地黄丸。

第六节　百　合　病

百合病是以神志失常为主要表现的一种疾病,以精神恍惚、欲卧不能卧、欲行不能行、食欲时好时坏以及口苦、尿黄等为主要临床表现。

百合病始见于东汉张仲景所著的《金匮要略·百合狐惑阴阳毒病脉证治》中:"百合病者,百脉一宗,悉致其病也"。百合病为百脉之病,症状复杂,"意欲食复不能食,常默默,欲卧不能卧,欲行不能行,欲饮食,或有美时,或有不用闻食臭时,如寒无寒,如热无热,口苦,小便赤……",这段文字概括了百合病精神、语言、饮食、睡眠、行为、感觉等方面的改变。"欲卧不能卧、欲行不能行"与焦虑患者运动性不安的表现类似,"意欲食复不能食、欲饮食或有美时、或有不用闻食臭时""如寒无寒、如热无热,口苦,小便赤……"与焦虑患者在消化系统、神经系统、泌尿生殖系统等的躯体表现类似,因此百合病和焦虑障碍关系密切。在临床中,百合病患者对外界环境和身体变化特别敏感,吃点凉的东西就会腹泻,吃点温热的食物就会"上火",多吃一些难受,少吃一些也不行,躯体主诉比较多,哪都不舒服,忽冷忽热,让医生和家属无所适从。

百合病与西医学的广泛性焦虑症、癔病、疑病症、感染性疾病后期伴有的神经衰弱综合征等疾病相关。

【病因病机】

（一）发病因素

《医宗金鉴》提出:"伤寒大病之后,余热未解,百脉未和,或平素多思不断,情志不遂,或偶触惊疑,卒临景遇,因而形神俱病,故有如是之现证也。"说明百合病发病与热病伤阴和情志不舒有关。

1. 情志失调　百合病作为一种情志疾病,其发病与七情的因素关系密切。患者常属焦虑、犹豫型性格,且体质较弱,心气不足,平素多情志不畅,"或因离绝菀结,或忧惶煎迫",五志化火伤阴,气血不和,百脉失和,久而久之,肾阴不足,脑神失养;气血充盛,则脑神灵活,思考敏捷,精神充沛,若阴血不足,脑神失养,故出现种种精神恍惚不定的精神和躯体症状,发为百合病。

2. 外感热病　外感热病的发生、发展过程中,体内邪正相争,疾病的后期,邪气虽退去,但人之元气、阴液亦被消耗,故导致热伤阴液,津液不足,致使虚热内生,出现百合病。现代研究发现如原因不明的发热、肺炎、流感、伤寒、败血症等疾病,急性感染恢复期所出现的精神类症状,如精神恍惚、情绪不安、心烦、头痛等表现与百合病类似。

（二）病机特点

百合病或由外感热病后期余邪未尽,余热内扰;或由七情内伤,五志化火,阴血不足,脑神失养所致。情志所伤后,肝脾传脾,木郁克土,而致使脾胃功能亏虚、脾失健运,出现纳差、饥而不食或不饥不食、少气懒言等;倘若心情一时得以舒畅,木气又得以疏展则又可正常饮食;脾失健运,胃失和降则出现呕吐;邪热伤及胃阴,虚火上炎则见口苦,津液耗损则口干;肺为水之上源,主通调水道,下输膀胱,内热下移膀胱则小便赤;虚热内耗津气,使百脉不充故脉微而数;七情化火,虚热扰心,心神不定,意乱不安,则见心神不定、虚烦少寐、欲卧不宁;周身百脉受病,故神疲乏力,懒于行动;中焦气血亏虚、生化不足,则头目、四肢百骸均失于濡养,故见头昏,行走困难、乏力等。久病及肾,肾主骨生髓、通于脑,肾气不足,脑神失养,故神思涣散、恍惚不定。

综上所述,外感热病,余热未尽;或五志过极,化热化火,灼伤阴血,四肢百骸、百脉俱受内热所犯,最终导致肾阴不足,虚火内扰,脑神失养而成阴虚内热、津亏血燥、元气不足之百合病,故仲景言"百脉一宗,悉致其病也"。

1. 阴虚内热,脑神失调　热病伤津,或情志不遂,气郁化火伤阴,或思虑过度,耗伤阴血,阴血不足,脑神失养,出现精神恍惚;阴虚热扰,百脉不和,故烦扰不宁；阴虚日久，必生内热，故口苦，小便赤，脉微数。

2. 心肾阴虚，神志失和　心藏神，肾藏精，精养神；心肾阴虚，脑神失养，神志失和，则导致患者思维、感觉、行动不受正常意识控制，精神恍惚，迷乱不定。心开窍于舌，言为心声，言语正常与否是判别心神是否正常的重要依据，心阴不足，心主不明，故言语失常，"常默默"。舌红，少苔，脉细微数是心肾阴虚之象。

3. 心肺气虚，肺魄不宁　热病之后，余热未尽，心肺受损；肺主治节，肺气不足，治节失司，致脑之气血精髓难以得充，脑神失调，肺魄失宁，出现精神恍惚；心开窍于舌，心神参与舌的味觉功能，肺开窍于鼻，肺魄参与鼻的嗅觉功能，心肺气虚，导致味觉、嗅觉失常。肺主皮毛，与皮毛的冷热感知觉功能相关，神魄失和可导致感觉异常，出现"如寒无寒，如热无热"。舌质淡，舌苔薄白，脉弱是心肺气虚之象。

4. 痰热内郁，上扰脑神　平素忧伤思虑，阴血暗耗，虚热内生，灼津为痰，郁而化热；或热病后余热不去，熏灼津液为痰，痰热上扰脑神，故头痛而胀，坐立不安。面红，头胀痛，舌质红，舌苔薄黄腻，脉滑数均为痰热内扰之象。

【辨证论治】

1. 阴虚内热，脑神失调

主症：精神、饮食、行为有异于常人，欲卧不能卧、欲行不能行，时而厌食不纳，时而又能进食，烦扰不宁，口苦，或见咽干，自觉发冷、发热，实则无寒无热。小便短赤。舌质红，少苔或无苔，脉细微数。

治法：清热养阴安神。

方药：百合地黄汤加减。

百合 30g　生地黄 30g　知母 15g　麦冬 15g　玄参 15g　茯神 10g

加减：心中懊恼、惕惕不安明显者加生龙骨、生牡蛎各 30g（先煎）；兼见便溏明显者加党参 20g、茯苓 30g；发热、尿赤加滑石 30g、淡竹叶 10g、鲜芦根 30g；胃气上逆加代赭石 30g（先煎）。王老经验，在使用川菊饮基础上，上方加减，会提高疗效，常常百合、沙参配伍使用；阴虚内热明显，应配合青蒿鳖甲汤。

2. 心肾阴虚，神志失和

主症：思维、感觉、行动不受正常意识控制，精神恍惚，迷乱不定，头面潮红，心烦少寐，沉默寡言，乍寒乍热，兼见健忘，五心烦热，盗汗，口干口苦。舌红，少苔，脉细微数。

治法：养阴益肾，益脑安神。

方药：王老经验方。

百合 30g　生地黄 30g　沙参 30g　女贞子 30g　茯神 10g　麦冬 10g　五

味子 6g 合欢皮 10g 夜交藤 20g

加减：阴虚火旺伴口苦、小便赤者,加丹皮 10g、滑石 10g、知母 15g；低热不退者,加白薇 30g；潮热盗汗者,加地骨皮 30g；健忘明显,加龟板 20g。

3. 心肺气虚,肺魄不宁

主症：精神、饮食、行为皆不能自主,精神恍惚,口淡无味,不闻食臭,少寐,乏力,兼见心悸、气短、自汗、头晕。舌质淡,舌苔薄白,脉弱。

治法：补益心肺,养脑安神。

方药：甘麦大枣汤加减。

炙甘草 15g 小麦 30g 大枣 10g 太子参 10g 百合 30g 柏子仁 10g

加减：气阴不足伴体倦乏力、心悸者,加炙黄芪 15g、麦冬 10g、五味子 6g；乏力、自汗明显者,加生黄芪 30g；可以配合中成药天王补心丹,心神宁使用。王老多在使用川菊饮的基础上合并上方加减使用。

4. 痰热内郁,上扰脑神

主症：精神、饮食、行为皆有异常,头痛而胀,心烦,坐卧不安,面红,口苦,胸脘痞闷,呕恶吐痰,头重目眩,小便黄赤。舌质红,舌苔薄黄腻,脉滑数。

治法：清化痰热,静脑安神。

方药：黄连温胆汤、苇茎汤加减。

法半夏 10g 茯苓 10g 胆南星 6g 黄连 10g 黄芩 10g 芦根 30g 薏苡仁 15g 瓜蒌 15g 枳实 10g 陈皮 10g 冬瓜仁 15g 桃仁 15g

加减：小便黄赤,加竹叶 10g、滑石 15g；热盛者,加知母、黄柏各 10g；痰多,加竹茹 10g、川贝母 10g；脘腹胁肋胀满、头痛明显者,加郁金 15g、合欢皮 10g；兼有肝气郁结、嗳气咽梗者,加白蒺藜 20g、佛手 10g、苏梗 10g；可以配合牛黄清心丸或短暂使用清心滚痰丸。

【体会】

百合病的诊查,需要四诊合参,对患者做全面的了解。患者由于被疾病所困,常常不能准确客观叙述病情,因此问诊时除了要问患者本人,还需要向亲属询问病情,明确患者的发病原因,是七情所致还是热病后期,了解患者的性格特点、患者所处的生活、工作环境。百合病初期主要表现为身倦乏力、食欲不佳、坐卧不安,自觉发热,测体温并不高。初期症状不解,进入中期阶段,多见心烦不宁、胸闷气短、头晕心悸、口苦口干、小便赤、舌红少津、脉微数。如果治疗不当,可转入后期,导致阴阳气血五脏功能失调,脑神紊乱,病情缠绵不愈。在治疗中,百合病行动、感觉、饮食失调,"如有神灵",病属神志失和、形神失和的神志病,以治神为主。百合病属于正虚邪恋,既不能耐受攻伐,又虚不受补,因此应当采用祛邪不伤正气、补虚不留邪的方法,以甘润、甘平、甘淡为治疗原则。

百合病的诊断有时比较困难,患者的主诉复杂,自觉症状较多,如想睡觉又难以入睡,想走却又走不动,有时能吃,有时又厌恶饮食,忽冷忽热,用各种药物治疗效果都不明显,甚至出现呕吐和下利等症。患者常觉得六神无主、自己全身是病,"如有神灵"。但是体检时却没有与患者主诉符合的明确阳性体征,"身形如和"。实际上,患者的症状虽然很繁杂,可以概括为三个方面:一是情绪方面的障碍,如焦虑、烦躁,心神不定;二是伴有的各种躯体症状,如胃肠道症状、感觉异常等;三是由于阴虚内热产生的症状,如口苦,小便赤,脉微数等,抓住这三方面的症状进行百合病的诊断和辨证论治。

百合病以阴虚内热为主要病机,以甘润、甘平、甘淡之法为治疗原则,治当补阴,即所谓"见于阳者,以阴法救之",不能看到"热象"就用很多苦寒的药物。百合病不是阳明腑实证,也不要滥用泻下通腑的方法,如果要泄热,可用滑石引余热从小便而去。百合病常用滋阴清热、养神定魄,调和百脉的药物。《本草求真》记载百合"能敛气养心,安神定魄。"《金匮要略心典》记载:"盖肺主行身之阳,肾主行身之阴。百合色白入肺,而清气中之热,地黄色黑入肾,而除血中之热。"因此临床常用百合、生地黄为主药,百合能清心,地黄滋养肾阴,补肾水以制心火之用,两者合用可益心阴,清血热。其他常用中药有知母、麦冬、丹参、栝楼根、鸡子黄、滑石等。阴虚兼有痰热者,可加入知母 6g、芦根 30g、冬瓜仁 20g、贝母 10g、天竺黄 10g 等养阴清热兼化痰浊。百合病同时辅助相应的心理疏导,可取得较好疗效。

王彦恒老中医认为,百合病属于脑神病,要在治疗脑神的基础上辨证论治,临床上往往要在运用川菊饮的基础上辨证加减。疾病早期要养阴清热,重用百合、沙参、生地黄,久之要加大补肾力量。

第七节　梅　核　气

梅核气是指咽部有异物感,吐之不出,咽之不下,如同梅核塞在咽喉,但不妨碍进食的一种病证。女性多见,男性亦可见到。患者咽部感觉多种多样,如堵塞感、紧束感、压迫感、痰黏感、蚁行感、灼热感、异物感等,其特点是反复发作,反复就诊,患者常有焦虑不安、烦躁、胸闷不适等。梅核气症状的轻重往往与精神状态相关,在心情不畅或烦躁时则变得明显,患者越关注,感觉越明显。患者的个性特征具有内向性、焦虑性和过分关注躯体症状的特点。患者经常怀疑自己患了不治之症,有很大心理压力,四处诊治,对日常生活和工作造成很大影响。

梅核气在古代又称梅核风、梅核、炙脔等。《黄帝内经》最早记载梅核气症状,如《灵枢·邪气藏府病形》记载:"胆病者,善太息……心下澹澹,恐人将捕之,嗌中介介然数唾"。《金匮要略·妇人杂病》记载:"妇人咽中如有炙脔,半夏厚朴汤主之",形象描述了梅核气的症状特点和治疗方法。《仁斋直指方》记载:"七气相干,痰涎凝结,如絮如膜,甚如梅核窒碍于咽喉之间,咯不出,咽不下"。

梅核气多见于西医的癔球症、咽部神经官能症、焦虑症等疾病。

【病因病机】

(一)发病因素

梅核气发病前多有较明显的情志因素,由焦虑、忧思等情志不遂所致。情志不畅,肝气郁结,循经上逆,结于咽喉;或思虑伤脾,肝郁乘脾,脾失运化,津液不得输布,凝结成痰,痰气结于咽喉引发梅核气。其发病与人格特征、素体强弱有一定关系,太阳火形之人好表现自己,意气用事,心境不定,易于激动,容易罹患梅核气。

(二)病机特点

梅核气初期以情志不遂,肝气郁滞为主。足厥阴肝经上行于咽喉,情志抑郁,肝气郁结,经络之气不疏,循经上逆于咽喉,故咽部有阻塞感;木克脾土,脾失健运,津液不能输布,聚湿成痰,痰湿内蕴,结于咽喉,上扰于脑,出现烦躁、咽部痰黏感等;痰气郁结日久,由气及血,血行不畅,导致气滞血瘀,阻于咽喉,故咽喉如有异物梗阻;痰湿蕴久化火,痰火扰心,出现烦躁易怒;梅核气病程较长,久则伤阴,肺肾阴虚,或患者年老体弱,肾阴亏虚,阴液不能上承咽喉,导致咽干有异物感。总之,梅核气与肝郁、脾虚、肾亏、痰凝、瘀血等相关。患病之初,以实证居多,久则涉及肝肾,导致虚多实少的病证。

1. 肝气郁结,情志不舒　肝主疏泄,喜条达而恶抑郁,若为情志所伤则肝气郁结,经络之气不疏,循经上逆,窒塞咽喉,故觉咽中如物梗阻;肝经布两胁,肝气郁滞故胁肋胀痛、善太息;肝气横逆犯胃,胃气上逆,故呃逆、嗳气不舒。舌质淡,苔薄白,脉弦为肝气郁结之象。

2. 痰气郁阻,神机不畅　肝气郁结,木不疏土,脾失健运,积聚成痰,痰气互结于咽喉,故喉中如物阻塞,或有痰黏感,咯之不出,咽之不下;痰气互结,阻于胸膈,气机不通,故见胸膈闷塞、胃脘胀闷;往往伴有情绪不好、心境不良;舌苔白腻,脉弦滑为痰湿之象。

3. 气滞血瘀,脑神失调　肝气郁滞,气机不利而致血行不畅,阻滞脉络;或久病不愈,由气及血,可形成瘀血,阻于咽喉,咽喉如有异物梗阻;瘀血停于胸胁,故见胸胁刺痛;或有明确的或潜在的情绪问题,心境不好;舌质紫暗,或有瘀点、瘀斑,脉涩均为气滞血瘀之象。

4. 肺肾阴虚,虚火扰神　患者素体阴虚或高龄,肺肾阴虚,虚火内生,灼津成痰,结于咽喉,可见咽中如梗,咽干有异物感;肾阴不足,无以濡养咽喉,故口咽干燥;虚火内扰,可见心烦少寐,手足心热,面色潮红;髓海空虚,则头晕;舌红少苔,脉细数等均为阴虚之象。

5. 肾气不足,脑神失养　肾气不足,水液不得温化,水泛成痰湿,寒凝痰滞,阻于咽部,故见咽中如有物阻;肾精不足,髓海不充,故见精神萎靡,乏力;肾气不足,脾运受累,故纳少;舌质淡,苔白,脉沉弱均为肾气不足、脑神失养之象。

【辨证论治】

患者病史中常有情志不畅史,自觉咽部异物阻塞感,吐之不出,咽之不下,不妨碍进食,其发病和症状起伏常与精神状态有密切关系,全面系统体检可以排除咽喉部位、邻近器官及全身器质性(特别是恶性)病变,可以按照梅核气进行中医辨证论治。

1. 肝气郁结,情志不舒

主症:咽中如物梗阻,时有时无,时轻时重,心情不畅时加重,善太息,胸胁满闷,呃逆嗳气,兼见纳呆,乳房及少腹胀痛,女子可见月经不调。舌质淡,苔薄白,脉弦。

治法:疏肝理气,散结解郁。

方药:柴胡疏肝散去柴胡加香橼、佛手加减。

佛手15g　香橼10g　白芍15g　川芎10g　枳壳10g　郁金15g　炙甘草6g　苏梗10g　玫瑰花10g

加减:肝郁化火、脾气急躁加牡丹皮、栀子、天花粉各10g;食欲不振加砂仁3g。王老疏肝理气一般不使用柴胡,虑其劫肝阴导致兴奋失眠,而是使用香橼、佛手替代之。王老主张,这类患者应该考虑有无情志因素,注重调养脑神,可以在使用川菊饮基础上加减,并注意心理疏导、安慰,以及治疗妇科相关疾患,如肝气郁滞明显,柴胡可少用,适度为宜。

2. 痰气郁阻,神机不畅

主症:自觉咽喉有异物梗塞感,吐之不出,咽之不下,每遇情志不畅时加重,感觉有痰涎滞咽,胃脘胀闷,恶心呕吐,心烦,胸闷,头沉,咳嗽痰多。舌质淡,苔白腻,脉弦滑。

治法:行气开郁,化痰散结。

方药:半夏厚朴汤加减。

半夏12g　厚朴10g　茯苓15g　生姜6g　苏叶10g　旋覆花10g

加减:痰热互结、烦躁易怒者,加栀子、夏枯草、竹茹、天竺黄各10g;咳嗽痰多者,加杏仁10g、桔梗6g、贝母10g、陈皮10g;胃气上逆、恶心呕吐者,加代赭石30g(先煎)。

3. 气滞血瘀,脑神失调

主症:咽部如有物阻塞,吐不出,咽不下,胸胁刺痛,急躁善怒,情绪不定,口干不欲饮,或见面色黧黑,头痛,女性月经不调,月经色暗有血块。舌质紫暗,或有瘀点、瘀斑,脉涩、细涩或弦。

治法:活血化瘀,行气解郁,调养脑神。

方药:血府逐瘀汤加减。

当归 20g　桃仁 20g　川芎 20g　生地黄 20g　丹参 20g　玄参 10g　枳壳 10g　红花 10g　赤芍 10g

加减:胸胁刺痛,加香附 10g、郁金 20g、佛手 10g、橘叶 10g;本证应注意调养脑神,可在川菊饮基础上加减本方使用,本证患者多伴有血分郁热,应配伍金银花、连翘各 15g,并合用生石膏 60g(先煎)。

4. 肺肾阴虚,虚火扰神

主症:咽中有堵塞感,声低如嘶,痰少而黏,咯吐不爽,伴有口咽干燥,心烦少寐,手足心热,颧红盗汗,或见头晕耳鸣,腰膝酸软,形体消瘦,口干。舌红少津,脉细数。

治法:滋肺养肾,清热安神。

方药:百合固金汤加减。

百合 30g　生地黄 20g　熟地 20g　沙参 10g　玄参 10g　枸杞子 15g　白芍 10g　贝母 10g　当归 20g　桔梗 6g　麦冬 10g　生甘草 6g　栀子 10g　金银花 15g　莲子心 6g

加减:口干,加玉竹 30g、天花粉 10g;痰胶结难出,加竹沥 10g、海蛤壳 20g、瓜蒌 10g;失眠严重,加炒枣仁 60g;虚热或烦躁明显,可配伍使用青蒿鳖甲汤。

5. 肾气不足,脑神失养

主症:咽中如物梗阻,精神萎靡,腰膝酸软,纳少,头晕乏力,性功能减退。舌质淡,苔白,脉沉弱。

治法:补肾益精,益气安神

方药:自拟方

熟地黄 20g　山药 20g　茯苓 20g　白术 10g　党参 10g　白蒺藜 15g　白芍 10g　炙甘草 10g　生姜 10g　枸杞子 15g　淫羊藿 30g

加减:肾阳不足,畏寒肢冷者,加杜仲 30g、巴戟天 30g;此证患者或见上热下寒,可在川菊饮基础上,加减上方使用;肾虚明显,加龟板 30g;下肢凉甚,可以加地龙 20g。

【体会】

在诊断梅核气时应当进行各项检查,除外鼻腔、口腔、咽喉、颈部等部位的疾病,除外循环系统、消化系统、呼吸系统等各种器质性病变,如胃食管反流、咽炎、咽部肿瘤、颈椎间盘变性、甲状腺疾病、冠心病等。

梅核气发病的经典认识与七情郁结、气机不利有关,气郁痰阻证是梅核气的经典证型;气郁痰结、痰气互结是基本的病机。情志不遂,肝气郁结,津液不布,聚而为痰,痰气相搏,结于咽喉,咽中如有物阻、咯吐不出、吞咽不下,发为梅核气。但是在临床中要根据疾病的不同性质,采取不同的方法辨证治疗,不能局限于一汤(半夏厚朴汤)一证(气郁痰阻证)。在临床上多见一些虚实寒热夹杂之证,如痰气郁结日久可化热,伤及阴血;肝气郁结血行不畅,亦可兼瘀血。王彦恒老中医在临床中注意肾与梅核气的关系。肾之经脉上络于肺,肾阴虚,虚火上炎,烁津成痰,结于咽喉。肾主水,若肾气亏虚,无以气化,则水湿内停,寒凝痰滞咽喉;冲脉下连少阴,肾气亏虚,固摄失司,则冲气夹水湿上犯,结于咽喉。因此在治疗中除了理气、化痰、散结外,还应当注重补益肾气,同时对患者进行劝说和解释,消除患者的"疑病""恐癌"等顾虑,保持乐观的态度,防止梅核气反复发作。对怀疑有器质性病变的,要用西医学的检查方法,及时发现病因,及时给予针对性治疗。

《医宗金鉴》记载"此病得于七情郁气,凝涎而生。故用半夏、厚朴、生姜,辛以散结,苦以降逆,茯苓佐半夏,以利饮行涎,紫苏芳香,以宣通郁气,俾气舒涎去,病自愈矣。此证男子亦有,不独妇人也"。治疗梅核气常用理气化痰、散结解郁之法,如使用半夏降逆气、化痰湿,厚朴解结气,茯苓健脾消痰,紫苏行气散郁,生姜和胃止呕。治疗梅核气,要注意脑神因素。梅核气并非气郁痰阻一种病因,临床应当在治疗脑神病的基础上辨证论治为佳。王老在临床中注重辨证选药,对于气滞者多用香橼、佛手、郁金、白芍、香附、枳壳等疏肝理气;痰湿重者用半夏、胆南星、天竺黄、陈皮、茯苓等化痰除湿;肾阴不足用女贞子、枸杞子、生地黄、桑椹、旱莲草等养阴益肾;肾阳不足用淫羊藿、仙茅、肉苁蓉、杜仲、菟丝子等补肾助阳。

针灸对于梅核气可以起到较好的效果,局部可选取廉泉、天突等,配合膻中、外关、太冲、丰隆、照海等。膻中为气之会,能宽胸降逆、调理气机;外关调整三焦经的气化功能,以疏通水道、祛湿化痰;太冲善疏肝理气;丰隆善健脾理气化痰;膻中穴行气开郁;照海是八脉交合之一,通于阴跷脉,"列缺任脉行肺系,阴跷照海膈喉咙。"照海穴在治疗咽喉部的病变有独特的疗效作用。同时可以对患者进行认知疗法、放松治疗等心理治疗方法,向患者提供对梅核气的病因、发病机制的正确认识,使患者身心得到放松,消除焦虑情绪,消除恐癌心理,增强治愈疾病的信心。玫瑰花具有疏肝理气的功效,患者可以饮用玫瑰花茶,以玫瑰花瓣6g,放茶盅内,冲入沸水,加盖片刻,代茶饮。

第八节　奔　豚　气

　　奔豚气是指患者自觉有气从少腹上冲至胸或咽,令人痛苦不堪,发作欲死为症状特征的病证。奔,即急走、快跑之意,豚指小猪,因气上冲时若小猪之奔跑,故名曰奔豚。

　　"奔豚"一词,最早见于《黄帝内经》。《灵枢·邪气脏腑病形》曰:肾脉急甚为骨癫疾,微急为沉厥奔豚"。《难经·五十六难》曰:"肾之积名曰奔豚,发于少腹,上至心下,若豚状,或上或下无时。久不已,令人喘逆,骨痿,少气。"《难经》中所言的"肾积奔豚"为五积之一,属积聚,多为器质性病变,与本章所述"奔豚气病"不同。奔豚气病首见于张仲景之《金匮要略·奔豚气病脉证治》:"从少腹起,上冲咽喉,发作欲死,复还止,皆从惊恐得之。"论述了"奔豚气"的病因和症状,其发病与惊恐情志相关。

　　奔豚气多见于西医的急性焦虑发作、癔病、神经症、自主神经功能紊乱等,患者常常诉说在脏器内有气窜的感觉,感觉恐惧不安。发作时患者突感呼吸困难、时冷时热、腹痛、胃肠道不适、心悸、胸闷等,伴有脉搏加快、手心汗出、四肢厥冷等,造成患者高度紧张,惊恐万分。

【病因病机】

(一)发病因素

　　《诸病源候论》记载:"夫奔豚气者,肾之积气,起于惊恐忧思所生,若惊恐则伤神,心藏神也,忧思则伤志,肾藏志也,神志伤动,气积于肾而气下上游走如豚之奔,故曰奔豚。"可见本病之因,一为七情所伤,如突受惊恐,思虑过度,暴怒,委屈等;二为肾气不足,肾虚而气上逆,与冲脉之气循经上冲,循腹至胸中,发为奔豚气。

(二)病机特点

　　《金匮要略·奔豚气病脉证并治》云:"奔豚病……皆从惊恐得之。"肾居下焦,藏精纳气,为五脏六腑之根,在志为恐,与奔豚气的发作关系最为密切。惊恐伤及肾,肾不能摄纳沉降之气,奔迫上冲发为奔豚气;肾与心上下相应,阴阳相引,水火相济,心火和肾水互相升降、协调,以维持正常的生理活动,心肾阳虚,寒饮内生,饮邪经冲脉上犯发为奔豚;忧思伤脾,或饮食不节,过食肥甘厚味,脾胃损伤,运化失健,生痰化热,中焦湿热,气机升降失常,经冲脉上犯发为奔豚;情志不遂,肝气郁滞,郁而化火,火热之气上冲发为奔豚;误用汗法,复用温针逼其再汗,心阳因汗而虚,下焦阴寒之邪上冲发为奔豚。

　　1. 脾肾不足,寒水上逆,神志不宁　肾阳不足,不能温煦脾阳;脾阳不足,寒水内停,积于小腹,发作时神志不宁,恐惧,小腹悸动不安,有气上冲至心或胃脘;脾阳不足,水湿运化失司,可见下肢浮肿;肾阳不足,不能温煦四末,故四肢厥冷,畏寒。舌质淡胖,苔白腻而滑,脉沉弦或沉紧是脾肾不足,寒水上逆之象。

2. 心肾阳虚,寒湿内动,神志虚怯 心肾阳虚,肾中阴寒之气上冲,自觉气从少腹上冲至胸咽;阳气不足,心失濡养,故心悸怔忡,神志虚怯;阳虚不能温煦肌肤,则畏寒肢冷;肾阳不足,故性欲减退,胆小。舌淡苔白滑,脉沉细无力为心肾阳虚,寒湿内动之象。

3. 中焦湿热,夹冲上逆,神机不畅 脾胃运化受阻,湿热蕴结,夹冲脉之气上逆,自觉有气从上腹部上冲胸咽,胸咽如窒,憋闷欲死;湿热郁阻中焦,脾胃升降失司,故纳呆恶心;湿热外郁肌肤经络,故周身酸困;舌质红,舌苔黄厚腻,脉滑数为湿热内蕴之象。

4. 肝郁化火,夹气上逆,脑神不宁 肝主疏泄,喜条达而恶抑郁,情志不舒,恼怒伤肝,肝气郁结化火,夹冲脉之气上逆,自觉有气从上腹部上冲胸咽;肝气上逆咽喉,故咽中似有异物梗阻;肝火上攻头目,故头痛眩晕;肝脉布两胁,故觉两胁胀痛;肝气横逆,木克脾土,胃失和降故呕逆,吐酸水;舌红苔黄,脉弦数为肝郁化火之象。

总之,七情郁结、饮食劳倦、失治误治皆可引起奔豚气病,肾、心、肝、脾等功能失常,导致冲脉之气上逆,夹带肾虚所致的寒邪、饮邪,脾虚所致的痰湿,肝郁化火之火邪等,上犯脑神,发为奔豚气。

【辨证论治】

本证常有反复发作史,多为一过性,发作时可持续数秒至数十分钟,恢复后如常人。发病之初,自觉有气从少腹上冲至胸或咽,令人痛苦不堪,有濒死感,导致患者精神、心理上的极大痛苦,伴有焦虑不安、坐卧不宁、恐惧、失眠等。本证一般查体无客观体征,辅助检查通常没有器质性病变。

1. 脾肾阳虚,寒湿上逆,神志不宁

主症:发作时小腹悸动不安,自觉有气上冲至心或胃脘,心悸不安,短气,四肢厥冷,畏寒,或见面色萎黄,腹胀,不思饮食,下肢浮肿,小便不利。舌质淡胖,苔白腻而滑,脉沉弦或沉紧。

治法:温肾补脾,补土制水。

方药:真武汤合理中汤加减。

白术 20g 茯苓 20g 干姜 10g 制附子 5g 白芍 10g 太子参 20g 炙甘草 10g

加减:惊悸不安者加生龙骨、生牡蛎各 30g(先煎);水肿者,加车前子 10g、石韦 10g。症状稳定后,可按脾肾两虚继续调理,不宜久用附子、干姜。

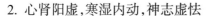

2. 心肾阳虚,寒湿内动,神志虚怯

主症:自觉有气从少腹上冲至胸咽,痛苦欲死,心悸气短,憋闷如窒,四肢厥冷,自汗出,腰膝酸软,乏力,兼见精神倦怠,面色㿠白,肢冷畏寒,性欲减退,小便清长。舌淡,苔白滑,脉沉细无力。

治法:温补心肾,平冲降逆,安神宁脑。

方药:桂枝加桂汤合金匮肾气丸加减。

桂枝 15g　白芍 10g　熟地 10g　茯苓 20g　炙甘草 10g　山药 10g　山茱萸 15g　泽泻 10g　生姜 10g　大枣 12 枚

加减:可以在使用川菊饮基础上,加减使用上方,往往平素重用龟板、盐杜仲、巴戟天;发作频繁时,以桂枝平冲降逆,可根据病症调整剂量;平素胆小、性欲减退,加淫羊藿 15g、仙茅 6g。

3. 中焦湿热,夹冲上逆,神机不宁

主症:自觉有气从上腹部上冲胸咽,胸咽如窒,憋闷欲死,脘腹胀满,口苦口黏,纳呆恶心,兼见身重肢倦,周身酸困,头重如裹,大便溏泄不爽,舌质红,舌苔黄厚腻,脉滑数。

治法:清热化湿,平冲降逆,静脑安神。

方药:温胆汤合三仁汤加味。

栀子 12g　生石膏 60g(先煎)　生龙齿 30g(先煎)　半夏 6g　茯苓 10g枳实 10g　竹茹 10g　炙甘草 6g　陈皮 10g　杏仁 9g　薏苡仁 30g　白蔻仁 10g　竹叶 15g　厚朴 9g　滑石 15g

加减:王老经验是在使用川菊饮基础上,加清热行气、镇肝降逆化湿之品,脘腹胀满,加香橼、佛手各 15g;恶心、呕吐,加代赭石 30g;常须合用安神之炒枣仁 60g。

4. 肝郁化火,夹气上逆,脑神不宁

主症:自觉气从少腹上冲胸咽,胸胁窜痛,惊悸不宁,烦闷欲死,咽中似有异物梗阻,心烦口苦,急躁易怒,吐酸水,大便干,或见头痛眩晕,喜太息,耳鸣,舌红苔黄,脉弦数。

治法:疏肝清热,平冲降逆,宁脑安神。

方药:奔豚汤合龙胆泻肝汤加减。

龙胆草 6g　白芍 10g　丹皮 10g　栀子 10g　生地黄 10g　葛根 10g　当归 10g　川芎 10g　桂枝 6g　黄芩 10g　半夏 6g　生姜 6g

加减:胁肋脘腹痛甚,加川楝子 10g、延胡索 10g;胸胁胀满,加枳壳 10g、木香 6g;王老治疗此证主张加用川菊饮、生石膏、珍珠母。

【体会】

奔豚气是患者的自觉症状,痛苦异常,难以名状,但是没有客观体征和实验室检查结果的异常。奔豚气发作时表现复杂多变,冲气上逆,或冲心、冲咽喉、冲胃、冲头等,应注意辨寒热虚实。发病时感觉剧烈,精神紧张,遇热加剧,声高气促,烦躁易怒,大便干,小便短赤,舌质红苔黄,脉数,多为热证;伴两胁胀痛、善太息、口苦咽干多为肝郁化火;伴脘腹满胀、身重胸闷、头重如裹,舌苔黄腻者多为脾胃湿热。发作常在受寒后诱发,上冲感不甚剧烈,喜揉按,遇寒加重,舌质淡,苔白多为寒证;伴腰膝酸软、四肢厥冷、脐下悸动多为肾阳虚;伴心悸、乏力、自汗多为心阳虚。

奔豚气由情志所伤,冲气上逆而作,虽病在下焦及冲脉,实为心脑不主神明导致,基本治则是安神定惊,平冲降逆。在治疗上应根据轻重缓急,急则治其标,缓则治其本,发作时侧重于平冲降逆,缓解期侧重于安神定志,调整脏腑寒热虚实。奔豚气多发于中年以上的女性,与天癸欲竭,阴血不足有关,患者可兼有脏躁,在辨证论治的前提下,酌加养血安神、补益肝肾之品。奔豚气长期不愈,恐惧不安,常常影响睡眠,导致不寐,改善不寐可以提高奔豚气的治疗效果,因此当合用安神类的药物。患者可以合并针灸治疗提高疗效,心肾阳虚可选肾俞、命门、关元、神门、三阴交等;肝郁化火可选太冲、行间、合谷、神门等;脾肾不足可选关元、气海、肾俞、三阴交、阴陵泉、足三里等。

奔豚气是一个较复杂的神志病症候群,要在治疗脑神病的基础上辨证论治。

第九节　脏　躁

脏躁是以精神恍惚,悲伤欲哭,喜怒无常,躁动不安,呵欠频作等为主要特征的一种病证。本病发生与患者体质因素有关,常由精神因素诱发,女性多于男性。

脏躁的记载首见于《金匮要略·妇人杂病脉证并治》:"妇人脏躁,喜悲伤欲哭,象如神灵所作,数欠伸,甘麦大枣汤主之。"后世医家对于脏躁的病因病机、辨证论治也多有论述。如清·吴谦《医宗金鉴》注:"脏,心脏也,心静则神藏,若为七情所伤,则心不得静,而神躁扰不宁也。故喜悲伤欲哭,是神不能主情也。象如神灵所凭,是心不能主神明也"。清代尤在泾《金匮要略心典》云:"脏躁,沈氏所谓子宫血虚,受风化热者是也。血虚脏躁,则内火扰而神不宁,悲伤欲哭,有如神灵,而实为虚病"。

脏躁类似西医学的焦虑症、癔病、神经症、更年期综合征等。

【病因病机】

（一）发病因素

脏躁的发病与患者的体质和精神因素相关。平素多情志不畅,忧愁思虑,

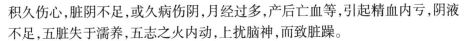

积久伤心,脏阴不足,或久病伤阴,月经过多,产后亡血等,引起精血内亏,阴液不足,五脏失于濡养,五志之火内动,上扰脑神,而致脏躁。

（二）病机特点

脑神的活动以血为物质基础,心主血,肝藏血,血舍魂;若劳倦过度,使心脾受损,精血化源不足,或大病久病伤阴津及产后失血过多致精血内亏,或肝郁久而化火,耗伤阴血,心肝血虚,神魂失养,脑神不足,情志失调,出现悲伤欲哭,发为脏躁。《素问》记载女子"年四十,而阴气自半也",女子更年期后常常肝肾阴虚,肾乃全身元阴元阳之根本,肾阴不足,神失所养,志无所存,行为及性情无所主宰,可致脏躁。心藏神,忧愁思虑暗耗心血,心神不足,脑神失养,则喜悲伤欲哭。情志不遂,肝气郁结,郁久化热,灼津成痰,痰热内扰脑神,亦可发为脏躁。久病形成瘀血,或肾阴不足,阴亏血少亦可煎熬成瘀,瘀血阻滞于脑,出现情志失调而成脏躁。

总之,脏躁多由于阴液不足,精血亏损,脑神失养;或五志之火内动,扰动脑神所致,与心、肝、脾、肾、脑等相关。虚者多为忧思劳倦,心神不足,心脾受损,或素体虚弱,肝肾不足;实者常因情志不畅,肝气郁结,痰火内扰,瘀血阻滞;虚实夹杂之证则多为肝肾阴虚,阴虚阳亢,水火不济,心肾不交。

1. 气血不足,心神失养 素体虚弱,情志不遂,或思虑劳倦过度,心之气血不足。心主神明,赖营血以濡养,心神失养,神无所主,如《黄帝内经》所云:"心气虚则悲","神不足则悲",患者出现喜悲伤欲哭,心烦,呵欠频作等。舌质淡,苔白,脉细弱均为心气不足、营血亏虚之象。

2. 心肝血虚,神魂失藏 心血不足,神失所养,则心悸失眠;肝血不足,筋脉失养,则肢体麻木、筋惕肉瞤;心主血藏神,肝藏血舍魂,心肝血虚,神魂失藏,脑神不足则出现精神恍惚,悲伤欲哭等神志异常等表现。舌质淡红,少苔,脉细均为血虚之象。

3. 心肾不交,热扰心神 肾阴亏虚,髓海不充,脑神失养,则头晕目眩,健忘;肾开窍于耳,肾虚则耳鸣;肾阴不足,不能制约心火,心火独亢于上,热扰心神,则精神恍惚,坐卧不宁,烦躁;阴虚生内热,故口燥咽干;舌质红,少苔,脉细数均为阴虚之象。

4. 肝肾阴虚,脑神失养 妇女围绝经期,肝肾阴虚,肝藏魂,肝阴不足,阴不敛阳,故烦躁失眠;腰为肾之府,肾阴亏于下则腰膝酸软,虚阳浮于上则颜面潮红,舌红少苔,脉细数均为阴虚之象。

5. 痰热郁结,痰火上扰 情志不遂,肝气郁结,郁久化热,灼津成痰,痰火上扰脑神,故精神恍惚,悲伤欲哭,或哭笑无常;痰热内结于胸,故胸中窒闷;痰热扰心,故心烦,坐卧不宁;舌质红、苔黄腻,脉滑数均为痰热之象。

6. 瘀血阻滞,脑神不安 情志不畅,气机郁滞,血行不畅,形成瘀血,或久病及血,瘀血阻滞,脑神不安,出现精神恍惚、言语混乱、头痛等症;血行瘀滞,心脉不通,故胸痛、心悸;舌质紫黯,有瘀斑、瘀点,脉弦涩均为瘀血阻滞之象。

【辨证论治】

1. 气血不足,心神失养

主症:悲伤欲哭,心神不宁,呵欠频作,不能自主,神疲乏力,纳差,面色不华,兼见精神恍惚,多疑易惊,心悸不安,或哭笑无常。舌质淡,苔白,脉细弱。

治法:甘缓和中,养心安神。

方药:甘麦大枣汤加减。

炙甘草 10g　淮小麦 30g　大枣 6 枚　太子参 15g　五味子 10g　茯苓 10g

加减:心阴虚甚而心悸失眠者,加百合 30g、生地黄 10g、柏子仁 30g;潮热盗汗,加地骨皮 30g;不思饮食、腹胀便溏者,加砂仁 6g、山药 10g、白术 10g。王老经验,可在使用川菊饮基础上,上方加沙参 30g、炒枣仁 60g。

2. 心肝血虚,神魂失藏

主症:精神恍惚,面色无华,悲伤欲哭,心悸不宁,失眠,眩晕耳鸣,肢体麻木,筋惕肉瞤,兼见胆怯善疑,健忘,视物昏花。舌质淡红,少苔,脉弦细。

治法:补养肝血,宁心安神。

方药:酸枣仁汤加减。

酸枣仁 30g　茯苓 20g　当归 20g　丹参 20g　龙眼肉 20g　白芍 10g　知母 6g　川芎 10g　炙甘草 10g

加减:心悸惊惕,胆怯善疑者,加生龙齿、珍珠母各 30g(先煎);失眠者,酸枣仁可以用至 60g,加五味子 10g、柏子仁 30g。王老最近主张此证可用生地黄 30g、沙参 30g、龟板 20g。

3. 心肾不交,热扰心神

主症:精神恍惚,心烦易怒,坐卧不宁,夜寐不安,梦多善惊,口燥咽干,腰膝酸软,兼见时悲时笑,头晕耳鸣,健忘。舌质红,少苔,脉细数。

治法:宁心益肾,清热安神。

方药:黄连阿胶汤合甘麦大枣汤。

黄连 10g　阿胶 10g　白芍 15g　当归 20g　小麦 30g　大枣 6 枚　栀子 10g　炙甘草 10g　酸枣仁 60g

加减:失眠易惊者,加柏子仁、生龙齿、生牡蛎各 30g;烦热明显,加青蒿 10g、鳖甲 12g、地骨皮 30g,并适当加用生石膏 30~60g(先煎)。

4. 肝肾阴虚,脑神失养

主症:忧思多虑,哭笑无常,喜怒失节,潮热盗汗,夜卧少寐,腰膝酸软,颜面潮红,兼见头发早白,健忘耳鸣,头晕目眩。舌红,少苔,脉细数。

治法:补益肝肾,养阴安神。

方药:六味地黄丸加减。

熟地黄 15g 女贞子 15g 制何首乌 15g 淮小麦 30g 山药 10g 山茱萸 20g 枸杞子 20g 炙甘草 10g 大枣 10 枚

加减:可在使用川菊饮基础上,盗汗症状甚者,加知母 10g、黄柏 10g;潮热兼有手足汗出者,加银柴胡 10g、地骨皮 30g、知母 6g;夜间多梦,加远志 10g、柏子仁 20g。

5. 痰热郁结,痰火上扰

主症:精神恍惚,喜怒无常,心烦口苦,坐卧不宁,胸中窒闷,咯痰黄稠,兼见哭笑无常,小便黄,便秘。舌质红、苔黄腻,脉滑数。

治法:清热化痰,理气安神。

方药:温胆汤加味。

半夏 10g 茯苓 20g 竹茹 10g 枳实 10g 瓜蒌 10g 薤白 10g 黄芩 6g 甘草 10g 陈皮 10g 栀子 15g 郁金 10g 石菖蒲 15g 远志 15g

加减:若痰多不易咳出者加浙贝 10g;痰浊壅盛,神识呆滞者加竹沥 10g、胆南星 10g,便秘者加郁李仁 30g、火麻仁 30g。可短暂使用清心滚痰丸。

6. 瘀血阻滞,脑神不安

主症:精神恍惚,悲忧善哭,头痛、胸痛日久不愈,痛如针刺且有定处,月经不调,有血块,言语混乱,心悸不宁,失眠。舌质紫黯,或有瘀斑、瘀点,脉弦涩。

治法:活血化瘀,宁心安神。

方药:血府逐瘀汤加味。

当归 30g 川芎 20g 赤芍 10g 白芍 10g 生地黄 15g 生龙骨 30g(先煎) 生牡蛎 30g(先煎) 桃仁 10g 红花 10g 枳壳 10g 牛膝 10g 柴胡 10g 桔梗 6g 炙甘草 10g

加减:失眠多梦,加酸枣仁 20g、五味子 6g;心烦不安,加丹皮 10g、白薇 10g;月经不调者,加香附 10g、泽兰 10g、益母草 20g;有市售中成药血府逐瘀胶囊可以使用,大便干燥,皮肤干燥可以选用大黄䗪虫丸(胶囊)。

【体会】

脏躁患者,症状丰富,变幻无常,如精神恍惚、哭泣、烦躁、悲伤、烦闷、心悸、打呵欠、夜寐不安、失眠、多梦、嗜睡、哭笑无常、胸闷、口干、便秘、尿频、易怒、潮热、出汗、乏力、不思饮食等,在临床中抓住主要症状辨证,首辨虚实,如患者喜哭善悲,面色不荣,乏力者多属虚;烦躁易怒,哭笑无常,胸闷烦热者多为实;头昏耳鸣,潮热盗汗,腰膝酸软者为上实下虚之虚实夹杂证,病情较为复杂。其次辨脏腑,症见心烦、悲忧善哭、善太息、乳房胀痛,病位多在肝;症见腹泻、乏力、倦怠等,病位多在脾;症见心悸易惊,胸闷,失眠多梦等,病位多在心;

症见腰膝酸软、手足心热、心烦、健忘多梦等,病位多在肾。

临床中要做详细检查,以排除器质性病变。治疗以甘润缓急、养脑安神为主,根据患者的不同情况合用补气、健脾、疏肝、理气、养血、滋肾、清热等不同方法。

脏躁的发病和"脏阴不足"相关,精血亏损,阴液不足,五脏失于濡养,情志不和以致脏躁,而肾阴是全身之阴的根本所在,所以王彦恒老中医在治疗脏躁时注意养阴补肾。更年期的妇女常见脏躁,此期生理特点是肾气渐衰,天癸已竭,气血皆虚,体内的阴阳失调而发病,《灵枢·本神》篇记载"肾藏精,精舍志。"肾之精气为神活动的物质基础,更年期的妇女肾气渐亏,肾阴不足,阴虚生热,出现很多脏躁的表现,治疗本病的关键是调补肾气,王彦恒老中医常用药物有地黄、玄参、麦冬、五味子、山茱萸、枸杞子、仙灵脾、菟丝子,重用葛根30~80g 等。对患者要进行心理疏导和启发开导,了解患者的心理活动,分析疾病和症状出现的原因,解除患者的思想顾虑,嘱咐患者多参加各种社交活动和体育锻炼,培养兴趣爱好,移情易性,这样可以使患者的思想焦点从疾病转移到其他地方,分散患者对于疾病的注意力。

脏躁患者一般病程较长,平日可以饮用甘麦大枣茶,取小麦 30 克、甘草 5克、大枣 5 枚,加水煎煮取汁,频饮之。

脏躁,是一种脑神病,要在治疗脑神病的基础上辨证论治,临床上要结合患者精神状况、躯体状况整体调治,做好心理疏导和心理教育,如果伴发于内科、妇科疾患,要治疗原发病。

第十节　烦　　躁

烦躁,指心中烦闷不安,急躁易怒,甚则手足动作及行为举止躁动不宁的表现。烦躁与焦虑症、神经症关系密切,情绪色彩突出,不是危重病晚期的精神症状。

《易·系辞下》:"躁人之辞多"。唐代孔颖达疏:"以其烦躁,故其辞多也。"传统意义上的烦躁是指不同的两个心身状态,胸中热而不安叫"烦",手足扰动不宁叫"躁"。烦,是自觉症状,或称心烦、烦闷、烦满、火烦、微烦、暴烦。躁是客观表现,或称躁扰、躁动。烦躁,是指以心烦躁动的情绪及其行为表现之证。烦躁是常见的负性情绪和心身状态,烦躁证在情志病中多见,也可以出现在许多疾病之中。烦躁往往还是暴怒、冲动的征兆与开始,不可忽视。

这里所说的情志病的烦躁,是焦虑情绪的基本表现之一,表现为情绪异常,患者自觉心情急躁、心神不定,无所适从,或烦躁不安,心情郁闷,五心烦热,心中懊恼,或唉声叹气,行为上表现为坐立不安、面部肌群抽动或跳动、四肢颤抖和小动作增加,严重的患者可以不停地往返徘徊,甚至捶胸撞头。患者思索着自己的意见是否正确,是否做错了事情,心里不能平静,有时候会伴有后悔、懊恼,精神上的压力巨大,难以表达,感觉到无人理解,甚至会开始出现腹胀、便秘、不思饮食、彻夜不眠等一系列症状,久而久之,更加忧心忡忡,终日坐立不安,心如火焚,痛苦万分,感到许多事情都不顺心,看谁都不顺眼。烦躁可能会有各种各样的变形表现形式,如不停地吃东西,吸烟,不停地喝水,易激惹,躲避他人,不见朋友,冲动,咬指甲,拔毛,做无意义的劳动(家务活),有的行为紊乱为主,有的情绪激动甚至激越,有的表现为追求新异刺激,追求异性或性行为紊乱,甚至引发吸毒等。

烦躁这种不良情绪和相应的行为表现如果持续时间较长,给患者生活学习带来较为严重的影响,就需要治疗。烦躁证常见于遭遇不良生活事件,如考试,婚姻恋爱挫折,过度压抑、单一的生活环境,或各种愿望不能实现,也常常见于青春期和更年期变化、妇女经期,焦虑症以及各种焦虑状态、其他神经症,也可见于其他重性精神疾患或痴呆不同阶段,常常与健忘、失眠、易怒相关。对于烦躁,要针对病因和所遭遇的生活事件和心身疾患予以针对性地心理疏导和采取中医辨证论治,区别轻重,如果达到焦虑症诊断标准也可以进行抗焦虑中西医结合治疗,如果伴发于其他身心疾患,要治疗原发病。

我们这里所讨论的烦躁主要指意识清晰的一种情绪失常,不同于重性疾病出现的意识障碍的中毒、高热、谵妄症状中烦躁,后者自当别论,请参照相关疾病诊断与治疗。

【病因病机】

(一)发病因素

烦躁的发生主要是由于素体气、血、阴液不足,脏腑阴阳失调,脑神失养;或由于外感六淫之邪,或各种不良生活事件,心身要求得不到满足,情志不舒,神机不畅,继而导致人体气机紊乱,脏腑功能失调,风火痰瘀虚内生,邪扰脑神,脑神不宁或脑神失养,而引起神志不安,五心烦热,坐卧不宁;亦可继发于大病久病,或因感受外邪,治疗失当导致余邪内伏,脑窍被扰而出现烦躁不宁。烦躁证在临床上归属情志疾病范畴,故凡情志失调,怒忧思悲恐惊均可诱发或加重病情。

(二)病机特点

烦躁是一种脑神失常的情志状态,在内外因素的综合作用下产生病理变化。或外感六淫,邪气化热上扰脑神,神志不宁;或情志失调,内耗肝血;或脾运失常,精微生成不足,肝血无源,导致肝血不足,引起疏泄失常,气机逆乱,神明被扰;或大病久病,或失治误治,或劳倦过度,或起居不节,房室过度,导致五脏虚损,脑神失养。

烦躁与心、肝、脾、胃、肺、肾、脑诸脏腑关系密切,是全身性疾患,可出现气机紊乱,气血失调,从而表现复杂,症状杂乱。外感邪气化热上扰脑神而出现的烦躁,一般以烦为主,病位在心肺,病情较轻;肝血不足,疏泄失常,气机逆乱,神明被扰而出现的烦躁证,一般烦躁并见,病位在肝脾,病情较重;五脏虚损,脑神失养而出现的烦躁证,一般以躁为主,或见但躁不烦,病位一般波及肝肾或脾肾,病情危重,治疗较难。

本证在病理发展过程中,其病机转化,可因脏腑功能恢复的程度不同而随之转化。治疗及时,用药得当,向好的方向转化。治疗中一般见到躁而知烦,为好的转机。反之则病情加重。

烦躁之证,实属常见。烦属阳,躁属阴,躁属烦之甚。有先见烦而后见躁,也有先发躁而渐转烦者,两者不易截然分开,故常烦躁并称。但临床上因其病因病机不尽相同,其表现也不一。

1. 阴虚内热,虚火上扰,神志不宁　由先天禀赋阴亏,或大病久病,劳倦过度,房事不节,或年老体衰,导致肾阴不足,火失水济,心火独亢,上犯脑窍,神明不安而烦躁。常见虚烦不安,甚则躁扰不宁,兼有五心烦热,潮热盗汗,心悸失眠,咽干颧红,腰膝酸软。

2. 心肝血虚,脑神失养　思虑过度,或饮食不节,损伤脾胃,运化失常,精微生成不足,血无所化生,致使心无所主,肝无所藏,脉道空亏,神失所养,故见烦而不安。常见烦躁胁满,心悸怔忡,头晕目涩,劳则加重,面色少华。

3. 脾肾阳虚,阴寒内盛,浮阳上越,扰动脑神　先天禀赋不足,素体阳气亏虚,或久病缠绵,或年老体衰,真阳耗损,脾阳失温而致脾肾阳虚;或饮食不节,过食生冷,或失治误治,戕伐阳气,导致脾肾阳虚,阳虚则阴寒内盛,浮阳上越,扰动脑神,故发烦躁。心中烦躁不安,神疲乏力,形寒肢冷,胃脘闷痛,喜温恶按,四肢困倦,大便溏薄,小便清长,腰膝酸软。

4. 阳明热盛,熏蒸清窍,神机不宁　邪热内传阳明,或五志化火,或食滞胃肠,积久化热,内热蒸腾,清窍被扰,故发烦躁。症见壮热烦躁,兼有汗出气粗,大便不适,腹满硬痛,拒按。

5. 肝郁气结,脑神不伸　素为心胸狭窄,少言寡语,无所事事,优柔寡断之人,稍遇不快之事,或遇到挫折而导致情志不畅,肝气郁结,气机不利,疏泄失常,脑神失济,神明不安,故出现烦躁。症见烦躁易怒,胸胁满闷,兼有少言寡语,善太息,兴趣索然。

6. 痰火内扰,神志不安　由脾失健运,痰浊内生,聚留日久,郁而化热,或情志不遂,气郁化火,或外感时邪,入里化火,灼津成痰,痰火互结,扰乱神明所致。症见气急烦闷,躁扰不宁,兼有发热面赤,痰黄黏稠,大便秘结,小便短赤。

7. 瘀血内结,脑神不畅 气滞不通或饮食不节,食积化火,五志化火,火热稽留,深入血络,血行不畅,瘀阻神窍,脑神不舒,或血瘀日久,瘀而化热,热扰脑神而见烦躁不安,症见心烦躁扰不宁,面色唇舌或舌下脉络青紫或黯,眼窝青黯,心胸刺痛,或少腹疼痛拒按,脉沉涩或结代。

8. 妇女妊娠,胎动扰神 由于妊娠剧烈,遇情志不遂,郁而化热伤阴,阴血不足,心火亢盛,扰动胎儿,或由于调摄失当,阴精亏损,胎儿失养而胎动不安,脑神调节失常所致。见胎动不安,烦闷口渴,兼有盗汗心悸,急躁易怒,坐卧不宁。

9. 虚实并见,寒热错杂,脑神失调 患者烦躁日久,或久患他病,火热上蒸,在出现烦躁的同时,往往失眠、易怒、卑怯,悲戚,口干舌燥,耳鸣,喜食冷饮又不敢吃,胃部虚寒怕冷,大便干燥或腹泻,小腹怕凉或下肢怕冷或四末不温,或颈上出汗怕热,胸腹以下怕凉,有的头面胸背粉刺热毒,口干口苦口臭,下身怕凉,往往是心肝热盛和脾肾阳虚并见,以上热下寒多见。

临床上还可以见到外有表证,内有郁热之烦躁,并非只见于外感。很多高血压、颈椎病、脑供血不足也可以见到,也有少阳证烦躁。

【辨证论治】

1. 阴虚内热,虚火上扰,神志不宁

主症:慢性病容,虚烦不安,五心烦热,自语自笑,甚则躁扰不宁,潮热盗汗,心悸失眠,咽干颧红,腰膝酸软。舌质红瘦,少苔或无苔,脉细数。

治法:滋阴清热,除烦安神。

方药:青蒿鳖甲汤加减。

青蒿 20g 鳖甲 15g 生地黄 30g 知母 10g 丹皮 10g

加减:可在川菊饮基础上加减。热盛可加生石膏 60g(先煎)、胡黄连 10g;烦躁不安可加生龙骨 30g(先煎)、生牡蛎 30g(先煎)、生石决明 60g(先煎);失眠加炒枣仁 30~60g;肾虚明显,加龟板、桑椹、怀牛膝;王老经验是用青蒿鳖甲汤经常以龟板代替鳖甲,本证往往加用金银花 20g,赤芍 30g,玄参 30g,连翘 15g。

2. 心肝血虚,脑神失养

主症:烦躁胁满,紧张恐惧,心悸怔忡,头晕目涩,劳则加重,面色少华。舌淡,苔薄,脉细弱或结代。

治法:养血安神,除烦定志。

方药:四物汤合一贯煎加减。

当归 20g 川芎 10g 白芍 30g 生地黄 20g 沙参 20g 麦冬 20g 枸杞子 15g 竹叶 6g

加减:王老经验是在使用川菊饮基础上,加减使用本方,心悸、心慌加生脉饮(太子参、五味子、麦冬);失眠明显,加炒枣仁60g、远志15g、琥珀6g(冲服)。

3. 脾肾阳虚,阴寒内盛,浮阳上越,扰动脑神

主症:神疲无力,喜卧少动,生活懒散,注意力不集中,心中烦躁不安,形寒肢冷,兼胃脘闷痛,喜温喜按,四肢困倦,大便溏薄,小便清长,腰膝酸软冷痛。舌淡,苔白,脉沉细无力。

治法:温阳散寒,安神除烦。

方药:自拟方。

巴戟天10g 淫羊藿10g 党参15g 砂仁10g 黄芪15g 生龙骨30g(先煎) 生牡蛎30g(先煎) 白术10g 白芍30g

加减:平时可配服左归丸,每次1丸,每日2次;也可以使用乌灵胶囊每次3粒,每日3次。

4. 阳明热盛,熏蒸清窍,神机不宁

主症:情绪不稳,壮热烦躁,兴奋话多,易发脾气,时而冲动外跑,汗出气粗,大便不通,腹满硬痛,脐周疼痛,拒按,甚则谵语。舌苔黄燥,甚或焦黑生芒刺,脉洪大或沉实。

治法:急下存阴,泻火醒脑宁神。

方药:大承气汤合白虎汤加减。

生石膏60g(先煎) 生大黄10g(后下) 厚朴10g 炒枳实12g 芒硝6g 知母10g 甘草6g 粳米10g

加减:烦躁不宁甚者,加生石决明60g(先煎)、珍珠母30g(先煎);口干渴,加玄参20g、麦冬30g 石斛20g。

5. 肝郁气结,脑神不伸

主症:胸胁满闷,烦躁易怒,嗳气频繁,或疑虑重重,无中生有,或少言寡语,善太息,兴趣索然,食欲不振。舌淡红,苔薄白,脉弦。

治法:疏肝解郁,醒神宁神。

方药:柴胡加龙骨牡蛎汤加减。

柴胡10g 白芍30g 枳壳10g 香附10g 川芎10g 陈皮10g 生龙骨30g(先煎) 生牡蛎30g(先煎)

加减:身热口干,加生石膏160g(先煎);小便不利,加茯苓40g、泽泻15g;失眠,加炒枣仁40g、夜交藤30g;大便不畅,加酒制大黄10g(后下)。

6. 痰火内扰,神志不安

主症:发热面赤,气急烦闷,躁扰不宁,甚则冲动外跑,妄见妄闻,兼见痰黄黏稠,大便秘结,小便短赤,舌红,苔黄腻,脉滑数。

治法:清热化痰,泄火宁神。

方药:温胆汤加减。

法半夏 10g　竹茹 10g　陈皮 10g　枳实 10g　甘草 6g

加减:热盛,加生石膏 200g(先煎)、黄芩 10g;大便秘结,加生大黄 10g(后煎);小便短赤,加伏苓 40g、车前子 30g、生地黄 20g;可以短暂应用清心滚痰丸。

7. 瘀血内阻,脑神不畅

主症:烦躁不安,心烦躁扰不宁,面色、唇舌青紫或黯,眼窝青黯,心胸刺痛,或少腹疼痛拒按,脉沉涩或结代。或与经期规律关系密切。

治法:活血化瘀,宁脑安神。

方药:血府逐瘀汤加减或活血宁脑安神汤(王彦恒验方)加减。

菊花 6~15g　川芎 15~30g　丹参 30g　黄芩 15g　黄连 15g　栀子 9g
生石膏 60g(先煎)　生龙齿 30g(先煎)　葛根 30g　桃仁 15g　红花 15g

加减:口干或大便干燥,加生地黄、玄参、麦冬各 30g;睡眠不好,琥珀粉 6g(冲服);腰酸背痛,加盐杜仲 30g、怀牛膝 30g。

8. 妇女妊娠,胎动扰神

主症:胎动不安,盗汗心悸,烦闷口渴,坐卧不宁,急躁易怒,舌淡红苔薄黄,脉细数。

治法:养阴清热,安胎除烦。

方药:淡竹叶汤。

淡竹叶 6g　黄芩 10g　知母 10g　麦冬 15g　茯苓 30g

加减:阴血虚损加四物汤;有痰饮加二陈汤;如经适当的调养,则胎安神静,烦躁自除;如若病情继续加重,将对胎儿发育不利,可出现早产。

9. 上热下寒,脑神不宁

主症:失眠、烦躁、易怒或见卑怯,悲戚,口干舌燥,耳鸣,面部粉刺或以下颌唇周多见,欲食冷饮而不敢,胃部虚寒怕冷,大便干燥虚努多日不解或腹泻,小腹怕凉或下肢怕冷或四末不温,小便清长或尿意频频,或颈上出汗怕热,胸腹以下怕凉,有的头面胸背粉刺热毒,口干口苦口臭,下身怕凉。舌尖红,舌体胖淡,寸脉滑,尺脉弱。

治法:清上温下,宁脑安神。

方药:乌梅丸加减或清心莲子饮(《局方》)加减。

乌梅 30g　干姜 6g　黄连 9g　当归 20g　桂枝 3g　党参 10g　黄柏 6g
炮附子 6g　细辛 3g　黄芩 12g　麦冬 12g　地骨皮 15g　车前子 12g　炙甘草 6g　石莲子 9g　茯苓 15g　黄芪 15g

加减:由于本证病情复杂,往往要根据患者具体病情采取清上温下,寒热并用,同时调理脾胃气机,还要配合宁脑安神之法。

【体会】

烦躁,是焦虑症常见证候,如认证准确,治疗及时无误,大多预后良好,恢复完全,但往往反复出现。一般认为烦躁为标,相伴随的疾病为本。烦属心,躁属肾。若但烦不躁,乃火动水未亏,或见先烦后躁多为外热、实热,为无根之火,病情属轻易治;若见但躁不烦,乃水损及脑,或先躁后烦,为水乘火,属重证,一般治疗较困难。本病有时寒热共见,在西医看来是自主神经功能紊乱,症状颇多,症状点多面广,个体差异大。

精神疾病中,病情始发或发展中,无论先烦后躁,还是先躁后烦,皆属易治,预后好。病程长者,时而烦躁,为虚证,预后差。

本证在平素阶段,应注意情绪稳定,心气平和,遇事不急。当出现情绪不稳、睡眠障碍时,可服用牛黄清心丸或朱砂安神丸,每晚2丸,温开水送下(不宜久服)。心悸时,可服用柏子养心丸,每晚6~12g,温开水送服。在康复期,大便干燥者,可服用酒制大黄15g,开水浸泡,代茶饮即可;慢性患者及年老体弱者,宜服用麻仁润肠丸,每次2丸,每日1~2次。总之,大便干燥、睡眠障碍,易再次引发烦躁,应注意调理。

如果患者烦躁严重,有可能出现激越、冲动、暴怒,可以中西医结合处理,地西泮肌内注射2.5mg,或劳拉西泮1mg口服。

第十一节 失 眠

失眠是以入睡和(或)睡眠维持困难所致的睡眠质量或数量达不到正常生理需求而影响白天个人感受、社会功能的一种主观体验,是最常见的睡眠障碍性疾患。

失眠,中医又称目不瞑,不得眠,不得卧,《难经》始称"不寐",《中藏经》称"无眠",《外台秘要》称"不眠",《圣济总录》称"少睡"。失眠患者经常性的睡眠减少,难以入睡,寐而易醒,醒后不能复睡,甚至彻夜不眠。

失眠与焦虑关系密切,往往是焦虑障碍的主要症状之一,很多失眠患者往往伴有较为明显的情绪问题,如烦躁、心烦。很多焦虑患者以失眠所苦,认为自己的情绪不适和心身不适、学习工作能力下降都是因为睡眠不好,这些患者并不认为失眠是因为焦虑所致,而是认为一切不幸都是失眠所致,所以对于这类患者重视失眠的治疗极为重要,也有一部分患者不愿意接受焦虑症的诊断,而可以接受失眠的诊断。当然也确实有相当患者以睡眠问题为主,情绪情感问题并不明显。如果患者以失眠就诊,要全面考虑,无论情绪问题是否明显,是否可以诊断为焦虑症和焦虑障碍,可以先行中医辨证论治,先图疗效。

【病因病机】

（一）发病因素

产生睡眠问题的原因很多,如某种睡眠障碍、躯体疾病、情感因素、生活方式（过多饮用咖啡和茶叶、可乐等饮料）以及环境因素（噪声、拥挤或污染）等。

躯体疾病和服用药物可以影响睡眠,如消化不良、胃肠不适,头痛、背痛、关节炎、心脏病、糖尿病、哮喘、鼻窦炎、溃疡病等,或服用某些影响中枢神经的药物。

精神压力大、过度忧虑、紧张或焦虑、悲伤或抑郁、生气,容易出现睡眠问题。

由于生活方式引起睡眠问题也很常见。如饮用咖啡或茶叶、晚间饮酒、睡前进食或晚饭较晚造成满腹、食物尚未消化、大量吸烟、睡前剧烈的体力活动、睡前过度的精神活动、夜班工作、白天小睡、上床时间不规律、起床时间不规律等。吵闹的睡眠环境、睡眠环境过于明亮、污染、过度拥挤都可以导致轻重不同的睡眠问题。有些特定的药物也可以引起失眠。

中医认为,失眠的根本原因是脑神失常,往往主要是因为情志失调,气机不畅,郁滞化火,火性炎上,累及脑神,脑神不宁;或躯体疾病导致五脏阴阳失衡,气血亏虚,上不荣脑;或外感时邪,失治误治,脑神受累;或药毒化热,热扰脑神,气机紊乱,神机失宁。

（二）病机要点

思虑太过,忧愁伤心,导致五脏气血亏虚,不能荣养脑神;或肾阴不足,郁滞或痰火内生,气机升降出入紊乱,阴阳、营卫失调,波及脑神;躯体疾病日久或愈后气血大伤;外感时邪,失治误治,邪气留恋,正气已虚,均可导致脑神不安,神不守舍,故不寐。脑神不得安睡,必郁滞不伸,兼之脏腑气机本不顺畅,自然情志难解,郁闷不舒,夜间神不得养,白日无力思考,学习、工作俱废,事事难顺,往往伴有担忧害怕,从而焦虑内生。故脑神病中失眠不寐与焦虑每每兼见。

跟焦虑相关的失眠不寐常见的是情志原因,如过惊、过怒、过思、过忧、过悲、过恐,耗损五脏的精气,使脏腑功能失调导致不寐;劳心过度,伤心耗血,导致心脾两虚,气血不足,无以奉养脑神而致不寐;血虚肝旺,魂不守舍,或暴怒伤肝,血虚肝旺而致不寐;肾阴素亏,或心气素虚,遇事易惊,心神不安,终日惕惕,心虚胆怯引起的虚烦不眠;痰火扰乱,心神不宁,思虑过度,火炽痰郁,痰热内扰等导致焦虑而致不寐。

1. 阴虚火旺,虚火扰神　五志过极,劳脑过度,内伤心肾之阴。肾阴不足则肾水不能上济心火,心阴不足则阴不敛阳,心火不得下移,阴亏于下,虚火上浮,其人必心烦意乱,神不守舍,故不寐,心神乱则其志不行而焦虑。

2. 肝肾阴虚,上不荣脑　肝藏血舍魂,肾藏精舍志。情志失调,思虑过度,房事不节,内伤肝肾之阴,不仅魂不守肝,肾不守志,且肝肾精血无力上养脑神,脑神失养,又受不守于肝肾的魂志胁迫,神不守舍,有似阴虚火旺,阴不敛阳,故不寐与焦虑共见。

3. 心脾两虚,脑神失养　心藏血,脾统血,思虑伤心脾,气血不足,脑神失养,虚神浮越而不寐,脑神无力伸展,郁滞内生,不寐而必生烦乱,乱则情绪难稳而见焦虑失眠。

4. 胃气不和,脑神不宁　患者脾胃功能紊乱,升降失常,故食而不化,食积胃中,胃气不和,胃不和则卧不安,失眠,不易入睡,睡中多梦,易醒,醒后再难入睡,情绪不稳而多烦躁,紧张,易激惹,时常哭泣,对生活没信心,心情压抑,无处发泄,坐立不安,口苦而腻,食后腹胀,不思饮食,或脘腹胀痛,往往还因食积而生热,可见大便秘结,腹胀腹痛,舌苔黄腻或黄燥,脉弦滑或滑数。

5. 痰火上扰,脑神被扰　多因五志化火,热灼津聚,痰火内结,或大病之后,气机大乱,气血津液升降不行,聚而为痰,痰郁化火,上扰脑神,可见不寐躁扰,多日不睡,口苦,目眩;痰火阻滞气机,脑神难以伸展,气血不能正常升降,胸闷,恶心,嗳气,情志不舒,烦躁不安,周身不适,懒言,回答问话无耐心,看什么都不顺眼,悲观,无兴趣,寻死觅活,睡眠好时诸症全轻,睡眠不好诸症加重,舌红苔黄,脉滑数。

6. 药毒化热,热扰脑神　服用精神药物,药毒化热,热扰脑神,烦躁失眠,头昏脑胀;热毒扰及心神,则心悸心慌;热毒扰胃,恶心甚或呕吐;热毒伤阴则见口干口苦;热毒蕴于肠胃,损伤阴液,胃脘胀满,大便干燥,热盛阴伤,筋脉失养,坐卧不安,肌肉紧张或颤抖,舌质红,苔白腻或黄腻,脉滑数。

【辨证论治】

1. 阴虚火旺,脑神失调

主症:虚烦失眠不得寐,多梦,心悸心慌,口干少津,目干涩,五心烦热,自汗盗汗,口舌生疮,饮食无味,情绪低落,阵阵烦躁,起急,大便干燥或不规律,或见悲观,时而哭泣,坐立不安,时而外走,多梦易惊,办事发怵,注意力不集中,记忆力差,遗精,阳痿,早泄,腰膝酸软,力不从心。舌质红,苔薄少津,脉细数。

治法:滋阴清热,宁脑安神。

方药:黄连阿胶汤加减。

黄连6g　生地黄20g　麦冬20g　青蒿10g　地骨皮30g　生石膏60g(先煎)　远志10g　当归12g　炒枣仁30g　合欢皮30g　石斛30g　鸡子黄2枚

加减：心阴虚甚者，加天王补心丹，早晚各 1 丸；心肾阴虚甚者，加麦味地黄丸，早晚各 1 丸；虚火旺者，可加朱砂安神丸，每晚 2 丸；遗精频繁者，可加知柏地黄丸；急躁易怒者，加生石决明 30g（先煎）、磁石 30g（先煎）、钩藤 30g、栀子 10g；记忆力下降，可加用枸杞子 15g、菟丝子 30g、制鳖甲 10g。

2. 心脾两虚，脑神不荣

主症：失眠，多梦，易醒，心慌心悸，气短，倦怠，无力，面色黄白，肌肤不荣或消瘦，饮食无味，时而头部发紧，整日情绪低沉，兴趣索然，觉着活着没意思，懒惰，少动，食少，便溏，小便清长，或见时而自汗，夜寐中头脑烦乱，夜深时脑子里就像放电影，清晨醒来时极度疲劳，头沉紧而迷蒙，思考困难，喜卧床，自觉全身没有一处舒服。舌质淡，苔白，脉沉细弱。

治法：养心益脾，宁志安神。

方药：归脾汤加减。

生黄芪 15g　党参 10g　太子参 30g　炒白术 15g　茯苓 30g　炒枣仁 60g
当归 12g　远志 10g　炙甘草 10g　神曲 15g　郁金 30g　香附 10g　佛手 10g
枳壳 10g

加减：夜眠差，可加夜交藤 30g、合欢皮 30g、五味子 10g；头部不适症状明显者，可加用菊花 15g、丹参 30g、川芎 20g；胸闷者，可加柴胡 6g、郁金 30g、白芍 30g；舌苔腻者，可加用藿香 10g、佩兰 10g；自汗重者，加重黄芪、白术用量，并可配防风、浮小麦。中成药可选九味镇心颗粒。

3. 肝肾阴虚，脑神失养

主症：入睡困难，眠后梦多日久，甚则整夜不眠，梦中惊醒，头晕目眩，烦躁易怒，醒后体乏，心悸心跳，记忆力差，注意力不集中，腰膝酸软，不眠而愁，久愁而悲，烦躁，坐卧不安，或薄黄苔，大便不规律，小便数，兼见饮食不规律，胃脘胀满，四肢倦怠，易怒，两胁时痛，口舌生疮，下肢无力，或有遗精阳痿早泄。舌红苔白，脉弦细数。

治法：滋补肝肾，安神解郁。

方药：乌菟汤或去郁醒神汤合用加减。

乌菟汤：制何首乌 15g　桑叶 10g　炒枣仁 15g　菟丝子 15g　菊花 10g
五味子 10g　桑椹 15g　远志 6g　生龙骨 30g（先煎）　生牡蛎 30g（先煎）

去郁醒神汤：菊花 15g　白芍 30g　白蒺藜 30g　枸杞子 30g　山茱萸 15g
女贞子 30g　菟丝子 30g　炒枣仁 30g　丹参 30g

加减：睡眠极差或服上方改善不明显者，炒枣仁可逐渐加至 80g，并加用合欢皮 30g，夜交藤 30g；口渴，加生石膏 60g（先煎）；肝肾阴虚甚者，加熟地 20g；头痛者，加川芎 15g；眩晕者，加钩藤 30g；食欲不振者，加陈皮 15g、焦三仙各 30g；肝阴不足，急躁易怒者，可在重用白芍的基础上再加用当归 15g、生地黄 30g；盗汗者，可加丹皮 10g、生地黄 30g；脾胃气滞兼见胸脘痞闷、嗳气、苔腻者，可加香附 10g、佛手 10g、苍术 15g；食欲不振，加神曲 15g、麦芽 15g；兼痰热者，可加竹茹 10g、瓜蒌 30g、黄芩 15g、黄连 15g，清化痰热；腰酸下肢无力，加杜仲 15g、怀牛膝 30g。

4. 胃气不和，脑神不宁

主症：失眠，多梦，饮食不调，胸胁不适，胃脘胀满，饥不欲食或强食则满，嗳气呃逆，时有呕恶，或见嗳腐吞酸，大便异臭，便秘，烦躁起急，情绪不宁或低落，满面愁容，兴趣全无，遇事消极，或夜间梦多，醒后不能再入睡，头胀头痛，头蒙作响，前额头痛，头项发紧，周身不适。舌红苔黄燥或黄腻。

治法：和胃安神。

方药：保和丸加减。

神曲 15g　山楂 15g　莱菔子 30g　陈皮 12g　半夏 12g　瓦楞子 30g　茯苓 30g　连翘 6g　槟榔 10g　青皮 10g　香附 10g　炒枣仁 30g　柏子仁 30g　合欢皮 30g

加减：大便臭者，可加酒制大黄 15g、火麻仁 30g；心烦，加黄连 10g、栀子 10g；腹胀胸胁苦满者，加香附 10g、香橼 15g、郁金 30g、枳壳 15g；脾虚明显加茯苓 30g。

5. 痰火扰心，脑神被扰

主症：不寐，口苦，呕恶，胸脘痞闷，心烦起急，烦热易惊，情绪低落或不稳，多怒，大便干燥，兼见夜梦多，入睡困难，小便黄赤，口干音哑。舌红苔黄燥或黄腻，脉弦滑数。

治法：豁痰清火安神。

方药：温胆汤加减。

半夏 10g　茯苓 30g　橘红 10g　竹茹 6g　枳实 10g　炙甘草 6g　炒枣仁 30g　夜交藤 30g　合欢皮 30g　远志 10g　酒制大黄 10g　火麻仁 30g　莱菔子 30g　天竺黄 15g　郁金 30g

加减：烦躁甚者，加栀子 10g、黄芩 15g、黄连 10g；兼气滞者加香附 10g、郁金 15g、香橼 10g；起急易怒，可加生石膏 80g（先煎）、生石决明 30g（先煎）、磁石 30g（先煎）；头目不清，加菊花 15g、白蒺藜 30g、川芎 15g、丹参 30g；肝火旺，加龙胆草 6g、怀牛膝 30g。失眠严重，可再加琥珀粉 6g 冲服；痰盛，加礞石 30g、胆南星 10g。

6. 药毒化热，热扰脑神

主症：失眠烦躁，心烦躁扰，坐卧不安，情绪不稳，易发脾气，时而冲动，口渴汗出，腹满硬痛，大便秘结。舌苔黄厚干燥，脉滑实或沉实。

治法：清泄阳明，泻火醒脑。

方药：生石膏 60g（先煎） 生大黄 10g（后下） 生珍珠母 30g（先煎）
黄连 10g 黄芩 10g 生地黄 30g 石斛 20g 厚朴 20g 甘草 10g 知母 10g
板蓝根 30g 金银花 30g 熟大黄 15g

加减：兴奋话多，烦躁不宁甚者，加生石决明 60g；伤阴者，加用麦冬、沙参、
玄参、百合等；如果出现烦躁不宁，坐立不安，躯体摇摆，不停踱步，五心烦热，
自语自笑，潮热盗汗，心悸失眠，咽干口渴，舌质红，少苔，脉细数，是药毒伤阴，
可以用青蒿鳖甲汤合用黄连解毒汤加减；久病伤脾，出现脾气虚的少气乏力、
倦怠懒言等症状者，可在上方内加用太子参、黄芪等。

【体会】

失眠是焦虑症最常见的症状，往往是患者最关注的症状，往往是患者的主
诉，所以治疗失眠，对于焦虑症的防治十分重要。

焦虑症失眠，从精神情志论治，分别选用清热泻火、疏肝降逆法，滋阴清
热、理气解郁法，清心宁神、调和肝脾法等治之，可以取得良好效果。不同证型
失眠，临床表现会有差别。心肾不交，虚火上扰多见烦躁多梦，入睡困难；心脾
两虚，血不养心多见浅睡眠，早醒；胆郁痰扰，神志不宁则易惊醒，口苦；食滞胃
脘，上扰心神则往往见腹胀，难入眠，所谓"胃不和则卧不安"；单纯焦虑者，以
入睡困难为主，伴有抑郁者，往往早醒，难以再入睡；肾虚者，往往夜尿频，影响
睡眠。临床辨证，不可不仔细辨别。

治疗焦虑症失眠，部分患者对服用西药镇静催眠药较为排斥，有的患者甚
至十分顾忌使用镇静催眠药，一说使用安定类药品，如临大敌，这时中医治疗
可以发挥自身优势。但对于焦虑情绪较为明显者，要对患者进行适当的用药
安全教育和用药科学知识普及，使其正确看待镇静催眠药，解释这些药物在正
确使用下还是非常安全的。但对于滥用苯二氮䓬类药物者，也应进行相应的
用药安全教育，应重视焦虑症患者中苯二氮䓬类药物滥用的问题。

焦虑失眠的自我推拿具体方法如下：

（1）仰卧床上，分推前额。

（2）按揉太阳、百会、风池、安眠。

（3）摩腹，用手掌大鱼际或掌根处按摩胃脘部，以舒适为度，约 5 分钟。

（4）按揉足三里、三阴交穴。

（5）用左（右）手掌小鱼际侧擦右（左）足掌心涌泉穴，擦至发热。

（6）做深呼吸运动 20~30 次，全身放松。

对于较严重的焦虑失眠，建议中西医结合治疗，往往需要先缓解焦虑
症状。

第十二节　头项部不适

　　头项部不适,主要是指各种头项部主观不适,常常见于焦虑症和各种焦虑状态,症状常常受患者情绪影响,给患者带来心理负担和压力。

　　头项部不适,可以出现在头项部的各种疾患中,如颈椎病,鼻窦炎,也可以出现在全身性疾患如高血压、贫血等,也可能是血管神经性头痛、偏头痛这类心身疾患。

　　我们这里指的头部不适是常见的主诉,包括各种头痛,偏头痛,头晕,头胀,头蒙,头重如裹,头摇,头皮发麻、发木,头热,头鸣,项强,颈项不舒,头汗,也包括一些头项部、颈部不明确的症状,患者往往难以用语言表述清楚,如"头部像个蒸笼""像顶着火盆""重得像灌了铅"。这里所论述的头项部不适主要是指与情志关系明显,没有明显器质性病变,或相关病变无法解释的各种头项部不适,可以参考本节论述辨证治疗。

【病因病机】

　　头为诸阳之会,位于机体的最上部,外为头面,内为脑髓,"脑为髓之海,其输上在于其盖,下在风府。"诸阳经、任督二脉、肝经皆上达头部。髓不仅连脑养神,而且与五脏六腑、四肢百骸均相通。因此,脑为全身各部联结的枢纽。

(一)发病因素

　　内生五邪,情志不遂　本证常见发病因素可见肝肾不足,脑髓失养;肝阴不足,肝阳上亢;情志所伤,肝火上炎;肝肾不足,阴虚风动;血虚经络失养,气滞血瘀;湿热熏蒸,上蒙清窍;痰浊阻络;瘀血阻络等。项为督脉入脑之处,也是足太阳经等经络将身体与头联络的地方。如果督脉脉气失调,就会出现"实则脊强,虚则头重"的病证,如果经络不畅,则可能会出现各种颈项部不适。本证有时有家族性。

(二)病机要点

　　头部不适的主要病机是脑髓失养,脑神乏力,或痰、瘀阻络,脑络不通,脑神不畅,或邪扰清空,脑神被扰,从而出现各种伴有脑神功能失常的脑络不畅,筋脉失养,或实或虚,寒少热多,风、热阳邪居多,往往存在痰瘀阻络,络脉不通,脑神紊乱的变化。

　　1. 五志化火,上扰脑神　情志不遂,肝失调达,气郁化火伤阴,肝阴耗伤,或因肾精亏损,水不涵木,可致火邪上扰或肝阳上亢,脑神被扰,脑络被灼,脑络失养,筋脉不畅失于濡润,或不通,或拘挛,或失养,加之脑神不畅,可能出现头痛,头蒙,或麻,或痛,或胀,忽局限于一点,或出现在一个部位,或左或右,或前或后,也可以是各种不明确的头部不适,与情绪关系密切,也影响情绪。

2. 饮食不节,痰湿内生,上蒙清窍　过食肥甘厚味,或饥饱失节,伤及脾胃,运化不健,以致脾阳不振,运化失职,痰湿内生,上蒙清阳,或兼他邪,以致脑络不畅,头部怪症丛生,或伴有脑神不振,情志失常,叫见十临床,或见于眩晕、或见于头痛、头蒙、头胀、头重,或部位明确,或不明确,往往伴有呕恶,胃脘胀满,舌苔厚腻,脉滑数。

3. 正气不足,脑络不充,脑神失养　或因先天不足,或因年老体虚,或因后天失养,或因久病虚耗,或因房事不节,精血亏损,或因情志久耗,气血精津耗伤,气血不能上荣于头,髓海不充,脑络失荣,脑神失养,或见头发空,虚胀,虚痛,眩晕,记忆力下降,无精打采,乏力,虚烦不安。虚则邪气扰之,往往虚实并见,病久难愈。

4. 瘀血阻络,脑络不通,脑神不畅　各种原因导致的瘀血,或跌扑损伤脑络、或正虚年老、瘀血内生,以致脑络不通,脑髓失养,脑神不得宣畅,或头痛、或头晕,或怪症丛生,或痛于一点,或气恼加重,久瘀则多兼热象,往往伴有肝火上炎,肝阳上亢,或肾虚精亏,急躁、冲动、坐卧不安、记忆力下降等症。

【辨证论治】

1. 肝阳上亢,脑神不宁

主症:脑部不适为主,或头痛、或头胀,或偏头痛,或头晕,或感到头部血脉皮肉抽、跳,瞤动,或脑鸣,或头部出汗,或伴随描述不清的头部主观不适,伴有耳鸣,耳痒,烦躁,易怒,冲动,人际关系敏感紧张,睡眠不好,或见于高血压初期或血压不稳定期(患者自己知或不知),或见心悸,口干口苦,或见大便干燥,小便黄,舌质红,脉滑数,或结代。

治法:平肝潜阳,清火息风,安神。

方药:天麻钩藤饮加味。

天麻 10g　钩藤 20g　生石膏、生龙齿、石决明各 30g(先煎)　怀牛膝、益母草、杜仲、桑寄生、夜交藤、茯神各 30g　黄芩、栀子各 10g　菊花、川芎各 20g　丹参 30g　葛根 30g

加减:阴虚明显者,加生地黄、玄参、麦冬各 30g;肾虚精亏明显者,加龟板 20g、枸杞子 30g;热重烦躁冲动明显者,加黄连 15g;大便干燥者,加生大黄 20g(后下);伴有瘀血者,加桃仁、红花各 20g;睡眠不好,加炒枣仁 60g、琥珀 6g(冲服)。

2. 瘀阻清窍,脑神不畅

主症:头部不适感,或痛或胀,痛于一点不移,或刺痛,或跳痛,或眩晕,或头汗,或见于中风之后,或健忘,失眠,心悸,烦躁不安,急躁,坐卧不安,面色紫暗,舌有瘀斑,脉弦涩或细涩,间或结代。

治法:活血通络安神。

方药:血府逐瘀汤加减。

桃仁 10g 红花 10g 赤芍 30g 川芎 10g 当归 20g 生地黄 30g 水蛭 6g 牛膝 30g 炒枳壳 20g 柴胡 10g 桔梗 10g 白蒺藜 10g 延胡索 12g 葛根 60g 菊花 12g 丹参 30g

加减:若兼气虚,加生黄芪 30g;若兼见烦躁、冲动,加清热除烦之品,黄连、栀子各 10g;痰多加瓜蒌、郁金、陈皮、半夏各 10g;气滞明显者加香附、香橼、佛手各 15g;血分有热,夜间出汗,加青蒿、鳖甲、地骨皮各 10g。

3. 痰浊中阻,脑络不畅,脑神不爽

主症:头部各种不适,头重头沉为主,或见头痛,如物裹首,头晕目眩,倦怠乏力,喜卧,多寐,心下逆满或胸满痞闷,心悸怔忡,恶心泛泛,或见呕吐痰涎,纳呆,苔白厚腻,脉滑或弦滑。

治法:燥湿祛痰,舒畅脑神。

方药:半夏白术天麻汤加减。

半夏 茯苓 炒白术 天麻 砂仁 白蔻仁 泽泻 石菖蒲各 10g

加减:若烦躁、头目胀痛,心烦而悸,口苦尿赤,是热象明显,多为痰热化火,可以温胆汤加减,如上方加陈皮、黄芩、黄连;脾虚生痰者,可以用六君子汤加白芥子、竹茹、郁金、天竺黄、胆星;若烦躁易怒,痰火交织者,可加龙胆草 6g、石决明 30g(先煎)、钩藤 30g。

4. 肾精亏虚,髓不养脑,脑神失养

主症:头部不适,常见眩晕,头部发空,头蒙,记忆力差,颠三倒四,丢三落四,精神萎靡,动则加重,耳鸣,腰膝酸软,面色黄白或黧黑,头发脱落或稀疏,五心烦热,阳痿遗精性功能差,舌红少苔,脉细无力。

治法:补肾养脑安神。

方药:大补元煎加减。

熟地黄 20g 山茱萸 20g 枸杞子 20g 杜仲 20g 人参 20g 山药 20g 当归 20g 龟板 20g 桑椹 20g

加减:偏于阴虚者,可加枸杞子、菟丝子、牛膝各 30g;阴虚化热明显者,加丹皮、黄柏、知母、龟板胶,滋阴清热;偏于阳虚者,加巴戟天、仙灵脾、肉苁蓉各 30g;若见阴虚阳浮,可加珍珠母、生石膏各 30g(先煎);如果偏阴虚,可以用左归丸加减;偏于阳虚,可以用右归丸加减。

【体会】

头部不适往往是焦虑症常见症状,很多焦虑症或焦虑状态会以各种头部不适首诊或主诉。寻求中医帮助者,往往可能存在或有潜在回避的心理问题,所以可能以中医诊治更容易为患者接受。

另外一种情况是,患者属于中医情志疾患,但很难确定属于哪种精神疾患或心身疾患的情绪异常状态,或许很难明确诊断,以大量躯体化症状为主,实际属于焦虑或变相的焦虑状态,这时也以中医治疗为患者首选。

还有一种情况是患者在诊断为焦虑、抑郁疾患后长期服用抗焦虑药、抗抑郁药后,焦虑抑郁有所缓减,但症状尤其是躯体不适症状缓解不完全,这时寻求中医治疗,往往伴有药物副作用的因素。

再有一种情况是患者实际上是高血压、脑血管疾病,服用西药治疗后,病情缓解或病情波动时而残留各种头部不适伴有焦虑状态。

对于各种头部不适伴有焦虑状态,可以采取辨证论治。实际上,根据王老经验,头部不适伴有焦虑情绪患者往往存在肝阳上扰、肾虚失养、气血不足、瘀血阻络等多种因素共同作用,往往要清热、活血、补肾诸法共用。偏头痛、紧张性头痛可以参照本节辨证论治,如久治不愈,可以中西医结合治疗,如合用西药阿米替林、度洛西汀等。

治疗各种头部不适,王老常合用银杏叶提取物制剂金纳多,近年来也常在中药处方中重用葛根。

第十三节　口腔不适与焦虑

口腔不适,广义上是指口腔内包括唇、舌、牙齿、牙龈等各种自我感觉不适,往往理化检查查不到有意义的病理改变,常见的症状包括口唇麻木感,口干口苦、口臭或自觉口臭,口舌辛辣感,舌痒,口淡,口甜,口咸,口酸,特定牙齿的干涩感,舌尖痛、麻、木感,牙龈肿胀感,以及其他异样感,或不自主运动,往往感觉不清晰或描述不清,与情志关系密切。

这些口腔不适往往找不到可以解释的病理改变,或者已有的病理改变无法解释这些症状,相应的专科难以给出治疗。患者或者以这些口腔不适感作为主诉求治于各科门诊,求治心切,被他人看来不可思议,最后转至精神科就诊,往往诊为焦虑症或相关疾病伴有明显的焦虑情绪,这些口腔自我感觉不适往往伴有焦虑色彩,也有些患者的口腔不适感伴发于某种躯体疾病,但不一定与这些疾病有因果关系,同时伴有比较明显的焦虑色彩。一般临床上患者会以"上火"等日常俗语描述自己的口腔不适感。

凡是各种口腔不适感,排除明确病变,伴有明显或不明显的焦虑情绪可以参照本节辨证论治。

【病因病机】

口腔是消化管的起始部分。前借口裂与外界相通,后经咽峡与咽相续。

口腔内有牙、舌等器官。口腔的前壁为唇、侧壁为颊、顶为腭、口腔底为黏膜和肌等结构。

邻近口腔的咽喉与全身联系密切,与经脉具有密切的联系。咽喉乃经脉循行之要冲,是经络交会之处,故与经络的关系极为密切。在十二正经中,除足太阳膀胱经不直接循经咽喉外,其余经络均循经咽喉部。口为脏腑之门户,通过经络的连属作用使口与五脏六腑密切相连。脏腑之气血精微通过经脉上注于口齿唇舌,使口齿唇舌得其所养而发挥其纳谷辨味,磨谷构语的生理功能。正如《灵枢·邪气脏腑病形》篇所讲:"十二经脉三百六十五络,其血气皆上于面而走空窍……其浊气出胃,走唇舌而为味。其气之津液皆上熏于面"。当五脏六腑功能失调,虚实寒热之气亦可通过经络而影响于口齿唇舌,从而使口齿唇舌受害而为病。从经脉循行的情况可以看出,一般说来,就与焦虑关系密切的角度看,咽与足少阴肾经关系密切,舌尖与心经关系密切,舌体与脾胃关系密切,上唇与手阳明大肠经关系密切,下唇与足阳明胃经关系密切,当其经脉郁滞,气血不畅,则口唇齿舌或相应部位易于受病。

（一）发病因素

1. 情志不遂,五志化火,上灼口腔　情志不遂,多导致气机不畅,郁积化火,内灼脏腑,上灼口腔,同时干扰脑神而见口腔不适,烦躁不安,多见口苦、口酸、口干,烦躁不宁等火热之症,或虚或实;

2. 脏腑失调,内生五邪,上犯口舌　各种原因导致的五脏六腑失调,导致脑神不宁,口、舌、咽气机不畅,可见怪症丛生;

3. 或痰或瘀,神机不畅,口络不通　体内有形无形之痰、瘀、积,阻塞经络,气机失常,气血不畅,脑神不宁,口腔不适与七情失常并见;

4. 药毒为患,化热扰神,口窍失灵　服用各种药物,伤及脏腑气血,内生毒邪,或虚或实,影响脑神和口舌脉络,致脑神不宁,口舌感觉或舌唇运动异常。

各种人体阴阳不和,气血不畅,内生五邪,上扰脑神,全身或口腔、咽喉的脉络不通,多重因素导致的各种口腔、咽喉不适感,如肝阳化风,可以是舌颤,心火旺,见舌尖痛,与焦虑状态关系密切的口腔不适感多为脑神失调与脏腑失调、经络不畅共同作用的结果,伴发于或继发于情志不遂,具有神机不畅、气机不通的特点,往往并非单一因素致病。根据临床观察,与脑神失调关系密切的口腔不适感多与肝郁气滞、肝风内动、心火上炎、脾虚、胃热亢盛、脾阴不足、胃阴不足、肾阴亏虚、热盛津亏生燥、血瘀、痰阻、痰火关系密切。

（二）病机要点

1. 心肝火旺,上灼口舌,脑神不宁　五志化火,内灼心肝,上灼口舌,见口苦、口干、口中辛辣感,口腔糜烂、溃疡,或自觉舌痒,舌痛,脑神不宁,焦躁不安,心火旺则烦躁,肝火旺则易怒,渴喜冷饮,或见弄舌,唇舌瞤动;有的是口酸口苦,性急易怒,烦躁不安,面赤眩晕,心中懊恼,大便干燥。

2. 胃火炽盛,熏蒸舌口,脾意不宁　过食辛辣肥甘,滋生内热,内扰脾意,上扰脑神,熏蒸口舌,意不守,神志不宁,脾胃甘气上逆,见口甘,或口气重,口臭,或流涎不止,或口唇颤动,或口唇焦裂,或喜饮或不喜饮,多兼有脘腹不适,大便失常。

3. 脾虚气弱,口淡无味,脑神失养　脾胃气虚,食欲不振,或无力化生水谷精微,或无力运化,口淡乏味,或多唾,或流涎不止,食纳不佳,甚或舌麻舌木或其他感觉不适。

4. 肾(阳)虚水泛,口感不适,脑神失养　年高体虚,或劳伤于肾,下元虚衰,阳虚失于温煦,阳虚不摄,肾虚水泛,见自觉口咸,或多唾,或流涎,肾虚导致脑神失养,神疲乏力,神志不安,易疲乏,头晕耳鸣,畏寒肢冷。

5. 肾阴亏虚,虚火上炎,脑神不宁　或年高体虚,或久病伤肾,或药毒伤阴,致肾阴不足,虚火上炎,脑神不宁,烦躁不安,或健忘、口干、口咸、耳鸣,或唇赤焦裂,或自觉舌痒。

6. 食积停滞,胃失和降,口舌不宁　往往因脑神不畅,致饮食失节,伤食停滞,胃失和降,口舌不宁,见食寝不安,口中泛酸,或恶食不饥,或口气酸腐。

7. 湿热中阻,上蒸口舌,脑神不舒　由于中焦湿热蕴积,脾胃气机升降失常,湿热上蒸,口气秽浊,口腔黏腻,或其他怪异感觉,乏力神疲易困,身体重着,往往伴有心中烦躁、懊恼,胃纳不佳,大便不畅黏腻。

8. 内风上扰,舌机失灵,脑神不静　或肝阳化风,或血虚生风,或脾虚风动,舌络失养,舌体失灵,口腔舌唇或麻或木,或啮齿,舌唇蠕动,伴有烦躁或心神不宁等脑神失常症状。

9. 内生瘀阻痰湿,舌络不通,脑神不畅　各种原因导致的脉络瘀阻,导致舌脉不畅,舌络不通,舌体不灵,感觉异常,或痛或痒或麻,或难以描述的口舌感觉不适,或运动失常,常兼脑络不通导致的脑神失常,舌质黯或紫黯或有瘀斑,多属于血瘀,或伴有舌体胖大,舌质淡,舌苔水滑或舌苔厚腻多属于痰饮或痰热,或痰瘀互阻。

10. 药毒为患,舌络不畅,脑神失宁　服用各种药物,或因药毒化热,或因药毒直接阻滞经络,脑神被扰,舌络不畅,舌体出现运动失常,或颤或僵硬;舌感异常,或麻或痒或胀,甚至言语失灵,烦躁不安,诸症往往属于药源性焦虑或药源性疾患的表现。

总之,凡是各种脏腑失常,气机不畅,脉络不通,导致脑神失常,在出现烦躁不安、焦虑或隐或现的同时影响口腔、舌咽、唇感觉异常或运动失常,要形神一体,在调养脑神的同时注意口腔和脏腑经络的关系,采取中医辨证论治,脑、脏、腑局部与全盘多重考虑,从整体观念出发,发挥中医辨证论治的优势。

【辨证论治】

如果患者出现各种口腔不适和口腔不自主运动,伴有焦虑情绪,如心神不宁,烦躁不安,要在辨病治疗基础上,即在养阴清热、补肾调养脑神的基础上,辨证论治,以下仅仅是示例性的辨证论治。

1. 心肝热盛,上灼口舌,脑神不宁

主症:口苦,或口干,喜饮或喜冷饮,口腔发热,或舌自觉辛辣感或烧灼感,或口臭,或口气秽浊,或口舌生疮,伴有烦躁不安,失眠易怒,大便干燥。舌质红,舌苔黄,脉滑数。

治法:清热泻火安神。

方药:泻心汤加味。

黄连 10g 大黄 10g 栀子 9g 黄芩 12g 木通 10g 生地黄 30g 玄参 30g 麦冬 30g 生石膏 60g(先煎) 珍珠母 30g(先煎) 生龙齿 30g(先煎) 金银花 15g 生甘草 15g

加减:肝火旺或肝热盛明显者,加龙胆草 9g、当归 5g;毒热盛者,加板蓝根 30g、紫花地丁 30g;阴亏津伤口渴明显者,加石斛、玉竹、天花粉各 30g;血分有热,加赤芍、丹皮、丹参,注意苦寒药使用不要伤及脾胃正气,可加少量反佐药和消导药;肝火上炎可用龙胆泻肝丸,短期服用。

2. 胃火炽盛,熏蒸舌口,脾意不宁

主症:口甘,或口气重,口臭,或流涎不止,或口唇颤动,或口唇焦裂,或喜饮或喜冷饮,多兼有脘腹不适,大便失常。舌质红,舌苔黄,脉滑数。

治法:清泻胃热,宁脑安神。

方药:清胃散加味。

菊花 15g 川芎 15g 丹参 30g 黄连 15g 生地黄 30g 当归 15g 牡丹皮 12g 升麻 9g 生石膏 60g(先煎) 珍珠母 30g(先煎) 生龙齿 30g(先煎) 地骨皮 30g

加减:口甘,或自觉黏腻加佩兰 30g;大便干燥,加生大黄 15g(后下)、炒枳壳 30g;兼有食积,可加服保和丸、枳实导滞丸;口苦、咽干、两胁胀满、大便不通,伴有急躁易怒可用大柴胡汤加减。

3. 脾虚气弱,口淡无味,脑神失养

主症:口淡乏味,或多唾,流涎不止,甚或舌麻舌木或其他感觉不适;食欲不振,气短懒言,神疲乏力。舌淡,苔白,脉细。

治法:健脾益气,安养脑神。

方药:六君子汤加减。

陈皮 15g 茯苓 15g 党参 15g 炒白术 15g 炙甘草 12g 法半夏 9g
香橼 15g 佛手 15g

加减：口淡，或舌不知味，伴有心悸心慌，失眠多梦者，多为伴有心血不足，或属于气阴两虚，加远志、五味子、麦冬、川芎各 10g，柏子仁、酸枣仁各 30g。

4. 肾（阳）虚水泛，口感不适，脑神失养

主症：年高体虚，自觉口咸，或多唾，或流涎，神疲乏力，神志不安，易疲乏，头晕耳鸣，畏寒肢冷，舌淡苔白或水滑苔，脉沉。

治法：温补肾阳，调养脑神。

方药：右归丸加减。

熟地黄 15g 巴戟天 15g 仙茅 6g 山药 30g 山茱萸 30g 菟丝子 30g
鹿角胶 15g 枸杞子 30g 当归 30g 杜仲 30g 龟板 15g（先煎） 菊花 12g
川芎 15g 丹参 30g 五味子 12g（根据王老经验，脑神病尽量不用附子、肉桂）

加减：烦躁、失眠严重，或上热下寒者，加生石膏 30g（先煎）、生龙齿 30g
（先煎）；伴有食少纳呆，大便溏泻属脾虚者，加茯苓 60g、炒白术 15g；舌体胖大，加薏苡仁 30g；小便频数，加益智仁、乌药各 15g；伴有阳痿早泄者，加大温补肾阳的药量。

5. 肾阴亏虚，虚火上炎，脑神不宁

主症：口干、口咸、耳鸣，或唇赤焦裂，或自觉舌痒；伴有烦躁不安，或失眠、健忘。舌体瘦，舌质红，脉细数。

治法：滋阴泻火，安养脑神。

方药：知柏地黄丸加减。

知母 12g 黄柏 9g 生地黄 30g 熟地黄 10g 玄参 30g 山药 30g 泽泻 30g 山茱萸 30g 茯苓 30g 鳖甲 15g 怀牛膝 30g 天花粉 30g 炒枣仁 30g 生石膏 30g（先煎） 生龙齿 30g（先煎）

加减：病久不愈，加桃仁 15g、红花 15g；腰酸腿痛，乏力者，加盐杜仲 30g、川断 30g；口腔溃疡或口舌糜烂，加黄连 12g、佩兰 30g；健忘明显，加丹参 30g、龟板 30g，合用银杏叶胶囊或金纳多；头部不适加白蒺藜 20g、天麻 12g；颈项不舒者，加葛根 30g。

6. 脑神不宁，食积停滞，口舌不宁

主症：口舌咽见各种不适感，或口中泛酸，或恶食不饥，或口气酸腐，伴有食寝不安，烦躁，或体重增加或体重减少，畸胖畸瘦，或伴有嗳气、呃逆或干呕、呕吐，大便不调等。舌质红，舌苔厚腻，脉弦滑。

治法：健胃消食，清热安神。

方药：加味保和丸加减。

炒白术 15g　茯苓 30g　陈皮 15g　厚朴 15g　枳实 15g　香附 15g　焦山楂 15g　神曲 15g　炒麦芽 15g　法半夏 15g　黄连 10g　生石膏 60g（先煎）生龙齿 30g（先煎）莱菔子 30g

加减：口臭严重，加紫花地丁 30g、白芷 10g、板蓝根 30g；矢气重，大便臭秽者，加黄芩 15g、连翘 15g，黄连加量；舌苔厚腻，加佩兰 30g；大便干燥，加生大黄 15g；伴有嗳气、呃逆或呕吐者，加旋覆花 15g、代赭石 15g、竹茹 6g、郁金 30g。

7. 湿热中阻，上蒸口舌，脑神不舒

主症：口气秽浊，口腔黏腻，味觉不佳，或苦或甘或酸，口渴不欲饮，或其他口舌怪异感觉，食不知味，乏力，神疲易困，胃脘胀满，身体重着，往往伴有心中烦躁、懊恼，喜卧，胃纳不佳，大便不畅黏腻；舌苔厚腻，脉滑数。

治法：清热利湿，舒畅气机，调畅脑神。

方药：三仁汤加减。

杏仁 15g　法半夏 10g　飞滑石 30g　薏苡仁 30g　白通草 10g　白蔻仁 12g　竹叶 10g　厚朴 10g　藿香 10g　佩兰 30g　黄连 10g　茯苓 30g

加减：口苦重者，是热重，加黄芩、板蓝根各 30g；烦躁不安，加栀子 10g、金银花 20g、连翘 15g；口甘者，可以改用兰香饮子加减（生石膏、知母、生甘草、人参、佩兰、防风、升麻、桔梗、连翘、半夏、白豆蔻）。

8. 内风上扰，舌机失灵，脑神不静

主症：口腔舌唇或麻或木，或舌体蠕动或唇蠕动，或啮齿，或唇口有烧灼感，口唇或见干裂，伴有烦躁或心神不宁，情绪低落。舌质红，少苔，脉弦数或细数。

治法：养阴息风，舒展舌机，安养脑神。

方药：王老经验方。

菊花 15g　川芎 15g　丹参 30g　生地黄 30g　玄参 30g　麦冬 30g　生石膏 60g（先煎）生龙齿 30g（先煎）珍珠母 30g（先煎）鸡血藤 30g　黄连 12g　栀子 12g　炒枣仁 60g　石斛 30g　天花粉 30g　炒麦芽 30g

加减：口舌不自主运动，应考虑到药源性因素，可根据情况逐渐加大生石膏用量；大便干燥者，加熟大黄 20g、火麻仁 30g、郁李仁 30g；如果舌质淡，不自主舔唇，多卧少动，四肢肌肉偶尔瞤动，属于气阴两虚，脾肾不足，加太子参 30g、五味子 15g、茯苓 30g、枸杞子 15g。

9. 内生瘀阻，舌络不通，脑神不畅

主症：舌体不灵，运动不遂，或运动失常，或经常不自觉咬到自己舌头，口舌感觉异常，固定于一处而不移，或刺痛或痒或麻，或难以描述的口舌感觉不适，烦躁、易怒、健忘。舌质黯或紫黯或有瘀斑，脉弦涩。

治法：活血化瘀通络，调养脑神。

方药：血府逐瘀汤加减。

桃仁 15g　红花 15g　当归 15g　生地黄 30g　怀牛膝 30g　川芎 20g　桔梗 6g　赤芍 30g　枳壳 30g　炙甘草 12g　香橼 15g　佛手 20g　生石膏 60g（先煎）　珍珠母 30g（先煎）

加减：健忘，加龟板 20g、桑椹 30g；手足心热，加青蒿 15g、地骨皮 30g、鳖甲 15g；伴有肢体不灵活者，加鸡血藤 30g、伸筋草 12g。

10. 痰饮内停，口舌络阻，脑神不舒

主症：口淡或舌麻，舌不知味，或见口中黏腻，或口臭，口不渴或口渴不欲饮，胸膈满闷，或呕恶，或流涎不止，没有食欲，食则腹满，胃脘痞闷，健忘，懒惰喜卧或嗜睡，乏力。舌淡苔水滑或厚腻，脉弦滑。

治法：化痰利饮，通络，调神。

方药：二陈汤加减。

陈皮 15g　法半夏 9g　茯苓 15g　党参 15g　炒白术 15g　香橼 15g　佛手 15g　竹茹 6g　郁金 30g

加减：舌苔黄厚腻舌质红，烦躁不安，易怒，为有热，加黄连 15g、黄芩 20g、栀子 12g；呕恶明显，加旋覆花 15g、石菖蒲 6g。

11. 药毒化热，熏蒸舌络，脑神失宁

主症：口干口苦，或口臭，口气腥热，或自觉口腔金属味道，唇干，口角起疱，或口唇起皮，或见口涩，或见口腔不确定异样感，多难以描述，或见喉咙不爽，喜饮，或喜冷饮，大便干燥。面部见粉刺痤疮，此起彼伏。胃脘不适或腹胀，或见呃逆；口腔溃疡，疮口红肿疼痛。牙龈出血，血色鲜红。舌质偏红，舌苔厚腻，脉滑数。

治法：清解热毒安神，双清肺胃。

方药：泻白散、清胃散合用黄连解毒汤（丸）。

地骨皮 15g　桑白皮 15g　甘草 6g　生地黄 15g　当归 10g　牡丹皮 10g　黄连 15g　升麻 3g　黄芩 10g　黄柏 10g　栀子 12g　生石膏 60g（先煎）　珍珠母 60g（先煎）　怀牛膝 15g

加减：阴伤明显者，加玄参 30g、知母 15g；口臭明显，毒热盛者，可加板蓝根 30g、金银花 15g、紫花地丁 30g；舌苔厚腻者，加佩兰、茯苓、陈皮各 15g；大便干燥，加大黄 15g（后下）；痰多者，加瓜蒌、陈皮、半夏各 15g；疾病日久，口腔异物感明显者，加桃仁、红花各 15g；肝胃不和见胃气上逆，呃逆嗳气者，加旋覆花 10g、竹茹 6g、代赭石 15g；牙龈出血，血色鲜红者，加紫草、赤芍各 30g，生地黄加量至 30g；肝火旺者，可口服中成药龙胆泻肝丸；口发甜，舌苔厚腻者可用茯苓、半夏、白蔻仁、鲜莲子、鲜荷叶、鲜佩兰叶、鲜稻叶各等分加减

269

治疗。

12. 药毒日久,肝肾不足,脑神失养

主症:服药日久,疾病后期,口腔乏味,口腔各种异常感觉,唇淡黯,牙龈萎缩或增生明显,黏膜溃疡,溃疡不痛或痛轻,疮面延绵,经久不愈;烦躁,乏力,腰膝酸软,精力差,易疲乏,小便短,伴多种退行性病变如骨质疏松或容易骨折骨裂,或大便干。舌质淡红,脉细。

治法:解药毒,补肝肾,养脑神。

方药:六味地黄丸或左归丸加减。

菊花 10g　川芎 10g　丹参 30g　生地黄 15g　熟地黄 15g　茯苓 30g　怀牛膝 30g　山药 30g　山茱萸 30g　制何首乌 10g

加减:烦躁,五心烦热,偏阴虚者,加知母 10g、黄柏 10g;手足不温,小腹怕凉,可以加巴戟天 30g、淫羊藿 30g;咳嗽则遗尿者,加黄芪 30g、金樱子 30g、益智仁 30g、乌药 10g;舌质黯淡者,加桃仁 10g、红花 10g;反应慢、记忆力减退者,加龟板 10g、鳖甲 10g。

【按语】

各种口腔不适,往往出现在情志障碍中,很多伴有明显的焦虑色彩,很多就是焦虑症的表现或躯体化表现。在经过体检和进一步的理化检查之后,如果排除器质性病变,或者虽然有器质性病变但不足以解释所出现的口腔不适的时候,应考虑有脑神失宁的因素,即应该考虑是不是具有焦虑、抑郁、躯体化因素,予以调养脑神。

具有焦虑色彩的各种口腔不适,有些症状患者可以描述清楚,有些患者描述不清,或者很含糊,患者体验非常痛苦,但别人无法理解,积极的调养脑神并予以辨证论治非常重要。这类口腔不适,有的是脑神失宁在先,神机不畅,导致人体气机不利,气血不通,脏腑经络失常;有的是脏腑经络的功能失常,影响口舌血脉,同时影响脑神所出现的症状,往往难解难分,治疗上要突出中医整体观念,形神兼顾。

第十四节　身痛与焦虑

身痛,是指各种患者感受到身体或某一局部疼痛。

疼痛已被列为继呼吸、脉搏、血压、体温之后的第五大生命体征。疼痛医学,已经成为西医学中的一门新兴学科,是神经内科学、麻醉学、放射介入治疗学、骨科学融合而成的一门新兴边缘学科。

精神-心理因素关系密切的疼痛,这一点已经为西医学特别是心身医学所重视。本节所论述的疼痛的以下几种情况,应该考虑精神情志因素,包括:第一,各种疼痛,诊断明确,经过系统、正规治疗,疗效不佳,伴有或不伴有精神情志症状,根据久病、难病调神,久病、难病治虑治郁的学术观点,在治疗疼痛的同时,注重调养脑神,舒畅神机、气机;第二,各种疼痛,经过系统检查,原因不明,一般治疗无效或效果不明显,根据疑病、怪病治神调神、治虑平虑的考虑注意调养脑神;第三,患者各种疼痛,检查排除躯体疾患,患者有精神心理或应激因素,但患者不表现为精神情志症状,考虑为躯体化或躯体形式障碍的应予调养脑神,治虑平虑开郁。

很多疼痛患者,西医学体检的理化检查往往查不到相应的病理改变,或病理改变不足以解释患者的疼痛,或者相应的药物治疗疗效不佳,患者与医生应该意识到患者可能存在明确的或潜在的心理因素。

【病因病机】

疼痛,中医认为属于痛证。痛分虚实,虚证,是气血不足,筋脉失养,不荣则痛,实证,多由六淫所伤,气血不通,主要是气滞、内生火热或风寒湿痹阻,痰阻血瘀等病因病机因素。情志与痛证关系密切,与情志关系密切的痛证有着自身特点和发病规律。有的患者内郁、久郁、隐郁、隐虑,患者情志症状不明显,而主要表现为各种疼痛,疼痛部位往往不明确、疼痛性质不典型,表现较为怪异。

(一)发病因素

情志不畅,脑神不舒,气机不畅,经脉失养是与情志关系密切的疼痛的基本发病因素。一方面,脑神功能失调可以引起神机不畅,肝气不舒,气机痹阻,经脉不畅,阻于何处,何处就会气血不通,不通则痛,往往伴有情志病证,或显或隐;另一方面,各种原因引起疼痛会引起情志不舒,神机不畅,进而加重气机不畅,导致经脉痹阻,加重病证。由于气机不通,血脉不畅,神机不爽,可能伴有各种感知觉、情绪症状或运动不利的症状,往往气机升降出入失常的病机病证较为突出。另一方面可能伴有情志障碍,如烦躁、抑郁、失眠等情志症状。

(二)病机要点

1. 脑神不宁,气滞不通　由于所欲不遂,内郁久郁,一方面肝郁气滞,气机不畅,经脉不通,不通则痛,见身痛或各种内脏、关节部位的疼痛,疼痛多为胀痛,病位不定或走窜,多因情绪波动而加重。另一方面,往往伴有情志症状,或隐或显,往往内郁久郁,性格内向。如果情志化火,则往往兼有火热特征,如果气滞不畅,血脉不通也有可能表现为局部的寒证,或兼瘀兼痰,久之则兼虚,或见虚实夹杂。

2. 脉络痹阻,脑神不宁　由于各种邪气或热或寒,或瘀或郁,或痰导致人体脉络不通,不通则痛,病痛缠人,致人情志不舒,气机不畅,脑神不宁,疼痛不愈渐渐出现烦躁不安、悲观、绝望、怀疑,脑神不宁加重人体气机不利,与痛证病因病机纠结导致人体气血紊乱,怪症丛生。

3. 气血两虚,筋脉失养,脑神失养　久病或外伤,人体正气不足,或气血不足,或精亏,或津伤,气血运行不利,筋脉失荣,痛势绵绵,或隐或现,久久不愈,或见虚寒、或见虚热,同时由于脑神失养,神机伸展不利,导致精神疲弱,忐忑不安,胆小害怕,多疑疑病。

【辨证论治】

1. 脑神不宁,气滞不通

主症:身体疼痛或某一部位疼痛,如常见为后背痛、膝关节痛,或胁痛、胸前疼痛,或胀痛,或走窜,位置不定,伴有烦躁、易怒、忐忑不安、或胆小害怕多疑,失眠,舌质偏红,脉弦。

治法:理气止痛,调神宁脑。

方药:自拟方。

香橼 15g　佛手 20g　陈皮 15g　川芎 15g　香附 30g　炒枳壳 30g　赤芍 30g　白芍 30g　炙甘草 9g　延胡索 12g

加减:胃痛、腹痛请参照有关章节加减。肢体疼痛加鸡血藤、海风藤各 30g、伸筋草 12g;后背痛加葛根 30g;睡眠不好加炒枣仁 60g;往往需要根据疼痛部位或性质加减,胸闷胸痛可以用开胸顺气丸,中成药可在辨证论治基础上合用中成药乌灵胶囊、疏肝解郁胶囊。王老临床上治疗这类身痛常常加用活血、养阴清热之品,重用鸡血藤。

2. 脉络痹阻,脑神不宁

主症:体痛,或胸腹痛,或四肢局部痛,痛楚难堪,情绪低落,烦躁不安,担心害怕,多疑悲观,多方求治。舌暗淡黯,脉弦涩。

治法:活血化瘀,通络止痛,宁脑安神。

方药:血府逐瘀汤加减。

桃仁 12g　红花、当归、生地黄、牛膝各 9g　川芎、桔梗各 4.5g　赤芍、枳壳、甘草各 6g　柴胡 3g

加减:烦恼、易怒,加生石膏 60g(先煎)、珍珠母 60g(先煎)、生龙齿 30g(先煎);眠差加琥珀 6g(冲服)、炒枣仁 60g;热毒明显者,加板蓝根 30g、金银花 20g;可以根据不同部位的疼痛辨证加减。

3. 气血两虚,筋脉失养,脑神失养

主症:身痛,点多面广,痛势绵绵,或隐或现,久久不愈,多伴有畏寒肢冷,或小腹怕寒,喜热饮,精神疲弱,忐忑不安,胆小害怕,多疑疑病,舌淡苔薄白,脉沉细。

治法:双补气血,止痛,调养脑神。

方药:八珍汤加减。

党参 10g 白术 10g 白茯苓 10g 当归 15g 川芎 10g 白芍 10g 熟地黄 10g 炙甘草 10g 大枣 6g 生姜 3g 远志 10g 柏子仁 30g 鸡血藤 30g

加减:肾精亏虚明显,加龟板、菟丝子、桑椹各 30g;肾阳虚明显者,加巴戟天、淫羊藿;脾虚明显,加大茯苓用量,再加薏苡仁、黄精各 30g;畏寒、表虚自汗加生黄芪 30g;可以根据疼痛的部位和性质加减辨证用药。

【体会】

慢性疼痛与脑神关系密切,大凡疼痛,都应该注意心理因素,中医治疗都应调养脑神,根据不同患者,症状的轻重缓急,或予以心理安慰,心理疏导。

与焦虑关系密切的身痛,有的患者明显带有焦虑情绪,对疼痛过度关注,临床上容易识别。还有很多患者的疼痛,中医西医各科系统检查治疗,或诊断不明,或无以治疗,往往忽视心理因素,这些症状在专业医师看来有明确的心理因素,脑神不调,但患者不一定接受,反复就医,到处就医,反复检查,非精神科专科医生和家属也未必很快意识到心理因素在发病中的作用,应值得注意。

对于这类疼痛患者,除了心理治疗疏导之外,必要的抗抑郁药物、抗焦虑药物可能会有效,度洛西汀经常是首选。中医辨证治疗往往有较好的疗效,在针对痛证辨证论治予以行气活血、补气养血应注意调养脑神,注意患者的体质背景,同时注意滋肾阴、壮脑神、清热安神治法的应用。

这类身痛患者往往伴有畏寒、怕冷,中青年妇女更是多见,临床症状多夸张,畏寒肢冷或寒热夹杂,经期加重,使用温经散寒、温补肾阳要特别谨慎,因为这类寒证往往是气滞、气血不宣畅之故,虽见寒证,只要一用温热药就会上火,引发烦躁,王老的经验是使用宣畅气机之法,以图缓工。

第十五节　肥胖与焦虑

肥胖,这里指超重和肥胖,体重指数超标者。在现代社会,由于各种原因,肥胖不仅仅是一个生理学概念,往往与人们的健康观念、审美观念密切相关,具有不同层面的心理和社会意义。

肥胖症(adiposity)是一组常见的代谢症候群。当人体进食热量多于消耗热量时,多余热量以脂肪形式储存于体内,其量超过正常生理需要量,且达一定值时遂演变为肥胖症。因体脂增加使体重超过标准体重 20% 或体重指数 [BMI= 体重(kg)/ 身高(m)^2] 大于 22.6 者为超重,体重指数大于 30 者称为肥胖症。如无明显病因可寻者称单纯性肥胖症;具有明确病因者称为继发性肥胖症。

很多患者体重指数正常,但由于受"以瘦为美"观念影响,追求骨感,可能会被患者认为是肥胖;也有的患者可能与精神病理症状"体像障碍"有关,也许与某种关于美的先占观念或强迫观念有关,或与神经性贪食症或厌食症相关,而坚持认为自己肥胖,而实质上体重指数正常或偏低。

肥胖与精神焦虑关系密切。一方面焦虑引起肥胖,有些患者,由于焦虑,往往一遇心情紧张或不愉快,就会用吃东西来缓解焦虑,如吃零食,吃饭过快,追求撑饱,除了与不良观念与不良生活方式有关之外,往往由于内心焦虑紧张,也与幼年时期的教养方式有关。另一方面,过去的人们说"心宽体胖",而现在肥胖往往伴随或引起焦虑,这主要是肥胖与人们的审美、时尚观念抵牾,以及现代社会健康观念中肥胖意味着不健康,与代谢综合征、高脂血症、冠心病、高血压、糖尿病等相关,肥胖带来的社会负性形象往往使人们都向往瘦身,但这又与人们对美食的需求和向往,以及现代的高热量饮食、体力活动减少发生内在冲突,给人们心身带来压力,引发焦虑,成为影响人们生活方式的一个大问题。所以,现代社会中肥胖往往与焦虑如影相随,成为临床一大问题。

在精神科,由于新型抗精神病药物的广泛使用,抗精神病药物也会导致体重增加,肥胖和代谢综合征成为一个非常严重的药源性疾患,也成为精神科患者的一个重要的焦虑源,成为患者康复和走向社会的一大障碍。

肥胖与焦虑是西医学、心理学、社会学的一个较大问题,本节删繁就简,只讨论肥胖伴有焦虑的中医辨证论治。

【病因病机】

肥胖,是指机体脂肪沉积过多,超乎常人而言,往往伴有乏力短气、头晕、懒言等症。关于肥胖,《黄帝内经》有"肥贵人"、《金匮要略》有"肌肤盛"之说。若体态丰腴,面色红润,精神饱满,舌脉正常,中医不认为是疾病。肥胖伴有焦虑情绪是目前一大健康问题。

(一)发病因素

中医从整体观念出发,认为肥胖病的起因,不外五大方面:①先天禀赋,如陈修园说:"大抵素禀之盛",即现代医学所述的遗传因素;②嗜食膏粱厚味,饮食超量,供过于求,即《黄帝内经》所述"肥贵人,膏粱之疾也";③嗜卧少动,使体能消耗明显降低,致营养过剩,使脂肪充于肌肤而致肥胖,往往与生活方式有关;④脏腑功能失调,肝郁气滞、脾虚失运、肾虚气化失职,内伤久病,痰浊内生,或外受湿邪,使痰湿蓄积体内而肥胖;⑤药毒化热,积聚脾胃,胃火内生,伤津耗气碍脾,升降失常,致胃强脾弱,纳谷而不能生精化气,痰浊内生而见肥胖。

精神焦虑,脑神不宁,脾意不行,引食自救,美食多肥甘厚腻,久之痰浊内生,积聚肌肤,故见肥胖;或因肥胖,气机中阻,清阳不升,脑神失养,或人以瘦为美,肥胖多气机不畅,清阳不升,脑神失养或引发情志不舒,郁滞化火,热扰脑神,肥胖引发焦虑。

（二）病机特点

肥胖伴发焦虑往往与以下病理机制有关：

1. 气郁化火,脑神不畅,脾弱胃强,痰浊内生 焦虑患者多属情志不畅,脑神不舒,人体气机不畅,内火中生,阴血暗耗,脾意不行,机体往往引食自救,多是肥甘厚味,积聚于脾胃,升降失司,食入蕴于胃,积则化火,化火则从胃,胃强则纳谷,食欲旺盛;化火则伤津耗气,久则脾虚,纳入之谷不能化生为水谷精微,湿聚痰生,蕴于肌肤,焦虑与肥胖并见,久则或痰火内盛,湿阻血瘀,气机不畅,血脉不通,百病丛生,往往恶性循环。

2. 心肾不交,脑神失调,脾虚痰阻 焦虑患者脑神不宁,五志紊乱,心火旺,肾水亏,心神不定,忐忑不安,肾志不行,脾胃升降失司,食少纳呆,脾气虚而不能运化,水谷精微不能化生,体益虚而痰更聚,恶性循环,清浊不分,焦虑与肥胖为患,难解难分,治疗困难。

3. 脾肾两虚,痰湿积聚,脑神失养 脾虚胃弱,升降失司,肾虚气化不行,痰湿内停,化脂蕴于肌肤,水谷精微不能化生,脑神失养,脑神疲弱,脾意不行,肾志不伸,思虑失常,意志不坚,焦虑乃生,肥胖与焦虑的基础都是脾肾不足,本虚标实,气虚而湿停痰聚,烦躁,担忧,行动缓慢,多不善决断。

4. 血瘀痰浊,脑神失调 肥胖日久,痰浊内停,气机不畅,血络受阻,瘀血内生,痰瘀交织,脑络不通,脑神不畅,焦虑内生,多见于病久之人或久服药物之人。

【辨证论治】

1. 气郁化火,脾弱胃强,痰浊内生,脑神失调

主症：情志久郁,郁而化火,脑神不净,心神不宁,烦躁不安,消谷而善饥,或狼吞虎咽,或喜食零食,或嗜食肥甘,或不离碳酸饮料,体重日增,思瘦而不能控制饮食,自卑自责日重,时而急躁,愈发进食,甚至自暴自弃,形盛体衰,不耐运动,动则气喘,饥则心悸,急觅食物,大便少或秘结。舌苔厚腻,脉滑数,或见皮肤生疮。

治法：清热安神,调畅气机,化痰降脂。

方药：王老经验方

菊花 15g　川芎 15g　丹参 30g　生地黄 30g　玄参 30g　生石膏 60g（先煎）生龙齿 30g（先煎）　黄芩 15g　黄连 12g　栀子 12g　荷叶 30g　决明子 30g　生山楂 30g　酒大黄 20g　怀牛膝 30g　莱菔子 30g　火麻仁 30g　郁李仁 30g　炒枳壳 30g　佩兰 30g

加减：胃脘胀满者,加香橼 15g、佛手 15g;食积严重者,加鸡内金 20g、炒

麦芽 30g;头晕脑懵者,加葛根 30g、白蒺藜 12g;食欲重者,适当加大清热药物剂量;热毒瘀滞,粉刺毛囊炎重者,加板蓝根 30g、金银花 30g;湿毒重者,加土茯苓 50g。

2. 心肾不交,脑神失调,脾虚痰阻

主症:烦躁,眠差,乏力,担忧,害怕,整天惴惴不安,面色不华,食少纳呆,胃脘满闷,虚胖,体重渐增,运动少,动则心悸,甚至汗出,便溏或虚努难出。舌淡红,脉沉细。

治法:交通心肾,健脾化痰,安养脑神。

方药:六味地黄丸合用二陈汤加减。

陈皮 15g　法半夏 10g　茯苓 30g　太子参 30g　炒白术 12g　炙甘草 12g　炒枣仁 30g　山茱萸 30g　山药 30g　泽泻 30g　丹皮 12g　熟地黄 15g　荷叶 15g　生山楂 15g　佩兰 30g　莱菔子 30g

加减:烦躁不安、心火旺严重者,加黄连 12g,或栀子 9g;心气不足、心悸心慌者,加大太子参用量,麦冬 30g、五味子 12g;胃纳差者,可加鸡内金 12g、炒麦芽 30g。

3. 脾肾两虚,湿阻痰停,脑神失养

主症:肥胖日久,体虚,面色不华,疲倦乏力,胆小,害怕,易惊,善恐,睡眠浅而神疲,多思睡,记忆力下降,不耐脑力活动,注意力差,腰背酸痛,头晕气短、畏寒肢冷、不耐劳动,甚或下肢浮肿,阳痿阴冷、或见于不爱运动者,或见于体质久虚者,或见于病久服用药物者。舌质淡,苔薄白,脉细或沉而无力。

治法:益气健脾,温阳益肾,消脂化痰,养脑安神。

方药:四君子汤合肾气丸加减。

太子参 15g　炒白术 10g　茯苓 12g　生地黄 15g　泽泻 10g　丹皮 10g　巴戟天 10g　仙茅 6g　淫羊藿 10g　车前草 10g　川牛膝 10g　荷叶 15g　决明子 12g　生山楂 15g　佩兰 30g

加减:气虚或自汗出明显者,加生黄芪 30g;心悸心慌,加太子参 30g;气虚痰阻,心悸心慌明显者,加瓜蒌 30g、薤白 15g;食少纳呆者,加炒麦芽 30g;四末不温,大便虚努,加肉苁蓉 30g;伴有热象烦躁不安,加石膏 30g(先煎)、生龙齿 30g(先煎);伴有脂肪肝或肝功不良者,加茵陈 20g、板蓝根 30g、金银花 15g;有瘀滞者,加桃仁、红花各 10g。

4. 血瘀痰浊,脑神失调

主症:肥胖日久,不爱运动或行动不便,伴有多种疾病,或属于久服药物之人,头昏脑胀,或颈项不舒,记忆力下降,注意力不能集中,爱好减少,或见心悸心慌,或失眠烦躁,易怒,易惊,大便不畅,睡眠差或梦多。舌质紫黯或有瘀斑,脉弦涩或结代。

治法：活血化瘀，消脂化痰，调养脑神。

方药：血府逐瘀汤合并大黄䗪虫丸加减（略）或王老经验方加减。

菊花 15g　川芎 20g　丹参 30g　葛根 30g　白蒺藜 15g　桃仁 20g　红花 20g　生石膏 60g（先煎）　珍珠母 30g（先煎）　生龙齿 30g（先煎）　生地黄 30g　玄参 30g　麦冬 30g　黄连 12g　佩兰 30g　瓜蒌 30g　薤白 15g　赤芍 30g　炒枣仁 60g　山茱萸 30g　制何首乌 15g　龟板 30g　怀牛膝 30g　香橼 15g　佛手 30g　生山楂 30g　决明子 20g　荷叶 30g　生大黄 20g　火麻仁 30g

加减：瘀滞明显者，可加大桃仁、红花、川芎、丹参剂量；头部不适严重或记忆力下降，加服金纳多（银杏叶提取物制剂），或每日冲服三七粉 3g；颈项不舒严重，可加大葛根用量，可用至每日 80g，加鸡血藤 40g；烦躁不安，加栀子、黄连各 10g；服药日久者，加服金银花、板蓝根。

【体会】

肥胖与焦虑，在临床上关系密切。要针对不同患者的具体情况予以不同对策，最有效的治疗离不开健康的生活方式和健康的理念，但一切都离不开控制饮食和适度运动。患者往往关于饮食、健康、体重的理念存在不合理认知，应积极予以心理疏导、健康教育、饮食指导、运动疗法指导。精神科患者体重异常增加往往存在药物因素，如服用药物导致的饮食增加、运动减少、代谢异常，应积极予以干预，必要时减量或换用其他药物，日常行为干预非常重要。肥胖和焦虑往往互为因果，行为、心理疗法往往对两者不同环节都有作用，不容忽视，请参看有关专业书籍。

对于肥胖伴有的焦虑，中医辨证论治有肯定的疗效，上述介绍的辨证论治方法是常见的证型，临床情况千差万别，往往要根据患者的具体情况采取健脾、化痰、利湿、活血化瘀、解毒、补肾诸法共用。

对于肥胖伴有焦虑患者，非药物疗法非常重要，中医的传统保健措施可以尝试应用，如调饮食，可以少吃牛羊肉和肥猪肉。许多水果含钾丰富，可缓冲钠的有害影响，减少血容量而使血压降低。水果含钾最多的依次是香蕉、桃、山楂、鲜枣、柑橘、柿子、苹果。此外，水果中含有大量维生素 C、尼克酸等，对血管有保护作用。含维生素 C 最多的依次为山楂、猕猴桃、红枣、薄荷、橘子。有一些蔬菜芹菜、大蒜、西红柿、菠菜、洋葱、茭白、胡萝卜、茄子、冬瓜、黄瓜、南瓜、木耳、海带有助于健康。避免空腹或睡前饮用大量浓茶，提倡长期饮淡绿茶，并在饭后饮用为宜。还可以多锻炼，如太极拳，它动作柔和、可使肌肉放松，血管松弛，精神放松，适合慢性焦虑患者；步行、快步走适合压力大患者，可以行走每天 1~2 次，每次 30~45 分钟，行程约 2000 米，在每天下午、黄昏、睡前均可进行。游泳是种极好的全身运动，坚持每周 1~3 次，可以使身心放松，缓解压力。长期坚持,既可以缓解焦虑,也可以控制体重。肥胖患者往往伴有各种心理问题,也常见性心理和性功能问题。有些肥胖患者试图使用西药减肥药,后者引发的多种精神心理问题,应予以关心,予以治疗。

第十六节　二阴不适与焦虑

二阴,即前阴、后阴。前后二阴指的是外生殖器及肛门周围,这些部位的皮肤薄嫩、颜色较深、皮下组织疏松、分布有丰富的游离感觉神经末梢,同时也包括阴茎、包皮、龟头、阴唇、阴蒂等皮肤与黏膜移行区。二阴这里包括尿道口、肛门、阴道,排泄物、分泌物多,皮肤腺体发达,神经丰富,与消化排泄、泌尿、生殖系统、内分泌关系密切。

二阴病变通常包括外阴炎症或各种皮癣,湿疹等,一般属于皮科、妇科、泌尿科等专科疾病。有些书籍将少精、不射精、逆行射精、腹泻、大便艰难等也列作二阴异常。

我们这里讨论的主要的是指患者感到各种二阴不适,没有明确的皮损改变或病理改变不能解释患者的症状,具有明确或潜在的情志 - 心理因素,常见表现为二阴瘙痒,异味重,阴道吹气感(阴吹,阴道经常有气排出,状如放屁,自己无法控制,严重时簌簌有声,连续不断),阴道跳动感、干涩感、电击感,肛门异常感觉(瘙痒,抽动、疼痛),尿频、夜尿频,尿异味重,腹泻等以及难以描述异样感,不可名状的排尿感、排便感,与性(快感)相关的异常感觉。包括外生殖器、肛门周围各种与情志关系密切的不适感,患有或不患有皮损、炎症等明确、有形病变,常常为患者所苦,影响患者情绪。

常见的与二阴不适关系密切的情志异常,如烦恼、羞涩、担忧、害怕、耻辱,为症状所困所苦恼,因羞涩难以就医,苦闷,往往担忧影响约会、婚恋、生育,担忧性病难以治愈,为此影响情绪,导致急躁不安、自卑,敏感多疑,易怒,痛苦万分而难以言说,成为焦虑抑郁主要的应激因素,其焦虑抑郁水平或在阈下水平,或达到诊断水平,一般都影响患者的生活质量,需要干预。

以二阴不适,主要是自我感觉不适为主诉,往往伴有情绪异常,并不一定限定于有无皮损炎症,可以参照本节辨证论治。

【病因病机】

二阴不适,即二阴部位或相关部位的各种不适感,包括各种诊断明确的有形内外病变带来主观感觉,也包括没有明确病变的各种不适感和情感情绪障碍。二阴不适伴随的情志障碍,常见的有担忧、烦躁、羞耻感、失眠、多疑、疑病、易怒。

（一）发病因素

1. 七情不遂，情志不舒　七情不遂特别是情爱失意或情欲不能正常疏泄，所欲不遂，心情久久压抑，导致郁火内生，气机不畅，神机不宁，出现各种二阴感觉不适，同时伴有脑神失常。

2. 认知扭曲，行为不当　不当的性行为，如不洁性交史，加上错误的认知以及偶尔的异常感觉，会引发担忧、害怕同时伴有局部各种不适，但不一定有明确的病变。

3. 二阴病变，情绪抑郁　或因外感、或因内伤导致二阴病变或内脏病变在局部的反应，如皮肤病，妇科手术后可能出现不适感觉，引发患者情绪失常，病变和情绪相互强化，导致二阴不适感伴有情绪失常。

（二）病机要点

1. 湿热下注，二阴不爽，脑神不舒　久居湿地，或肆食肥甘，脾胃受损，运化失常，湿热湿毒内生，一方面湿热下注二阴，导致局部或有形病变，或无形感觉，二阴局部出现各种奇异感觉，影响患者情志，导致脑神不舒，惭愧、懊恼、烦躁，二阴各种不适感觉与情绪失常共见。

2. 脑神不宁，心肝火旺，下移小肠，二阴不适　情志内郁久郁，郁而化火，心火旺，见烦躁不安，同时心火下移小肠，见小便黄赤伴有各种感觉不适，多以心肝火旺为主，肝主宗筋，火热内炽，宗筋受灼，二阴见各种不适或有形病变，常见痛、尿道烧灼感，瘙痒钻心，挠抓，同时伴有心肝热盛脑神被扰的烦躁不安、易怒等症。

3. 肝肾不足，阴虚火旺，二阴不适，脑神不宁　肝肾阴虚，精亏不足，导致二阴失养，或局部皮损易受邪伤，或局部不舒适感，如麻、痒；阴道的干涩感，或伴有感觉过敏，早期害怕进行性生活，进展到完全拒绝性接触，严重影响婚姻关系；阴虚火旺，或见局部动悸感等异常感觉，伴有脑神被扰的担忧、害怕、紧张、羞愧、思虑过度等情志失常。

4. 脾肾两虚，二阴不适，脑神失养　内伤外感，情志不调，气机紊乱，慢病久病，脏腑失调，致脾肾两虚，清气不升，浊气下降，二阴失荣复为浊气所困，出现各种感觉失常或皮损，加之清气不升，气血不足，脑髓失养，脑神不调，二阴见各种不适感同时可见健忘、担忧等症。

【辨证论治】

1. 湿热下注，二阴不爽，脑神不舒

主症：外阴瘙痒，或阴部异常感觉，茎中痒、痛，或肛周、阴囊瘙痒，阴部、或腹股沟皮疹，或肛门灼热瘙痒难忍，或小便不通或黄或黄赤或味重或浑浊，或尿频、尿急、尿痛；小腹不适，身体重着，烦躁不安，担忧、急躁易怒，或大便腥臭溏烂，或带下黄臭，或见下肢生疮、溃烂流水。舌苔，黄厚腻，脉滑数。

治法：清热、利湿、安神。

方药：龙胆泻肝汤（《医方集解》引《局方》）加减。

龙胆草 6g　黄芩 12g　栀子 9g　泽泻 15g　木通 6g　车前子 9g（包煎）当归 15g　生地黄 30g　柴胡 6g　生甘草 12g　黄柏 10g　知母 10g

加减：尿频、尿急、尿痛突出者，加滑石 30g、扁蓄 10g、瞿麦 15g、小蓟 30g；烦躁不安、急躁易怒严重者，黄芩加量至 30g、黄连 10g；外阴瘙痒严重加白鲜皮 30g、地肤子 30g；全身皮疹严重，热毒炽盛者加板蓝根 30g、紫花地丁 30g、连翘 12g、金银花 20g；大便黏腻不爽，肛门灼热，加葛根 30g、黄连 15g。根据湿、热孰轻孰重，偏重何经，予以加减。做好心理疏导、安慰，可以配合川菊饮加减。

2. 脑神不宁，心肝火旺，下移小肠

主症：外阴烧灼感，小便不通短赤或涩痛，肛门、肛周、阴部瘙痒或灼痛，大便干燥或臭秽，烦躁不安、易怒、冲动或伴有恐惧感，坐卧不宁，夜寐多梦。舌质红，苔黄，脉弦数。

治法：清热安神止虑。

方药：导赤散（《笔花医镜》）加减。

麦冬 10g　木通 3g　生地黄 10g　甘草 6g　竹叶 6g　车前子 8g　赤茯苓 10g　生石膏 60g（先煎）　珍珠母 30g（先煎）　怀牛膝 20g　黄连 12g　丹参 30g　知母 15g　黄柏 10g　生大黄 15g

加减：急躁易怒，加栀子 12g、生龙齿 30g（先煎）；小便不利，尿赤短涩眠差，加琥珀面 6g（冲服）、金银花 20g、连翘 15g；口干口渴，大便干燥，多日不下者加玄参 30g、生地黄加至 30g、火麻仁 30g，或加玄明粉 6g（冲服）。

3. 肝肾不足，阴虚火旺，外阴不适，脑神不宁

主症：外阴瘙痒，或有跳动感，小便短黄或浑浊或灼涩感，或以干涩为主，不敢触动，影响性生活和性接触；男性梦遗精频频，头晕眼花，急躁易怒，失眠心悸，五心烦热或午后潮热，腰背酸痛，口干咽燥，舌红少苔，脉细数。

治法：滋阴泻火，宁脑安神。

方药：知柏地黄丸合封髓丹方意加减。

知母 10g　黄柏 10g　熟地黄 10g　山药 30g　山茱萸 30g　泽泻 30g　茯苓 30g　丹皮 10g　天冬 30g　砂仁 6g　甘草 10g　黄连 6g　栀子 9g

加减：肛周、外阴瘙痒明显者可加白鲜皮、地肤子，或用苦参、蛇床子各 30g 煎汤熏洗；口渴口干，加生地黄、玄参、麦冬各 30g。

4. 脾肾两虚，二阴不适，脑神失养

主症：小便不通、排出无力、尿等待或尿有余沥，或尿频、夜间多尿，小便清长，甚或遗尿；或见腹泻、便频、大便稀溏，或大便虚努；小便夹精，遗精，白浊，

早泄；肛门坠胀感，阴囊挛缩或瘙痒、冰冷发硬，担忧害怕，恐惧，多疑，神疲体倦，乏力，腰膝酸软，或肢寒畏冷。舌质淡，苔水滑，脉沉或沉弦。

治法：健脾补肾，养脑安神。

方药：归脾丸合右归丸方意加减。

党参 9g　炒白术 12g　炙黄芪 12g　茯苓 15g　远志 10g　炒枣仁 30g　龙眼肉 10g　当归 12g　木香 9g　大枣 10g　炙甘草 9g　熟地黄 12g　巴戟天 15g　山药 15g　山茱萸 30g　菟丝子 30g　枸杞子 12g　盐杜仲 15g

加减：阴囊湿冷严重，加巴戟天 30g；尿频，加益智仁 15g、乌药 10g；阴寒严重者，可少佐肉桂 3g、黑附片 6g。

【体会】

二阴失常或二阴感觉不适是常见疾患，与泌尿生殖系统密切，多涉及隐私，给患者带来很大的精神压力，患者常掩饰病情，欲言又止，医生要察言观色，对青少年和妇女、老年人要耐心询问。

二阴不适伴有焦虑或其他情志异常的中医辨证论治要标本兼治，在治疗局部感觉的同时，注意调整患者的情志，调养脑神功能，做好健康教育和心理疏导。对于患者的关切，要予以耐心解释。患者很可能怀疑自己有性病或影响性功能，要予以有针对性地检查，解除患者的心理负担。

王老治疗二阴不适伴有焦虑的经验主要是在辨证论治基础上配合川菊饮，运用滋阴、活血、利湿之法，常常配合清热解毒之法，同时根据具体情况，予以心理暗示、安慰。

第十七节　阳痿、早泄（手淫、遗精）

阳痿、早泄、手淫、遗精相关问题往往存在不同程度的焦虑，这些问题，可能是焦虑的结果，也可能是焦虑的原因，或者互为因果。患者出现羞愧、担忧、害怕、紧张、烦躁、苦闷、冲动、自责、悲观，甚至出现更为严重的焦虑抑郁症候群，焦虑情绪与相关性心理、性功能障碍可以相互加强，成为临床常见问题，往往是很多心身问题、行为问题、内科疾病、人际关系、婚恋、家庭问题的重要背景和原因，应予以高度重视。

性与焦虑是心理学、精神分析的专业话题，其他性焦虑问题，请参考有关专业书籍，本节不做更多分析。

【病因病机】

（一）发病因素

七情所伤、饮食不节、药物、久病、劳伤可以导致阳痿，常伴有早泄、遗精或相关病症,如性冷淡、性淡漠、性惧怕等。阳痿早泄和相关问题可以让患者感到羞耻、恐惧、担忧、害怕,所以阳痿早泄患者往往伴有相当的焦虑,焦虑常是阳痿的常见结果和伴随症状。另一方面,对自身和异性的神秘感,对自己性功能不自信导致担忧害怕,以往的失败和不成功经历或者挫折,常导致性行为之时紧张、害怕,反而更引起阳痿早泄,从而成为恶性循环,并不少见。

（二）病机要点

1. 久思久虑,伤及心脾　忧思太过,脑神失调,抑郁心脾,心神脾意被遏,脾气难伸而损伤,心血不行而暗耗,脾失健运,水谷精微难以化生,致使神机不畅,心脾两虚,气血不足,宗筋失养,阳道不振,而见阳痿。气血不足,固摄失司,则容易出现早泄,并见羞惭、担忧、乏力、眠差。

2. 肝气郁结,脑神不伸　情志不舒,气机不畅,郁遏伤肝,脑神不得伸展,气血运行不畅,血不荣筋,神机不得,宗筋失司,而见阳痿;肝失疏泄,神机不守,精关不固而早泄;并见情绪低落,郁闷,胸胁胀满,食少纳呆。

3. 惊恐伤肾,脑神不宁　惊则气乱,恐则气下,气机逆乱,神机不宁,阳气不振,精关难固,可见阳痿、早泄。脑神不宁,担忧害怕,胆小忧虑,心悸,遇事退缩,房事难行。

4. 药毒所伤,精神不用　服用药物日久,药毒为患,损津伤精,碍气遏神,气机不畅,神机不行,阳道难举,精关失固,或阳痿,或早泄,或性欲全无,或性冷淡,常伴有烦躁不安,口干舌燥,情绪失常,惶惶不可终日,全身较劲,腹胀,恶心,大便干燥。

5. 命门火衰,脑神虚惫　平素脑神不宁,以泻欲为乐,房事过度,肾精耗损,脑神失养,元阳不振,阴寒内生,可见阳痿早泄,精神疲弱,虚烦不宁。

6. 肝肾湿热,脑神不宁　正值青壮年,色欲过度,内伤肝肾,湿热蕴积下焦,以致宗筋弛纵,阳痿不举;肝肾不足,脑神失养,湿热内聚,或阳事不举而临房早泄,兼见舌苔厚腻,阴囊湿热汗出或味重,心烦,身重,恶心,口腻,或见尿黄,淋痛,大便不爽。

7. 脉瘀精阻,脑神不畅　或因房事不当,导致经脉瘀阻,或年老气虚血瘀,致精络不畅,宗筋不荣,阴茎不充,阳事不举。脉瘀络阻,脑络不通,脑神不畅,阳痿早泄并见烦躁、失眠等症。

【辨证论治】

1. 心脾两虚,脑神不调

主症:举而不坚,或坚而不久,或见早泄,平素对此特别担忧,羞愧,特别关心相关话题或回避,面色少华,心悸易惊,纳呆食少,腹胀便溏,精神不振,为人自卑,夜眠不安,或梦多眠浅。舌淡苔薄白,脉细尺弱。

治法:补益心脾,调神振痿。

方药:归脾汤加减。

党参 10g　炒白术 15g　茯苓 30g　炙甘草 12g　炙黄芪 15g　当归 12g　龙眼肉 10g　酸枣仁 30g　木香 10g　远志 10g　九香虫 10g　露蜂房 10g　龟板 15g　陈皮 12g

加减:应根据患者服药反应,适度加减消导药;如果烦躁明显,可少量加生石膏 30g(先煎)、珍珠母 30g(先煎),避免温补生热,上扰脑神;如果失眠明显,可加夜交藤、合欢皮各 30g;如果出现明显肾虚症状,可合并中成药右归丸。

2. 肝气郁结,脑神不伸

主症:阳事痿弱,情绪低落,闷闷不乐,喜叹气,寡言少语,胸胁胀满。苔白舌暗,脉弦细。

治法:行气解郁,振痿调神。

方药:柴胡疏肝散加减。

柴胡 10g　当归 10g　黄芩 10g　白芍 10g　香附 10g　川芎 10g　蜈蚣 2条　巴戟天 15g　淫羊藿 15g　生石膏 30g(先煎)　生龙齿 30g(先煎)　怀牛膝 30g　玄参 30g

加减:伴有头部不适者,如头晕胀者,加白蒺藜 15g;伴有耳鸣口苦者,可加法半夏 12g,黄芩加量;病久者,可加桃仁、红花各 12g;肝阴不足明显或不适合用柴胡者,可去柴胡,加川楝子 10g、香橼 10g、佛手 15g。

3. 惊恐伤肾,脑神不宁

主症:阳事不举,或举而不坚,或坚而不久,善惊易恐,胆怯多疑,为此忧愧,自责或易怒,心悸多梦,易醒。舌质淡苔白,脉弦细,或结代,多有惊吓史。

治法:养脑壮神,益肾养心,镇惊起痿。

方药:启阳娱心丹(《辨证录》)加减。

人参 60g　远志 120g　茯神 150g　菖蒲 30g　甘草 30g　橘红 30g　砂仁 30g　柴胡 30g　菟丝子 240g　白术 240g　生枣仁 120g　当归 120g　白芍 180g　山药 180g　神曲 90g(上为末,炼蜜为丸。每日服 15g,白开水送下。服 1 个月,阳不闭塞矣。)

或镇惊安神汤(王老经验方)

菊花 12g　川芎 15g　丹参 30g　生地黄 30g　玄参 30g　麦冬 30g　太子参 30g　五味子 10g　炒枣仁 60g　生石膏 60g(先煎)　珍珠母 30g(先煎)　生龙齿 30g(先煎)　山萸肉 30g　龟板 15g　白芍 30g　菟丝子 30g　怀牛膝 30g　巴戟天 30g　神曲 12g　陈皮 15g　砂仁 6g　制何首乌 15g

加减:早泄,加金樱子 30g、芡实 30g;心悸、心慌严重,加大太子参、五味子、麦冬用量;睡眠差,加合欢皮、夜交藤、柏子仁各 30g,或加琥珀 6g(冲服)。

4. 药毒所伤, 精神不用

主症: 服用药物 (这里主要是指精神科药物), 阳痿不起, 性欲低下, 或见早泄, 急躁易怒, 自卑, 烦躁, 舌苔厚腻, 脉滑数, 日久则面色晦暗或㿠白虚浮, 头晕目眩, 腰膝酸软, 总想尝试又难于启齿。舌淡红苔薄白, 脉沉细。

治法: 解毒安神振痿, 滋阴壮阳

方药: 板蓝根 15g　金银花 15g　桃仁 15g　龟板 30g　女贞子 30g　菟丝子 60g　仙茅 6g　淫羊藿 10g　补骨脂 10g　肉桂 5g　五味子 10g　金樱子 10g　海螵蛸 10g

加减: 热毒明显者, 加金银花 30g、黄连 15g; 湿热重者, 加茵陈 30g、紫花地丁 30g; 阴虚明显者, 加生地黄、玄参、麦冬各 30g; 伴有火旺明显者, 加盐知母 10g、盐黄柏 10g。

5. 命门火衰, 脑神虚惫

主症: 阳痿不举, 举而不坚, 小便清长, 夜尿频, 或经常尿有余沥, 腰膝酸冷, 阴囊湿冷, 畏寒, 健忘, 闷闷不乐, 精神萎靡, 或见烦躁, 不寐或睡眠浅, 悲观。舌质淡, 苔白, 脉沉细弱。

治法: 补精填髓, 提神振痿。

方药: 振痿壮阳方 (王老经验方) 加减。

菊花 15g　川芎 15g　丹参 30g　熟地黄 30g　冬白术 30g　当归 30g　枸杞子 30g　杜仲 (酒炒) 30g　仙茅 6g　巴戟肉 30g　山茱萸 30g　淫羊藿 30g　肉苁蓉 30g　龟板 30g　桑椹 30g　蛇床子 15g

加减: 舌黯或有瘀滞者, 加桃仁 15g、红花 15g; 伴有阴虚者, 加生地黄 30g、玄参 30g; 烦躁失眠明显者, 加炒枣仁 60g。

6. 肝肾湿热, 脑神不宁

主症: 正值青壮年, 色欲过度, 阳痿不举, 或阳事不举而临房早泄, 阴囊湿热汗出或味重, 心烦, 易怒, 身重, 恶心, 口腻, 或见尿黄, 淋痛, 大便不爽。舌苔厚腻。

治法: 清利湿热, 补肾宁脑安神。

方药: 知柏地黄丸加减。

知母 15g　黄柏 12g　茯苓 30g　山茱萸 30g　玄参 30g　泽泻 30g　熟地 30g　怀牛膝 30g　茵陈 15g　黄芩 15g　栀子 10g

加减: 下焦湿热明显者, 可加龙胆草 6g、苦参 12g; 热象明显者, 可加大黄柏、知母用量; 阴虚明显者, 加丹皮 15g、女贞子 30g; 阴囊瘙痒明显者, 加地肤子 30g、白鲜皮 30g。

7. 脉瘀精阻, 脑神不畅

主症: 阳事不举或见早泄, 伴少腹睾丸刺痛, 或有外伤病史, 烦躁、失眠等。

舌紫黯,有瘀斑,脉涩。

治法:活血化瘀　通络宁神。

方药:桃仁四物汤加减

川芎 15g　当归 30g　赤芍 30g　桃仁 15g　红花 15g　虻虫 15g　丹参 30g　仙灵脾 30g　黄精 30g　制何首乌 15g　龟板 30g　炒枣仁 50g

加减:烦躁不安明显者,加栀子、黄连、生地黄。

【体会】

本节讨论的焦虑多与性有关。性心理障碍与性功能障碍是一个非常复杂、广泛的医学、心理学、社会学问题。本节讨论的是性心理和性功能障碍及其相关焦虑问题的中医辨证论治,而不是全面讨论性焦虑。

本节涉及的性心理障碍包括性冷淡、性厌恶、性欲亢进、性惧怕,性功能障碍包括阳痿、早泄、不射精、逆行射精,相关的问题还包括手淫相关问题。按照中医学术传统和临床传统,这些问题多涉及中医所说的阳痿、早泄、遗精。手淫相关焦虑往往出现在青少年,尽管其他年龄段也存在,主要是因为缺乏相关知识和受不良观念影响产生的担忧、懊悔、不能自制,影响学习和工作,甚至自伤自残,以及患者所感受到的各种心身不适。由于服用精神科药物导致的药源性性功能障碍伴随的焦虑问题也可参照本节论述辨证论治。

器质性性功能障碍,不在本节讨论之列。

【附1】　手淫相关焦虑证治

手淫本身是正常生理心理现象,并不是疾患,但在临床可以见到与手淫相关的情志疾患、脑神失调,以焦虑状态为多,也见于强迫、躁狂、甚至精神病性障碍。

由于没有性伴侣,手淫作为替代的性欲满足方式本身并不是疾病,适度的手淫自慰有助于心身健康,缓解性压抑带来的焦虑,使身心放松。但如果过度的手淫,缺乏适当的转移、升华、发泄方式,受传统观念影响(一滴血一滴精之类),或受伦理影响,恐惧手淫,可能引发自责,引发焦虑,由于年轻或知识不足,应对不当,引发焦虑,再以手淫缓解焦虑,形成恶性循环,在青少年中和患者中可以见到,有的患者手淫—自责—焦虑—手淫—自责形成恶性循环,甚至成为一种强迫行为,并不少见。

中医认为,青少年生理多属火旺而阴常不足,过度手淫,可导致肾阴不足,心肾不交,久之伤及肾精,精亏髓弱导致脑神失养,而见脑神功能紊乱,引发自卑、担忧、烦躁、失眠、无力,多属阴虚火旺,往往伴有肝肾不足,心脾两虚或肝胆湿热、下焦湿热,中医可以辨证论治,往往要配合心理疏导健康教育,但不宜过分恐吓孩子,避免造成更严重的焦虑,如果焦虑症状明显,可以适当予以抗焦虑治疗。中医可以在辨证论治基础上,适当运用知母、黄柏,但切忌用量过大过久,伤及肾元,主要还是教育患者丰富生活,加强文体活动内容,注意怡情养性,提升心身素质,改善生活质量,寻求健康的生活方式。

如果患者单纯以手淫就诊,不必服药,进行适度的安慰、解释,如果家长焦虑明显(临床上往往是家属非常焦虑),应对家长进行心理疏导。

如果手淫属于强迫行为或伴有精神病性症状,应中西医结合,着重治疗原发病。

【附2】 遗精相关焦虑证治

遗精,是一种生理现象,常见于未婚青少年。一般而言,对于健康青少年,如果没有正常的性生活,每周两次遗精属于精满自泄的正常现象。睡梦中遗精称为梦遗;无梦而遗,或白日清醒时精液自己滑出称为滑精,如果发生较为频繁,甚至白日见色(异性、情色照片)就出现遗精,往往伴有疲乏、头昏,耳鸣,健忘,心悸,失眠,腰酸,精神萎靡等,影响工作和学习,有的出现担忧害怕,自卑自责,主要是受不良观念影响,怕影响以后性功能,影响健康,就要予以干预。中医辨证治疗明确有效。

应进行必要的理化检查,如果有前列腺炎或其他泌尿系统、生殖系统疾患,应治疗原发病。

中医认为,肾主藏精,遗精的直接因素是由于肾失摄藏,精关不固,但肾气不固的病因较为复杂,常常涉及情欲妄动,情志失调,湿热侵袭,房劳久病等。遗精往往与情欲有关,遗精频繁往往给患者带来较大的心理负担和生理紊乱,从而伴发焦虑,成为一种与情志、脑神疾患。所以遗精常常除了与肾有关外,还与脑、脑神,心、脾关系密切。所以治疗遗精,不仅要分清虚实,还要审查病位,辨别阴阳。

如果精行自泄,每周两次以上,或一日数次,无论有梦无梦,凡患者感觉头晕乏力,健忘,精神萎靡,腰膝酸软,即可以诊断为遗精,如伴有较为明显的担忧,对本身过度担心,或担忧会引起其他健康问题,甚至引起生育问题,影响学习工作,或伴有烦躁不安,频繁就医,往往就是伴发了焦虑。但无论患者临床是否表现出明显的焦虑,医生应该予以必要的心理干预。

1. 心肾不交,脑神失调

主症:夜寐多梦,梦则遗泄,心悸怔忡,担忧,惊恐,烦躁,失眠,健忘,注意力不能集中,不耐劳累,头晕耳鸣,腰膝酸软。舌质红,苔少,脉弦细。

治法:滋阴安神,交通心肾。

方药:自拟方。

黄连 10g　黄柏 6g　栀子 6g　麦冬 30g　生地黄 30g　莲子心 3g　太子参 15g　生石膏 30g(先煎)　生龙齿 30g(先煎)　煅牡蛎 30g(先煎)　生甘

草 6g 肉桂 3g

加减:烦躁明显者加大栀子、黄连用量;阴虚阳亢,性欲亢进者,可加知母 15g,适当加大黄柏用量;睡眠差者,加炒酸枣仁 60g、琥珀 6g(冲服);遗精频繁者,也可加金樱子 12g。

2. 心脾两虚,脑神失养

主症:遗精,遇劳则发,或见滑精,失眠健忘,胆小善惊,疲倦乏力,走神,注意力不集中,食少纳呆,面色不华。舌质淡,苔薄白,脉细。

治法:补益心脾,养神摄惊。

方药:妙香散(《太平惠民和剂局方》)加减。

山药 30g 桔梗 10g 木香 10g 远志 10g 茯苓 30g 甘草 12g 党参 15g 炙黄芪 30g 金樱子 15g 芡实 30g 薏苡仁 30g

加减:遗精频作,脾肾两虚者,加山茱萸 30g;睡眠不实者,加炒枣仁 30g;胆小易惊严重加生龙齿 30g、龟板 20g;食少纳呆严重,可加神曲 15g、砂仁 6g、鸡内金 12g;肾虚明显者,加龟板 30g。

3. 湿热下注,脑神不舒

主症:遗精频作,意念一动,精自滑出,口渴口黏,咽干,头晕头蒙,头重如裹,烦躁,健忘,注意力不集中,走神,苦闷,全身不爽,小便热赤。舌质红,舌苔黄厚腻,脉滑数。

治法:清利湿热,宁脑止遗。

方药:自拟方。

龙胆草 6g 黄芩 9g 栀子 9g 泽泻 12g 萆薢 10g 车前子 9g 当归 8g 生地黄 20g 柴胡 10g 生甘草 6g 黄柏 9g 知母 12g

加减:痰湿明显,加陈皮、郁金、菖蒲;痰火明显,加栀子、黄芩、全瓜蒌;阴囊瘙痒味重,加苦参 10g、白鲜皮 30g、地肤子 30g;可加丹参、赤芍、玄参各 30g,防止诸药化燥伤阴;热毒明显,可加金银花、板蓝根各 30g。

4. 君相火动,脑神不宁

主症:梦遗失精,阳事易兴,寐少梦多,心烦面赤,心悸怔忡,头晕目眩,烦躁不安,容易走神,耳鸣健忘,腰膝酸软,自汗盗汗。舌红,少苔,脉细数。

治法:滋阴降火,宁神潜镇。

方药:三才封髓丹合交泰丸加减。

天冬 生地黄 黄柏各 10g 砂仁 6g 人参 6g 黄连 9g 肉桂 3g 栀子 9g 煅龙骨 牡蛎各 30g(先煎)

加减:睡眠差明显者,加琥珀 6g(冲服),或加炒枣仁、柏子仁各 30g;阴虚明显者,加熟地黄、桑椹、白芍;热象明显,口苦,加生石膏 60g(先煎);烦躁易怒,加珍珠母(先煎)、磁石(先煎)各 30g;大便干燥者,加生大黄 10g。

第十八节 月经相关情志异常

月经相关情志异常是指与月经周期相关的情志异常,指妇女经行前 7~14 天和在月经期出现的情志异常。

经前和经行异常一般包括头痛、乳房胀痛、疲劳、紧张、全身乏力、精神压抑或易怒、烦躁、失眠、盆腔沉重感、发热、腹痛、腹泻、身痒、钝性腰背痛、鼻塞、水肿,抽搐以及鼻衄、经水量多、量少等症状。

本节着重从情志异常,特别是焦虑、抑郁角度探讨经期经前异常的辨证论治。

中医学根据其不同症状,分别有经行身痛、经行头痛、经行吐衄(倒经)、经行乳房胀痛、经行浮肿、经行泻泄、经行失眠、经行烦躁等十余种病证描述。如《张氏医通》云:"每遇经行,辄头痛,气满,心下怔忡,饮食减少,肌肤不泽,此痰湿为患也。"《古今医鉴》曰:"行经之际,与产后一般,将理失宜……若其时劳力太过,则生虚热,亦为疼痛之根,若喜怒则气逆,气逆则血逆,逆于腰腿心腹背胁之间,遇经行时,则痛而重著,过期又安。"《陈素庵妇科补解》中有"经行发狂谵语方论",其曰:"经正行发狂谵语,忽不知人,与产后发狂相似,缘此妇素系气血两虚,多怒而动肝火,今行经去血过多,风热乘之,客热与内火并而相搏,心神昏闷,是以登高而歌,弃衣而走,妄言谵语,如见鬼神,治宜清心神,凉血清热为主,有痰兼豁痰,有食兼消食。"

月经相关情志异常表现繁杂,很多也表现为较为明显的焦虑或焦虑抑郁症候群,有的甚至在焦虑抑郁基础上出现较为严重幻觉、妄想。有的表现在经前为主,有的表现在经期为主,中医治疗往往都要在月经全周期治疗,特别强调情志异常出现前予以治疗,而不是在出现了情志异常再予以治疗,所以特别强调平素的各方面调摄,特别是情志、饮食的调摄。

月经相关情志异常属于比较典型的心身疾患,绝不仅仅是内分泌变化,所以调理情绪,安养脑神是重要的治疗方法,形神兼顾,综合全面的论治非常必要。

【病因病机】

月经相关情志异常除了可以出现各种躯体症状之外,其情绪异常改变常见烦躁易怒,悲伤啼哭,情绪低落,喃喃自语甚或狂躁不安,经后复如常人,往往伴有头痛,腹痛、水肿、乳胀、月经量异常等。

(一)发病因素

1. 情志不遂或惊恐刺激 情志不遂,或猝受惊恐,致使气机失常,常见肝郁气滞,或上逆,或横逆,或化火,气血化生与运行失常,由于经前经期气血下行,故见任冲脉乱,而见各种经前经期躯体气血失常;气血下行,脑络气血不足,脑神失养或五志化火,上扰脑神故见神机紊乱,脑神失常,而见经前经期情志异常。

2. 素体气血不足　患者由于先天不足或后天食纳不佳,脾胃虚弱,致气血虚弱,任冲脉虚,每逢经前经期气血下行以充养胞宫,气血下行,脑神更加失养,故见经前经期情志失常。

3. 久服药物　久服药物,特别是精神科药物,药物毒邪,蕴积日久,或化热伤阴,致血气耗伤瘀阻,或伤及天癸;或致脑络失营,脑神失常。

(二)病机要点

在临床上,可分为虚、实两大类。虚证以精神抑郁为主,责在心胆虚怯与心血不足;实证以精神烦躁为主。同时,虚证每兼气郁、痰郁、湿郁,故又需行气、解郁、化痰、除湿之品;而实证又多痰火、阴虚,故又当佐以化痰、清火、养阴之剂。此外,药毒蕴积,多伴有血瘀者,或兼毒热,闭经,每见月经不畅或痛经,需活血化瘀,清热解毒。

1. 心血不足,脑神不足,冲任失养　禀赋不足或素性怯弱,思虑日久,劳倦伤脾,脾虚化源不足,气血化生不足,精亏血少,以致心失所养,脑神失养,经前经期气血下注冲任,心血更感不足,脑络更加空虚,神机不畅,遂致情志异常,经血一停,则脑神复宁,情志恢复正常。心血不足,或兼气虚,或兼精亏,或兼气郁、湿、痰。

2. 肝郁化热,上扰脑神,血络不宁　素性抑郁,或大怒伤肝,肝气郁结,郁而化热,经前经期冲气偏盛,冲气夹肝热上逆,上扰心神,且肝郁更甚,气机不畅,遂致情志异常,经行则热随血去,血络复畅,脑神复宁,情志恢复正常。或兼火旺,或兼阴虚,或兼痰火。

3. 痰火上扰,脑神不宁,任冲血乱　素体痰盛,五志化火,或情志内伤,肝木乘脾,脾虚生湿,湿聚成痰,痰积日久化热,痰火内盛,经前经期冲气偏盛,遂致任冲血乱;冲气夹痰火上逆,上蒙心窍,扰动心神,遂致情志异常。经血一畅,气血运行恢复正常,脑神和畅,情志就恢复正常。

4. 药毒化热,毒蕴血瘀,脑神不畅　久服药物,药毒蕴积,化热伤阴,毒积毁络,气血失常,冲任血络痹阻,经血不畅;毒损脑络,脑络被损,脑神难伸,脑神失常,故见经期经前气血紊乱,经期错后,情志失常。

【辨证施治】

1. 心血不足,脑神不足,冲任失养

主症:经前或经期出现悲伤啼哭,或心中懊恼,情绪不宁,惴惴不安,或喃喃自语,或神疲乏力,注意力不能集中,健忘、走神,或神情呆滞,或月经后错,或经血量少,或经色黯淡,面色少华,失眠健忘,倦怠懒言。舌淡,脉细。

治法:养血安神。

方药:养心汤(《证治准绳》)加减。

炙黄芪 15g　茯苓 15g　茯神 15g　当归 15g　川芎 9g　炙甘草 9g　半夏曲 6g　柏子仁 30g　酸枣仁 30g　远志 9g　五味子 10g　太子参 12g　生龙骨 15g(先煎)

加减:见心悸心慌,加麦冬 30g,太子参加至 30g;畏寒,加巴戟天 30g、淫羊藿 30g;健忘走神,加龟板 30g;五心烦热,加鳖甲 15g、青蒿 12g、地骨皮 30g;气血虚严重,加大炙黄芪、当归用量;烦躁,酌加黄连 6g。脾虚纳差,加焦三仙各 30g,兼气滞腹胀,加砂仁 6g、白豆蔻 10g;可单独或合用甘麦大枣汤。

2. 肝郁化热,上扰脑神,血络不宁

主症:平日沉默寡言之人,经前经期失眠、烦躁甚至通宵不寐,心中忐忑,心烦易怒,急躁不安,不能自制,敏感多疑,冲动,或哭闹阵作或不止,甚则怒而发狂,口苦咽干,头痛头晕,乳房胀痛,或乳头胀为主,月经先期,量多色先红,或黯红,舌苔薄黄,脉弦滑。

治法:清肝解郁,宁脑安神。

方药:丹栀逍遥散加减。

丹皮 12g　栀子 9g　香橼 15g　佛手 15g(避免用柴胡,如肝郁明显,加柴胡 6g)　炒白术 15g　当归 15g　茯苓 30g　甘草 6g　芍药 15g　生龙齿 30g(先煎)

加减:烦躁易怒者,加生石膏 60g(先煎)、珍珠母 30g(先煎);口苦咽干,加黄连、黄芩各 10g;热势明显,加金银花、连翘各 10g;大便干燥,加熟大黄 15g。

3. 痰火上扰,脑神不宁,任冲血乱

主症:经前数日或经行之始则烦躁不安,语无伦次,精神不宁,甚至狂躁、易怒、哭闹,意识不清,经水一畅,诸症很快消失,事后不能回忆,平素精神大致正常,带下量多色黄稠,情绪不稳,心胸烦闷,饮食少思,夜卧不宁。舌红苔黄腻,脉弦滑数。

治法:清热涤痰,宁脑安神。

方药:温胆汤加味。

法半夏 9g　陈皮 15g　生姜 12g　竹茹 6g　枳实 10g　茯苓 30g　炙甘草 6g　生石膏 30g(先煎)　珍珠母 30g(先煎)　远志 12g　香附 15g

加减:口苦口黏,舌苔厚腻,加黄连 15g、佩兰 30g;腹胀,大便干燥,加熟大黄 15g、厚朴 10g;面部或后背粉刺、痤疮,加金银花 15g、板蓝根 30g。

4. 药毒化热,毒蕴血瘀,脑神不畅

主症:久服药物,痛经,经前或经期低热,月经量少或后推,甚或渐至全无,或经来骤止,乳房胀痛或结块,失眠多梦,胸闷,烦躁不安,坐卧不宁,或淡漠或易怒,经水量少色黑,面色晦暗,小腹不适。舌质黯红或有瘀斑,脉弦涩。

治法:活血通经,宁脑安神。

方药:据血府逐瘀汤方意加减。

当归 15g 生地黄 30g 桃仁 15g 红花 10g 枳壳 15g 赤芍 15g 柴胡 3g 甘草 6 桔梗 6g 川芎 15g 牛膝 9g 金银花 15g 板蓝根 30g 生石膏 60g(先煎) 生龙齿 30g(先煎)

加减:药毒化热,热邪炽盛者,加大清热解毒药量,如加黄连、黄芩、栀子;面部或后背痤疮,舌苔厚腻,为湿热内蕴,加茵陈 30g,加大金银花用量;舌质红舌体瘦,为肾虚阴亏,加山茱萸 30g、制何首乌 10g;精神萎靡淡漠,畏寒肢冷,小腹怕凉,为脾肾两虚,加巴戟天、淫羊藿。

【体会】

妇女月经周期异常,往往伴有情志异常,多表现为焦虑状态,有的则伴有抑郁,有的甚至出现精神病性症状。对于女性情志异常,千万要注意询问与经期的关系,即使许多明确的精神科疾病如神经症、精神分裂症、情感障碍其症状波动也经常与月经周期相关,神经内科、精神科临床医生往往忽视这一点。

中医对经前、经期情志异常特别是焦虑相关情志异常的治疗不能局限于出现了情志异常期间的治疗,要根据情志异常与月经周期的关系,全周期的治疗,根据经前、经期、经后、经间期妇女月经周期不同阶段的生理特点予以调摄;要注意在情志异常出现前即进行治疗,治标与治本相结合。

月经相关情志异常的治疗要治疗月经异常和调神兼顾,注意平素的心理疏导,情志舒畅,注意经期的心理卫生和调护。

如果与月经周期关系密切的精神症状波动明显,诊断上要考虑到妇科内分泌的病理改变以及垂体分泌改变,排除器质性疾患,并予以中西医结合治疗。

第十九节　经断前后情志异常

经断前后情志异常,是中医病名,是指女性更年期出现的情志异常,相对应于西医,对应于更年期综合征的精神心理异常表现。

更年期综合征又称围绝经期综合征(menopausal syndrome, MPS)是由雌激素水平下降而引起的一系列症状。更年期妇女,由于卵巢功能减退,垂体功能亢进,分泌过多的促性腺激素,引起自主神经功能紊乱,从而出现一系列程度不同的症状,如月经变化、面色潮红、心悸、失眠、乏力、抑郁、多虑、情绪不稳定,易激动,注意力难于集中等,称为"更年期综合征"。大多数妇女由于卵巢功能减退比较缓慢,机体自身调节和代偿足以适应这种变化,或仅有轻微症状,但也有一部分患者,心身反应较为剧烈,是女性重要的医疗相关生活事件之一,较为严重的影响一部分妇女及其家属的生活质量和人际关系、家庭幸福。

更年期综合征,可以从很多方面给患者带来心身变化,很多患者以情志变化为突出表现。患者身心变化剧烈,精神 - 心理因素关系密切,很多人需要予以心理干预。

更年期情志变化和其他心身变化,中医辨证论治应用广泛。很多妇女更年期变化以焦虑、抑郁、烦躁为主,有的属于中医脏躁、百合、郁证、善悲、善哭、善怒范畴,往往要结合其他心身变化,如月经不调、潮热等症,根据患者的不同特点,采取辨证论治,减少患者痛苦,改善患者生活质量,尽快使患者适应自己的心身变化和社会角色的变换,帮助患者迎来人生新的春天。本节主要考察其情志异常的中医辨证论治。

【病因病机】

妇女在绝经前后,肾气渐衰,天癸渐竭,冲任二脉虚衰,月经将断而至绝经,生殖能力降低而至消失,此本是妇女正常的生理衰退变化。但由于体质因素,肾虚天癸竭过程加剧或加深,或工作和生活的不同境遇,以及来自外界的种种环境刺激等的影响,难以较迅速地适应这一阶段的过渡,使阴阳失却平衡,脏腑气血不相协调,因而围绕绝经前后出现诸多的证候。由于体质不同,性格各异,脑神对肾气渐衰、天癸渐竭的反应不同,从而不同女性会呈现情志变化不同的病因病机特点。

(一)发病因素

七七任脉虚,天癸竭　中医认为更年期综合征是肾气不足,天癸衰少,以至阴阳平衡失调造成。《素问·七占天真论》曰:"女子七岁肾气盛,齿更发长;二七而天癸至,任脉通,太冲脉盛,月事以时下,故有子……七七任脉虚,太冲脉衰少,天癸竭,地道不通,故形坏而无子也。"这是女性生长衰老的自然规律,多数妇女可以顺利度过,但部分妇女由于体质、产育、疾病、营养、劳逸、社会环境、精神因素等方面的原因,不能很好地调节这一生理变化,使得阴阳平衡失调而导致本病。另外,肾阴阳失调,常涉及其他脏腑,其中尤以心、肝、脾为主。若肾阴不足,不能上济心火,则心火偏亢;乙癸同源,肾阴不足,精亏不能化血,导致肝肾阴虚,肝失柔养,肝阳上亢;肾与脾先后天互相充养,脾阳赖肾阳以温煦,肾虚阳衰、火不暖土,又导致脾肾阳虚,而易出现水湿、痰浊、瘀血、气郁等兼夹证,这些不同的表现与患者平素的体质、脑神强弱关系密切。

(二)病机要点

1. 肾阴不足　更年期多在"七七"之年,即 50 岁上下,天癸渐竭,肾阴渐亏。若素体阴虚,或多产、房劳者、数脱于血;复加忧思失眠,营阴暗耗,诸多因素导致肾阴益亏,脏腑失养,遂发经断前后诸证。概肾水不足,难以涵养肝木,易致肝肾阴虚或肝阳上亢;肾水不足,不能上济于心,心火独亢,热扰心神,神明不安,出现心肾不交;肾阴虚,精亏血少,不能上荣脑,出现脑髓失养,脑神失调,神志不安、烦躁、急躁易怒为常见之症等。

2. 肾阳虚衰　年至七七绝经之年,肾气渐衰;若素体阳虚;或过用寒凉及过度贪凉,或各种因素叠加,可致肾阳虚急。若肾阳虚急,则命门火衰而不能温煦脾阳,出现脾肾阳虚;若脾肾阳虚,水湿内停,湿聚成痰,易酿成痰湿;或阳气虚弱,无力行血,而为瘀,出现肾虚血瘀,脑神失养,脑神不畅,神机舒展不利,可见神疲、健忘、易悲、走神诸症。

3. 肾阴阳俱虚　肾藏元阴而寓元阳,阴损及阳,或阳损及阴,真阴真阳不足,不能濡养、温煦脏腑或激发、推动机体的正常生理活动而致诸症丛生,其中脑髓失养,脑神不调突出者,情志不舒、焦虑抑郁为常见之症。

本病以肾虚为本,肾的阴阳平衡失调,影响到心、肝、脾脏,从而发生一系列的病理变化,出现诸多证候。因妇女一生经、孕、产、乳,数伤于血,易处于"阴常不足,阳常有余"的状态,而且经断前后,肾气虚衰,天癸先竭,所以临床以肾阴虚居多,烦躁不安、失眠、敏感多疑等焦虑症状为常见。由于体质或阴阳转化等因素,亦可表现为偏肾阳虚,或阴阳两虚,并由于诸种因素,经断前后常可兼夹气郁、血瘀、痰湿等复杂病机,从而躯体症状、神志症状都较为复杂,呈难以调理之状。

【辨证论治】

1. 肝肾阴虚,脑神不宁

主症:绝经前后,五心烦热,烦躁不安,失眠多梦,心烦易怒,敏感多疑,情绪不稳,冲动;月经紊乱,月经提前量少或量多,或崩或漏,经色鲜红;头目晕眩,耳鸣,头部面颊阵发性烘热汗出,腰膝酸疼,足跟疼痛,或皮肤干燥、瘙痒,口干便结,尿少色黄;舌红少苔;脉细数。

治法:滋阴潜阳宁神。

方药:仿左归丸方意合二至丸加制何首乌、龟板。

枸杞子 12g　龟板 10g　鹿角胶 15g　怀牛膝 30g　山药 30g　山茱萸 30g　熟地黄 15g　菟丝子 30g　旱莲草 30g　女贞子 30g　制何首乌 15g

加减:若出现双目干涩等肝肾阴虚证时,宜滋肾养肝,平肝潜阳,可以杞菊地黄丸加减;若头痛、眩晕较甚者,加天麻 10g、钩藤 15g、珍珠母 30g,以增平肝息风镇潜之效;若心肾不交,并见心烦不宁,失眠多梦,甚至情志异常,舌红少苔或薄苔,脉细数,治宜滋肾宁心安神,方用百合地黄汤合甘麦大枣汤、黄连阿胶汤(《伤寒论》)加减;若头晕目眩、耳鸣严重,加制何首乌 10g、黄精 20g、鳖甲 15g、龟板 12g,滋肾填精益髓。

2. 肾阳虚衰,脑神失养

主症:经断前后,经行量多,精神萎靡,担忧、害怕、多疑、哭泣、思虑、心中不安、惊悸、怔忡,做事嘀咕,反复求证;经色淡黯,或崩中漏下;面色晦暗,腰背冷痛,小便清长,夜尿频数,或面浮肢肿。舌淡,或胖嫩边有齿印,苔薄白,脉沉细弱。

治法:温肾扶阳,养脑安神。

方药:仿右归丸方意处方加减。

熟地黄 30g 山药 30g 山茱萸 30g 枸杞子 30g 鹿角胶 10g 菟丝子 30g 杜仲 20g 当归 15g 巴戟天 15g 淫羊藿 30g 龟板 15g 旱莲草 30g 女贞子 30g

加减:精神萎靡,担忧害怕,健忘,加龟板 30g、桑椹 30g;心悸心慌、惊悸怔忡,加太子参 30g、麦冬 30g、五味子 15g;若月经量多或崩中漏下者,加赤石脂、补骨脂,以增温肾固冲止崩之功效;若腰背冷痛明显者,加大巴戟天、淫羊藿、鹿角胶用量,以增补肾扶阳,温补督脉;若胸闷痰多,加瓜蒌、丹参、法半夏,以化痰祛瘀;肌肤面目浮肿,酌加茯苓、泽泻、冬瓜皮。肾阳虚明显者,可以加服右归丸;脾气虚明显者,可加用人参归脾丸。

3. 肾阴阳俱虚,脑神失调

主症:经断前后,胆小害怕,烦躁不安,多疑,善忘,恐惧不安;月经紊乱,量畸少或畸多;乍寒乍热,感受夸张,烘热汗出,头晕耳鸣,腰背冷痛。舌淡,苔薄,脉沉弱。

治法:阴阳双补,调养脑神。

方药:二仙汤(《中医方剂临床手册》)合二至丸加菟丝子、制何首乌、龙骨、牡蛎。

仙茅 6g 仙灵脾 30g 巴戟天 15g 当归 30g 知母 9g 盐黄柏 6g 菟丝子 30g 制何首乌 10g 龙骨 30g(先煎) 牡蛎 30g(先煎) 女贞子 15g 墨旱莲 15g

加减:若便溏者,去润肠之当归,加茯苓、炒白术,以健脾止泻;如小便频或畏寒,为肾阳虚偏重,加杜仲、益智仁;如果烦躁不安、易怒明显,为肾阴虚明显,加大知母、黄柏用量;如果健忘、走神,可能是肾虚脑神失养,可加龟板 15g、鳖甲 15g、桑椹 30g,养脑安神。心悸心慌明显,多属心气不足,或心肾不交,可加用生脉饮,合并成药六味地黄丸,也可以加中成药乌灵胶囊并用。

【体会】

更年期综合征,是妇科常见临床疾患,更年期的情志异常,在中医科、精神科也属于常见病种。更年期综合征临床表现各异,但其情志异常主要是焦虑、抑郁,属于中医郁证、失眠、烦躁、脏躁、善悲范畴的较多,中医辨证论治要抓住肾虚、天癸渐少这一关键。但疾病治疗是复杂的,夹热、夹痰、夹瘀、气滞等病机变化也往往是影响治疗的关键。临床经验是寒热错杂,或热多寒少,或寒多热少,或上热下寒。上热下寒证不在少数,其中上热往往是心肝热,脑神失调,见烦躁、易怒、口干口苦,下寒是肾阳虚或伴有胃寒,往往一时难辨虚实,清上温下是常见治法。

更年期综合征有很强的精神心理因素,心理疏导、家庭成员的理解支持非常重要,医生不仅仅要劝解患者,还要嘱咐患者丈夫、子女、同事关心理解患者,陪伴患者走过人生这一关。

更年期情志异常令患者对身体变化敏感,自我感觉不适多,医生要防止先入为主,对于患者的主诉和主观症状要认真倾听,予以重视,在做好评理疏导的同时,予以必要的理化检查,防止贻误病情。如果病情较重,中西医结合治疗非常必要。

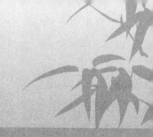

第十二章

焦虑障碍的针灸疗法

针灸疗法作为一种行之有效的非药物治疗手段,在焦虑症的治疗中受到越来越多的重视和关注。

经络具有运行气血、联络脏腑、沟通内外、贯通上下的作用,正如《灵枢·经脉》所述,"经脉者,所以能决死生,处百病,调虚实,不可不通",针灸通过刺激经络、腧穴,促使机体气血流通,阴阳平衡,调节脏腑功能,泻其有余,补其不足,使五脏协调,"阴平阳秘,精神乃治"。现代研究证实,针灸对于神经系统有明显调节作用,能够有效缓解焦虑情绪,缓解各种躯体不适,对焦虑症有较好的疗效。

早在《素问》时期就有很多关于针灸治疗焦虑的记载,如"肝虚则目盳盳无所见,耳无所闻,善恐,如人将捕之,取其经厥阴与少阳""肝热病者……胁满痛,手足躁,不得安卧……刺足厥阴少阳……""狂始生,先自悲也,喜忘,苦怒,善恐者,得之忧饥,治之取手太阴、阳明,血变而止,及取足太阴、阳明"。《针灸甲乙经》介绍了很多治疗焦虑的穴位,如"心澹澹而善惊恐,心悲,内关主之"等。孙思邈提出十三鬼穴为治疗各种神志疾病之要穴。

一、调理脑神是针灸治疗本病的根本目标

脑为元神之府,是精神活动的主宰,治疗焦虑症选择与脑有广泛联系的督脉穴和位于头部局部的穴位,体现了焦虑症重在调节脑神的思路。焦虑症之神志不安可由多种原因引起,其病因多为脏腑功能失调,其病位涉及脑、心、肝、脾、肾等,焦虑症的针灸选穴除督脉以及头部局部的穴位以外,还包括足太阳膀胱经、手少阴心经、手厥阴心包经、足少阴肾经、足厥阴肝经、足太阴脾经、足阳明胃经、任脉等。

(一)调节督脉以健脑安神

《素问·骨空论》记载督脉的分支"上额交巅上,入络脑",《难经·二十八难》亦云:"督脉者,起于下极之俞,入属于脑。"说明督脉与脑有直接的联系。督脉入属于脑,又循行于头顶正中,"经脉所过,主治所及",故督脉可用于治疗

脑有关的神志病。督脉是人体"阳脉之海",且与"阴脉之海"相通,对经络系统具有统帅作用,可以协调阴阳,调节五脏六腑的功能。脑作为精神意识思维活动的枢纽,其生理功能的正常需得到精髓的充养。督脉经气运行通畅是脑正常主司精神意识的重要因素。督脉联系脑、肾、心,针刺督脉穴位可以调节督脉经气,振奋阳气,疏通经络,醒脑开窍,又可调节肾气肾精,充养髓海,有助于使元神功能的恢复。

百会穴是督脉要穴,由于人体的六条阳经和督脉的阳气都在这里交汇,所以称为百会。杨上善曰:"髓海乃肾所生,其气上输于脑盖百会之穴,下输于风府也。"百会穴与脑密切相关,是调节大脑功能的要穴,针刺百会穴可以调节全身各经脉的经气,使脑髓充足,起到醒脑升阳,宁心安神的作用。《针灸甲乙经》记载"针百会",以达调气宁心、安神镇静的作用。四神聪乃经外奇穴,位于百会前、后、左、右1寸,与百会穴同刺可增强清脑安神的作用。

神庭穴意为督脉的上行之气在此聚集,是脑内元神所藏之处,为督脉、足太阳、阳明之会,亦为治神之要穴,本穴古经列为禁刺穴,如《针灸甲乙经》记录其"禁不可刺,令人癫疾,目失精。"后世医家早已打破此禁,《针灸大成》记载"神庭主惊悸不得安寐"。百会和神庭皆为督脉经穴,电针百会和神庭有较明显的调节情志、安神定志的功效,对于焦虑障碍有良好的治疗作用。百会、神庭穴与脑密切相关,其深部为大脑额叶、顶叶所在,是调节大脑功能的要穴。印堂属于经外奇穴,位于督脉循行路线之上,针刺印堂穴,可以调节督脉气血的运行,临床上也常用电针百会穴和印堂穴,起到安神定惊、醒脑开窍的作用。

（二）调节其他经络是重要手段

1. 足太阳膀胱经 足太阳膀胱经的循行"从巅,入络脑",与脑联系密切。脑为元神之府,控制人的精神活动,故取膀胱经穴位可益脑安神。背俞穴位于足太阳膀胱经,脏腑之气输注于背俞穴,具有调节脏腑气血的作用。焦虑多与心、脾、肝、胆、肾等脏腑相关,针刺背俞穴,可以调整相应脏腑的功能,从而起到治疗焦虑的作用。如《千金要方》取神道、心俞等穴治疗"悲愁恍惚,悲伤不乐",常用穴有胆俞、心俞、肝俞等。

2. 足少阴肾经 肾在志为恐,《灵枢·经脉》记载"肾足少阴之脉……气不足则善恐。"若肾经经脉之气不足则易产生恐惧的情绪,故常取肾经的穴位治疗恐惧,《针灸甲乙经》载:"惊,善悲,不乐,如堕坠……照海主之。""心闷不得卧,呕甚热多寒少,欲闭户牖而处,寒厥足热,太溪主之。"

3. 足厥阴肝经、足少阳胆经 肝经的循行"交巅入脑",胆脉络于肝,故肝经、胆经与脑存在着一定的关系,如《针灸甲乙经》载:"厥气客于胆则梦斗讼",在足厥阴肝经上可以取大敦、行间、太冲、曲泉等穴,在足少阳胆经上可取阳陵泉、足窍阴等。

4. 手少阴心经、手厥阴心包经　《灵枢·经脉》云:“心主手厥阴心包络之脉……是动则病……心中憺憺大动,面赤目黄,喜笑不休”。手厥阴心包经,“主脉所生病者,烦心,心痛,掌中热”。治疗焦虑常选心经、心包经的穴位,如《针灸甲乙经》曰“心澹澹而善惊恐,心悲,内关主之。”《千金要方》云:“通里主卒痛烦心,心中懊侬,数欠频伸,心下悸,悲恐。”《千金翼方》记载大陵穴“主心中澹澹,惊恐”。手少阴心经可以取神门、通里、灵道等,手厥阴心包经可以取大陵、内关、劳宫、间使等。

5. 足太阴脾、足阳明胃经　《景岳全书》记载:“心脾血气本虚,而或为怔忡,或为惊恐”。心脾不足,脑神失养;胃中不和,痰热扰神,均可导致焦虑,所以治疗焦虑亦常取脾胃经穴。如《针灸甲乙经》记载三阴交治“惊不得眠”,临床中足太阴脾经常用穴为公孙、隐白、商丘、三阴交、阴陵泉等,足阳明胃经常用穴为足三里、下巨虚、解溪、厉兑等。

6. 任脉　任脉循行于胸腹正中,胸腹为阴,其脉气与手足各阴经相交会,为阴经脉气所汇聚,称为“阴脉之海”,与肝、心、脾、肾皆相关,取任脉穴有补养气血,益肾安神的作用,故治疗焦虑障碍常取任脉穴。如《古今医统大全》云“诸气逆上,腹中雷鸣,呕逆烦满,忧思结气,心痛:太冲、太仓、胃脘(并宜灸)。”《甲乙经》曰:“伤忧思气积,中脘主之。”治疗焦虑障碍常用穴为气海、阴交、中脘、上脘、膻中等。

(三)灵活应用特定穴

特定穴是十四经中具有某种特殊治疗作用的腧穴,根据其治疗功能分为五输穴、原穴、络穴、背俞穴、募穴、八脉交会穴、八会穴、郄穴、下合穴、交会穴等,具有很好的治疗效果,临床应用极广,在焦虑障碍的治疗中广泛应用。

1. 五输穴　五输穴是十二经脉分布在肘、膝以下的井、荥、输、经、合五个特定穴的简称,每经五穴,共六十穴。《灵枢·九针十二原》中记载,“所出为井,所溜为荥,所注为输,所行为经,所入为合,二十七气所行,皆在五输也。”五输穴经脉中气血的运行如同水流,由小到大,由浅到深,顺次行流。井是经气的出处,犹如水流的源泉,故称之为“井”;荥为小水,比喻经气之流行,始出于泉源,其流尚小;输指转输,水流由此输彼,比喻经气渐入深处而灌注;经即大水经过,比喻经气之通行,其流渐大,迅速经过;合为汇集之处,有百川皆汇于海之意,比喻经气流行至此,渐为收藏而入合于内脏。

关于五输穴的主治,《灵枢·邪气藏腑病形》载:“荥输治外经,合治内府。”指各经的荥穴和输穴主治外行经脉所过处的病症,合穴治六腑症。《难经·六十八难》将五输穴的主治归纳成“井主心下满,荥主身热,俞主体重节痛,经主喘咳寒热,合主逆气而泄。”《难经·六十四难》记载:“阴井木,阳井金;阴荥火,阳荥水;阴俞土,阳俞木;阴经金,阳经火;阴合水,阳合土"。

在临床上,对于肝胆实火,上扰神明所致的心烦、头痛,可取肝经荥穴行间、胆经荥穴侠溪以泻其火,胃经之荥穴内庭清心安神。对于肾阴不足,心肾不交引起的心烦、不寐、五心烦热,可以选太溪、复溜、神门。太溪,为足少阴肾经的输穴,可滋肾水;复溜,为足少阴肾经的经穴,五行属金,肾属水,金能生水,虚则补其母之意;神门,为手少阴心经输穴,五行属土,心属火,火生土,实则泻其子之意。

2. 原络穴　原穴首载于《灵枢·九针十二原》,是指脏腑原气经过和留止的穴位。原穴为本经的代表,是治疗脏腑病症的主要穴位之一,也可治疗与脏腑有关及经脉所过部位的疾病。"五脏有疾当取之十二原。十二原者,五脏之所以禀三百六十五节气味也。""凡此十二原者,主治五脏六腑之有疾者也。"原穴也可反映脏腑及十二经脉的病变。如《灵枢·九针十二原》所云:"五脏有疾也,应出十二原,而原各有所出,明知其原,睹其应,而知五脏之害矣。"络穴首载于《灵枢·经脉》,是络脉从经脉分出部位的腧穴。

同经原络配穴法是取本经的原穴与络穴相配的一种配穴法。神门为手少阴心经原穴,通里为手少阴心经络穴,两穴相配有宁心安神的作用。大陵是心包经原穴,内关乃其络穴,《针灸甲乙经》记载:"手心主之别名曰内关,……实则心痛,虚则烦心",取之既可安心神,又可散郁结,二穴相配,可以安神定悸,活血通脉。

3. 俞募穴　俞穴亦称背俞穴,是五脏六腑之气输注于背腰部的腧穴,"俞,犹委输之输,言经气由此而输于彼","十二俞,……皆通于脏气。"募穴是五脏六腑之气结聚于胸腹部的腧穴,"募"有汇聚之意。《难经·六十七难》说:"五脏募皆在阴,而俞皆在阳者,何谓也? 然,阴病行阳,阳病行阴。故令募在阴,而俞在阳。""俞在阳",俞穴均分布于背腰部足太阳膀胱经第一侧线上;"募在阴",募穴均分布于胸腹部,两者一前一后,一阴一阳,阴阳相对,相得益彰,相辅相成。由于脏腑之气与俞募穴都是相通的,所以临床遇到脏腑发生病变时,同一脏腑的背俞穴和募穴常常配合使用,称俞募配穴。

日月配胆俞　日月是足少阳胆经腧穴,胆的募穴,有疏胆气、化湿热、理气机的作用。胆俞为膀胱经俞穴,乃胆气转输、输注的处所,是治疗胆病的要穴,二穴合用疏肝利胆,通络止痛,用于治疗肝气郁滞引起的情绪低落,胸胁胀痛,头痛目眩,口苦咽干等。

期门配肝俞　肝俞为足太阳膀胱经腧穴,为肝气输注于背部之处,期门为肝之募穴,十二经穴之终,人之气血归入门户,为肝经脉气汇聚的处所,肝、脾、阴维脉的交会穴。两者相配有疏泄肝胆，清热散邪之功，治疗肝胆、胸胁等疾患，如肝气郁滞引起的胸胁胀痛、烦躁等。

4. 八会穴　八会穴属特定穴，"会"是指会合、聚会的意思，所谓"八会"，是指人体的脏、腑、气、血、筋、脉、骨、髓的精气在运行过程中的会聚点，名曰"八会"，八个会聚点都是经脉中的输穴，故称八会穴。

八会穴首载于《难经·四十五难》，"经言八会者，何也？府会太仓（中脘），藏会季胁（章门），筋会阳陵泉，髓会绝骨，血会膈俞，骨会大杼，脉会太渊，气会三焦外一筋直两乳内也（膻中）。"

（1）腑会中脘：指六腑之气会聚在中脘穴。中脘穴位置在胃脘之中，又为胃之募穴，"募犹结募也，言经气聚此"，故中脘是胃腑之气会聚的地方，胃属土，为六腑之大源，六腑皆禀于胃也，故曰"腑会中脘"。中脘穴可补益中气，调理中焦，主治一切腑病。"胃不和则卧不安"，胃部不适的患者（如胃部疼痛、胀满、反酸、恶心等），常存在明显的焦虑和失眠，可以选取中脘穴。

（2）脏会章门：指脏之气聚的部位在章门穴。脾脏位于人体的左胁部，而章门穴正在第十一肋骨游离端下缘处，故章门穴与脾的部位相对应，章门穴是脾之募穴，脾属土，位处中焦，主养四脏，故曰"脏会章门"。章门归于足厥阴肝经，可疏肝健脾，治疗肝郁脾虚引起的胸胁支满、胁痛、不思欲食、腹胀等焦虑症状。

（3）筋会阳陵泉：足之各条经筋都结于膝部，主约束膝部，利于关节的屈伸活动，故膝部是"屈伸之机""筋之府"。阳陵泉是足少阳胆经经筋所结之处，是治疗筋病要穴；阳陵泉又是足少阳胆经合穴，有清利肝胆，行气导滞之功，故又可用治疗焦虑障碍出现的惊悸、梅核气等。

（4）脉会太渊：指全身经脉之气会聚的部位在太渊穴。《素问·经脉别论》记载："脉气流经，经气归于肺，肺朝百脉"。气血的运行，都流经于肺，依靠肺气输送到全身，故经脉之气会聚在手太阴肺经的穴位。《难经·一难》曰："寸口者，脉之大会……五脏六腑之所终始"，故"脉会太渊"。太渊为脉气之所聚，又为肺之原穴，可补肺益气，通调血脉；《针灸大成·手太阴肺经穴主治》记载太渊穴"主胸痹逆气，善哕，呕饮食，咳嗽，烦闷不得眠。"

（5）气会膻中：膻中位于胸中，在肺所居之处，又称"气海"，膻中气海所藏的宗气，是经脾胃消化吸收的水谷精微，上输于肺，与肺吸入的自然界清气相结合而成。宗气具有统摄诸气的作用，是气之宗主也，故曰"气会膻中"。膻中为宗气聚会处，主一切气病，具有调气活血、宽胸降逆之功。

（6）血会膈俞：《会元针灸学》所述："膈俞者，即横膈之所系于背，膈者过也，足太阳之所过，故名膈俞。"心主血、肝藏血、脾统血，心、肝、脾均直接与膈膜相连，可见膈膜部位与血的关系较密切，故曰"血会膈俞"。膈俞具有养血和营、理气止痛之功效,主治一切血病,可用于治疗瘀血痹阻的各种证候。膈俞位于足太阳经,"直者入络脑",故对于血瘀、血虚引起的焦虑、失眠疗效较好。

（7）骨会大杼:《灵枢·背腧》载"背中大腧,在杼骨之端"。这里的大腧指大杼穴,杼骨指脊椎骨,大杼穴在脊椎之端,可见大杼与骨的关系密切。大杼穴有强健筋骨、壮骨补虚的作用,可用于治疗一切骨病。大杼系督脉之别络,对脑病有特殊的作用。

（8）髓会绝骨:髓藏于骨腔之中,以充养骨骼,使骨能支持形体,髓又能充于脑,脑为髓聚而成,脑为"髓之海",因此绝骨有添精益髓,补肾健脑,舒筋活络之功,可用于治疗骨、髓的病症,如脑髓空虚所致的头晕、失眠、烦躁、记忆力减退、耳鸣、耳聋等诸症。

5. 八脉交会穴　八脉交会穴最早见于金元时期窦汉卿所著的《针经指南》,指十二经脉与奇经八脉相通的 8 个腧穴,分别是内关、公孙、外关、足临泣、列缺、后溪、照海、申脉。八脉交会穴是沟通人体十二经脉与奇经八脉的枢纽,对十二经脉、脏腑、四肢百骸都起着主导作用。

（1）公孙:足太阴脾经络穴,与冲脉相通,可用于逆气里急、气上冲心等引起的奔豚气等冲脉病症。

（2）内关:手厥阴心包经络穴,与阴维脉经气相通,为"醒神开窍"要穴,可用于心、心包络疾患以及情志失和、气机阻滞等,如心悸、胸闷、呃逆、失眠等。

（3）足临泣:属于足少阳胆经,通过足少阳之脉过季胁与带脉相通。具有清头目、利胸胁的作用,可用于头痛、头眩、胸胁胀满等。

（4）照海:属于足少阴肾经,通于阴跷脉。阴跷脉与头面部联系密切,其循行上部达头面,交会于目内眦,与脑联系密切,具有司眼睑开合、沟通阴阳的作用,可用于失眠的治疗。《甲乙经》载:"惊,善悲不乐如堕坠……照海主之。"

（5）列缺:肺经之络穴,通任脉。《素问·至真要大论》言:"诸气愤郁,皆属于肺。"故列缺穴能调畅气机,调肺气而除愤郁。列缺通任脉,任脉为"阴脉之海",故列缺穴还可使阴海充溢,阴精充足而上济于心,使心火不独亢,心肾相交,用于失眠、心烦的治疗。

八脉交会穴既可以单独应用,也可上下相配,成对运用,如:①列缺配照海,列缺属金,照海属水,金水相生,补肾益精作用更强,故列缺、照海相配可治疗肾阴不足,阴精不能上承,心火偏亢,心肾不交导致的心烦失眠、心悸不安、盗汗等;②后溪配申脉,后溪属手太阳小肠经,与督脉相通,申脉属足太阳膀胱经,通于阳跷脉,督脉、阳跷脉均与脑联系,故后溪配申脉可主治脑的病症,如头晕、头痛、失眠、癔病、神昏等；③内关配公孙，内关为手厥阴心包经之络穴，以清泄心胸郁热为主，公孙为足太阴脾经之络穴，以调理脾胃、升举清阳为主，内关专走上焦，公孙专行下焦，两穴合用，直通上下，宽中消积作用明显，内关穴通阴维脉，阴维脉从足走腹，行于胁肋、胸膈和咽喉，公孙穴通冲脉，冲脉亦行于腹、胸、咽喉部位，两穴合用，主治相应病变，如恶心、嗳气，反酸，呃逆，腹胀，气上冲心，奔豚等；④外关配足临泣，外关，手少阳三焦经络穴，通于阳维脉，有维络一身之阳的作用；足临泣，足少阳胆经输穴，通于带脉，两穴上下配合，亦属同名经相配，对少阳气结郁火引起的诸种病都有清泄作用，如头痛、胁痛、口苦等。

二、辨证论治与对症治疗相结合

焦虑障碍由脑神功能失调所致，根据局部取穴原则，多取头部穴。焦虑障碍的发生与心、肝、脾、肾等密切相关，因此同时选取与这些脏腑密切相关的经络、穴位。如选取百会、神庭、四神聪、印堂、内关、神门、心俞、巨阙等镇静安神、补益心气，选取期门、太冲、合谷、阳陵泉、肝俞等理气疏肝解郁，选取足三里、中脘、天枢、丰隆、脾俞、公孙、阴陵泉、上巨虚等健脾化湿，选取三阴交、膈俞、合谷、太冲等活血化瘀，选取关元、中极、命门、肾俞、太溪等补肾壮阳。也可以选择一些对穴，"四关者，五脏有六腑，六腑有十二原，出于四关，太冲、合谷是也。"合谷为手阳明大肠经原穴，阳明为多气多血之经，本穴具有调和气血、通经活络、行气开窍、疏风解表的作用，合谷属阳主气，清轻升散；太冲属阴主血，重浊下行。二穴相合，一阳一阴，一气一血，一升一降，相互制约，相互为用，调和气血，调整机体，相得益彰。

（一）辨证选穴，调节脏腑

1. 心脾两虚

治法：以手少阴心经、足太阴脾经穴和背俞穴为主。

取穴：神门、百会、四神聪、三阴交、足三里、中脘、章门、心俞、脾俞等。

随证配穴：心血不足者加血海，心阴虚者加阴郄。

2. 心胆气虚

治法：以手少阴心经、手厥阴心包经、足少阳胆经为主。

取穴：承灵、百会、上星、膻中、阳交、侠溪、足窍阴、内关、足三里、神门、心俞、胆俞等。

随证配穴：心悸易惊者加大陵。

3. 心肾不交

治法：以手少阴心经、足少阴肾经和背俞穴为主。

取穴：心俞、肾俞、神门、内关、三阴交、太溪、阴郄等。

随证配穴：肾气不足明显者加关元、气海；手足心热加劳宫、涌泉；头晕耳鸣加百会、听宫、足三里。

4. 肝郁脾虚

治法：以足厥阴肝经、足太阴脾经穴为主。

取穴：期门、太冲、丰隆、肝俞、脾俞、足三里、天突、太白、阳陵泉等。

随证配穴：胸胁痞闷者，加内关；腹胀、便溏者，加公孙、天枢；肝气郁滞加支沟等。

5. 肝肾不足

治法：以足厥阴肝经、足少阴肾经和背俞穴为主。

取穴：太溪、三阴交、足三里、水泉、曲泉、肝俞、肾俞等。

随证配穴：五心烦热加劳宫；肾阳亏虚，怕冷加命门、关元。

6. 痰热扰心

治法：以手少阴心经、足少阳胆经穴为主。

取穴：风池、曲池、丰隆、内庭、神门、心俞、三阴交、内关等。

随证配穴：失眠加百会、四神聪。

7. 肝郁化火

治法：以足厥阴肝经、背俞穴为主。

取穴：合谷、太冲、百会、印堂、侠溪、期门、肝俞、内关等。

随证配穴：烦躁冲动加水沟、十宣、太阳、大陵；头痛加太阳。

（二）随证加减，治疗兼症

失眠者加神门、大陵。

噩梦纷纭加隐白、厉兑。

烦躁者加膻中、内关。

心情不畅加期门、太冲、内关。

心悸加膻中、气海。

多虑加脾俞、意舍、风府。

强迫加神门、太渊、内关、丘墟。

易哭泣加肺俞、魄户、百会、太渊。

恐惧加四神聪、神庭、心俞、胆俞。

坐立不安加百会、人中、太冲、合谷。

脘痞者加中脘、内关。

饮食停滞加中脘、下脘、梁门。

胁痛加期门、阳陵泉、行间、内关。

便秘者加天枢、支沟。

腹胀腹痛加梁门。

腹泻便溏加天枢。

盗汗加阴郄。

口干加尺泽、曲泽、二间、承浆。

口苦加丰隆、内庭、曲池。

耳鸣加耳门、听宫、听会。

梅核气加廉泉、膻中、合谷、太冲。

奔豚加膻中、内关、公孙、太冲。

周身酸痛加申脉、后溪。

四肢疼痛加曲池、阳陵泉透阴陵泉。

头痛加风池、太阳。

（三）使用电针以提高疗效

电针是在毫针针刺腧穴后，接通电针治疗仪，通过针体输入微量电流，以针和电的综合作用，增强针感，达到治疗疾病目的的一种方法。电针可以根据治疗需要调整刺激量，提高疗效，提高普通针刺方法的刺激强度，使患者的得气感增强，在治疗过程中，患者感觉放松，易于接受。电针的不同波形有不同的作用：连续的密波可以降低神经的应激功能，常用于止痛、镇静等；连续的疏波可以引起肌肉的收缩，提高机体各组织的张力，用以治疗瘫痪，无力等。在焦虑的治疗中常采用疏密波，可以克服单一波形容易产生耐受性的缺点，达到稳定情绪的作用。研究发现，电针改善患者的焦虑情绪，其机制可能与提高脑内 5- 羟色胺和去甲肾上腺素等神经递质的含量有关。

治疗焦虑时常采用电针督脉穴位的方法，一方面通过调整督脉，调和气血，疏通经络，起到解除焦虑的效果；另一方面也可减少西药的用量，减少药物的不良反应。临床常用百会穴和印堂穴进行电针治疗，由于百会穴和印堂穴的皮下组织不同，有些患者会有针感不平衡的感觉，或者有印堂穴疼痛不适的情况，这时可以换用百会和神庭。电针治疗焦虑效果很好，有的患者进入治疗室之前烦躁，坐立不安，电针治疗十几分钟后就能安静下来，甚至进入睡眠状态。

（四）注意针灸手法，提高治疗效果

针灸"得气"，是指针刺入患者体内，通过提、插、捻、转等各种操作手法，使患者产生酸、麻、胀、痛、沉重等感觉，针刺治疗最强调得气，气至与否，直接影响针灸疗效，得气后医生手头也有感觉，如《标幽赋》所述："轻滑慢而未来，沉涩紧而已至。"这需要医生长期练习和慢慢体会。在治疗过程中，医生态度认真，手法熟练，正如《素问·宝命全形论》篇所说："如临深渊，手如握虎，神无营于众物。"绝不可漫不经心，随手下针，甚至一边与旁人谈笑吵闹，一边进行操作。

三、配合心理治疗

《素问·宝命全形论》篇说"凡刺之真,必先治神",《灵枢·九针十二原》亦说:"粗守形,上守神。"说明针灸治疗不仅仅是扎完针就完事了,而是要将患者的心理、生理以及环境等各种因素联系在一起,整体调理。

治疗室陈设清洁,环境安静优雅,光线柔和,室温适宜,为患者提供一个舒适的环境,不能太嘈杂,以免加重患者的焦虑情绪。患者进入治疗室后,通过交谈的方式进行医患间的理解和沟通,首先要倾听患者的陈述,让患者自由发言,治疗者尽量不要对其陈述进行批评,应尽力地去理解患者的心情,弄清患者的内心体验,关心患者,态度和蔼、亲切,建立较好的医患关系,增强患者的信任度。向患者告知此病可治,但是需要一些时间,对待疾病要有乐观的态度。在交谈中使患者情绪相对平稳,直到"守神"境界,从而提高针灸疗效。

四、配合其他疗法

1. 耳穴贴压　耳廓有非常丰富的神经分布,其中包括三叉神经、迷走神经、交感神经等,与大脑皮质紧密联系在一起,所以贴压耳穴对大脑皮质有调节作用,耳穴疗法可以作为针刺疗法的辅助手段。治疗焦虑常常选择心、脑、神门、皮质下、交感、肝、胆等耳穴,使用王不留行籽贴压,按压以患者出现酸、麻、胀、痛、灼热感者效果好。每天按捏 4~6 次,每次 1~2 分钟,睡前加强按压,3~5 天更换 1 次,两耳交替施治,5~7 次为一个疗程。按压不能过度用力,以不损伤皮肤为宜。防止用力过度以及贴压时间太长造成感染,导致耳廓软骨坏死、萎缩。

2. 拔罐或走罐　拔罐或走罐是通过对膀胱经上背俞穴以及督脉的刺激,调整脏腑功能,充分激发脏腑的活动,对焦虑症可起到良好的治疗作用。

走罐具体操作方法:患者采取俯卧位,肩部放平。以闪火法拔罐,停留背部皮肤几秒钟后,然后用力倾斜拔起火罐,打开浮络,以皮肤潮红时为宜。然后在皮肤表面和玻璃罐口涂上少许石蜡油或其他润滑剂,用拔罐的方法把罐吸拔在大椎穴处,向下沿督脉至尾骶部,上下推拉数次后,移至背俞穴,依次垂直于脊柱方向推拉,吸拔力的大小,以患者能忍为宜,走罐部位皮肤充血,颜色变为紫红色为佳。拔罐或走罐时罐内形成的负压,能使局部毛细血管扩张、充血,增强血管壁通透性及白细胞吞噬活动,引起红细胞破裂,进而产生类组织胺物质,并随血液到达身体各处和大脑,起到调整情绪的效果。同时背部走罐可刺激背部躯体感觉与交感神经末梢,通过脊神经节段支配的作用,对中枢神经系统产生镇静和抑制作用。

五、坚持治疗,确保疗程

焦虑障碍是一种慢性疾病,治疗周期较长,一般情况下每次针灸治疗时间在 30 分钟左右;体质弱者,初始治疗者时间可以短一些,一般连续治疗 5~10 次后可隔日治疗,星期六、日可休息;30 次左右为一个疗程,病情缓解后可以每周 1 次维持治疗。

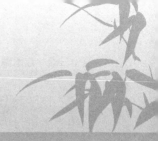

第十三章

焦虑障碍的西医治疗

第一节　焦虑障碍的药物治疗

一、药物治疗方案原则

1. 诊断明确。根据焦虑障碍的不同亚型和临床特点选择用药。

2. 考虑到患者可能合并躯体疾病、药物相互作用、药物耐受性、有无并发症等情况,给予个体化的合理用药。

3. 对于妊娠和哺乳期间的用药治疗应特殊关注。如果妊娠或哺乳期间接受药物治疗,必须权衡胎儿和婴儿暴露于药物的潜在风险与母亲不用药的内在风险。

4. 注意苯二氮䓬类药物依赖,如反跳性失眠症、记忆受损和停药综合征,尤其老年人服药后由于机体运动功能受损,很容易摔倒。与长半衰期药物比较,短、中半衰期药物更容易导致戒断反应、反跳和依赖。

5. 一般不主张联用两种以上的抗焦虑药,应尽可能单一用药,足量、足疗程治疗,可联用两种作用机制不同的抗焦虑药物。

6. 治疗期间密切观察病情变化和不良反应。

7. 治疗期间向患者及家属告知药物性质、作用及可能发生的不良反应及策略。

8. 非典型抗精神病药物被推荐于焦虑障碍的二线或三线治疗,同时权衡糖尿病、体重增加等不良反应与在焦虑障碍早期治疗过程中的疗效,尤其氯氮平和奥氮平。

二、抗焦虑药物的治疗策略

焦虑障碍常为慢性病程,伴有显著的功能缺损和生活质量下降,其系统的治疗包括健康教育及对潜在并发症的检查。无论是药物治疗还是心理治疗,只要有充分的监控和足够的疗程就能改善患者的转归。

不同亚型焦虑障碍的疗程也不尽相同。为预防焦虑障碍复发,近年来主张给患者进行为期 12~24 个月的长期治疗,个别患者可能需要终身治疗。

药物治疗应该从小剂量开始,1~2 周后加量,在治疗 1 周时评价患者的耐受性、对医嘱的依从性和治疗进展,4~6 周后可采用推荐剂量。通常希望用几周的时间就能达到剂量水平,以增加患者治疗的依从性。此后 4~8 周,患者症状将明显减轻,同时可采用临床疗效总评量表(Clinical Global Impression,CGI)在每次随访时评价疗效,它简单、全面、容易使用,一般每 2 周评估 1 次。

根据《焦虑障碍防治指南》的推荐,根据药物作用受体不同分为抗焦虑药物和有抗焦虑作用的药物。其中抗焦虑药物有苯二氮䓬类(BDZs)和 5-HT$_{1A}$ 受体部分激动剂,有抗焦虑作用的药物包括选择性 5- 羟色胺再摄取抑制剂(SSRIs)、5- 羟色胺和去甲肾上腺素再摄取抑制剂(SNRIs)、去甲肾上腺素及特异性 5- 羟色胺能抗抑郁药(NaSSAs)、5-HT 受体拮抗和再摄取抑制剂(SARI)、三环类抗抑郁药(TCAs)、β 受体阻滞剂和抗精神病药物等,在治疗不同焦虑障碍时,它们具有不同程度的疗效。

(一)苯二氮䓬类药物

因苯二氮䓬类药物具有抗焦虑作用强、起效快、疗效好、副作用小,安全可靠等特点而被临床广泛应用。但其最大的缺点是容易产生耐药性,多种药物之间交叉耐受明显。长期应用会产生药物依赖,半衰期短,需每天多次给药。临床上最常见的不良反应是中枢性不良反应,如过度镇静、药物过量时出现共济失调、言语不清。尤其对老年人,因为年龄的增长,药物代谢率减低,容易出现药物过量。操作重型机械的年轻人慎用。长期使用可能会引起记忆减退。

突然停用大量苯二氮䓬类药物时可能会引起癫痫发作,因此应缓慢减量。停药时可能会发生的症状:①患者原来的症状复发;②患者可能在停药数天内出现戒断症状,但一般在 2~3 周内症状减轻或消失。治疗过程中应给予患者及家属支持性的教育,引导其正确停药。

药物相互作用:苯二氮䓬类药物与其他中枢神经系统抑制剂如酒精、巴比妥类、阿片类和抗组胺药物合用时会使药物的中枢抑制作用增强。氟伏沙明以及其他细胞色素 P450 酶 CYP3A4 抑制剂也会抑制苯二氮䓬类药物的代谢,从而使其疗效明显增强。苯二氮䓬类还可以延长地高辛的半衰期。常用的苯二氮䓬类药物如下:

1. 劳拉西泮(Lorazepam)

【适应证】①抗焦虑,包括伴有精神抑郁的焦虑;②镇静催眠;③缓解由于激动诱导的自主症状,如:头痛、心悸、胃肠不适、失眠等。

【用法用量】成人抗焦虑,一次 1~2mg(1~2 片),每日 2~3 次;镇静催眠,睡前服 2mg(2 片);老年人服用剂量应减半;不推荐儿童使用。

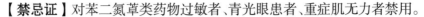

【禁忌证】对苯二氮䓬类药物过敏者、青光眼患者、重症肌无力者禁用。

2. 奥沙西泮（Oxazepam）

【适应证】①主要用于短期缓解焦虑、紧张、激动的治疗；②可用于催眠治疗；③可用于焦虑伴有精神抑郁的辅助用药；④可用于缓解急性酒精戒断症状的治疗。

【用法用量】成人常用量：①抗焦虑：一次15~30mg，一日3~4次；②镇静催眠：一次15~30mg，一日3~4次；③急性酒精戒断症状：一次15~30mg，一日3~4次；④一般性失眠：15mg，睡前服。肌松作用较其他苯二氮䓬类药物为强。

【禁忌症】孕妇、妊娠期妇女、新生儿禁用。

3. 艾司唑仑（Estazolam）

【适应证】主要用于抗焦虑、失眠。也用于紧张、恐惧及抗癫痫和抗惊厥。

【用法用量】成人常用量镇静：一次1~2mg，一日3次。催眠：1~2mg，睡前服。抗癫痫、抗惊厥：一次2~4mg，一日3次。

【禁忌证】①中枢神经系统处于抑制状态的急性酒精中毒；②肝肾功能损害；③重症肌无力；④急性或易于发生的闭角型青光眼发作；⑤严重慢性阻塞性肺部病变。

4. 阿普唑仑（alprazolam）

【适应证】适用于焦虑、抑郁、惊恐发作、顽固性失眠、癫痫及术前镇静。并能缓解急性酒精戒断症状。

【用法用量】成人用药：抗焦虑，开始一次0.4mg，一日3次，用量按需递增，最大限量一日可达4mg。镇静催眠：0.4~0.8mg，睡前服。抗惊恐0.4mg，一日3次，用量按需递增，每日最大量可达10mg。老年人应用时药量应减半。18岁以下儿童，用量尚未确定。

【禁忌证】①中枢神经系统处于抑制状态的急性酒精中毒；②肝肾功能损害；③重症肌无力；④急性或易于发生的闭角型青光眼发作；⑤严重慢性阻塞性肺部病变；⑥驾驶员、高空作业者、危险精细作业者。

5. 氯硝西泮（clonazepam）

【适应证】①主要用于治疗癫痫和惊厥，对各型癫痫均有效，尤适用于失神发作、婴儿痉挛症、肌阵挛性、运动不能性发作及Lennox-Gastaut综合症。静脉注射治疗癫痫持续状态；②可用于治疗焦虑状态和失眠；③对舞蹈症亦有效；④对药物引起的多动症、慢性多发性抽搐、各类神经痛也有一定疗效。

【用法用量】成人常用量：①抗癫痫：开始用每次0.5mg，每日3次，每3天增加0.5~1mg，直到发作被控制或出现了不良反应为止，用量应个体化，成人最大量每日不要超过20mg；②抗失眠：0.5~4mg/日；③抗焦虑：0.5~4mg/d，分次服用或睡前一次给药。小儿常用抗癫痫：10 岁或体重 30kg 以下的儿童开始每日按体重 0.01~0.03mg/kg，分 2~3 次服用，以后每 3 日增加 0.25~10.5mg，至达到按体重每日 0.1~0.2mg/kg 或出现了不良反应为止。氯硝西泮的疗程应不超过 3~6 个月。

【禁忌证】孕妇、哺乳期妇女、新生儿禁用。以下情况时需要特别注意：①老年人中枢神经系统对本药较敏感，可出现过度镇静、嗜睡及跌伤的可能；②肝肾功能损害；③严重的急性乙醇中毒时，可加重中枢神经系统抑制作用；④癫痫患者突然停药可引起癫痫持续状态；⑤可使严重的精神抑郁病情加重，甚至产生自杀倾向，应采取预防措施；⑥避免长期大量使用而成瘾，如长期使用应逐渐减量，不宜骤停；⑦急性闭角型青光眼可因本品的抗胆碱能效应而使病情加重。

（二）5-HT$_{1A}$ 部分受体激动剂

概述：目前这类药物主要有丁螺环酮和坦度螺酮，它们按化学结构属于阿扎哌隆类。因这类药物无耐受性和依赖性，停药后无戒断反应，与其他苯二氮䓬类药物无交叉耐受现象而受到关注。

这类药物的优点是镇静作用轻，不易引起运动障碍，无呼吸抑制作用，对认知功能影响小；但起效相对较慢，需要 2~4 周，个别需要 6~7 周方能起效，持续治疗可增加疗效。

常见的不良反应有头晕、头痛、恶心、不安等，孕妇及哺乳期妇女不宜使用，心、肝、肾功能不全者慎用，禁止与单胺氧化酶抑制剂联用。

药理机制：该类药物抗焦虑的主要作用机制是由于其与 5-HT$_{1A}$ 具有较强的亲和力，能够激活突触前 5-HT$_{1A}$ 受体，抑制神经元放电，减少 5-HT 的合成和释放，同时对突触后 5-HT$_{1A}$ 受体具有部分激动作用。

1. 丁螺环酮（buspirone）

【适应证】各种焦虑症。与苯二氮䓬类不同，抗焦虑疗效要在使用 1 周后才会明显，故主要适用于一般性的焦虑状态，对伴有焦虑性激动、内心不安定、紧张效果良好，对伴有恐怖症状的严重焦虑症无效。

【用法用量】开始剂量为每日 10mg，以后每 2~3 日增加一次剂量。一般有效剂量为每日 20~30mg。如果每日用至 40mg 仍无效时，可能再加量亦无效，不应再用。显效时间在用药 2 周左右，少数患者还可更长，故在达到最大剂量后尚需继续治疗 2~3 周，勿匆忙换药。老年患者 30mg/d。

【注意事项】①本药对苯二氮䓬类抗焦虑药的作用很少有影响，但因不能阻断苯二氮䓬类的停药综合征，故如需换用本品时宜先逐渐地停用苯二氮䓬类药物；②18 岁以下儿童暂不用；③对本品过敏、严重肝肾功能不良、重症肌无力患者及分娩期禁用。

2. 坦度螺酮（tandospirone）

【适应证】各种神经症所致的焦虑状态,如广泛性焦虑症;原发性高血压、消化性溃疡等躯体疾病伴发的焦虑状态。

【用法用量】通常成人应用剂量为每次 10mg 口服,每日 3 次。根据患者年龄、症状等适当增减剂量,但不得超过 60mg/ 日。

【注意事项】对下列患者应慎重给药:器质性脑功能障碍的患者（有可能增强本药的作用）;中度或严重呼吸功能衰竭患者（有可能使症状恶化）;心功能障碍的患者（有可能使症状恶化）;肝功能、肾功能障碍的患者（有可能影响药代动力学）;老年人。重要注意事项:用于神经症患者时,若患者病程长（3 年以上）,病情严重或其他药物（苯二氮䓬类药物）无效的难治型焦虑患者,本药可能也难以产生疗效。当 1 天用药剂量达 60mg 仍未见明显疗效时,不得随意长期应用。本药用于伴有严重焦虑症状的患者,难以产生疗效时,应慎重观察症状。本药可引起嗜睡、眩晕等,故应嘱患者在服用本药过程中不得从事伴有危险的机械性作业。

（三）选择性 5-HT 再摄取抑制剂（SSRIs）

SSRIs 能减轻焦虑症状或焦虑伴发的抑郁症状,尤其适用于老年人。SSRIs 能抑制突触前 5-HT 能神经末梢对 5-HT 的再摄取,这类药物主要包括帕罗西汀、西酞普兰、艾司西酞普兰、舍曲林、氟西汀、氟伏沙明。SSRIs 镇静作用较轻,可白天服药,如出现嗜睡乏力可改在晚上服,为减轻对胃肠道的刺激,通常在早餐后服药。年老体弱者宜从半量或 1/4 量开始,酌情缓慢加量。SSRIs 药物不良反应少,耐受性、安全性高。

1. 帕罗西汀（paroxetine）

【适应证】用于治疗抑郁症。适合治疗伴有焦虑症的抑郁症患者,作用比 TCAs 快,而且远期疗效好;美国 FDA 已批准其 5 个焦虑障碍的适应证（广泛性焦虑障碍、惊恐障碍、强迫障碍、社交焦虑障碍、创伤后应激障碍）。是 SSRIs 中唯一被美国 FDA 批准治疗 GAD 的药物。

【用法用量】抑郁症,20mg/ 日;治疗强迫症,起始剂量为一日 20mg,依病情逐渐以每周增加 10mg 为阶梯递增,治疗剂量范围为一日 20mg~60mg,分次口服;惊恐障碍与社交焦虑障碍,开始剂量为一日 10mg,依病情逐渐以每周增加 10mg 为阶梯递增,治疗剂量范围为一日 20mg~50mg,分次口服。建议:广泛性焦虑障碍、社交焦虑障碍和创伤后应激障碍推荐剂量为 20mg/d;强迫障碍和惊恐障碍为 40mg/d。无证据表明剂量越大疗效越好。老年人用药应酌情减量,日剂量不要超过 40mg。

【不良反应】消化道不良反应:恶心、厌食、口干、便秘、腹泻等。中枢神经系统不良反应:镇静、失眠、头晕、震颤等。少见不良反应有过敏性皮疹及性功能减退。停药可见撤药综合征，如失眠、焦虑、恶心、出汗、眩晕或感觉异常等。

【注意事项】闭角型青光眼、癫痫病、肝肾功能不全等患者慎用或减少用量；出现转向躁狂发作倾向时应立即停药；用药期间不宜驾驶车辆、操作机械或高空作业。服用本品前后2周内不能使用单胺氧化酶抑制剂，在停用单胺氧化酶抑制剂2周后，开始服用本药时应慎重，剂量应逐渐增加。儿童慎用，孕妇及哺乳期妇女慎用。

2. 西酞普兰和艾司西酞普兰（citalopram and escitalopram）

【适应证】被FDA批准的适应证有抑郁症、强迫症、惊恐发作、广泛性焦虑障碍、创伤后应激障碍、经前期紧张症及社交恐怖症。可用于老年患者以及使用其他SSRIs过度激活或镇静的患者，药物较少对肝脏细胞色素P450酶各种亚型有抑制作用，不易与长期合并使用的其他药物发生相互作用。

【用法用量】西酞普兰10mg/d起始，平均20~30mg/d；艾司西酞普兰推荐从10mg/d起始，可加至20mg/d；老年人常规起始剂量的半量开始治疗，最大剂量也应相应降低；不适用于儿童和18岁以下的青少年。

【不良反应】不良反应多发生在开始治疗的第1~2周，持续治疗后不良反应的严重程度和发生率都会降低；总体上讲艾司西酞普兰的耐受性较好，最常见的不良反应有恶心、口干、嗜睡、出汗、震颤、腹泻、射精异常；艾司西酞普兰的停药症状表现为头晕、头痛和恶心，大部分症状轻微，呈自限性，为了避免出现停药症状，建议1~2周以上时间逐渐停药。

【禁忌证】禁止与非选择性、不可逆性单胺氧化酶抑制剂合用；已知患有QT间期延长或先天性QT综合征的患者禁用。

3. 舍曲林（sertraline）

【适应证】FDA批准的适应证有抑郁症、惊恐障碍、创伤后应激障碍、社交焦虑障碍、强迫症、广泛性焦虑障碍以及经前期紧张症；已批准用于治疗儿童强迫症。

【用法用量】①成人剂量：50mg/d起始；剂量调整：对于每日服用1片（50mg）疗效不佳而对药物耐受性较好的患者可增加剂量，因舍曲林的消除半衰期为24小时，调整剂量的时间间隔不应短于1周；最大剂量为200mg/d，服药七日内可见疗效。完全起效则需要更长的时间，强迫症的治疗尤其如此。②儿童人群的剂量（儿童和青少年）：强迫症：在儿童中（6~12岁），本品起始剂量应为25mg/d；在青少年中（13~17岁），本品起始剂量应为50mg/d；若本品25或50mg/日的疗效欠佳，增加剂量（最高为200mg/日）可能使患者获益。儿童强迫症患者的体重通常低于成人，给药前应考虑此点，以避免过量给药。

【不良反应】胃肠道反应：恶心、呕吐、便秘、腹泻；中枢神经系统症状主要有头痛、失眠、嗜睡、激动、紧张、焦虑、注意力降低、感觉减退和肌张力增高等。性功能障碍（主要为男性射精延迟）等。

【禁忌证】禁止与单胺氧化酶抑制剂合用；禁止与匹莫齐特合用。

4. 氟西汀（fluoxetine）

【适应证】被 FDA 批准的适应证有抑郁症、强迫症、经前期紧张症、神经性贪食症、惊恐发作、社交焦虑障碍、创伤后应激障碍；可作为心理治疗的补充，用于减少贪食和导泻行为；不适用于厌食、激越及失眠患者的治疗；起效相对较慢。

【用法用量】抑郁发作：建议起始剂量为晨服 20mg。如果经数周治疗后，临床症状没有改善，可考虑增加剂量，逐渐增加剂量。神经性贪食症：建议治疗剂量为 60mg/d。强迫性障碍：建议治疗剂量为 20~60mg/d。以上任何状况下治疗剂量均不能超过 80mg/d。老年患者：建议治疗剂量为 20mg/d。

【不良反应】胃肠道反应：如恶心，腹泻，口干和厌食；中枢神经系统：如头痛，神经质，失眠，目眩，头重脚轻和出汗等；皮疹及荨麻疹。

【禁忌证】暂不推荐在儿童及青少年（18 岁以下）中使用；禁止与单胺氧化酶抑制剂合用；肝肾功能不全者应减量。

5. 氟伏沙明（fluvoxamine）

【适应证】被 FDA 批准的适应证有抑郁症、强迫症、惊恐障碍、广泛性焦虑障碍、社交焦虑障碍、创伤后应激障碍。

【用法用量】①抑郁发作：50mg 或 100mg/d 起始，最大量可加至 300mg/日。②强迫症：50mg/d 起始，有效剂量在 100~300mg/d 之间；8 岁以上儿童和青少年每日最大剂量为 200mg/d。

【不良反应】恶心、呕吐、便秘、厌食、消化不良、嗜睡、眩晕、头痛、失眠、紧张、激动、焦虑、震颤；罕见低钠血症。

【禁忌证】本品禁与替扎尼定、硫利达嗪、阿洛司琼、匹莫齐特和单胺氧化酶抑制剂（MAIOs）合用。

（四）选择性 5-HT 和 NE 再摄取抑制剂（SNRI）

SNRI 药物主要有文拉法辛和度洛西汀。它们具有 5-HT 和 NE 双重再摄取抑制作用，不良反应较少，起效相对较快。

1. 文拉法辛（venlafaxine）

【适应证】FDA 批准的适应证有抑郁症、广泛性焦虑发作、社交焦虑障碍、惊恐障碍、创伤后应激障碍、经前期紧张症。

【用法用量】起始剂量为 75mg/d，最大剂量 225mg/d；老年患者无需因为年龄调整剂量。尚无 18 岁以下患者适用的安全性和有效性的数据。

【不良反应】恶心、口干、出汗、乏力、焦虑、震颤、阳痿和射精障碍；不良反应的发生与剂量有关，大剂量时血压可能会轻度升高。

【禁忌证】心律失常风险高的疾病和用药，未控制的高血压。

2. 度洛西汀（duloxetine）

【适应证】适用于重性抑郁障碍，还适用于广泛性焦虑障碍、社交障碍、强迫障碍和创伤后应激障碍。

【用法用量】起始剂量为 40mg/d，最大量 60mg/d，不考虑进食情况。

【不良反应】恶心、口干、便秘、食欲下降、疲乏、嗜睡、出汗增多、尿急、肝功能异常、血压升高、心率轻度增加等。

【禁忌证】禁止与单胺氧化酶抑制剂（MAOIs）联用；未经治疗的窄角型青光眼。

（五）NE 能和特异性 5-HT 能抗抑郁剂（NaSSA）

主要有米氮平，其主要作用机制为通过增强 NE、5-HT 能的传递及特异阻滞 $5-HT_2$、$5-HT_3$ 受体，拮抗中枢去甲肾上腺素能神经元突触 α_2 自身受体及异质受体。具有明显的镇静作用，但抗胆碱能作用小。

【适应证】被 FDA 批准的适应证有抑郁症、惊恐发作、广泛性焦虑障碍和创伤后应激障碍。对患者的食欲和睡眠改善明显。

【用法用量】起始剂量 15mg/d，有效口服剂量通常为每天 15~45mg。合适的剂量在 2~4 周内就会有显著疗效。如效果不明显，可将剂量增加，直至最大剂量，如加量后 2~4 周内仍无显著疗效，应立即停止用药。

【不良反应】食欲增大及体重增加、疲倦、镇静。

【禁忌证】禁止合并使用单胺氧化酶抑制剂，禁用于儿童和 18 岁以下青少年患者。

（六）5-HT 受体拮抗和再摄取抑制剂（SARI）

曲唑酮是一种临床常用的 5-HT 受体拮抗 / 再摄取抑制剂，又称 5-HT 平衡抗抑郁药（SMA）。

曲唑酮（Trazodone）

【适应证】用于抑郁症的治疗，对于伴有或不伴焦虑症的患者均有效。

【用法用量】剂量应该从低剂量开始，逐渐增加剂量并观察治疗反应。有昏睡出现时，须将每日剂量的大部分分配至睡前服用或减量。服药第一周内症状即有所缓解，两周内出现较佳抗抑郁效果。通常需要服药两周到四周才出现最佳疗效。成人常用剂量：建议初始剂量为 50~100mg/d（分次服用），然后每三至四天剂量可增加 50mg/d。门诊病人一般以 200mg/d（分次服用）为宜，住院病人较严重者剂量可较大。最高用量不超过 400mg/d（分次服用）。维持治疗：长期维持的剂量应保持在最低有效剂量。一旦有足够的疗效，可逐渐减量。一般建议治疗的疗程应该持续数月。

【禁忌证】对本品过敏者不可服用,如严重的心脏病或心律不齐者禁用,意识障碍者禁用。

该药适合治疗有明显精神运动性激越,焦虑和失眠的患者。曲唑酮在国内为 50mg 划痕片剂以便于调整剂量。目前该药的治疗窗尚未得到肯定,最佳治疗剂量视个体而定。每日一次,在晚上服药是最佳方案,不良反应发生较少,并能增加患者对治疗的总体依从性。

(七)三环类药物(TCAs)

概述:TCAs 为典型的抗抑郁药,包括丙咪嗪、阿米替林、氯丙咪嗪(氯米帕明)和多塞平,以及四环类马普替林。

药理作用机制:抑制突触前神经元对去甲肾上腺素和 5-HT 的摄取、增加这两种神经递质在突触间隙的浓度。但这类药物有抗胆碱能、抗 α_1 肾上腺素和抗组胺作用,故有镇静、口干、便秘等不良反应。

推荐剂量:TCAs 治疗指数低,剂量受镇静、抗胆碱能和心血管不良反应的限制,一般使用剂量为 50~250mg/d,剂量缓慢递增,分次服用。减药宜慢,突然停药可能出现胆碱能活动过度,从而引起失眠、焦虑、易激惹、胃肠道症状和抽搐等。

1. 阿米替林(amitriptyline)

【适应证】用于治疗各种抑郁症,主要用于治疗焦虑性或激动性抑郁症;该药的镇静作用较强,对于伴有失眠的抑郁症效果较好。

【用法用量】成人常用量开始一次 25mg,一日 2~3 次,然后根据病情和耐受情况逐渐增至一日 150~250mg,一日 3 次,高量一日不超过 300mg,维持量一日 50~150mg。老年患者应从小剂量开始,视病情酌减用量。6 岁以下儿童禁用;6 岁以上儿童酌情减量。孕妇慎用。哺乳期妇女使用期间应停止哺乳。

【禁忌】严重心脏病、近期有心肌梗死发作史、癫痫、青光眼、尿潴留、甲状腺功能亢进、肝功能损害,对三环类药物过敏者。

【注意事项】肝、肾功能严重不全、前列腺肥大、老年或心血管疾患者慎用。使用期间应监测心电图。本品不得与单胺氧化酶抑制剂合用,应在停用单胺氧化酶抑制剂后 14 天,才能使用本品。患者有转向躁狂倾向时应立即停药。用药期间不宜驾驶车辆、操作机械或高空作业。

2. 氯丙咪嗪(clomipramine)

【适应证】适用于治疗各种抑郁状态,包括内因性(单相型、双相性、更年期)、外因性(反应性、神经症性)、体因性(躯体疾病性、药物性)抑郁症状。

【用法用量】成人一日 3 次,最初量为 25mg(老人、儿童酌减),一周内加至最适宜治疗量。最高量为 0.3g/日,或遵医嘱。

【禁忌证】严重心、肝、肾功能障碍者,外周血象明显异常者,癫痫、青光眼患者,孕妇禁用或慎用。出现皮肤过敏应停止用药。

3. 马普替林(maprotiline)

【适应证】本品为四环类抗忧郁药,其药理作用及临床应用均与三环类相似,为类广谱抗抑郁药,有抗抑郁、安定、抗组胺及抗胆碱作用:①主要用于治疗各型(内因性、反应性及更年期)抑郁症;②可用于疾病或精神因素引起的焦虑、抑郁症(如产后抑郁、脑动脉硬化伴发抑郁、精神分裂症伴有抑郁)的患者;③可用于伴有抑郁、激越行为障碍的儿童及夜尿者。

【用法用量】门诊患者开始 75mg/d,分 2~3 次服,以后渐增至每日 150~225mg。住院患者,开始每日服 100~150mg,以后可渐增至 225~300mg,分 2~3 次服。长期用药维持量为每日 75~150mg。儿童和青少年患者应逐渐增加剂量,25mg/d 起始。对青少年,可按具体情况将剂量增至接近成年人的水平。老年患者 25mg/d 起始,必要时根据患者的反应将每日剂量逐渐增至 75mg/d。

【注意事项】①本品有口干、便秘、视力模糊、嗜睡等不良反应;②偶可诱发躁狂症、癫痫发作,用于双相抑郁症时,应注意可能诱发躁狂症,癫痫患者慎用;③青光眼、前列腺肥大及心、肝、肾功能不良者慎用;④单胺氧化酶抑制剂可增强本品作用,故不宜合用;⑤孕妇及哺乳期妇女禁用。

（八）β 受体阻滞剂

β 受体阻滞剂以普萘洛尔(心得安)为代表,该药单独用于治疗广泛性焦虑障碍作用有限,常用剂量为每天 10~60mg,分 2~3 次服用。

（九）抗精神病药物

既往常用小剂量奋乃静、舒必利治疗对伴有敏感、多疑、偏执症状的焦虑患者,常有较好的疗效。近年来,小剂量使用利培酮、喹硫平、奥氮平、齐拉西酮等非典型抗精神病药物治疗一线抗焦虑药物治疗效果不理想的患者,也在临床经常见到。

第二节　难治性焦虑障碍的治疗进展

根据相关的研究和文献,焦虑障碍患者对治疗仅有 40%~70% 的有效率和 20%~47% 的缓解率,仍然有将近三分之一的焦虑障碍患者对治疗没有反应而变为难治性。难治性焦虑障碍给患者带来严重的痛苦,并给社会及家庭带来沉重的负担,因而受到了临床医师的关注。

一、难治性焦虑障碍的概念及治疗有效的评定标准

尽管难治性焦虑障碍日益受到关注,但是仍然有许多问题没有被解决,首先是难治性本身的概念。Robert C.Durham 等认为"在充分治疗后、症状不缓解并且有加重趋势的焦虑障碍"为难治性,而在以往的文献中,Van Ameringen M 等对难治性社交焦虑障碍也有定义,但是仍然存在争议。例如缺乏对一个"足量足疗程的治疗",对"至少一种治疗",对"几种治疗",对"一线药物的治疗",或者对"特定的抗焦虑药物"的反应的描述。同样,"充分或者不充分的治疗"的定义也并未被描述或者是有歧义的,比如充分治疗的时间是定 4 周、6 周、8 周、还是 12 周并未完全统一。

在临床试验中,有效和缓解的评估应该是多角度的,包括对焦虑症状、社会功能和共病等的评估。Pollack 等建议焦虑障碍治疗有效的概念应包括核心焦虑症状、功能受损和所存在的抑郁症状的缓解或明显改善,这就意味着用相应评估量表分值的改变来评估这种改善,如用于评估焦虑的汉密尔顿焦虑量表得分≤7,用于评估惊恐障碍的惊恐障碍焦虑严重程度量表得分≤7 等。

二、难治性焦虑障碍的预测因素

为了寻找有效的临床治疗策略,已有一些研究开始探讨难治性焦虑障碍的预测因素。在近期发表的文献中,Bystritsky 和 Pollack 列举出一些预测因素,并且将它们分为几个类别,分别是与疾病相关的因素、与患者相关的因素以及与治疗相关的因素,或者与这三个方面均不相关的因素。

1. 疾病相关因素 病理机制的不明确,涉及的神经受体以及神经环路的复杂性,都影响了难治性焦虑障碍的研究;难治性的诊断标准已经几次被修改,DSM-Ⅳ阐述了一些关于难治性或者治疗抵抗的诊断标准,但是却与普通焦虑障碍或者其他疾病有很大的重叠性,因此许多临床医生将普通焦虑障碍的治疗方法应用于难治性患者,疗效却不尽如人意;疾病的遗传基因不明确,导致了用基因筛查难治性焦虑患者的困难。

2. 患者相关因素 严重的临床焦虑症状、对联合用药等方法仍然无效、依从性差均会导致难治性;患者的文化水平、对疾病及药物的接受程度也会导致临床治疗的困难;社会关系的支持以及社会功能的保持程度,以及患者在治疗期间或者治愈后是否有酒依赖或者药物依赖均会导致疾病的加重以及难治性。

临床(治疗)相关因素:缺乏前期观察、相关知识的不足而导致错过了最佳治疗时机;初期不规范治疗或者治疗不当,伴有临床合并症都会加重焦虑障碍的难治性。不合理的治疗和治疗体系的不完善会导致治疗抵抗,最终形成

难治性焦虑障碍。

3. 其他因素 缺乏暴露训练、长时间的躲避危险因素,会引起更大的焦虑反应;患者自身认识不足、医疗保健体系不完善、医患关系差、严重的社会压力、较差的心理承受能力、甚至儿童时期承受的慢性应激都是引起难治性的重要因素。

在所有的相关因素中,最重要的因素为患者相关因素,通常该因素是其他因素的基础。临床医生以及研究学者意识到这个问题,但是该因素一直都没有得到很好的改善,也没有相应的对策能控制患者相关因素。因此,在未来的治疗策略和预后估计中,我们应该更加注重预测因素,只有了解了是何种因素引起难治性,才能选择更好的治疗措施。

三、难治性焦虑障碍的治疗

临床上关键的问题是对难治性焦虑症患者选择最好的药物进行治疗干预或者根据其相关的难治性因素进行非药物治疗。目前只是开展了少量的对照研究,相应的治疗药物或技术也没有得到有效的验证。

(一)药物治疗

1. 药物治疗策略 常用的药物治疗策略有以下三种:

(1)加量治疗:目前在一些小样本、开放性对照实验中并没有找到剂量和疗效之间的相关性。如对于广泛焦虑障碍(GAD),一些关于艾司西酞普兰和文拉法辛的研究证明这些药物更高的剂量,如超过 10mg 和 75mg,对治疗并没有更有效,惊恐障碍(PD)、社交焦虑障碍(SAD)也出现相同的情况。

(2)换药:对 SSRI 和 SNRI 缺乏反应的患者,最适当的方法就是用另一种机制的药物替换使用过的药物。一些个案报告显示单一应用非典型抗精神病药物或者 GABA 能药物治疗难治性焦虑障碍有效。考虑引起依赖的风险性和抗焦虑的低效应等安全因素之后,这些方法需要在未来的研究中采用更多的方法去进一步证实。MOAIs(单胺氧化酶酶抑制剂)被证明在某些焦虑障碍中有效,如苯乙肼治疗难治性 PD。然而,仍然缺乏相应的对照性研究评估 MOAIs 在难治性 SAD、PD 治疗中的有效性,所以需要新的临床试验来证明这些药物能否作为难治性焦虑障碍的选择性药物。

(3)联合用药:一般认为联合用药的策略是基于多种中枢神经递质系统参与焦虑障碍的发生。SSRI 和非典型抗精神病药的联合,或者在 SSRI 和 SNRI 基础上增加一种不同机制药物的治疗策略近来得到关注,并且被对照研究证明有效。尽管苯二氮䓬类药物的应用一直存在着争议,如氯硝西泮,但是在分析可能存在的镇静作用和发展为成瘾性的可能等危险和不利因素后,也已经被推荐作为治疗难治性焦虑障碍的可能方法。

2. 广泛焦虑障碍（GAD）　目前超过一半的 GAD 患者存在慢性并且持续不缓解的临床症状，然而仍然没有确定最有效的难治性 GAD 治疗方法，并且只有很少的研究去评估治疗难治性 GAD 所能采取的策略。

Kornreich C 等证实单一使用齐拉西酮（剂量为 40mg/d）7 周治疗难治性患者有效。一些个案报告初步证实了 GABA 类药物的有效性，例如硫加宾和加巴喷丁。

对于难治性 GAD 患者，已经证实了与非典型抗精神病药物联合用药策略的有效性。Brawman-Mintzer 等证明联合利培酮用药 5 周后，患者的临床症状有所改善。这个临床试验结果显示对传统的治疗无效的 GAD 患者，联合用利培酮（剂量在 0.5~1.5mg）对症状有明显的改善。在其他试验中，阿立哌唑和奥氮平与其他的治疗方法联合也初步得到评估，并且证明对难治性 GAD 有效。

3. 惊恐障碍（PD）　与 SAD 和 GAD 相同，目前仍然缺乏对难治性 PD 治疗很深入的研究，对那些没有效果的患者应该采取什么样的治疗方法仍然没有一致性的结论。

在一些自然研究中已经介绍了联合用药的效果。一些个案报告结果显示，三环抗抑郁药联合应用氟西汀和苯二氮䓬类，或联合应用丙戊酸钠或者芬氟拉明，或联合应用碳酸锂和氯米帕明治疗难治性 PD 有一定的效果。Buch 和 Pollack 的一些临床个案报告分别显示联合用苯乙肼和加巴喷丁对难治性 PD 会产生有意义的临床效果。与其他难治性焦虑障碍相似，联合非典型抗精神病药物的应用也同样受到关注，如阿立哌唑和利培酮与 SSRI 或者苯二氮䓬类药物的联合有效。同时，β-受体拮抗剂吲哚洛尔和 SSRI 联合使用的疗效得到了评估。

也有研究已经证明单一用药疗法治疗难治性 PD 有效。一些案例报告提示三甲丙咪嗪、氯硝西泮和硫加宾的有效性。在瑞波西汀（8mg/d）持续 6 周的开放试验中，表明了这种方法明显改善那些难治性患者的相关临床症状。

4. 社交焦虑障碍（SAD）　SAD 是目前最棘手的问题之一，不仅损害患者的社会功能，同时有可能给其他人带来困扰。目前已经证实某些方法可以有效地控制难治性 SAD。

有一些研究探讨非典型抗精神病药物联合用药的效果。Kinrys G 等回顾性地评估了 SSRI 和阿立哌唑 12 周的联合应用，证明对难治性 SAD 有效，可有效地改善临床症状。一些研究已经证实单一用药在难治性 SAD 的治疗方面有效。对其他 SSRIs 没有反应的患者，单独服用依他普仑、西酞普兰、苯乙肼、文拉法辛、托吡酯或丙戊酸盐后评估其有效性时，已经证实这种单一用药有效。

近几年提出了联合用药策略是治疗难治性 SAD 有效方法,但是仍然有无效治疗的情况。Stein 等将心得乐和帕罗西汀的联合应用在 14 个对帕罗西汀单一用药抵抗的 SAD 患者身上,观察 12 周,表明这种联合用药并没有比安慰剂更有效。

(二)非药物治疗

1. 认知行为治疗(CBT) Robert C.Durham 等对 336 名难治性焦虑障碍患者认知行为治疗并且进行了长期的随访,证明了 CBT 对 62% 的难治性焦虑症患者有效,仅有 38%(有 30% 尽管进行极端的治疗也仅有非常低的疗效)的患者无效或者疗效甚微。不考虑诊断或者治疗的充分性,虽然焦虑障碍的长期治疗结果有所不同,但是均有向慢性发展的趋势。其次,无论是康复组还是疾病组,在随访期间接受其他治疗措施的患者均有更严重的焦虑症状。因此,在进行 CBT 治疗时,仍然需要合并应用药物治疗。

2. 迷走神经刺激术(VNS) VNS 对伴有焦虑症状的癫痫和抑郁症有改善作用。根据相关的治疗原理与既往经验,Mark S.George 等人进行了在持续药物治疗的基础上附加 VNS 治疗的一个开放性研究,经过量表测定他们的基线临床症状(如 HAMA、Y-BOCS 等)并长时间的随访,结果显示,所有的患者均能耐受 VNS 的刺激,HAMA 较基线水平有 50% 甚至更多的改善。在急性期,焦虑障碍仅有适当的症状改善;而长期治疗后(大约 14 周至 18 周),症状的缓解达到显著性效果。

但是 VNS 是有创性的治疗手段,手术过程中也会加重患者的焦虑症状,也会给患者带来过高的期待值,甚至有的患者在手术以后仍然焦虑会不会有其他的副反应。尽管 VNS 的长期治疗是一个有效的治疗策略,但是至今未在临床上推广,仍然需要大量的盲法试验验证其效果。

3. 深度脑刺激(DBS) DBS 是在 MRI 精确定位下嵌入患者的大脑内的电极治疗。DBS 的主要优势在于消融手术可以使大脑适应特定神经刺激。随着移植,电极刺激的参数也在不停的改变,在长时间随访中发现,通过特定的临床训练可以使参数达到最优化。Netherlands 的神经外科实验已经发现 DBS 对强迫障碍(OCD)的效果,因此考虑将 DBS 用于治疗难治性 OCD。尽管 DBS 是一种新型的临床手段,但是术后并发症也常有发生,如情绪的改变(焦虑,抑郁等)、认知的改变(困惑,健忘)、感知觉的干扰(嗅觉,味觉等)。目前的研究发现在所有实验中,治疗效果仅为 50% 左右,因此需要大量对照手术和治疗临床试验去证实。

4. 电休克疗法(ECT) ECT 是电极设备直接作用于头皮进而刺激大面积皮层,影响到神经递质的释放。尽管 ECT 对情绪障碍有很好的疗效,但是并没有相关的文献证明 ECT 对焦虑障碍有效。ECT 的机制以及作用的目标脑区仍然没有相关的验证。

5. 重复经颅磁刺激（rTMS）　rTMS 比 ECT 的有创性要小得多,不需要麻醉,也不会引起大脑广泛的活跃,因此可以用于特定大脑区域的刺激。但是 rTMS 仍然是有一定的缺陷,如不能刺激深层的脑组织结构。尽管有文献显示,rTMS 对 GAD、PD 等均有效,但是样本量少,缺乏对照组,该方法仍然不能应用于临床实践。同时,至今还没有文献证明 rTMS 对难治性焦虑障碍有效。

6. 手术　目前已经有一些手术应用于临床中,如扣带前回毁损术、尾核下神经束切断术、边缘白质切断术。尽管手术治疗应用于焦虑障碍（GAD、SAD、PD）中,但是在这些患者的长期随访中发现,产生了相反的认知治疗结果,如情感淡漠和前额叶功能失调。同时,患者的治疗效果只有在治疗结束后,持续至少 6 个月或 2 年才能全面评估,因而被认为可能是术后神经调整在康复中起重要的作用。

四、结论

尽管针对难治性焦虑障碍研究的重要意义是毋庸置疑的,但是难治性焦虑障碍的概念以及评定标准仍然没有统一。药物治疗策略仍然需要更多的循证医学证据去支持,非药物治疗策略的提出虽然对难治性焦虑障碍有一定的帮助,但是仍然需要更多临床实验评估其有效性和安全性之后才能在临床中推广应用,因此,难治性焦虑障碍仍然是焦虑障碍治疗的难点,需要进一步的深入探索。

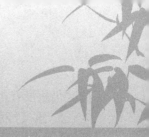

第十四章

焦虑障碍的心理治疗

第一节　中西医心理治疗的理论基础

一、西方心理治疗理论基础

（一）定义——什么是心理治疗？

心理治疗是一种以助人为目的的、专业性的人际互动过程，治疗师通过言语和非言语的方式影响患者或其他求助者，引起心理、行为和躯体功能的积极变化，达到治疗疾病、促进康复的目的。治疗师的言语、表情、举止行为及特意安排的情境，可以使焦虑障碍的患者在认知、情感、意志行为等方面发生变化，以帮助他们解决学习、工作、生活、健康等方面的问题，从而能更好地适应内外环境的变化，保持心理和生理的健康。

（二）焦虑障碍患者的防御机制

1. 压抑　压抑这种防御机制是，把令人痛苦或困扰的问题（如欲望、情感、心理冲突等）逐出意识之外的心理过程。

最浅层的压抑，只不过是把令人困扰的问题之思考、做决定和采取行动暂时推迟一下罢了。过不了多久，那些烦人的问题还会在意识里重现，再一次引起当事人的注意。深层的压抑可以导致相当长时间的忘却，甚至达到症状性遗忘的程度。从幼年开始一直持续着的压抑可以成为构成一个人的行为模式或性格之基础的一部分，例如，当事人完全不能认知地觉察到他的某种心理冲突的根源，而在旁观者看来却是昭然若揭的。

过分的压抑导致与焦虑相关的心理冲突之尖锐化和持久化，造成严重的精神痛苦和社会适应不良。因此，可以说，没有过分的压抑，就不会有焦虑相关的心理冲突。过分的压抑具有自我否定的性质，就是企图把自认为可耻的、邪恶的或至少是不应该的情欲从根本上消灭掉。当事人为了从根本上消除某种情欲（实际上不可能），便不得不"上纲上线"，把那种情欲扣上可怕的帽子。例如，正值性欲旺盛的青少年未婚者，往往用手淫满足性欲，这本是毫不奇怪的,既谈不上邪恶,也无损于健康。但是,却有少数人用过分的压抑来对待自己的性欲和手淫,把"万恶淫为首"奉为至理,这就势必导致尖锐的心理冲突:冲突的　方要满足性欲,冲突的另一方却坚决斥之为邪恶,极力压抑性欲。性欲本是每一个健康人人性之不可缺少的组成部分,抹杀性欲便等于把自我给否定了。实际上,这种人一旦陷入此种冲突之中,就再也找不到可以自我肯定的充足理由了。而过分压抑必然导致情欲反抗的加强,这就会导致神经症性心理冲突。不仅如此,过分的压抑使我们对自己的情欲缺乏了解。对自己缺乏了解,当然找不到满足需要的途径。再者,被压抑的情欲总是要寻找出路和表现它们自己的,不让它们通过正常的途径和方式表现和满足,它们就要借助于其他防御机制以扭曲和病态的方式表现出来,出现各种心理、行为和躯体的症状。

自我否定性压抑本身是不健康的,它倾向于导致紧张、焦虑、自卑、心理功能下降、社会适应不良,以及伴发各种生理功能障碍。同时,自我否定性压抑造成心理冲突尖锐化的痛苦,往往需要调动其他防御机制以缓解痛苦。因此,过分压抑往往是导致焦虑障碍的最初原因。

2. 转移　将情感或行动倾向从原来激起它们的人或事物重新指向另外的较少情欲联系的对象(人或事物),叫做转移。

比如一个 36 岁的女性焦虑障碍的患者,已婚,某单位办公室秘书。主诉近两周来总担心重要文件没有收进保险柜里,反复打开检查,检查后锁了仍不放心,又打开检查,如此反复不已。既妨碍了工作的有效进行,内心也很痛苦。患者从某医生处得知这是强迫症,前来要求治疗。自述起病经过如下:患者在一个月前听了动员报告,报告号召广大党员跟不正之风作斗争。患者知道,她的顶头上司党委书记有不正之风,所以想检举。这位女秘书入党已 10 年以上,工作一直十分认真负责,几乎是一丝不苟。因此,她想检举的动机是强烈的。但是,她又害怕打击报复。打击检举者的事例,报纸上时有报道,有些检举者的遭遇是悲惨的。她愈想愈害怕,尤其害怕连累丈夫和孩子跟她一起受苦。作为一位正直的党员,她也清楚地知道,怕打击报复而不检举,这是把个人和小家庭的利益放在党的利益之上,这种思想是丑恶的。一连两星期,她寝食不安,检举还是不检举斗争十分激烈,使她精神异常痛苦。患者认识到,这事使她受刺激太深,是她患病的原因。但这样的理解对她的病丝毫无补。几次晤谈后,患者回忆起,在发病的前一两天,她想检举的决心愈来愈强烈。因为她想,如果她不检举,这一辈子良心上也不会得到平静。起病的那天中午,她把文件收进保险柜准备去食堂吃午饭,走到门边回头一看,发现办公桌上还留有一份文件。患者顿时极为紧张、恐惧,赶快将这份文件也放进了保险柜。然而,患者不放心,又打开保险柜检查,如此反复,强迫症状便开始了。治疗者通过与患者交谈,得知那份留在桌上的文件并非保密文件,是不必锁进保险柜的。因此,治疗者推断,见了那份文件引起的恐惧不安情绪是转移来的,这一点得帮助患者领悟。进一步的交谈终于发现,在起病前一两天,随着想检举之心日益高涨,她害怕打击报复的恐惧也与日俱增。起病前的那个夜晚,患者完全失眠,心情紧张恐惧,联想很多,想到检举后遭打击报复所引起的各种可能的悲惨后果。因此,起病的那天上午,患者处于一种强烈恐惧不安的心情之中。这时,治疗者的启发终于使患者领悟到,见到桌上那份无需保密的文件所产生的恐惧、紧张、不安,乃是害怕打击报复的恐惧之转移。在第一次门诊时,患者说,她现在已经解决了检举不检举的问题。治疗者问她是如何解决的,患者说不清楚,而只是说,现在主要是强迫症的治疗问题,这个病不治好,其他一切都谈不上。事实上,近两周来她已经完全不想什么检举不检举的事情了,似乎检举不检举并不是一件什么了不起的事。可见,检举和不检举这两种想法激起的冲突情感,已经完全转移到强迫症上面去了:文件已经锁在柜里了,文件并没有锁进柜子里去,这两种相反的观念带有从检举不检举转移过来的几乎全部强烈情感,因而使强迫症状加剧,检举一事却悄然隐到幕后了。患者一旦通过自己的切身体验(结合事件的具体进程)领悟到,强迫症所包含的心理冲突乃是检举不检举这一现实的心理冲突的变形(通过转移这一防御机制),强迫症状便开始减轻,而检举不检举的心理冲突重又显现于患者的意识。通过心理治疗交谈,患者逐渐认识到,世界上并没有什么万全之策,有所得时必有所失,"祸兮福之所倚,福兮祸之所伏"。不仅强迫症走向缓解,患者对自己性格中的完美主义也有了一定的领悟,心理冲突也就不那么尖锐,不那么难以忍受了。

3. 理智化 过分使用抽象思维,或者,以普遍化或概括化的形式处理个人情感上的苦恼或心理冲突,以掩盖个人生活中所感受到的不快,这种防御机制叫做理智化。

经常和习惯于使用理智化这种防御机制的人往往有其人格的特殊之处,他们的父母亲大多是缺少温情而喜欢讲道理且要求严格的人。少年期,知识和思维能力获得了迅速的发展。如果他们偶尔发出"人活在世上究竟有什么意义"一类的感慨,却仍然保留着对学习、娱乐和日常生活的兴趣和恰当的处理能力,不能视为病态。如果青春期性的骚动使他们焦虑不安,使他们过分沉溺于用形式的、空洞的、抽象的术语(其实他们对这些术语缺乏足够深入的理解)对个人模糊的本能冲动进行思考,用得越久,陷入愈深,而本能冲动所伴随的不安愈是不大觉察到;同时,对学习、娱乐和日常人际交往则越来越不感兴趣,则应该求助于心理治疗。

理智化的一种表现是专注于思考"人事"的因果关系,几乎完全忽视人的动机和目的。这是焦虑障碍患者在与医生交谈时最常见的一种表现。患者反复询问下述问题：他的病究竟是一种什么性质的病？诊断是什么？有没有可能是现在医学还不清楚的某种罕见的怪病？原因是什么？如何才能消除病因而根治他的病？大脑或其他器官有没有尚未查明的器质性病变？也许病变在分子或原子结构里，以致现有的仪器无法查出？这种药的药理作用是什么？有什么副作用？等等。同时，患者拒不谈他的心理，把个人的一切不幸和痛苦完全归之于客观原因，避免反观和体验自己的内心活动，从而冲淡内疚和耻感的痛苦。强迫症患者用抽象思维掩盖其心理冲突，是理智化的一种常见情况。

4. 退行 退回到心理发育的较早阶段之生活态度、人际关系模式等，以回避现阶段所面临的心理困境，叫做退行。常表现为采用早已放弃了的发育之先前阶段的行为和反应模式。

退行可以是适应性的。例如，内外科的急重患者一切依赖医生护士，放弃个人的独立自主性，反而便于医疗护理的进行。但是，到了缓解期，尤其是康复期，患者的依赖性便成为阻碍他们走向健康的适应不良的心理了。对于焦虑障碍患者来说，依赖心理总是不利的，因为心理治疗要求患者发挥主动性。心理治疗者也应该帮助患者的父母妥善地处理患者的各种幼稚化的表现，而不能听之任之，更不应该一味迁就患者。

5. 投射 把本人不愿承认的情感、意图和观点等错误地归之于别人，这种防御机制叫做投射。

自卑是自己看不起自己，但自卑的人很容易认为别人看不起他，而他却举不出任何证据，这种"认为别人看不起他"便是自卑的投射。

爱说别人自高自大而本人骨子里却自大得严重，经常骂周围人自私自利的人恰好本人很自私，这样的例子常见。把自认不好的观念和态度硬裁在别人头上，是投射最常见的形式，这可以称之为推诿（即诿过于人的意思）。推诿愈甚，自知之明愈是缺乏，而缺乏自知之明又使推诿更进一步，这样一来，病态可能日趋严重。

恐怖症患者都承认别人并不值得害怕，认识到害怕是没有道理的，可事到临头仍然十分恐惧。通常，这是一种投射，是对自己的恐惧之投射。那么，对自己的恐惧又是从哪里来的呢？一句话，源于对自己情欲之过分压抑。过分压抑引起情欲反抗地增强，这使患者感到，情欲似乎就要挣脱控制而变成为非礼的或违法的行为，这自然使人内心产生强烈的恐惧。这种内在的恐惧是无法躲避的。一旦投射出去，使客观的别人或物件或处境成为可怕的，便比较容易应付了，因为外在的可怕的人或物可以采取回避行动来处理。因此，恐怖症患者照例有病态的回避行为。

二、中医心理治疗基础

（一）中医心理学理论框架

1. 中医整体观 整体观念是中医理论的基本观点。人是不能脱离生存环境（自然环境和社会环境）而孤立存在的。生存环境不但直接影响着人的生理活动，也同样影响着人的心理活动。例如四时更迭、昼夜晨昏、风雨晦明、地域方位、音色气味、社会人事等，都与心理活动密切相关。《黄帝内经》的"天人合一"整体观思想，将人视为天地之间、六合之内最宝贵的生灵，非常重视自然环境对人的生命活动的影响。

2. 形神合一论 形神合一主要在于说明心理与生理的对立统一、精神与物质的对立统一、本质与现象的对立统一等。所谓形，指形体，即肌肉、血脉、筋骨、脏腑等组织器官是物质基础；所谓神，是指情志、意识、思维为特点的心理活动现象，以及生命活动的全部外在表现，是功能作用。两者的辩证关系是相互依存、相互影响，密不可分的一个整体。神本于形而生，依附于形而存，形为神之基，神为形之主。

3. 心主神明论 心主神明是《黄帝内经》提出的假说。《素问·灵兰秘典论》曰："心者君主之官，神明出焉"，即心主持人的心理活动。这里的"心"不是指解剖学组织学中具有一定形态结构的心脏，而是指中医藏象理论所指之心，即冠名以"心"的一个功能系统。

《灵枢·本神》曰："所以任物者谓之心"，此"任物"指接受来自人体内、外刺激物，并加以反应，这是心的功能。各种感觉与内在脏腑有特异性联系，心开窍于舌，肝开窍于目，脾开窍于口，肺开窍于鼻，肾开窍于耳，但这些均有赖于心神的主宰。

关于认知思维，《灵枢·本神》有一段较完整的论述："所以任物者谓之心，心有所忆谓之意，意之所存谓之志，因志而存变谓之思，因思而远慕谓之虑，因虑而处物谓之智"。主要说明了心主宰认知思维的过程，即认识过程由"任物"感知始，经过"思虑"上升为理性认识，然后指导实践并在实践中得到检验，而这一认识过程是在心神主导下完成的。

4. 五脏情志论 中医不仅认为心主神明，而且认为精神活动与五脏皆有关系。《素问·宣明五气论》说："心藏神，肺藏魄，肝藏魂，脾藏意，肾藏志，是谓五脏所藏"。这里的"神、魂、魄、意、志"指人的几种不同的心理活动，如前述其中包括知觉、记忆、思维、想象、意志、能力等，它们分别归属于五脏。

《黄帝内经》认为情志活动与五脏系统也有关系，认为情志活动是脏腑功能的一种表现，情志活动与五脏的联系如《素问·阴阳应象大论》所说，肝"在志为怒"；心"在志为喜"；脾"在志为思"；肺"在志为忧"；肾"在志为恐"。

《类经》指出："心为脏腑之主,而总统魂魄兼赅意志,故忧动于心则肺应,思动于心则脾应,怒动于心则肝应,恐动于心则肾应,此所以五志惟心所使也"。因此,认知过程的中枢是在"心神",心神在五脏情志活动中起主导作用。中医学情志理论特色在于不仅强调心神的主导作用,尤其提出了情志与五脏相关的观点。这一观点有效地指导了临床实践,这是有别于西医学的中医特色的体现。

5. 中医睡梦心理　中医认为自然界昼夜阴阳的变化,白昼为阳,黑夜为阴;然昼夜又可分阴阳,白昼之上午为阳中之阳,下午为阳中之阴;黑夜之上半夜为阴中之阴,下半夜为阴中之阳。人的睡眠与觉醒要受人身阴阳消长变化的控制。睡眠也是一种心理现象,同觉醒一样也要受心神的主宰,神安则寐,神动则寤。

梦可以反映疾病的部位:上盛则梦飞;下盛则梦堕;客于膀胱则梦游行;客于大肠则梦田野;客于胆则梦斗讼、自刭;客于项则梦斩首;客于股肱则梦礼节拜起;客于胃则梦饮食;客于小肠则梦聚邑冲衢;客于阴器,则梦接内;客于胫则梦行走而不能前,及居深地布苑中;客于胞膻,则梦溲便。

反映疾病的性质:阴阳失调:阴盛则梦涉大水恐惧;阳盛则梦大火燔灼;阴阳俱盛则梦相杀毁伤。五脏失调:心气盛则梦善笑,恐畏厥气客于心则梦见丘山烟火;心气虚则梦救水阳物,得其时则梦燔灼;肝气盛则梦怒,厥气客于肝则梦山林树木;肝气虚则梦见菌香生草,得其时则梦伏树下不敢起;脾气盛则梦歌乐身体重不举,厥气客于脾则梦见丘陵大泽坏屋风雨;脾气虚则梦饮食不足,得其时则梦筑垣盖屋;肺气盛则梦恐惧哭泣飞扬,厥气客于肺则梦飞扬见金铁之奇物;肺气虚则使人梦见白物,得其时梦见兵战;肾气盛则梦腰脊两解不属,厥气客于肾则梦临渊没居水中;肾气虚则使人梦见舟船溺人,得其时则梦伏水中若有畏恐。甚饱则梦予,甚饥则梦取。

（二）人格心理学

1. 五态人格　"五态人"出自《灵枢·通天》,其中有"太阴之人,少阴之人,太阳之人,少阳之人,阴阳和平之人,凡五人者,其态不同,其筋骨气血各不等",故称之"五态人"。这五种类型的人禀赋阴阳气血的偏多偏少,是其类型划分的依据。五态人格心理特征各不相同:

（1）太阳人格

总体特征:阳多而阴极少的一种人格特征,以外向不稳定,兴奋性强,反应强度强,表达直接,动作明显等为主要特征。

常见表现:坚持己见,不屈不挠,独立自信,直率诚恳,争强好胜,主观傲慢,急躁易怒,敢于冲撞,动作迅速,雷厉风行,走路昂首挺胸等。

（2）少阳人格

总体特征:阳多而阴少的一种人格特征,以外向稳定,兴奋性较强,反应速度快,灵活性强,动作较多等为主要特征。

常见表现:机智灵活,乐于交际,开朗随和,兴趣广泛,轻率易变,缺乏耐力与毅力,对新事物敏感而不深刻,喜动恶静,表情动作丰富等。

（3）阴阳和平人格

总体特征:阴阳相对平衡的一种人格特征,以心理平衡性强,兴奋性适中,反应平和,适应性强,动作稳妥等为主要特征。

常见表现:态度从容、情绪稳定、善衡利弊、成熟练达,待人处事妥当,动作适中等。

（4）少阴人格

总体特征:阴多而阳少的一种人格特征,以内向稳定,抑制性较强,反应和缓,耐受性强,动作稳重等为主要特征。

常见表现:为人处世谦谨,踏实稳重,含蓄内敛,计划性强,自制负责,坚持不懈,严肃认真,注重礼节,循规蹈矩,安于现状,语言动作迟缓等。

（5）太阴人格

总体特征:阴多而阳极少的一种人格特征,以内向不稳定,抑制性强,反应缓慢而强烈,关注自身,适应性差、动作隐蔽等为主要特征。

常见表现:思维深刻,想象丰富,善于内省,缺乏自信,多疑敏感,被动退缩,胆小拘谨,不合时尚,不喜社交,易感孤独,喜静恶动,情绪发生慢而体验强烈等。

2. 五行人格　阴阳二十五人,出自《灵枢·阴阳二十五人》,是根据阴阳五行学说,根据人体禀赋不同,把各种体质归纳为木、火、土、金、水五种类型,每一类型,又以五音的阴阳属性及左右上下等各分出五类,合为二十五种人。因此二十五种个性心理类型是基于木、火、土、金、水五行立论的,故也称作"五行人"。

（1）火型人:火型之人的体格特征为:面色红、面瘦、头小、小手足。其心理特征为:"行安地、疾心、行摇、急心",即走路很快,一想起什么事,恨不能立即办好;"有气",即此种人办事大胆泼辣,很有气魄;"轻财",不计较钱财的多少;"少信",答应别人的事会忘了办或办不到;"多虑","因思而存变谓之虑",说明此种人能长时间坚持脑力劳动;"见事明",即能较快、较准确地理解问题。总之,典型火型人表现出心理活动为:行动速度快,心理承受能力强,偏外向的特点。

（2）金型人:金型人的体格特征为:面色白皙、方面小头、小肩背、小腹。其心理特征为:"身清廉,急心",即行动轻快、性急、办事精明利索,为人处事清廉不贪财;"静悍",即能动也能静,动时表现强悍,动则兴奋,静即抑制,此种人兴奋状态与抑制状态较易于相互转换;"善为吏",指有管理才能;"敦敦然",在意志品质上可表现出坚韧的特点。

（3）土型人：土型人的体格特征一般为：面色微黄、圆面大头、肩背丰满、大腹、小手足。其心理特征主要有："行安地，举足浮"，即步履稳重，做事足以取信于人；"安心，好利人"，指情绪稳定，不易着急生气，别人有困难时乐意相助；"不喜权势，善附人也"，指当不当官无所谓，意思是不好与人争执，善于团结别人，人缘很好；"敦敦然"，诚恳忠厚貌。

（4）木型人：木型人的体格特征有：面色发苍、青白，长面小头，肩背宽厚、小手足。其心理特征有："有才，好劳心，少力，多忧劳于事"，即有才智，好用心机，善动脑筋；但"少力"，若持续工作或长时间思考便乏力；因好劳心，故易多忧多虑；"佗佗然"，即稳重的样子。

（5）水型人：水型人的体格特征一般为：面色较黑、大头、小肩、大腹。其心理特征有："动手足，发行摇身"，即好动，行路时身体摇摆，这种人没有养成坐立行走端正的姿势，做事也往往摇摆不定；"不敬畏"，指对人既不恭敬也不知畏惧；"善欺绐人"，即做任何事都要耍些手段；"汗汗然"，即这种人意志柔弱而不坚定。

（三）中医心理诊断模式

焦虑障碍的中医心理治疗，仅根据疾病诊断尚不足以为中医心理治疗提供足够、准确和有效的信息。心理治疗需要参考患者的心理特点、人格特征等因素，因此，在疾病诊断的基础上，应该增加包括情志、人格等内容的中医心理学诊断，这样才能够制定个体化的中医心理治疗方案。

1. 操作化中医心理诊断模式 可以参照以下"操作化中医心理诊断"模式，为中医心理治疗提供可操作的、规范化的诊断依据。

轴Ⅰ：疾病诊断：包括西医和中医疾病诊断。

轴Ⅱ：证侯诊断：证侯诊断是中医的特色，也是中医辨证论治的主要依据。

轴Ⅲ：情志诊断。

情志诊断与情志相胜治疗是中医心理治疗的特色与优势所在，只有在情志诊断的基础上才能够制定出相应的中医情志疗法的方案。

情志是中医学对现代意义上的情绪的特有称谓，它蕴含现代情绪理论所认识的主要内容。情志不是机体的精神状态，不是对客观事物的反映，不包含意志；它是由内外环境刺激引起的涉及心理、生理两大系统的复杂反应；情志体验、表情及相应的生理、行为变化是其复杂反应的核心内容。

情志诊断主要评估七情在患者情绪方面的表现，以哪种情志表现占优势。

轴Ⅳ：人格诊断。

主要是"五态人格"和"五行人格"进行人格分类。

可使用杨秋莉等编制的《五态人格测验表手册》来评估。

2. 操作化中医心理诊断的意义　在以上诊断体系中，轴Ⅰ、轴Ⅱ为医学诊断，有助于确定患者的躯体情况和体质，筛查重要疾病；轴Ⅲ、轴Ⅳ为中医心理诊断，有助于从认知、情感、人格和行为特征等方面了解患者的心理特点，以确定相对应的心理治疗方法。在心理治疗中，医学诊断和心理诊断处于同等重要的地位，既相互独立，依据各自的理论模式形成各自的诊断结果，又相互补充，促进不断形成接近求助者客观心理状态的综合的诊断结果。

轴Ⅲ诊断中，忧、悲属同类；惊、恐属同类，故实际上只有怒、喜、思、悲、恐五种基本情志。按照五行的属性分类，上述五种情志分别为木、火、土和水五种性质。而五行之间有相生相克的规律，即木克土、土克水、水克火、火克金、金克木。"情志相胜"心理治疗就是根据五行相克（相胜）的规律，有意识的使患者产生一种情绪去克服、缓解另一种情绪，如喜胜悲、悲胜怒、怒胜思、思胜恐、恐胜喜等。根据"情志相胜"的原则，因势利导，使他的情绪能够正确的疏泄，达到缓解不良情绪的目的，而不是强加于一种情绪刺激。以"悲胜怒"为例，当某人变幻无常、脾气暴躁，对别人充满敌意、憎恨愤怒时（怒），可以肯定地说，他一定潜在地受到了某种伤害，通过团体角色扮演，打破坚冰，透过愤怒和敌意的表层，你所发现的将是令人伤心的泪水（悲）。这样，当他悲伤的情绪充分表达的时候，愤怒也就减轻了。生活中，夫妻之间有时候生气，但到一定时候有一方哭出来的时候，其实愤怒已经化解。

在轴Ⅳ人格诊断中，明确患者的人格类型有助于制定合理的治疗方案，也可以帮助患者完善人格。如"太阳"型的人属于外向型性格，素体阳盛阴虚，患病易化热助阳而伤阴，故在治疗上应该"折其阳而护其阴"，用药上亦应慎用温燥助火之品；情志易保持平静舒畅，戒躁戒怒；饮食宜清淡偏凉，少食辛辣油炸等助火之品。"少阳"也属于外向型性格，但是有差异的，少阳比太阳人的自制力要强。在治疗上应注意以下几点：应本着"实阴而虚阳"的原则，注意顾护其阴分，用药亦应慎用温燥助火之品；此性格的人自尊心较强，所以要尊重患者，不能训斥，讽刺，以免损其人格，这样就有利于患者的心身康复；饮食上应清淡偏凉，少食辛辣油炸等助火之品。"少阴"型的人多阴少阳，内向抑郁，往往情志为病居多，即使是他疾，其情志因素往往占有较高的比例。因此在治疗时应注意疏泄肝胆，调畅气机，这样可以提高疗效；情绪宜乐观豁达，应经常开导，使之增强战胜疾病的信心，心理疗法不可忽视；饮食忌用生冷黏腻之品，以免损伤阳气，有碍气机。"太阴"型性格更加内向，迂曲萦绕，行为孤僻，多愁善感，内心体验深刻而决不外露，内心冲突激烈，极易自卑。临床上应注意以下几点：处方应疏肝利胆，调畅气机，注意顾护患者阳气，慎用寒凉滋腻之品，以免损伤阳气阻碍气机；医护人员注意开导安慰患者，使之心胸豁达，不能训斥，更不能危言耸听，以免引起多疑，背上沉重思想包袱。

第二节　焦虑障碍的中西医心理治疗方法

一、西方心理治疗的主要流派

1. 精神分析治疗（psychoanalytic therapy）及心理动力性治疗（psychodynamic therapy）　经典精神分析是在19世纪90年代由弗洛伊德（S. Freud）创立的，其特征是对于人的潜意识和人格发展，提出了内容十分丰富、复杂的一套心理动力学学说。由于缺乏实证研究的可能性，精神分析学说到今天也还未成为公认的科学理论。但尽管如此，它仍然是心理治疗领域里最重要的一个流派；无论是心理治疗的理论还是技术，都深深地受其影响。经典的精神分析因耗时太多而不再流行。近40多年以来，以精神分析理论为基础的各种短程治疗（brief-therapy）较为普遍，理论、操作技术和治疗安排、疗程与经典精神分析不完全相同，但基本思想仍基于心理动力学理论，统称为心理动力性心理治疗。

2. 行为-认知治疗（behavioral-cognitive therapy）　20世纪60年代发展起来的行为治疗，主要以巴甫洛夫（Pavlov）的经典条件反射和斯金纳（Skinner）的操作性条件作用学说为理论基础，认为环境中反复出现的刺激，包括人自己的行为所造成的结果，通过奖赏或惩罚的体验，分别"强化"或"弱化"某一种行为。因此，治疗的任务是，设计新的学习情景，使合意的行为得到强化、塑型，使不合意的行为得到弱化、消退。在提出行为主义的早期，这些理论观点主要是基于对实验动物的观察，所以只强调外界刺激（stimulus）与可观察、可测量的外显行为反应（reaction）之间的关系，简化为"S—R"模式。后来人们注意到，人作为受刺激客体（object）所具有的内在心理过程，如认知过程，在由外来刺激引起行为反应的过程中，起到重要的中介作用（S—O—R模式）；适应不良的或者病态的行为之所以形成并维持下来，与一些非理性观念或推理方式有关，如"非此即彼、以偏概全、情绪化、灾难思维"等思维歪曲。因此，新近的行为治疗已不再是机械、非人性化的操作，不仅仅对外显行为感兴趣，而且注意认知因素与行为之间的互动关系，增加了对内在心理过程的干预。

3. 人本主义治疗（humanistic therapy）或咨客中心治疗（client-centered therapy）　以20世纪60年代出现的人本主义心理学为基础的一类治疗方法，重视人的自我实现理想、需要层次，重视人的情感体验与潜能，提倡治疗师应该具有高度的同理心（empathy），以平等、温暖、关切和开放的态度对待咨客或患者。代表性先驱人物是罗杰斯（Rogers）和马斯洛（Maslow）。

4. 系统治疗（systemic therapy）　近几十年来，伴随着系统论、控制论的诞生而发展起来的一类强调个体与人际系统间的心理动力学关系的治疗方法。特点是其对系统整体、对人际系统中各种互动性联系的关注；与其他疗法关系密切，有很好的兼容性，但又有自己独到的理论观点和技术。起初，系统治疗是作为家庭治疗的一个分支发展起来的。后来，系统思想不但逐渐影响了大多数家庭治疗师，而且还作为一种基本思想，被接纳进入个别治疗、集体治疗和大型组织机构咨询之中，成为日益重要的一类治疗。心理治疗还有其他的分类方法，例如，根据语言使用情况可分为言语性技术和非言语性技术，后者包括音乐治疗、绘画及雕塑治疗、心理剧、家庭塑像；又比如，可根据干预的强度、深度、紧急程度，分出一般支持性治疗、深层治疗、危机干预等。

5. 森田疗法　森田疗法是 1920 年代前后由日本精神病学家森田正马（Morita Shoma）博士创立的一种基于东方文化背景的、独特的、自成体系的心理治疗的理论与方法。

（1）森田疗法的特点：不问过去，注重现在。治疗采用"现实原则"，不去追究过去的生活经历，而是引导患者把注意力放在当前，鼓励患者从现在开始，让现实生活充满活力。

不问症状，重视行动。治疗注重引导患者积极地去行动，"行动转变性格""照健康人那样行动，就能成为健康人"。

生活中指导，生活中改变。森田疗法不使用任何器具，也不需要特殊设施，主张在实际生活中像正常人一样生活，同时改变患者不良的行为模式和认知。

陶冶性格，扬长避短。森田疗法认为性格不是固定不变的，任何性格都有积极面和消极面，应该通过积极的社会生活磨炼，发挥性格中的优点，抑制性格中的缺点。

（2）森田疗法的原则：采用森田疗法在治疗过程中，一般遵循以下几条基本原则。

顺其自然。森田认为，当症状出现时，对其采取不在乎的态度，顺应自然、既来之则安之，接受症状，不把其视为特殊问题，以平常心对待。

忍受痛苦，为所当为。患者必须做到无论多么痛苦，都应该做到忍受痛苦投入到实际生活中去，做应该做的事情，这样就可以在不知不觉中得到改善。

目的本位，行动本位。森田疗法主张患者抛弃以情绪为准则的生活态度，而应该以行为为准则。

克服自卑，保持自信。当徘徊在做与不做之间时，就应该大胆去做，即使没有自信或可能失败,也必须去行动。只要努力就可能成功。

（3）森田疗法的实施:主要有三种形式,住院式森田疗法、门诊式森田疗法、生活发现会。根据患者的症状轻重,以及社会功能影响大小,选择适当的方法。无论是哪种治疗形式,指导思想是一致的。都是通过森田理论学习及治疗者的指导帮助,改变患者的性格特点,阻断精神交互作用,把患者生的欲望引导到建设性生活的行动中去,以达到使患者获得对生活的体验和自信。下面以住院式森田疗法为例介绍实施步骤:

住院式森田疗法是森田疗法的主要形式,一般适用于症状较重,正常生活、工作受到较明显影响的患者。住院为患者提供了一个新的环境,杜绝其与外界的联系,使其专心致志地接受治疗。住院式治疗,大致需要40天,分为5个阶段:

①治疗准备期:治疗者要向患者说明其病是心理疾病,可以用森田疗法治疗,并讲清治疗的原理及过程。介绍已取得的疗效。征得患者同意后,要求患者配合。

②绝对卧床期:大约需要4~7天。绝对卧床的目的是:消除心身疲劳;养成对焦虑、烦恼等症状的容忍和接受态度;激发生的欲望。绝对卧床期患者进入一个封闭的单人病室,除进食、洗漱、排便之外,安静地躺着,禁止会客、读书、谈话、抽烟等活动。并由护士监护。主管医生每天查房一次,不过问症状,只要求患者忍受并坚持。患者卧床期间经历了从安静到无聊、烦躁不安、解脱、强烈地想起床干事的心理过程。

③轻作业期:大约3~7天。此阶段仍禁止交际、谈话、外出,卧床时间限制在7~8小时。白天到户外接触新鲜空气和阳光,晚上写日记。晨起及入睡前朗读古事记等读物。患者从无聊到自发地想活动、作业,逐渐减少对其工作的限制,允许劳作。此时,患者从无聊中解放出来,症状消失,体验到劳作的愉快,并越来越渴望参加较重的劳动。与此同时,主管医生指导并批改患者日记。

④普通作业期:大约3~7天。此时,患者转入开放病房,参加森田小组活动。每天参加劳动,打扫卫生,浇花、手工操作,文体活动。每天晚上记日记并交医生批阅。医生不过问患者症状和情绪,只让患者努力工作,读书。此阶段患者通过行动,体验带着症状参与现实生活的可能性和成功感,学会接受症状。

⑤生活准备期:大约7~10天。此阶段患者进行适应外界变化的训练,为回到实际生活中做准备。治疗者每周与患者谈话1~2次,并继续批阅日记,写出评语。允许患者离开医院进行复杂的实际生活练习,为出院做准备。

出院后的患者为巩固疗效,定期回医院参加集体心理治疗,继续康复。

二、中医心理治疗方法

传统中医心理方法介绍

1. 顺情从志法　顺情从志法就是顺从患者被压抑了的情绪、意志,满足患者心身需要使其心情舒畅而治愈疾病,它是我国古代医家历来强调的一种心理疗法之一。

原理:《灵枢·师传》中说:"未有逆而能治之也,夫惟顺而已矣……百姓人民,皆欲顺其志也。"张景岳等古代医家就有这样的临证经验:"依情病者,非情不解,其在女子,必得愿遂而后可释。""若思虑不解而致病者,非得情舒愿遂,多难取效。"

顺情从欲是中医心理治疗和养生保健的重要方法。对于人们心理上的欲望,应当有分析地对待。一要看是否合情合理,是否符合人的正常需要;二要看是否现实可行;三要看是否适度适量。若是合理的欲望,客观条件又能允许时,应当尽力满足其所求或所恶,如创造条件以改变其所处环境,或对其想法表示同情、理解和支持、保证等。

2. 说理开导　说理开导是医生以语言为主要手段与患者交谈,使之明了与疾病有关的道理,以及自己所能做的努力,主动消除心理障碍的一种心理治疗方法。

原理:《灵枢·师传》中记述:"人之情,莫不恶死而乐生,告之以其败,语之以其善,导之以其所便,开之以其所苦,虽有无道之人,恶有不听者乎?"吴鞠通《医医病书》中说:"吾谓凡治内伤者,必先祝由。详告以病所由来,使患者知之而不敢再犯;又必细体变风变雅,曲察劳人思妇之隐情,婉言以开导之,庄言以震惊之,言以悚惧之,必使之心悦诚服,而后可以奏效如神,余一生得力于此。"

在疾病初始阶段,要"告之以其败",是我们以良言相劝那些对疾病认识不足的人,帮助患者进行病机分析,说明疾病的危害性,告诉他们在什么情况下会恶化,使患者重视病情。对那些觉得无所谓者,"告之以其败"可引起患者对疾病的充分注意,使之认真对待;对那些敏感、焦虑严重的患者,应注意方式方法,告知疾病预后时要给以战胜疾病的信心。在疾病的发展阶段,要"语之以其善"。有些患者担惊受怕,顾虑重重,对治疗失去信心,我们要用语言开导,进行心理治疗,才能使其病情好转。在疾病的恢复阶段,"导之以其所便",根据患者的不同实际情况,用不同的语言,做好心理治疗。利用患者不同的心理特点,以其所好为切入点,触及问题后再以有利于疾病的认识、行为加以引导。"开之以其苦"是在前期治疗的基础上,进一步具体帮助患者解除情绪障碍、行为障碍及与之有关的躯体障碍。排除患者的消极心理,开导患者所苦闷的问题,特别是对一些有生理缺陷或绝症患者,要热情关心,善言开导,帮助他们正确对待疾病,正确对待人生,坚强地走出困境。在交谈过程中,要适时适地,不能触及患者的隐私,语言的内容要带有目的性,谈话的中心内容是患者所思所想的内容。通过语言交谈,可使患者从百思不解、想入非非中解脱出来,面对现实,明白事理,树立信心,稳定情绪,变消极心理为积极心理。

3. 情志相胜 "情志相胜"心理治疗指在中医阴阳五行学说及情志相胜等理论指导下,医生有意识地运用一种或多种情志刺激,以制约、消除患者的病态情志,从而治疗由情志所引起的某些心身疾病的心理疗法。

原理:《素问·阴阳应象大论》记载有"怒伤肝,悲胜怒""喜伤心,恐胜喜""思伤脾,怒胜思""忧伤肺,喜胜忧""恐伤肾,思胜恐"的说法。金元四大家之一的张子和对此理论做了进一步的探讨和发挥,如张子和所著《儒门事亲》中描述:"悲可以治怒,以怆恻苦楚之言感之;喜可以治悲,以谑浪亵狎之言娱之;恐可以治喜,以祸起仓促之言怖之;怒可以治思,以污辱欺罔之言触之;思可以治恐,以虑彼志此之言夺之。"使"情志相胜"心理治疗技术逐渐成形。

情志相胜疗法是指医生有意识的运用一种或多种情志刺激,以制约、消除患者的病态情志,从而治疗由情志所引起的某些心身疾病。"情志相胜"心理治疗是建立在"心神合一"整体观念的基础上的。《素问·阴阳应象大论》说:"人有五脏化五气,以生喜怒悲忧恐",即喜、怒、思、悲、恐等五种基本情绪分别是心、肝、脾、肺、肾等五脏的基本功能。当五脏的功能正常时,不会产生情绪障碍;当各种内外因素刺激下影响到五脏的功能时,就会出现相应的情绪问题。反过来特定的情绪刺激也会影响到相应的脏腑功能。比如,大怒会伤肝,导致肝脏功能失调,出现胸胁部不适、头晕等症状;如果肝脏功能失调,如肝阳上亢,也会导致个体出现易怒。因此这种理论是建立在心理与身体密切联系的整体观念基础上的,这种通过调整相应脏腑功能来治疗情绪障碍的方法,为心理治疗提供了一种最佳的途径。"情志相胜"疗法是在中医理论指导下,根植于我国传统文化(五行学说),运用朴素的古代心理学思想和情志之间的相互制约的关系来进行治疗,因此具有明显的中医和中国文化特色,更符合中国人的情感特点。笔者曾统计122例中医心理治疗案例,在这些心理治疗案例中,使用最多的就是"情志相胜"心理治疗。统计显示,47.54%的患者在治疗当天病情就获得缓解,而一个月之内缓解的占68%,说明中医心理治疗是一种短程、有效的心理治疗,多数在1个月内使病情获得缓解。

注意事项:

(1)情绪之间的转化与制约实际上与五行关系并不密切,情绪的互相转化与制约既可以符合五行规律,也可能不符合五行的规律。情志的五行模式与非五行模式,是两种截然不同的思维方式,前者强调程式化,后者注重随机性。心理学研究表明,人的情感是十分复杂的。通过医案分析也可发现,由于一种情志之偏而致病,可以用一种或多种情志去制胜;采用一种情志刺激的方法,可以治疗多种情志的病变。所以在临床运用时不应拘泥于五行相克理论,应该从患者的实际情况出发,对于符合五行原则的,按五行之理;不符合五行原则的,应以生理、病理为基础,借鉴心理学、心理治疗的相关理论、技术,灵活而巧妙地进行应用。

(2)经典的方法简单,有些不符合伦理要求:《儒门事亲·不寐》篇记载:"一富家妇人,伤思虑过甚,二年不寐,无药可疗,夫求戴人治之……(戴人)乃与其夫以怒激之,多取其财,饮酒数日,不处一法而去。人大怒汗出,是夜困眠,如此者,八九日不寤。自是而进食,脉得其平。"吴敬梓的《儒林外史》中记述的"范进中举"的故事,范进因过喜而连叫"我中了"呈疯癫状,后经他平时最惧怕的岳父胡屠户打了一个耳光而治愈。以上案例在许多教材以及文献中被当成是"情志相胜"心理治疗的典型案例,但无论是"多取其财",还是打患者一个耳光,显然都违背了伦理学要求,这在现代心理治疗中根本是不可能实施的。据统计,历代中医心理治疗案例中有18%的案例使用了有悖于伦理的方法,对患者施以痛打、体罚、羞辱等方法,有的甚至因治疗患者医生本人却引来杀身之祸。

在实际操作时,应结合现代心理治疗"以人为本"的基本要求,实施人性化的治疗,杜绝有违伦理的方法。

(3)治疗的规范性:"情志相胜"心理治疗的原则是利用五种基本情绪之间的相互制约和转化以达到改善某种不良情绪的目的,但具体如何使患者产生所需要的情绪,各医家使用的方法不一,个体化很强,没有固定的规律可循。因此对于"情志相胜"心理治疗,尽管后世医家也有不少发挥,但鲜有超越张子和者(包括现代的文献著作),以至于在提到"情志相胜"心理治疗时,多列举张子和等古人的治疗案例,而没有现代的临床治疗案例。事实上,"情志相胜"心理治疗仅仅是一个原则,即指在中医阴阳五行学说及情志相胜等理论指导下,医生有意识地运用一种或多种情志刺激,以制约、消除患者的病态情志,从而治疗由情志所引起的某些心身疾病。但是如何"运用"情志刺激,运用什么情志刺激,刺激到什么程度,刺激的时间等相关操作性的问题,均没有一致的说法,因此限制了临床上的使用。我们根据"情志相胜"心理治疗的原理,结合现代心理治疗的理论与实际,闫少校等提出了"改良中医情绪疗法(MTET)",以团体治疗的方式,治疗过程分为暖身、治疗和分享三个阶段。治疗中,首先将压抑的、超出正常的情绪通过角色扮演的方式给予宣泄,在一个模拟的场景中,把要发泄的情绪向模拟对象发泄出来,降低超出正常范围的情绪反应;接下来的重要步骤是根据"情志相胜"的理论给予治疗,此治疗阶段中独特之处在于,根据"情志相胜"的原则,因势利导,使他的情绪能够正确的疏泄,达到缓解不良情绪的目的,而不是强加于一种情绪刺激;治疗中的分享,有助于使团体中的所有成员都能够有机会表达自己的感受,宣泄自己的情绪,同时,成员的相似经验也有助于形成对被治疗者的支持,得到来自团体支持的力量。这是较好的"情志相胜"心理治疗操作流程,方便临床上实施。

4. 移精变气　移情易性,是运用各种方法转移和分散患者精神意念活动的指向,即通过排遣情思,改变心志,以缓解或消除由情志因素所引起的疾病的一种心理疗法。

原理:《素问·移精变气论》:"古之治病,唯其移精变气。"唐代王冰认为:"移谓移易,变谓变改,皆使邪不伤正,精神复强而内守也。"明代吴岜撰《素问注》注曰:"移易精神,变化脏气。"即转移患者精神,改变患者脏气紊乱的状况。由此可见古代医家是以移易、变更其精神意念活动的方式,促使患者精神康复来达到治疗的目的。

移情易性疗法强调采取积极的调摄方法去解脱各种恶劣情绪、消极情感的困扰,改变和转移其意念活动的指向,克服个性中不适应社会环境的心理倾向。作为中医心理治疗的主要内容之一,是在中医"形神合一"思想的指导下,通过"治神以动其形"而产生积极的心理治疗效应。因此,凡能移情易性的各种方法都可根据病情和心理变化而灵活运用。

5. 气功引导　气功是调身、调息、调心融为一体的心身锻炼技能。非常适合焦虑患者练习。流传比较广泛的有八段锦、太极拳、六字诀等,可根据情况选用。

6. 中医音乐疗法　中医的音乐疗法是根据宫、商、角、徵、羽(分别对应1、2、3、5、6)这五音表现为基础,以五调式来分类,力求准确地符合五脏的生理节律和特性,结合五行对人体体质人格的分类,分别施乐,从而"一曲终了,病退人安",达到促进人体脏腑功能和气血循环的正常协调。

原理:音乐可以感染、调理情绪,进而影响身体。在聆听中让曲调与情志、脏腑之气产生共鸣,达到鼓动血脉、通畅精神和心脉的作用。当音乐振动与人体内的生理振动(心率、心律、呼吸、血压、脉搏等)相吻合时,就会产生生理共振、共鸣。这就是"中医音乐疗法"的西医学理论基础。

应用:可根据中医辨证、病变的脏腑定位,采取对应的中医音乐治疗方案。

(1)肝:肝比较喜欢爽朗、豁达。我们如果长期被一些烦恼的事情所困扰,肝就会使我们体内的本该流动的气处于停滞状态,时间稍久,就会逐渐消耗肝的能量,产生种种不适。

肝常见不适:抑郁、易怒、胀痛、口苦、痛经、舌边部溃疡、眼部干涩、胆小、容易受惊吓。

属肝的音阶:角音,相当于简谱中的"3"。角调式乐曲:有大地回春,万物萌生,生机盎然的旋律,曲调亲切爽朗,有"木"之特性,可入肝。

最佳曲目:《胡笳十八拍》。肝顺需要木气练达,这首曲子中属于金的商音元素稍重,刚好可以克制体内过多的木气,同时曲中婉转地配上了较为合适的属于水的羽音,水又可以很好地滋养木气,使之柔软、顺畅。

最佳欣赏时间:19:00~23:00。这是一天中阴气最重的时间,一来可以克制旺盛的肝气,以免过多的肝气演变成火,另外可以利用这个时间旺盛的阴气来滋养肝,使之平衡、正常。

(2)心:五行属火

常见不适:失眠、心慌、心胸憋闷、胸痛、烦躁、舌尖部溃疡。

属心的音阶:徵音,相当于简谱中的"5"。徵调式乐曲:热烈欢快,活泼轻松,构成层次分明,性情欢畅的气氛,具有"火"之特性,可入心。

最佳曲目:《紫竹调》。心气需要平和,这首曲子中,运用属于火的徵音和属于水的羽音配合很独特,补水可以使心火不至于过旺,补火又可使水气不至于过凉,利于心脏的功能运转。

最佳欣赏时间:21:00~23:00。中医最讲究睡子午觉,所以一定要在子时之前就要让心气平和下来,过早过晚听都不太合适。

(3)脾:五行属土,是我们身体里的重要能量来源,身体活动所需要的能量,几乎都来自脾胃,经过食物的消化吸收,才能转化成能量供应给各个脏器。暴饮暴食、五味过重、思虑过度等都会让我们的脾胃承担过重的负担。

常见不适:腹胀、便稀、便秘、肥胖、口唇溃疡、面黄、月经量少色淡、疲乏、胃或子宫下垂。

属脾的音阶:宫音,相当于简谱中的"1"。宫调式乐曲风格悠扬沉静,淳厚庄重,有如"土"般宽厚结实,可入脾。

最佳曲目:《十面埋伏》。脾气需要温和,这首曲子中运用了比较频促的徵音和宫音,能够很好地刺激我们的脾胃,使之在乐曲的刺激下,有节奏地进行对食物的消化、吸收。

最佳欣赏时间:在进餐时,以及餐后一小时内欣赏,效果比较好。

(4)肺:五行属金。

肺常见不适:咽部溃疡疼痛、咳嗽、鼻塞、气喘、容易感冒、易出汗。

属肺的音阶:商音,相当于简谱中的"2"。商调式乐曲风格高亢悲壮,铿锵雄伟,具有"金"之特性,可入肺。

最佳曲目:《阳春白雪》。肺气需要滋润,这首曲子曲调高昂,包括属于土的宫音和属于火的徵音,一个助长肺气,一个平衡肺气,再加上属于肺的商音,可以通过音乐把你的肺从里到外彻底梳理一遍。

最佳欣赏时间：15：00~19：00。太阳在这个时间段里开始西下，归于西方金气最重的地方，体内的肺气在这个时段是比较旺盛的，随着曲子的旋律，一呼一吸之间，里应外合，事半功倍。

（5）肾：五行属水。

肾常见不适：面色黧、尿频、腰酸、性欲低、黎明时分腹泻。

属肾的音阶：羽音，相当于简谱中的"6"。羽调式乐曲：风格清纯，凄切哀怨，苍凉柔润，如天垂晶幕，行云流水，具有"水"之特性，可入肾。

最佳曲目：《梅花三弄》。肾气需要蕴藏，这首曲子中舒缓合宜的五音搭配，不经意间运用了五行互生的原理，反复的、逐一的将产生的能量源源不断输送到肾中。一曲听罢，神清气爽，倍感轻松。

最佳欣赏时间：7：00~11：00。这段时间在一天里是气温持续走高的一个过程，人和大自然是相互影响的，在这个时间段，太阳在逐渐高升，体内的肾气也蠢蠢欲动地受着外界的感召，如果此时能够用属于金性质的商音和属于水性质的羽音搭配比较融洽的曲子来促使肾中精气的隆盛。

三、现代中医心理治疗（中西医结合心理治疗）介绍

传统中医心理治疗方法尽管均设计巧妙，但没有固定的操作规范和标准，需要医生在临床上发挥灵活发挥。当代医家在传统心理治疗方法的基础上，结合西方心理学理论，总结、发展了一些实用的中医心理治疗技术。下面做简单介绍。

1. TIP中医心理疗法　由汪卫东创立。TIP中医心理疗法（Thoughts Imprint Psychotherapy in Lower Resistance State），是建立在低阻抗学说和意念导入学说的基础上，把中国的导引、气功疗法与西方的暗示、催眠疗法进行某种结合，通过言语的和行为的诱导，使被治疗者进入某种从清醒到睡眠这个过程的中间状态，将治疗者根据某种治疗需要构成的由言语的和行为信息组成的某种"思想、理念、观念"（包括古今中外各种心理治疗方法和技术）导入给被治疗者，通过暗示的作用，使被治疗者在接受这种"思想、理念、观念"的信息之后，形成自我大脑中的某种符合治疗需要的"境像"，再影响、覆盖、替代被治疗者过去的"思想、理念、观念"，最终影响到被治疗者的记忆和内隐认知并达到某种心理治疗与心理康复作用的治疗方法。

所谓"低阻抗状态"，实际上分为两种：一种是真正的无阻抗，即表现为被治疗者对治疗者的依从性很高，对自己疾病的病因、病情有比较清醒的认识，但自己又不能从困惑中走出来，从而对常规的药物和常规的心理治疗方式表示完全的接受。不难理解，所谓"低阻抗状态"，实际上是指阻抗由"强"到"弱"的移行状态。

操作步骤:

A. "一般低阻抗状态"的营造技术

(1)清醒状态下的"低阻抗状态":首先,需要提高医生权威性;其次,尊重患者选择自主权;再次,对"症"治疗;最后,争取社会或家庭的支持和鼓励。

(2)放松状态下的"低阻抗状态":放松状态即通过催眠疗法、气功诱导、气功锻炼等心理治疗方法,帮助患者调整呼吸,放松身心,以到达"无(低)阻抗的状态"。

(3)催眠状态下的"低阻抗状态"

1)气功入静状态下的"感觉控制":气功入静状态下的感觉控制有助于建立对医生的信任。在入静状态下,医生在按摩患者百会穴的同时进行言语的暗示,以此控制患者的温度觉,进一步通过患者的自我暗示,达到控制冷热感觉的最终结果。这一过程有助于患者形成对医生及治疗方法的进一步认同和内化。

2)认知治疗:医生应用气功入静状态下的认知疗法、精神分析疗法进一步解除患者对治疗的顾虑。催眠下患者不能主动思维,思维加工是被动的,是根据催眠师的指令进行的。在治疗过程中,意识与无意识之间的屏障被打开了,无意识层面可以进行信息加工,使原本意识层面根本无法改变的态度和立场接受催眠师的引导,并进一步认同、内化。

B. 意念式脱敏疗法(Imaginary Desensitization Technique)

操作要点:

(1)追溯病史,寻找症结。

(2)建立焦虑反应的"时间序列":根据患者的具体情况,列出一系列可以导致其产生焦虑恐惧反应的事件或场景,并将这些事件或场景按照其发生的时间顺序进行排列,即按照患者遭遇这些事件时的年龄顺序排列,并用以指导接下来的治疗。

(3)低阻抗状态下的意想式脱敏过程:低阻抗状态下,治疗师根据提前做好的焦虑恐惧反应的"时间序列",运用想象疗法,描述从小到大所经历过的恐惧心理形成的过程或场景,让患者在低阻抗状态下置身其中,重新回到当年的过程或情景当中,体验当时由于各种原因形成的焦虑、恐惧,观察患者的反应,如有的人出现抖动,有的人会出现皱眉头等,治疗师结合"认知疗法",引导其看到自己从幼年、童年、青年、中年、老年成长过程中那种胆怯、恐惧心理形成的历史过程,让其摆脱童年经历中给予其后来成长所形成的思维模式,理性"形成"与成人的胆量相适应的心理素质。

(4)低阻抗状态下的"行为刺激式"脱敏技术:与催眠状态下的系统脱敏疗法相类似,治疗师按照事先设计的方案,模仿一些现实场景中的刺激,如声觉或触觉刺激,治疗过程中,在恰当的时机,给予这种刺激,观察患者反应,语言暗示患者这种刺激是安全的,对人身安全没有任何威胁。

（5）人格矫正:恐怖症或焦虑症患者大多具有人格易感性,比如素来胆小,易焦虑,这些原因要从问病史时就开始探索,治疗过程中,渐渐针对这些来采取相关治疗措施,比如对于意志力不强的患者,我们可以将一种坚韧不拔的形象和意念在低阻抗状态下植入患者的潜意识中。

C. 认知导入技术（Thought-implanting Cognition Technique）

引导患者看到问题和症状,使其相信目前的症状大都是幼稚的、不符合成人逻辑思维的产物,是用幼时的感情、行为和应对方式,来解决成人阶段的问题。针对患者的具体问题,具体引导。重点选取患者难以忘记、对其印象深刻的经历为主。促进患者用新的方式去思考,发现问题和症结。

经过上述分析处理,进一步挖掘症状形成的根源在于过去,甚至幼年期。使患者看到幼年期的精神创伤在潜意识中留下痕迹,在成年期遇到相关挫折和打击时,潜意识显现并影响人的心理。根据临床实践,强迫症和恐怖症患者更多由于幼年期的精神创伤,失眠症、抑郁症似乎更与成长过程中所遭遇的性与婚恋经历有关。用肯定、有力甚至略带强调的语言,促使患者抛弃不合理的"儿童模式",意念重组,建立符合社会规范和要求的"成人模式",适应社会。治疗过程中注意观察患者细微的表情和肢体变化,催眠状态下,患者处于意念接受状态,潜意识内容的活动较清醒状态下,会更清晰地表现为肢体语言。

2. 改良中医情绪疗法（TCM Emotional Therapy, MTET）　由闫少校总结发展。在传统"情志相胜"等心理治疗的基础上,结合了穴位刺激与现代心理治疗技术。

操作步骤:①设置目标:让患者放松 30 秒钟,说出当下内心感受到最困扰自己的问题（A）,与患者讨论确定此治疗目标。②自我接纳:引导患者将"问题"与"自我"分离（即从心理上将人和病分开）,通过角色扮演让患者认识到"自我"有力量战胜"问题",通过自我关爱重新认识和接纳自己。③穴位刺激:让患者食指和中指并拢依次敲打百会、攒竹、瞳子髎、承泣、人中、膻中等穴位各 10 次,并默念暗示语"尽管我有 A,但我完全接纳自己"。④情绪脱敏:引导患者做眼球顺时针转一圈、眼球逆时针转一圈的动作,重复 3 次上述步骤。⑤评估与结束。鼓励患者讲出接受治疗的感受、收获和下次治疗的希望,治疗结束。

MTET 整合了多种行之有效的心理治疗技术。一是中医"祝由""情志相胜"等心理治疗技术。"祝由"指一种以安慰和暗示为主治疗疾病的一种心理治疗方法。本治疗中的暗示语"尽管我有 A,但我完全接纳自己",其治疗理念即来源于"祝由"疗法。与以往"祝由"疗法不同,制定了统一的标准暗示语,使这一古老的技术更具有可操作性。"情志相胜"理论同样来源于《黄帝内经》,根据中国传统"五行"学说,人的怒、喜、思、悲、恐五中基本情绪,分别对应"木""火""土""金"和"水",因为五行之间有"相生相克"的关系(木克土、土克水、水克火、火克金、金克水;木生火、火生土、土生金、金生水、水生木),因此,相对应的五种情绪也有相生相克关系,即"情志相胜"(即怒制约思、思制约恐、恐制约喜、喜制约悲、悲制约怒;怒转化为喜、喜转化为思、思转化为悲、悲转化为恐、恐转化为怒)。但临床观察情绪之间的转化与制约与五行关系并不密切,情绪的互相转化与制约既可以符合五行规律,也可能不符合五行的规律。实际上是正性、积极的情绪可以制约或战胜负性、消极的情绪。因此在 MTET 中,摒弃了刻板的"五行"理论,而是以积极情绪代替或抵消消极的情绪。MTET 治疗中将"问题"与"自我"分离,是根据"情志相胜"原理,将制约正性、积极情绪的消极因素从患者的心理层次去除,使自我正性的、积极的情绪能够得以释放;同时在治疗中通过角色扮演让患者认识到"自我"有力量战胜"问题",通过自我关爱重新认识和接纳自己,则是使调动患者的积极因素去制约和战胜抑郁、焦虑等负性情绪,是对古老中医"情志相胜"技术的全新诠释和运用。

　　二是 MTET 运用了中医经络理论。文献报道,刺激或敲打特定的穴位可以调整和改善情绪,我们在临床上注意到,当人们恐惧的时候,通常会觉得百会穴位置"头皮发麻";紧张或焦虑的时候攒竹和瞳子髎穴位附近的"眼皮跳";而当愤怒的时候,人们会自发地做出"捶胸顿足"等刺激膻中穴和涌泉穴位置的动作等现象。按照中医经络理论,以上现象说明相应部位的经络运行不畅通,导致气血运行受阻,进而诱发身心健康问题。而刺激特点部位的穴位,则可以使相应的经络气血运行得到改善,进而改善身心问题。考虑到穴位的位置的操作方便性,选择敲打百会、攒竹、瞳子髎、承泣、人中、膻中等穴位。需要特别指出的是,一方面敲打穴位即是刺激穴位和经络,这本身可以起到治疗作用,另一方面在敲打穴位的同时给予暗示治疗,穴位刺激和暗示治疗的效果可以相互增强。MTET 中情绪脱敏的步骤,是通过眼球的运动对患者的负性情绪进行"脱敏",并对新信念进行"再加工",实际上借鉴了现代心理治疗中眼动脱敏与再加工治疗(Eye Movement Desensitization and Reprocessing,EMDR),EMDR 治疗一个重要的步骤就是通过双侧刺激眼动来激活存在于大脑内的适应性信息加工系统,使求助者在过去创伤中形成的非适应性的或功能障碍的信息的各个方面(表象、情绪、认知、躯体不适)转化为适应性的解决方式,形成健康的应激反应模式,接受并适应随之而来的丧失,重新建立同环境和社会的情感联系。

　　3. 中国道家认知疗法　杨德森总结提出。老庄的道家人生哲学与我国另一大哲学派系即孔孟的儒家人生哲学是人生不同侧面的反映,前者适合于身处逆境者,后者更宜于一帆风顺者,两者互补,构成完整的人生。

道家认知疗法的四条原则,即 32 字保健诀:

（1）利而不害,为而不争:此条由《老子》二十二章中的"不争之德"引申发展而来。利而不害,意思是说只做利己利人利天下之事,不为害己害人害社会之举。为而不争,是指做事要尽力而为,且不争名争利,不与人攀比,不妒贤嫉能。前句属起码要求,应从现时做起,后句为崇高境界,需长期修养。

（2）少私寡欲,知足知止:《老子》十九章、四十四章、四十六章,及《庄子·逍遥游》中反复强调了少私寡欲、知足知止的思想。人要生存、要发展,总是有欲望的,但老庄认为欲海难填。要减少私心、降低过高的物质欲望和对名誉地位的追求,只有知足,才会常乐;只有知止,才能避免危险。

（3）知和处下,以柔胜刚:知和处下,是由《老子》四十一章中"上德若谷"的思想演化而来,和谐是天地万物的根本规律,谦恭是中华民族的传统美德,知和处下能减少人际冲突、维持安定团结。以柔胜刚的思想则出于《老子》第四十三章和七十八章。老子以水为例,天下柔弱莫过于水,随圆而圆,随方而方,但大家都知道滴水穿石和水容万物的道理。

（4）清静无为,顺其自然:此句是老庄哲学的核心思想之一。老子崇尚"静",即所谓"非宁静无以致远",老子的"无为",不是什么都不做,这里的"无为"是与"妄为"的对抗。顺其自然,就是说不要勉强去干那些有悖于自然规律的事情,不要强迫蛮干、不要倒行逆施、不要急于求成。要了解和掌握事物发展的客观规律,因势利导,循序渐进,才能事半功倍、游刃有余。否则的话,就是拔苗助长、劳民伤财、费力不讨好。

总之,要让患者领悟道家思想的真谛。它不是一种纯粹消极的保守思想,不是要人去听天由命。它的最高境界是认识自然规律、顺应自然规律,外柔内刚、后发制人、不言自明、不战自胜。

可以通过个别交谈的形式,亦可进行集体宣讲。要求患者透彻理解 32 字保健诀,并反复诵读乃至背诵。每位患者应备"日记本"一册。首页抄录 32 字保健诀。并列出自己原有的价值系统和应对方式与之对照,找出自己原来价值系统和应对方式中的不当或不适之处。按照 32 字保健诀,制定矫正计划并布置家庭作业,强调反复练习运用新的价值系统和应对方式解决实际问题,并逐日记录心得体会。

四、不同类型焦虑障碍的心理治疗

（一）强迫症

1. 精神分析治疗　在初始访谈阶段（3 次左右）做出心理动力学诊断评

估：主要症状的性质是什么？人格结构及其自我体验和认识如何？与症状形成有关的焦点心理冲突是什么？主要防御机制是什么？治疗中的移情与反移情？与患者讨论治疗的目标、设置，确定时间、收费等事宜。进入治疗阶段后，通过对阻抗的识别和处理，对移情与反移情的觉察和理解，以及运用澄清、面对、解释和修通的技术对患者进行治疗。在结束治疗阶段主要处理体验失落、分离和进一步巩固自我探索的能力和技巧。

2. 行为治疗　第一步是对症状的形成做行为分析，包括分析是强迫症状形成和持续存在的条件刺激因素；第二步是制定消除强迫症状的作业表，如制定脱敏作业表，或采用奖励性机制奖励新的行为。

3. 中医心理治疗　穴位刺激调控法

在行为治疗的同时，可采用刺激劳宫穴、内关穴。穴位刺激方法：使用韩式穴位神经刺激仪，频率 50Hz，对两侧上肢内关穴进行穴位刺激调控治疗，每次 30 分钟。中医理论认为强迫症属于中医的情志疾病的范畴，临床上以心、肝、脾等较为多见。《针灸甲乙经》中写道"心澹澹而善惊恐，心悲，内关主之"。该穴位有快速解除心悸、焦虑及养心安神的疗效。此外，从临床治疗的实践来看，选择上肢的穴位便于同时进行行为疗法，故选择手厥阴心包经的内关穴。

（二）恐怖症

1. 系统脱敏治疗

（1）建立恐怖或焦虑的等级层次。这一步包含两项内容：找出所有使求治者感到恐怖或焦虑的事件；将求治者报告出的恐怖或焦虑事件按等级程度由小到大的顺序排列。

（2）放松训练。一般需要 6~10 次练习，每次历时半小时，每天 1~2 次，以达到全身肌肉能够迅速进入松弛状态为合格。

（3）系统脱敏练习：包括放松、想象脱敏训练、实地适应训练。例如恐怖症患者对人群、拥挤的人群特别是在人群中被异性触碰后反应激烈，可见人群、异性人群是引起反应的物体。

按刺激的强弱程度制订刺激步骤：

第一，想象自己在拥挤的电梯里、想象自己周围挤满了异性，感到紧张时深呼吸，调节情绪。让她在这种不断的"想象"中，获得对人际交往那种可怕情景的免疫力。

第二，在大街上远距离观看异性人群想象自己就在人群中。告诉自己没有人想伤害自己。

第三，走在大街上，面对迎面走过的异性，告诉自己"没有人特别留意我，我和其他人没有什么不同"。

第四，在公汽等人群拥挤的地方与异性近距离接触。

第五,在电梯中,与身旁的异性有目光接触。

通过以上几个步骤的练习,可以纠正惧怕异性,心理紧张的弱点,增强心理的承受力。

系统脱敏法的关键是确定引起过激反应的事件或物体。但有时较容易看到的过激反应事件并不一定是真正引发心理障碍的原因。所以应找到真正的致病原因,结合"认知调整法"标本兼治。如有的人异性交往恐惧只是一个表面现象,当不理解致病的真正原因时,系统脱敏的效果并不理想。后来找到了真正的致病原因——身体缺陷导致自卑、逃避、幻想、心理失衡时,对自身身体采用系统脱敏和认知调整法相结合的方法进行治疗,很快取得了良好的效果。

2. 中医心理治疗——习以平惊疗法

就是让患者习惯于接触引起焦虑的刺激因素,提高其适应能力,使之不再对该刺激因素敏感,以治疗由情志因素所引起病证的一种心理疗法。

《续名医类案·惊悸》载:"张子和治卫德新之妻,旅中宿于楼上,夜值盗劫人烧舍,惊坠床下,自后每闻有声,则惊倒不知人……诸医作心病治之,以人参珍珠及定志丸皆无效。张见而断之曰:惊者为阳从外入也,恐者为阴从内出也。惊者谓自不知故也,恐者自知也……乃命二侍女,执其两手,按高椅之上,当面前置一小几,张曰:娘子当视此,一木猛击之,其妇大惊。张曰:我以木击几,何以惊乎?伺稍定击之,惊又缓,又斯须连击三五次,又以杖击门……徐徐惊定而笑曰:是何治法?张曰:内经云,惊者平之,平者常也,平常见之,必无惊……夫惊者神上越,从下击几,使之下视,所以收神也。一二日虽闻雷声亦不惊……"。本案例是以惊恐之法,治疗由惊恐所致的惊悸症,也就是习以平惊疗法。

习以平惊疗法类似于上述系统脱敏疗法,循序渐进地帮助患者解除惊恐。让患者长时间处在最惧怕的逼迫情境中,逐渐提高对恐惧的适应性,最终消除恐惧,对原来惧怕的刺激不再敏感,重新建立正常的行为方式。

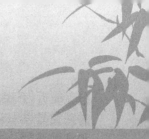

第十五章

焦虑障碍的康复

第一节 防止复发是焦虑障碍
患者康复的重要内容

焦虑障碍的病因、病机、临床表现、论治方药及应该掌握的各项原则在前面的章节中已有论述，故本章主要论述焦虑障碍患者在疾病的康复期应该掌握的一些基本常识及方法。

一、焦虑障碍复发的因素

1. 生活无规律，工作忙而乱 良好的生活起居习惯，劳逸适度，以防"久视伤血、久卧伤气、久坐伤肉、久立伤骨、久行伤筋"等五劳所伤之弊端。应遵循古人指出的"饮食有节、起居有常、不妄作劳"的教诲，以保证正常的生活规律，使脾胃能起到食进可纳，引入可运，化生营养有常，气血津液运行有序的正常生理功能，从而达到"谨道如法、长有天命"的目的。否则违背生活规律，逆其所常，不仅易损伤脾胃，导致后天失养，还会损伤其他脏腑功能，无故耗散精气而不利于身体的健康，导致焦虑障碍的复发。

2. 严重不良习惯 "以酒为浆，以妄为常"和"不知持满，不时御神，务快其心，逆于生乐，起居无节"的不良生活习惯和作风是半百而衰，不能保持身体健康、焦虑障碍复发的重要原因。

二、防止焦虑障碍复发的环节

1. 巩固疗效 看病要到正规专业的医院。每种焦虑障碍都有自己的发病特点和发病机制，即使是同一类型的焦虑障碍患者，也有着很大的差别，所以焦虑障碍的治疗不单单是控制症状，而是如何做到不复发。这就需要由专业的研究机构下大力度研究这种疾病的发病诱因，发病过程，愈后情况，复发机制等一系列的病理演变过程，而专科医院拥有自己特色的治疗方法，能针对疾病发展各个阶段建立系统的治疗方案，在疾病的病因、病理、诊断、治疗、预防方面都能够进行深入的研究与分析,这样治疗才会有效果,才会避免复发。

2. 坚持合理用药 经过多年的研究发现,造成焦虑障碍的病因在于七情失调,影响到五脏功能紊乱,还与个人体质有关,应根据个体差异合理用药。所以在治疗焦虑障碍过程中必须要从五脏整体调节入手,找到病因、病根、病性及脏腑邪正关系,作为辨证论治的依据。然后根据不同患者的病情特点,发病因素,年龄,发病时间,性格特征,有无遗传等情况制定不同治疗原则,选择好有效用药和有效用量,维持病情稳定,随时调整用量,只有这样才能有可靠稳定的效果。

3. 饮食生活起居保健 焦虑障碍患者在饮食方面忌口是必须的,比较常见的忌口有烟酒、辛辣食物等;保证睡眠,避免诱因刺激,同时要树立起战胜疾病的信心,坚持科学正规的治疗,是一定能够恢复健康的。焦虑障碍复发不仅浪费时间和金钱,最主要的是对患者的健康产生非常不利的影响。因此患者在治疗时应遵循以上的原则,把焦虑障碍复发的可能性尽量降到最低。

第二节 焦虑障碍患者康复期的心理及家庭训练

焦虑障碍患者在康复期心理状态是复杂的、多变的,但总体上看,不外乎两个方面。一是情志方面的反应,二是躯体本身的自觉状况的反应。一般情况下,情志变化是一种正常的生理活动。但突然受到强烈或持续过久的精神刺激,影响人体脏腑的功能,就可以导致疾病的复发。故本节重点介绍如何保持平静安详的心理状态。

一、调畅情志

焦虑障碍患者在康复阶段,首先应注意的是情志宜"顺达疏泄",切忌"情志不遂"。而导致情志不遂的主要因素是"七情",《黄帝内经》云:"怒则伤肝""喜则伤心""悲则伤肺""忧思则伤脾""恐则伤肾"。故宜要保持情志顺达疏泄的心理状态,则应掌握如下原则:

1. 过喜 俗话说"人逢喜事精神爽",喜悦本来就是人们日常生活中不可缺少的一种心情。但过喜则伤心神,即谓之"喜伤心""喜则气缓"。在生活中当喜事临门时,人们易整夜不寐,为喜事的到来而日夜操劳,其结果是心神大伤,则导致焦虑复发,到医院就诊。故喜事出现时,患者宜内心控制、注意睡眠、保持平静的生活和工作规律,做到一步一个脚印的心态,这样才有利于

"精神内守"，"真气从之"，避免疾病复发。

2. 易怒　依据怒的表现，我们认为怒是一种常有的、发作性的心态，过怒则伤肝，在焦虑障碍患者的症状中，急躁易怒、发火是常见的症状。当大怒时，患者一定要张口出气，心理上立即疏泄，比如经常发火的人，他只要一张口，就要在心理上告知自己不可发泄，做自我气机的梳理，自我暗示"百病皆生于气"的道理。"肝主怒，怒伤肝"，"怒则气上"，肝主疏泄，喜条达而恶抑郁，因过怒伤肝，导致肝郁气滞，上逆于脑，血随气涌，脑神被扰，轻则头晕目眩、头痛、耳鸣，重则情绪不稳、急躁易怒、发脾气、有冲动行为。因此，患者注意自我缓解、疏理气机、知晓"百病皆生于气"的道理，故可在怒发之前，服用清泄肝火的药物。

3. 思虑　中医认为脾脏的生理功能为"后天之本"。古云"思伤脾""思则气结"，故患者遇到确实难以解决的事，无论是家里的事，还是外面的事，千万要记住不可思虑过度，否则就会出现脾意大伤而不思饮食，甚至导致焦虑障碍。"脾主思，思伤脾""思则气结"，过思伤脾，说明思虑过度的人，脾脏容易受到损伤。脾伤则运化失司，气机不畅，久之亦会耗伤心神。轻则不思饮食，身体倦怠乏力；重则心悸，心慌，失眠多梦。久思不解，易出现重复想法、重复动作，因思虑而哭泣，故强迫症的患者，心脾两虚者有之。因此，易思虑的患者，在康复阶段，应注意调理心脾，可常服健脾安神之剂。

4. 悲忧　患者有时会因不顺的事导致一度的悲忧、痛苦的情绪，此为人之常情。但若既往有因悲忧过度导致焦虑发作病史的患者，应如何对待悲忧的情绪呢？此时患者头脑要清楚，应该知道不可过度悲忧，因为过度悲忧则伤气。肺主悲主忧，古云"悲忧伤肺""悲则气消"，应严防悲忧过度情绪的刺激，但防不胜防，患者一旦在生活、工作中出现了不可承受之悲痛，则宜固肺益肾，因肺为水之上源，过度悲忧则伤肺，固肺为益水之上源。当问题出现时，应及早固肾固肺，以不伤肺气为原则。

5. 惊恐　肾主惊恐，古云"惊恐伤肾""恐则气下""惊则气乱"，此为经典论述。在临床实践中，更是焦虑障碍患者的核心症状，仅存在性别、年龄的差异，老年人多由于肾气亏损所致，中年人则应严防惊恐情志的变化，如工作中突变而出现的惊恐，从此焦虑复发。年轻人，青年人中惊恐发作，不可不防，不可不忌。临床上本阶段只要出现性欲减退，均应及早固肾填精，荣养脑神。

以上说明情志的变化会直接影响相应的脏腑而出现精神症状。症状的出现均与各个脏神功能的失调直接影响脑神之用有关。正如《奇效良方》云："脑喜静谧而恶动扰，静谧则清明内持，动扰则摇掉散乱。"此外应特别注意自我的修身养性，这是防止复发焦虑障碍的有效措施。孙思邈在《备急千金要方·养性序》中指出："夫养性者，欲所习以成性，性自为善……性既自善，内外百病皆悉不生,祸乱灾害亦无由作,此养性之大经也。"修身养性,保持心情舒畅,能使机体神安气顺、心清形静、气血调和、脏腑功能平衡协调,从而有益于健康,避免情志不遂,在日常生活中减少或杜绝不愉快的纷争,有利于形静心清,其病安矣。

二、家庭训练

1. 锻炼身体　焦虑障碍患者在康复阶段最易出现的临床表现是懒动。患者喜卧床,活动量明显不足,即使是上班也远不如病前。长期的活动量减少使患者的体力和精力都较正常人差,并且更加远离正常人的生活,对生活失去信心,进而对治疗失去耐心和决心,严重地影响着治疗,造成病情的反复。因此,在康复阶段加强锻炼、提高体能是非常重要的。俗话说"药补不如食补,食补不如锻炼"。对于这句话应该辩证地看。药补、食补,在机体需要时,宜补则补。在精神康复期或正常的情况下,加强锻炼同样也是必要的。人体需要运动,但不能一味地只提运动锻炼而忽视了其他方面。在安排身体锻炼时,应该注意"起居有时",日常生活和锻炼都必须有规律。同样,锻炼身体的形式也是多样的。无论是采取较为激烈的球类、体操、跑步,还是采取以静带动或运动量较小的太极拳、下棋、散步、演奏、书画等,只要目的明确,持之以恒,并努力接受这种锻炼和娱乐的形式,就能达到强壮身体,增进身心健康、精神愉快的目的和作用。活动的种类和量要根据年龄和体质的条件来选择决定,要适可而止,不可过量,否则就不是锻炼而是劳损。只要选择的锻炼方式合理,不论何种锻炼形式,均能促进"心主血脉"的功能作用,使人体的血液循环加快,血管的容量扩大,进而改善心肌血液的供养,使心肌收缩有力,心跳节奏均匀正常。经常锻炼,可以增强肺脏的呼吸功能,使呼吸肌发达,呼吸运动深沉,肺活量增加。"肺主一身之气"。锻炼增强了肺脏吐故纳新的功能,可使气达周身,输送更多的营养荣养脑神。"脾主运化"。通过锻炼,还可以增加消化功能,促进胃肠蠕动和消化吸收,正常运化水谷,避免湿聚痰结,使全身的营养物质得到保证,以养脑神。总之,合理的锻炼,可使脑神功能系统活动正常,从而使脑神充分发挥"众神之首"的作用,及时地调节全身各部,达到"精神内守",其精神状态自然处于平稳状态。

2. 保证睡眠　康复阶段,睡眠是非常重要的。要保证睡眠时间和质量。众所周知,"早睡早起精神好"。精神的好坏和睡眠的关系十分密切。古往今来,养生学家和医学家都很重视睡眠。通过睡眠,可使体力和脑力得到补偿、恢复,从而保持旺盛的精力。睡眠中应注意睡眠的质量,其衡量质量的标准主要是看睡眠后一天的精神、脑力和体力恢复的程度。精力充沛,学习、工作的效率高,说明睡眠的质量好。如果醒后精神差,自觉脑子发胀,有倦怠感,说明睡眠质量差。古人特别重视"起居有节"，顺应自然规律，"日出而作，日落而息"。一般来说，每天的子时和午时是睡眠的关键时刻，因此要尽可能地保证"子午觉"。严禁养成白天不起床，晚上不睡觉的习惯。当然，白天的体力活动和脑力活动均宜适度，不可太过。睡眠在康复阶段，如果出现早醒、不睡的情况，应该及时服用镇静药物以保证睡眠。对于焦虑障碍患者突然出现的睡眠障碍，往往是病情复发的预兆之一。另外，值得引起重视的是，一些精神病患者，由于在康复期不能合理使用药物，长期服用大量的镇静药物，导致整日睡觉，除了吃饭以外，几乎终日卧床，造成体重增加，身体素质变差，带来许多疾病。精神康复期还应看到"春夏养阳，秋冬养阴"的道理。合理的睡眠规律，有助于精神康复。

第三节　康复期焦虑障碍患者的饮食及中医食疗

一、健脾养生粥

提到粥，先谈谈为什么推荐大家喝粥。因为一般家庭多是两、三个人吃饭，还有一个人吃饭的，可是要想做到食物丰富多样化并不容易，做多了要剩，做少了品种单调、营养不足。所以最好的办法，就是在一份食物当中综合尽可能多的原料。这样既不会增加总量，又能够增加品种，保证营养均衡。在米饭制作时加入多种原料，如小米、豆类、薏米等，固然是一个好的主意，但因为烹熟的时间不同，要分批加入，才能保持较好的成品口感，稍微有些麻烦。如果加入蔬菜、蘑菇和肉类等，还要增加油和盐，这样就会提高米饭的热量。

粥就不同了，它无需保持形状，也不需要加入油盐。制作山药红枣粥、红豆薏米粥、燕麦粥、水果粥、紫薯粥、八宝粥、绿豆百合粥之类花色粥食，既可以满足美食感，又可以享受五谷杂粮，增加营养供应，同时增加了粗粮杂豆，可以增强饱腹感，延缓饥饿，预防饮食过量，有利于瘦身，粥比较容易消化，更适合暖胃养胃，增加不同的食材还会增加了不同的保健功效。下面推荐一道药膳粥。

山药红枣粥

主料：山药100g、白扁豆50g、红枣五颗，去芯莲子十几颗，山楂条20g，葡萄干10g。做法：先将白扁豆、红枣浸泡，然后将白扁豆的表皮剥去，红枣去核，山药切成丁。然后将白扁豆和山药、莲子一起放在砂锅里煮至酥软。最后将山楂条，葡萄干加在里面煮3分钟。（不喜欢酸甜口味的，也可以不加山楂条和葡萄干。）

这道山药红枣粥的功效是益气健脾，保肝，祛湿，同时补血。尤其是针对脾胃较为虚弱的人群，这款粥的效果就更好，适合健脾养胃、祛湿的需求，充足的血气也会让我们更有精神，由于它们均味甘性平，不会产生上火的现象。对运化功能较弱，脾胃虚弱的人群，这款粥非常合适，帮助改善人体正常的运化功能，把食物变成精华，增加气血。另外这款粥酸甜适口，营养也丰富，适合各类人群，对高血压、高血脂都有很好的辅助治疗作用。

中老年人焦虑症的康复期，每日一碗或隔日一碗，持之以恒，以防复发的效果显著，贵在坚持。其因乃先天之气在于肾，后天之气在于胃，脾胃一家，粥之功效在于调理脾肾。

二、益肾养生粥

焦虑患者，以肾虚为病位者，恢复期宜饮益肾养生粥。

（1）韭菜粥：韭菜15g，大米100g。将大米淘净，加清水适量煮至粥成，调入韭菜，再煮一、二沸即成，每日1剂。有温肾壮阳的功效。

（2）海参粥：海参50g，粳米100g。将海参泡发，剖开腹部，挖去内肠，刮洗干净，切碎，加水煮烂。粳米淘洗干净，与海参一并放在砂锅内。加入清水，先用武火煮沸，再用文火煎熬20~30分钟，以米熟烂为度。加少许葱、姜、食盐调味，早晨空腹食用。有补肾益精，滋阴补血的作用，适用于肾虚阴亏所致的体质虚弱、腰膝酸软、失眠盗汗等。

（3）枸杞猪腰粥：枸杞子10g，猪肾一个，粳米100g，葱姜食盐少许，同煮成粥。有益肾阴、补肾阳、固精强腰的作用，适用于肾虚劳损，阴阳俱亏所致的腰脊疼痛、腰膝酸软、腿足痿弱、头晕耳鸣等。

（4）菟丝子粥：菟丝子30g（鲜者加倍），大米100g，白糖适量。先将菟丝子洗净、捣碎，水煎取汁，加大米煮为稀粥，待熟时调入白糖服食，每日2剂，早、晚服食。可补肾益精、温阳疗痿。

（5）鹿角胶粥：鹿角胶6g，粳米100g，将粳米煮成粥后，将鹿角胶打碎放入热粥中溶解，加白糖适量。有补肾阳、益精血的作用，适用于肾阳不足，精血虚损所致的形体羸瘦、腰膝酸软、疼痛、遗精阳痿等。

（6）苁蓉羊腰粥：肉苁蓉10g，羊腰一个（去内膜，切碎），粳米100g，同煮成粥。有补肾助阳、益精通便的作用，适用于中老年人肾阳虚衰所致的畏寒肢冷、腰膝冷痛、小便频数、夜间多尿、便秘等。

第四节 康复期焦虑障碍患者
须注意的几个其他问题

焦虑障碍患者情志护理的基本原则有以下方面：

1. 诚挚体贴 由于角色、环境的改变，患者的情志状态和行为不同于常人，常常会产生寂寞、苦闷、忧愁、悲哀等不良情绪。《素问·汤液醪醴论》曰："精坏神去，荣卫不可复收。"故护理人员应满腔热情对待患者，要关心、同情和体谅患者，当患者忧愁或痛苦时，护理人员应主动与之分忧，患者悲观时，要热情予以鼓励。因此情志护理不仅要注意到工作人员的言词、态度，还要注意室内环境，温、湿度的调节及饮食的调理，睡眠的调节，社会支持系统的保障，以解除患者不必要的思想负担，使情绪安定，保持良好的情志状态，使脏腑、气血功能旺盛，促使疾病痊愈。

2. 因人施护 《灵枢·寿夭刚柔》指出："人之生也，有刚有柔，有弱有强，有短有长，有阴有阳。"患者由于遗传环境和所受教育不同，由于家庭、职业、性别、年龄、经济条件、知识经验和阅历的不同，由于情感、意志、需要、兴趣、能力、性格和气质的不同，疾病的性质和患病时间长短不同，他们的情志状态也是大不相同的。例如：有的热情开朗，虽病而精神饱满，与医护人员配合良好。有的不能克制自己情感的人，要采取不同的方法，既要耐心，又要细致，一方面要坚持正面引导，以情动人；另一方面，又要因人而异，有的放矢，以减轻患者患病后的心理压力，有利于身体康复。

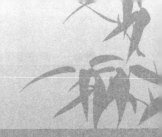

附录一

焦虑障碍相关中医古籍选

一、情志总论

1.《四圣心源》(清代黄元御)

精神

神胎于魂而发于心,而实根于坎阳;精孕于魄而藏于肾,而实根于离阴。阴根上抱,是以神发而不飞扬;阳根下蛰,是以精藏而不驰走。阳神发达,恃木火之生长,而究赖太阴之升;阴精闭蛰,资金水之收藏,而终藉阳明之降。太阴阳明,所以降金水以吸阳神,升木火以嘘阴精者也。

阳明不降,则火金浮升,而神飘于上;太阴不升,则水木沉陷,而精遗于下。盖阳中有阴,则神清而善发;阴中有阳,则精温而能藏。脾陷则精不交神,胃逆则神不交精。阳神飞荡,故生惊悸,阴精驰走,故病遗泄。

阴升阳降,权在中气。中气衰败,升降失职,金水废其收藏,木火郁其生长,此精神所以分离而病作也。培养中气,降肺胃以助金水之收藏,升肝脾以益木火之生长,则精秘而神安矣。

2.《四圣心源》(清代黄元御)

五情缘起

肝之气风,其志为怒。心之气热,其志为喜。肺之气燥,其志为悲。肾之气寒,其志为恐。脾之气湿,其志为思。盖阳升而化火则热,阴降而化水则寒。离火上热,泄而不藏,敛之以燥金,则火交于坎府;坎水下寒,藏而不泄,动之以风木,则水交于离宫。木生而火长,金收而水藏。当其半生,未能茂长,则郁勃而为怒。既长而神气畅达,是以喜也。当其半收,将至闭藏,则牢落而为悲。既藏而志意幽沦,是以恐也。

物情乐升而恶降。升为得位,降为失位,得位则喜,未得则怒,失位则恐,将失则悲。自然之性如此,其实总土气之回周而变化也。己土东升,则木火生长;戊土西降,则金水收藏。生长则为喜怒,收藏则为悲恐。若轮枢莫运,升降失职,喜怒不生,悲恐弗作,则土气凝滞,而生忧思。

心之志喜,故其声笑,笑者,气之升达而舒适也。肾之志恐,故其声呻,呻者,气之沉陷而幽菀也。肝之志怒,故其声呼,呼者,气方升而未达也。肺之志悲,故其声哭,哭者,气方沉而将陷也。脾之志忧,故其声歌,歌者,中气结郁,故长歌以泄怀也。

3.《叶选医衡》(清代叶天士)

七情考

世之所谓七情者,即《内经》之五志也。五志之外,尚余者二,总之曰喜、怒、忧、思、悲、恐、惊,然情有七,无非出于五脏。如阴阳应象论曰:心在志为喜,肝在志为怒,脾在志为思,肺在志为忧,肾在志为恐。此五脏五志之分属也。至若五志有互通之病者,如喜本属心,而有曰肺,喜乐无极则伤魄,盖心肺皆主喜也。夫喜伤于阳,而心肺皆为阳脏,故喜出于心而移于肺,所谓多阳者多喜。又若怒本属肝,而有曰胆为怒者,以肝胆为表里,肝气虽强盛,而取决于胆也。有曰血并于上,气并于下,心烦悗善怒者,以阳为阴胜,故病及于心也。有曰肾盛怒不止则伤志,有邪客于足少阴之络,令人无故喜怒者,以怒发于阳而侵乎肾也。是以肝、胆、心、肾四脏,皆能病怒,所谓多阴则怒,亦曰阴出之阳则怒。又若思本属脾,而有曰思则心有所存,神有所归,正气留而不行,故气结矣。盖心为脾之母,母气不行,则病及其子,所谓心脾皆病于思也。又若忧本属肺,而有曰心之变动为忧者,有曰心小则易以伤忧者,盖忧则伤神,故伤心也。有曰精气并于肝则忧者,肝胜侮脾也。有曰忧愁而不解则伤意者,脾主中气,中气受抑,则生意不申,故郁而为忧,是心、肺、肝、脾四脏,皆能病于忧也。又若恐本属肾,而有曰恐惧则伤心者,神伤则恐。有曰血不足则恐,有曰肝虚则恐者,以肝为将军之官,肝气不足,则怵而恐也,有曰恐则脾气乘矣。有曰精并于脾则畏,畏即是恐,以肾虚而脾胜之也。有曰胃为气逆为哕为恐者,以阳明土胜,亦伤肾也。是心、肝、脾、肺、肾五脏皆主于恐,而恐则气下也。五志五病之辨,既详如上,其外尚有悲病者,有曰肝悲哀动中则伤魂,是悲伤于肝也。有曰精气并于肺则悲,有曰悲则肺气乘矣,亦金气伤肝也。有曰心虚则悲,有曰神不足则悲,有曰悲哀太甚则胞络绝,胞络绝则阳气内动,发心下崩,致溲血者,皆悲伤于心矣。此肝、肺、心三脏皆病于悲,而气为之消也。有病为惊者,曰东方青色,入通于肝,其病发惊骇,以肝应风木,风主震动而连乎胆之。有曰阳明所谓甚则惊厥,闻木音则惕然而惊者,肝邪乘胃也。有曰惊则心无所倚,神无所归者,心神散失也。此肝、胆、胃、心四脏皆病于惊,而气为之乱也。由此言之,是情志之伤,虽五脏各有所属,然求其所由,则无不从心所发。故本神篇曰:忧愁恐惧伤心。病形篇曰:怵惕思虑则伤神,神伤则恐惧自失。口问篇曰:悲哀忧愁则心动,心动则五脏六腑皆摇。可见心为五脏六腑之大主,而总统魂魄,兼该志意,故忧动于心则肺虚,思动于心则脾虚,怒动于心则肝虚,恐动于心则肾虚。所谓五志惟心所使,设能善养此心,而居处安静,无为惧惧,无为欣欣,婉然从物而不争,与时变化而无我,则志意和,精神定,悔怒不起,魂魄不散,五脏俱安,邪亦安从奈我哉。

4.《冯氏锦囊秘录》(清代冯兆张)

七情论

夫七情本属无形,然出于有形,五脏神明之用,而寓于盈虚气血之间,无日不有也。节制有常,何病之有?作用太过,胜克相乘,便为内伤。元气之邪,本出五脏之虚滞,则不去而为实,祸起萧墙,盗泄精滋,贼害情性,非若外邪先由皮毛以渐而入,只伤躯谷气血者,比如过喜则伤心,而神浮肺散。《经》曰:暴喜伤阳。《灵枢》曰:喜乐无极,则伤魄。如过怒则伤肝,而魂飞精散。《经》曰:暴怒伤阴。如过忧则伤意。而气滞神衰。《经》曰:虽不中邪,病从内生,名曰脱营。《灵枢》曰:忧愁不解则伤意。如多思则伤脾,而意郁倦怠,昼思过度则伤阳,夜思过度则伤阴。《经》曰:思则心有所存,神有所归,正气留而不行,故气结。《灵枢》曰:怵惕思虑则伤神。如过悲则气促神乱,火热亢极,反兼水化,五液俱出。《灵枢》曰:悲哀动中则伤魂。如恐同伤肾,精却气下。《灵枢》曰:恐惧不解则伤精。如惊则气乱。《经》曰:惊则心无所倚,神无所归,虑无所定,故气乱矣。然徒知受惊伤于心,而不知五脏俱能伤之。盖五脏皆藏神,神也者,虚灵变化之谓,非瑰然无知者也。且人之气血,昼夜循环不息,气血所至之处,迟惊所触,则真气耗散,而患不足之病。若气血错乱,而致逆滞,则患有余之症。有余者,病机也。不足者,正气也。如房劳时受惊,则所伤在肾;饮食时受惊,则所伤在胃之类。但惊气先入心者,以心主神也,夹别症而伤及他脏者,以无形之惊气易散,而有迹之疾病难消也。明此则七情内起之病,与六淫外来之邪不同矣。百病立名虽繁,然不越阴阳、五行、生克、六淫、七情、五火与饮食劳倦相夹传变而已。《经》所谓:"知其要者,一言而终;不知其要,流散无穷"者,此耳。

5.《景岳全书》(明代张景岳)

论五志之火

经曰:天有四时五行,以生长收藏,以生寒暑燥湿风。人有五脏化五气,以生喜怒思忧恐,是即所谓五志也。此五志之化由乎五脏,而五脏之化由乎五行。故在心为喜,心主火也;在肝为怒,肝木主也;在脾为思,脾主土也;在肺为忧,肺主金也;在肾为恐,肾主水也。此五志各有分属,本不可以混言者也。且人有此生,即有此志,使无此志,生亦何为,是生之与志,本不能离,亦不可离。而人于食息之常,孰不以五志为生,亦孰不以五志为用,而未闻以五志之动皆为火也。第或用志失宜,则未免有伤脏气,故在《内经》则但言五脏之伤,各有所属,五气之伤,各有所病,亦未闻以五志之伤皆云火也。而五火之说,乃始于刘河间,云五志所伤皆热也。丹溪述河间而衍之曰:五志之动,各有火起。刘宗厚又述丹溪而衍之曰:大怒则火起于肝,醉饱则火起于胃,房劳则火起于肾,悲哀动中则火起于肺,心为君主,自焚则死矣。自三子之说行,则似乎五行悉化而为火,理岂然乎!余尝察五志所伤之人,但见其憔悴日增,未见其俱为热病也。即因志动火者,非曰必无,但伤气者十之九,动火者十之一,又岂五志皆能动火乎!而矧以怒动肝气者,最易伤脾,脾伤者,不可以言火也,醉饱能动胃火,胃强者固自无恙,脾弱而致病者,不可以言火也。

6.《脾胃论》(金代李东垣)

安养心神调治脾胃论

《灵兰秘典论》云:心者,君主之官,神明出焉。凡怒、忿、悲、思、恐、惧,皆损元气。夫阴火之炽盛,由心生凝滞,七情不安故也。心脉者,神之舍,心君不宁,化而为火,火者,七神之贼也。故曰阴火太盛,经营之气,不能颐养于神,乃脉病也。神无所养,津液不行,不能生血脉也。心之神,真气之别名也,得血则生,血生则脉旺,脉者神之舍。若心生凝滞,七神离形,而脉中唯有火矣。

善治斯疾者,惟在调和脾胃,使心无凝滞,或生欢忻,或逢喜事,或天气暄和,居温和之处,或食滋味,或眼前见欲受事,则慧然如无病矣,盖胃中元气得舒伸故也。

二、惊悸恐

1.《素问》(引自《古今图书集成·医部全录》)

阳气者,精则养神,柔则养筋,开阖不得,寒气从之,乃生大偻。陷脉为瘘,留连肉腠,俞气化薄,传为善畏,及为惊骇。(《生气通天论》)东方青色,入通于肝,开窍于目,藏精于肝。其病发惊骇。(《金匮真言论》)惊则心无所倚,神无所归,虑无所定,故气乱矣。(《举痛论》)

肝痹者,夜卧则惊。(《痹论》)

三阳一阴,太阴脉胜,一阴不能止,内乱五脏,外为惊骇。(《阴阳类论》)

阳明所谓甚则厥,恶人与火,闻木音则惕然而惊者,阳气与阴气相薄,水火相恶,故惕

然而惊也。(《脉解》)

委和之纪,其发惊骇。

伏明之纪,其病昏惑悲忘,从水化也。太阳司天,寒气下临,心气上从,热气妄行,善忘。(《五常政大论》)

肝雍两胠满,卧则惊,不得小便。

脉至如数,使人暴惊,三四日,自已。(《大奇论》)

太阳之复,甚则入心,善忘善悲。神门绝,死不治。

少阳之胜,热客于胃,善惊谵妄,复则惊瘛咳衄。

阳明之复,甚则入肝,惊骇筋挛。

诸病惊骇,皆属于火。(《至真要大论》)

凡未诊病者,必问常贵后贱。虽不中邪,病从内生,名曰脱营。常富后贫,名曰失精。五气留连,病有所并,医工诊之,不在脏腑,不变躯形,诊之而疑,不知病名。身体日减,气虚无精,病深无气,洒洒然时惊。病深者,以其外耗于卫,内夺于营,良工所失,不知病情,此治之一过也。(《疏五过论》)

【注:常贵后贱,常富后贫,则伤其志意,故虽不中邪,而病从内生。夫脾藏营,营舍意,肾藏精,精舍志,是以志意失而精营脱也。五气留连,谓五脏之神气,留郁于内,而不得疏达。并者,谓病并于五脏也。五脏之气,外合于皮肉筋骨,是以身体日减。气虚无精,病深无气,言气生于精,精生于气,精气之并伤也。如久常之富贵,不意失之,故时惊也。此病不在脏腑,不在躯形,精气日虚,营卫日耗,即有良工,不知因名,此治之一过也。】(本注释选自《古今图书集成医部全录》)

血并于阴,气并于阳,故为惊狂。

血并于下,气并于上,乱而善忘。(《调经论》)

黄帝问曰:足阳明之脉,病恶人与火,闻木音则惕然而惊,钟鼓不为动,闻木音而惊,何也? 愿闻其故! 岐伯对曰:阳明者,胃脉也。胃者土也。故闻木音而惊者,土恶木也。(《阳明脉解》)

脾移热于肝,则为惊衄。(《气厥论》)

少阳之政,寅申之纪也。其病掉眩,支胁惊骇。

少阴所至为惊惑,少阳所至为惊躁。(《六元正纪大论》)

2.《灵枢》(引自《古今图书集成·医部全录》)

虚邪之中人也,在经之时,洒淅喜惊。(《百病始生》)

心主手厥阴心包络之脉,是动甚则胸胁支满,心中憺憺大动。(《经脉》)

肾盛怒而不止则伤志,志伤则喜忘其前言。(《本神》)

黄帝曰:人之善忘者,何气使然? 岐伯曰:上气不足,下气有余,肠胃实而心肺虚,虚则荣卫留于下,久之不以时上,故善忘也。(《大惑论》)

3.《金匮要略》(汉代张仲景)

病有奔豚,有吐脓,有惊怖,有火邪,此四部病,皆从惊发得之。师曰:奔豚病从少腹起,上冲咽喉,发作欲死,复还止,皆从惊恐得之。

水在肾,心下悸。

寸口脉动而弱,动即为惊,弱则为悸。

4.《脉诀》(晋代王叔和)

恍惚心中多悸惊,三关定息脉难成。

5.《备急千金要方》(唐代孙思邈)

左手关上脉阴阳俱虚者,足厥阴与少阳经俱虚也。病苦恍惚,尸厥不知人,妄见,少气不能言,时时自惊,名曰肝胆俱虚也。

右手关上脉阴阳俱实者,足太阴与阳明经俱实也。病苦脾胀腹坚,抢胁下痛,胃气不转,大便难,时反泄利,腹中痛,上冲肺肝,动五脏,立喘鸣,多惊,身热汗不出,喉痹精少,名曰脾胃俱实也。

右手寸口气口以前脉阳虚者,手阳明经也。病苦胸中喘,肠鸣,虚渴,唇干目急,善惊泄白,名曰大肠虚冷也。

左手寸口人迎以前脉阴虚者,手少阴经也。病苦悸恐不乐,心腹痛,难以言,心如寒,恍惚,名曰心虚寒也。

征音人者,主心声也。心声笑,其音竽,其志喜,其经手少阴。厥逆太阳则荣卫不通,阴阳反错,阳气外击,阴气内伤,伤则寒,寒则虚,虚则惊掣心悸,定心汤主之。

6.《三因极一病证方论》(宋代陈无择)

脾主意与思,意者记所往事,思则兼心之所为也。故论云:言心未必是思,言思则必是心,破外人议思心同时,理甚明也。今脾受病,则意舍不清,心神不宁,使人健忘,尽心力思量不来者是也。或曰:常常喜忘,故谓之健忘,二者通治。(《卷之十·惊悸证治》)

7.《济生方》(宋代严用和)

夫惊悸者,心虚胆怯之所致也。且心者君主之官,神明出焉;胆者中正之官,决断出焉。心气安逸,胆气不怯,决断思虑,得其所矣。或因事有所大惊,或闻虚响,或见异相,登高涉险,惊忤心神,气与涎郁,遂使惊悸。惊悸不已,变生诸证,或短气悸乏,体倦自汗,四肢浮肿,饮食无味,心虚烦闷,坐卧不安,皆心虚胆怯之候。治之之法,宁其心以壮胆气,无不瘥者矣。

夫怔忡者,此心血不足也。盖心主于血,血乃心之主,心乃形之君,血富则心君自安矣。多因汲汲富贵,戚戚贫贱,又思所爱,触事不意,真血虚耗,心帝失辅,渐成怔忡。怔忡不已,变生诸症,舌强恍惚,善忧悲,少颜色,皆心病之候。

夫健忘者,常常喜忘是也。盖脾主意与思,心亦主思,思虑过度,意舍不清,神宫不职,使人健忘。治之之法,当理心脾,使神意宁静,思则得之矣。

8.《河间六书》(金代刘完素)

惊,心卒动而不宁也。火主于动,故心火热甚也。虽尔,止为热极于里,乃火极似水则喜惊。反兼肾水之恐者,亢则害,承乃制故也。所谓恐则喜惊者,恐则伤肾而水衰,心火自甚,故喜惊也。

9.《丹溪心法》(元代朱震亨)

惊悸者血虚,惊悸有时,以朱砂安神丸。痰迷心膈者,痰药皆可,定志丸加琥珀、郁金。怔忡者血虚,怔忡无时,血少者多,有思虑便动,属虚。时作时止者,痰因火动,瘦人多因是血少,肥人属痰,寻常者多是痰。真觉心跳者是血少,四物、朱砂安神之类。假如病因惊而得,惊则神出其舍,舍空则痰生也。

附录:惊悸,人之所主者心,心之所养者血,心血一虚,神气不守,此惊悸之所肇端也。

曰惊、曰悸,其可无辨乎? 惊者,恐怖之谓;悸者,怔忡之谓。心虚而郁痰,则耳闻大声,目击异物,遇险临危,触事丧志,心为之忤,使人有惕惕之状,是则为惊;心虚而停水,则胸中渗漉,虚气流动,水既上乘,心火恶之,心不自安,使人有快快之状,是则为悸。惊者与之豁痰定惊之剂,悸者与之逐水消饮之剂。所谓扶虚,不过调养心血,和平心气而已。

10.《证治要诀》(明代戴思恭)

惊悸者,因事有所大惊,触忤心神,气与涎郁,遂生惊悸,此乃心虚胆怯所致,宜温胆汤。呕则以人参代竹茹。若眠多异梦,随即惊觉者,宜温胆汤加酸枣仁、莲肉各一钱,以金银煎下十四友丸,或镇心丹、远志丸,酒调妙香散。

怔忡久思所爱,独事不意,虚耗真血,心血不足,遂成怔忡,俗谓心忪脉乱是也,宜益荣汤。

怔忡,即松悸也。松悸与惊悸若相类而实不同。惊悸者,因事有所惊而悸;松悸者本无所惊,常心松而自悸。焉得无辨?

失志者,由所求不遂,或过误自咎,懊恨嗟叹不已,独语书空,若有所失,宜温胆汤去竹茹,加人参、柏子仁各一钱,下定志丸,仍佐以酒调辰砂妙香散。

有痞塞不饮食,心中常有所怯,爱处黯,或倚门后,见人则惊避,似失志状,此名为卑慄之证,以血不足故也。谷神嘉禾散加当归半钱、黄芪半钱。

11.《医学正传》(明代虞抟)

夫怔忡惊悸之候,或因怒气伤肝,或因惊气入胆,母能令子虚,因而心血为之不足。又或遇事繁冗,思想无穷,则心君亦为之不宁,故神明不安,而怔忡惊悸之证作矣。夫所谓怔忡者,心中惕惕然动摇而不得安静,无时而作者是也。惊悸者,蓦然而跳跃,惊动而有欲厥之状,有时而作者是也。若夫二证之因亦有清痰积饮,留结于心胞胃口而为之者,又不可固执以为心虚,而治宜以脉证参究其而药之,毋认非以为是也。

12.《古今医统大全》(明代徐春甫)

病机

经曰:阳气与阴气相搏,水火相恶,故惕然而惊也。阴气少,阳气入,阴阳相搏,故恐也。

又曰:痛酸惊骇,皆属于火。又曰:二阴一阳发病,主惊骇背痛。闻钟鼓之声却不畏,闻木声而惊者,阳明也。阳明者,胃土也。胃土虚,则畏木而惊也。

人之所主者心,心之所主者血。心血一亏,神气不守,此惊悸之所肇端也。惊者恐也,悸者怖也,血不足则神不守,神不守则惊恐悸怖之证作矣。

怔忡证,心中惕惕,摇动而不得安静,无时而作者是也。惊悸者,蓦然而跳跃,忽闻声而即惊,或触事而即悸,有时而仆者是也。其为证虽少异,其为治则大同,皆不外乎心、肝、胆过劳伤触而致者也。

丹溪曰:惊悸多属血虚,有虑便动,则虚也。时作时止者,痰因火动。瘦人多是血少,肥人只是痰多。时觉心跳者,亦是血虚。怔忡无时,惊悸有时而作。

肝出谋虑,游魂散守,恶动而惊,重治于肝经。胆为决断,属志不伸,触事而惊,重治于胆腑。有因怒气伤肝,有因惊气入胆。母能令子虚,因而心血不足。又或嗜欲繁冗,思想无穷,则心神耗散,而心君不宁。此其所以有从肝胆出治也。

郁痰留饮,积于心包胃口而致惊悸怔忡者有之,此又不可概以虚而治也。医者当参究脉候立方处治,速能奏功。

经曰：惊者平之。平者，平常也。以其平常，则不惊也。《病机赋》云：一人闻声即惊，医者令患人坐于堂上，使两人扶之。医首下堂以小凳木槌手击，而口云：吾击凳亦常事耳，尔何必惊？且击且言，患者视之久而惊遂定。此深得平之之法也。

恐候

经曰：肾在志为恐，恐伤肾，思胜恐。又曰：精气并于肾则恐。（此属肾也。）

又曰：肝藏血，血不足则恐。盖肝胆实则怒而勇敢，肝胆虚则善恐而不敢也。

子和曰：胆者敢也，惊怕甚则伤矣。（此恐之属肝胆也。）又曰：胃为恐。又曰：心怵惕思虑则伤脾，脾伤则恐惧自失也。（此恐之属心脾胃也。）

子和曰：惊者为自不知故也，恐者为自知也。盖惊者闻响则惊，恐者自知如人将捕之状，及不能独自坐卧，须得同伴，方不恐惧。或夜必用灯烛，苦无灯烛则恐者是也。

惊恐

书云：因事而有大惊恐，不能自遣，胆气不壮，神魂不安，心虚烦闷，自汗体浮，饮食无味。

恐惧不解则精伤，骨酸痿厥，精时自下，五脏失守，气虚不固。

惊则心无所倚，神无所归，虑无所定，气乃乱矣。

大恐伤肾，恐不除则志伤，恍惚不乐，非长生之道。

惊恐忧思，内伤脏腑，气逆于上，则吐血也。

恐则精怯，怯则上焦闭，闭则气逆，逆则下焦胀，气乃不行。

有妇人累月不产，以坐草太早，恐惧气结而然。遂与紫苏药破气，方得下。

临危冒险则魂飞。戏狂禽异兽则神恐。

《淮南子》云：大怖生狂。

有朝贵坐寺中，须臾雷击坐后柱且碎，而神色不动。又有使高丽者，遇风樯折，舟人大恐，其人恬然读书，如在斋阁。苟非所守如此，则其为戒当何耶？

13.《证治准绳》（明代王肯堂）

惊悸恐总论

或问惊悸怔忡恐怖之别，曰悸即怔忡也。怔忡者，本无所惊，自心动而不宁。惊者，因外有所触而卒动。张子和云：惊者为自不知故也，恐者为自知也。盖惊者闻响即惊，恐者自知，如人将捕之状，及不能独自坐卧，必须人为伴侣，方不恐惧，或夜必用灯照，无灯烛亦恐惧者是也。《内经》无有称惊怖者，始于《金匮要略》奔豚条云有惊怖，继之云惊恐，由是而见，惊怖即惊恐。怖，惧也，恐，亦惧也，于义且同。凡连称其名以为提纲者，多是一阴一阳对待而言。如喜怒并称者，喜出于心，心居于阳；怒出于肝，肝居于阴。

志意并称者，志是静而不移，意是动而不定，静则阴也，动则阳也。惊恐并称者，惊因触于外事内动其心，心动则神摇；恐因惑于外事，内歉其志，志歉则精却。是故《内经》谓惊则心无所依，神无所归，虑无所定，故气乱矣。恐则精却，却则上焦闭，闭则无气还，无气还则下焦胀，故气不行矣。又谓尝贵后贱，尝富后贫，悲忧内结，至于脱营失精，病深无气，则洒然而惊，此类皆是病从外事所动内之心神者也。若夫在身之阴阳盛衰而致惊恐者，惊是火热烁动其心，心动则神乱，神用无方，故惊之变态亦不一状，随其所之，与五神相应而动，肝脏魂，魂不安则为惊骇，为惊妄。肺脏魄，魄不安则惊躁。脾脏意，意不专则惊惑。肾脏志，志慊则惊恐，心惕惕然。胃虽无神，然为五脏之海，诸热归之则发惊狂，若闻木音亦惕然心欲动也。恐者则是热伤其肾，肾伤则精虚，精虚则志不足，志本一定而不移，故恐亦无他状。《内经》于惊之病邪，有火热二淫，司天在泉胜复之气，有各经热病所致，有三阳积并，有气并于阳，皆为诸惊等病，故病机统而言曰，诸病惊骇皆属于火也。于恐病之邪者，有精气并于肾则恐，有血不足则恐，有阴少阳入，阴阳相搏则恐，有胃气热肾气微弱则恐，肾是动病者恐。然于肝之惊恐互相作者，以其脏气属阳居阴，纳血脏魂，魂不安则神动，神动则惊。血不足则志歉，志歉则恐。故二者肝脏兼而有之。似此之类，于火热二淫属感邪之外，余者之惊恐，皆因人气之阴阳所动而内生者也。虽然亦非独火热二淫而已，于阳明脉急，则亦为惊矣。曰惊恐二病，与内外所因，其治法同乎？异乎？曰惊则安其神，恐则定其志，治当分阴阳之别，何得而同也。夫易之为卦，干坤交坎离列，坎离交而后为既济，而人以五脏应之，心为离火，内阴而外阳，肾为坎水，内阳而外阴，内者是主，外者是用。又主内者五神，外用者五气。是故心以神为主，阳为用，肾以志为主，阴为用。阳则气也、火也，阴则精也、水也。

及乎水火既济，全在阴精上奉以安其神，阳气下脏以定其志。不然则神摇不安于内，阳气散于外，志感于中，阴精走于下。既有二脏水火之分，治法安得无少异。所以惊者，必先安其神，然后散乱之气可敛，气敛则阳道行矣。恐者必先定其志，然后走失之精可固，精固则阴气用矣。于药而有二脏君臣佐使之殊用，内外所感者，亦少异焉。为外事惊者，虽子和氏谓惊者平之，平、常也，使病者时时闻之习熟，自然不惊，固是良法，不若使其平心易气以先之，而后药之也。吾谓内气动其神者，则不可用张氏之法，唯当以药平其阴阳之盛衰，而后神可安，志可定矣。人之所主者心，心之所养者血，心血一虚，神气失守，失守则舍空，舍空而痰入客之，此惊悸之所由发也。或耳闻大声，目击异物，遇险临危，触事丧志，心为之忤，使人有惕惕之状，是则为惊。心虚而停水，则胸中渗漉，虚气流动，水既上乘，心火恶之，心不自安，使人有怏怏之状，或筑筑然动，是则为悸。惊者与之豁痰定惊之剂。悸者与之逐水消饮之剂。所谓扶虚，调养心血，和平心气而已。若一切以刚燥从事，或者心火自炎，又有热生风之证。

14.《医学入门》（明代李梴）

思虑过度及因大惊、大恐，以致心虚停痰，或耳闻大声，目见异物，临危触事，便觉惊悸，甚则心跳欲厥，脉弦濡者，虚也。血虚，四物汤、茯神汤、妙香散、朱砂安神丸；气血俱虚，人参养荣汤、养心汤。时作时止者，痰也，二陈汤加白术、黄连、远志、竹沥、姜汁。怔忡因惊悸久而成，痰在下，火在上故也，温胆汤加黄连、山栀、当归、贝母；气郁者，四七汤加茯神、远志、竹沥、姜汁，或十味温胆汤、金箔镇心丸；停饮胸中漉漉有声，怏怏不安者，二陈汤加茯神、槟榔、麦门冬、沉香，或朱雀丸。

又有健忘非质钝，精神短少痰相攻。

怔忡久则健忘，三证虽有浅深，然皆心脾血少神亏，清气不足，痰火浊气上攻，引神归舍丹主之。亦有所禀阴魂不足善忘者，当大补气血及定志丸。如老年神衰者，加减固本丸。三证通用归脾汤、仁熟散、梦授天王补心丹、寿星丸、参枣丸。

15.《景岳全书》（明代张介宾）

惊有二证：有因病而惊者，有因惊而病者。如东方色青，入通于肝，其病发惊骇；及伤寒阳明证，闻木音则惕然而惊之类。此则或因岁火之盛，或因岁木之衰，或因风热之相搏，或因金木之相制，是当察客邪以兼治其标。若因惊而病者，如惊则气乱而心无所倚，神无所归，虑无所定之类，此必于闻见夺气而得之，是宜赡养心神，滋培肝胆，当以专扶元气为主。治此固有二者之辨，然总之主气强者不易惊，而易惊者必肝胆之不足者也。故虽有客邪，亦当知先本后标之义。

又如惊则气乱,恐则气下。惊恐虽若同类,而不知恐之伤人,尤甚于惊。何也? 盖惊出于暂,而暂者即可复;恐积于渐,而渐者不可解。甚至心怯而神伤,精却则阴痿,日消月缩,不亡不已。此非大勇大断者,必不能拔去其病根,徒资药力,不易及也。予尝治暴惊者十愈其八九,治恐惧者十不得其一二。

凡治怔忡惊恐者,虽有心脾肝肾之分,然阳统乎阴,心本乎肾,所以上不宁者未有不由乎下,心气虚者未有不因乎精,此心肝脾肾之气,名虽有异,而治有不可离者,亦以精气互根之宜然,而君相相资之全力也。然或宜先气而后精,或宜先精而后气,或兼热者之宜清,或兼寒者之宜暖,此又当因其病情而酌用之。故用方者,宜圆不宜凿也。

心虚血少,神志不宁而惊悸者,养心汤或宁志丸或十四友丸。若因惊失志而心神不宁者,宁志膏或远志丸。心血不足,肝火不清,血热多惊者,朱砂安神丸,心神虚怯,微兼痰火而惊悸者,八物定志丸。心气郁滞,多痰而惊者,加味四七汤。痰迷心窍惊悸者,温胆汤或茯苓饮子;甚者朱砂消痰饮。风热生痰,上乘心膈而惊悸者,简要济众方。

若大恐大惧以致伤损心脾肾气,而神消精却,饮食日减者,必用七福饮、理阴煎或大营煎或大补元煎之类,酌宜治之。然必洗心涤虑,尽释病根,则庶可保全也。

16.《医宗必读》(明代李中梓)

按外有危险触之而惊,心胆强者不能为害,心胆怯者触而易惊,气郁生涎,涎与气搏,变生诸证,或短气,或自汗,并温胆汤。呕则以人参代竹茹。眠多异梦,随即惊觉,温胆汤加枣仁、莲子,以金银煎下,或镇心丹、远志丸、妙香散、琥珀养心丹、定志丸。卧多惊魇,口中有声,真珠母丸、独活汤。外物卒惊,宜行重镇,密陀僧细末茶调一钱,或黄连安神丸。或热郁生痰,寒水石散。或气郁生痰,加味四七汤。丹溪曰:惊则神出于舍,舍空得液,痰涎永系于胞络之间,控涎丹加辰砂、远志。

17.《证治汇补》(清代李用粹)

肝胆心虚

或因怒伤肝,或因惊入胆,母令子虚,而心血为之不足,或富贵汲汲,贫贱戚戚,忧思过度,或遇事烦冗,则心君亦为之不宁,皆致惊悸怔忡之症,其脉弦者是也。

郁痰

或耳闻大声,目见异物,遇险临危,触事丧志,大惊大恐,心为之忤,以致心虚停痰,使人有惕惕之状,甚则心跳欲厥,其脉滑者是也。

停饮

有停饮水气乘心者,则胸中漉漉有声,虚气流动,水既上乘,心火恶之,故筑筑跳动,使人有怏怏之状,其脉偏弦。

气虚

有阳气内虚,心下空豁,状若惊悸,右脉大而无力者是也。

血虚

有阴气内虚,虚火妄动,心悸体瘦,五心烦热,面赤唇燥,左脉微弱,或虚大无力者是也。

痰结

有膏粱厚味,积成痰饮,口不作干,肌肤润泽如故,忽然惊惕而作悸,其脉弦滑有力者是也。

气郁

有郁悒之人,气郁生涎,涎与气搏,心神不宁,脉必沉结或弦者是也。

阴火

有阴火上冲,头晕眼花,耳鸣齿落,或腹中作声,怔忡不已者,宜滋阴抑火,加养心之剂。久服不愈,为无根失守之火,脉必空豁,宜温补方愈。

治法

痰则豁痰定惊,饮则逐水蠲饮。血虚者,调养心血。气虚者,和平心气。痰结者,降下之。气郁者,舒畅之。阴火上炎者,治其肾而心悸自已。若外物卒惊,宜行镇重,又惊者平之。所谓平者,平昔所见所闻,使之习熟,自然不惊也。

18.《石室秘录》(清代陈士铎)

心惊非心病也,乃肝血虚而不能养心也。方用白芍、当归、麦冬、熟地各五钱,生枣仁一两,茯神三钱,北五味、远志各一钱,人参二钱,水煎服。此方之妙,全不去治心,治肝正所以治心,治肺正所以益心也。

肾,水脏也;心,火脏也。是心肾二经为雠敌,似乎不宜牵连而一治之。不知心肾虽相克,其实相须。无心之火则成死灰,无肾之水则成冰炭。心必得肾水以滋养,肾必得心火而温暖。如人惊惕不安,岂非心肾不交乎?人以为惊惕不安,心之病,我以为肾之病,非颠倒之也,实至当不易之理。方用白术、芡实、橘红、熟地各五两,人参、枣仁、炒山药、柏子仁去油、茯神、山茱萸、麦冬各三两,北五味、远志、菖蒲各一两,砂仁三钱,各为末,蜜为丸,白滚水送下五钱。此丸之妙,乃治肾之药,少于治心,盖心君宁静,肾气自安,肾气既安,何至心动?此治心正所以治肾,而治肾正所以治心也。

心经之病,怔忡不寐等证,乃心血少也。方用人参、麦冬、茯神、当归各三钱,丹参二钱,生枣仁、熟枣仁各五钱,菖蒲、甘草、五味子各一钱,水煎服。此方之妙,妙在生熟枣仁各五钱,而以诸补心之药为佐使。盖枣仁乃安心治不寐之圣药,生用使其日间不卧,熟用使其夜间不醒也。日夜既安,则怔忡自定,又何必用虎睛、琥珀、丹砂之多事哉?

怔忡之证,扰扰不宁,心神恍惚,惊悸不已,此肝肾之虚而心气之弱也。若作痰治,往往杀人。盖肾虚以致心气不交,心虚以致肝气益耗,不治虚而反攻痰,安得不速死乎?一方名宁静汤,生枣仁、麦冬、白术各五钱,人参、白芍、熟地、元参各一两,白芥子三钱,水煎服。此方一派补心肝肾之药,三经同治,则阴阳之气自交,上下相资,怔忡自定,而惊悸恍惚之证亦尽除矣。怔忡治之不得法,多致危亡。此证乃因泄精之时,又得气恼,更不慎色而成者也。似乎宜治肾为主,不知愈补肾而心气愈加怔忡者,何故?因肝得气恼,肝气大旺,补肾则肝气更旺,反去增心之火,故愈加怔忡也。然则心不可补乎?心不补则火不能息,补心而又加去火之药则得生矣。方用化忡丹,人参、生枣仁各二钱,麦冬、白芍、元参、茯神各五钱,黄连、白芥子各一钱,甘草五分,水煎服。此方妙在不去定心,反去泻火;尤妙在不去泻肝,反去补肝;尤妙在不去补肾,反去补肺。盖泻心火,即所以定心气也,补肝气则肝平,肝平则心亦平,补肺气则肺旺,能制肝经之旺矣。制服相宜,自然心气得养,而怔忡有不全愈者乎?

19.《张氏医通》(清代张璐)

夫惊虽主于心,而肝胆脾胃皆有之。惊是火热烁动其心,心动而神乱也。若因内气先虚,故触事易惊。或卒然闻响大声,目击异物,遇险临危,皆使人有惕惕之状也。惊则气乱,郁而生火生涎,涎与气搏,变生诸证,或短气,或自汗,或眠多异梦,随即惊觉,并宜温胆汤加熟枣仁。如远志丸、妙香散、平补正心丹、龙齿清魂散皆可选用。卧多惊魇,口中有声,温胆汤下远志丸。卧多惊魇遗溲者,补胆防风汤加羌活、桂枝,此下焦风寒,宜风药行经也。若气郁生痰而惊悸不眠者,四七汤加茯神、远志石、菖蒲。大抵惊则神出于舍,舍空则痰饮乘虚袭入,其神不得归焉。亦有肝虚风袭之者,本事方治卧则魂梦飞扬、惊悸多魇、通夕不寐,先用独活汤数剂,后用珍珠母丸神效。盖因肝脏本虚,虚风内袭,所以魂游无定,肝藏魂者也。风气水饮,乘虚袭入于肝,是以魂不宁而飞扬,若离体状,若作心血虚治必殆。此证最易愠怒,小怒则惊悸转剧。虚火不时上升,岂非肝脏受困之验欤?二方非深明木盛生风,木槁生火之理,不能识其奥妙。不能用以建功也。

20.《四圣心源》(清代黄元御)

神惊

神发于心而交于肾,则神清而不摇。神不交精,是生惊悸,其原由于胆胃之不降。

乙木上行,而生君火,甲木下行,而化相火。升则为君降则为相,虽异体而殊名,实一本而同原也。相火之降,赖乎胃土,胃气右转,阳随土蛰,相火下根,是以胆壮而神谧。相火即君火之佐,相火下秘,则君火根深而不飞动,是以心定而神安。

胃土不降,相火失根,虚浮惊怯,神宇不宁。缘君相同气,臣败则君危,故魂摇而神荡也。阳神秘藏,则甘寝而善记,阳泄而不藏,故善忘而不寐也。

胃土之不降,由于脾土之湿。足阳明化气于燥金,性清降而收敛,金收而水藏之,故阳蛰于坎府。湿则胃土上郁,收令不行,故火泄而阳飞也。

火炎于上,肾水沉寒,阴凝气结,久而弥坚,历年增长,状如怀子,是谓奔豚。奔豚者,肾肝之阴气聚而不散者也。水寒木枯,郁而生风,摇撼不已,则心下悸动。悸见脐下,则根本振摇,奔豚发矣。奔豚上腾,侮土陵心,发作欲死,最为剧证。数年之后,渐而火败土崩,则人死矣。

大凡脾肾寒湿,无不有惊悸之证,惊悸不愈,必生奔豚积块。此皆中气亏损,阴盛阳虚之病也。庸工不解,以为心血不足,乃以归脾、补心之方,清凉滋润,助阴伐阳,百不一生,最可伤也。

少阳相火,其性甚烈,而惊悸之家,则阳败而火熄,非少阳之旺也。其相火极旺,如小建中、炙甘草两证,乃少阳伤寒将传阳明,故以芍药、生地黄,泻胆胃之燥热,内伤中此证颇少也。

21.《杂病源流犀烛》(清代沈金鳌)

怔忡源流(卑慄)

怔忡,心血不足病也。人所主者心,心所主者血,心血消亡,神气失守,则心中空虚,快快动摇,不得安宁,无时不作,名曰怔忡。或由阳气内虚(宜人参、黄芪、白术、炙甘草、茯神)。或由阴血内耗(宜人参、麦冬、当归、地黄、圆眼)。或由水饮停于心下,水气乘心,侮其所胜,心畏水不自安(宜茯苓、茯神、白术、半夏、橘红)。或急急富贵,戚戚贫贱,或事故烦冗,用心太劳,甚至一经思想便动,皆当以养心血,调心气,清热豁痰为主(宜酌用清镇汤),如心火炽,又须安神(宜安神丸)。或由汗吐下后,正气屡弱(宜人参、黄芪、白术、白芍)。或由荣卫俱涸,脉来结代,而心惕不宁(宜养心汤)。或由虚弱怔忡,而卧不安(宜枣仁汤)。或思虑多而怔忡,兼不寐、便浊(宜养荣汤)。或心虚怔忡而兼自汗(宜参归腰子)。

或由痰为火动，而时作时止（宜二陈汤）。或由忧愁悲苦，致心虚而动（宜归脾汤）。或由气郁不宣而致心动（宜加味四七汤加姜汁、竹沥）。或阴火上冲，怔忡不已，甚至头晕眼花，齿发脱落，或见异物，或腹中作声，急应滋阴降火，加养心之品（宜四物汤加知母、黄柏），如久服降火药不愈，为无根失守之火（宜八味丸）。或由所求不遂，或过纵自悔，吁嗟夜语，真若有失（宜温胆汤加人参、柏子仁，朱砂为衣，日进三服）。以上皆怔忡所致之由也。若心澹澹动，此系包络所生病（宜镇胞汤），说心为君火，包络为相火，火阳主动，君火之下，阴精承之，相火之下，水气承之，则为生气而动得其正。若乏所承，则烦热而为心动，法当补其不足以安神气，未瘥，则求其属以衰之。若由于痰饮者，当用逐水消饮之剂（宜二陈汤、芎夏汤）。况乎各脏有痰，皆能与包络之火合动而为怔忡，随所犯而补泻之，更须调乎包络。若各脏移热于心，以致包络火动者，治亦如之。然则怔忡固由于虚，所以致此怔忡之症，则各有异，亦安可不察之哉。

【怔忡形证】《内经》曰：胆病者，亦心中澹澹，如人将捕。又曰：太阳司天，寒淫所胜，则病心澹澹大动，寒伤心主也。注曰：澹澹，水摇貌，此属水病。《直指》曰：心虚而停水，则胸中渗漉，虚气流动，水既上升，心火恶之，心不自安，使人有怏怏之状，是为怔冲。又曰：怔忡，因惊悸久而成也。《纲目》曰：怔忡，惕惕然心动而不宁，无时而作者是也。又曰：心澹澹动者，因痰动也，谓非惊怕而心自动也。《资生》曰：《内经》谓胃络名虚里，贯膈络肺，出左乳下，其动应衣，虚而有痰则动，更须臾发一阵热者是也。

【怔忡治法】《入门》曰：怔忡，因惊悸久而成也。痰在下，火在上，参胡温胆汤加黄连、栀子、当归、贝母。气郁者，金箔镇心丸。停饮者，二陈汤加茯苓、槟榔、沉香、麦冬。《直指》曰：心下有水气怔忡，宜五苓散。《医鉴》曰：怔忡，亦曰怔松，与惊悸同看，宜益荣汤、姜术汤、四物安神汤、朱雀丸、加味宁神丸、天王补心丹。

卑愯

心血不足病也。与怔忡病一类，其症胸中痞塞，不能饮食，如痴如醉，心中常有所歉，爱居暗室，或倚门后，见人即惊避无地，每病至数年，不得以癫症治之也（宜天王补心丹、人参养荣汤、古庵肾丸）。

惊悸悲恐喜怒忧思源流

惊者，心与肝胃病也。《内经》言：惊属之肝胃，但心气强者，虽有危险，触之亦不为动，惟心气先虚，故触而易惊也。然则因其所触而发为惊者，虽属肝胃，受其惊而辄动者，心也，故惊之为病，仍不离乎心。其由乎肝者，何也？肝属木、属风，风木多震动，故病惊骇也。其由乎胃者，何也？胃多气、多血，血气壅则易热，热故恶火而易惊。且胃气厥，则为忧惧，故恶人之烦扰而惊。阳明属土，土畏木，故闻木声而惊也。大抵惊之因，多由于外，或耳闻大声，或目见异物，遇险临危，当其外有所触，心忽一虚，神气失守，神去则舍空，舍空则液与痰涎着于包络之间（宜控涎丹加朱砂、远志），多致目睛不转，不能言，短气，自汗体倦，坐卧不安，多异梦，忽惊觉多魇（宜温胆汤、独活汤、琥珀养心丹）。与悸恐不同，若因大惊而病者，脉必动如豆粒（寸脉止而复来曰动），而无头尾，急当镇定之（宜黄连安神丸）。有由肾虚而惊者（宜人参、黄芪、当归、白术、元参、陈皮、黄柏）。有由胆虚而惊者（宜人参、枳壳、肉桂、五味子、枣仁、熟地、杞子、柏子仁）。有由肝胆俱虚，百药不效者，须补肾（宜酒化鹿角胶，空腹廿五钱，极效）。古人谓肝无虚，不可补，补肾正补肝也。有被物惊，心跳不宁者（宜秘方）。有心气不足，神不定而惊者（宜妙香散）。有肝虚受风，卧若惊状者（宜珍珠母丸）。

有血虚而惊者（宜朱砂安神丸）。有由痰盛而惊者（宜加味定志丸）。有思虑过度者（宜清心补血汤）。有气血俱虚者（宜养心汤）。皆当求其端而治之，而惊始可安矣。

【惊病形证】《内经》曰：血并于阴，气并于阳，故为惊狂。《纲目》曰：惊者，心卒动而不宁也。《三因》曰：因事有所大惊而成者，名曰心惊胆慑，病在心胆经，其脉必大动。丹溪曰：惊悸者，有时而作，大概属血虚与痰，瘦人多是血虚，肥人多是痰饮，时觉心跳者亦是血虚。

《入门》曰：惊悸因思虑过度及大惊恐而作，甚则心跳欲厥。又曰：惊悸当补血安神，宜静神丹、宁志元；若气郁惊悸，宜交感丹、加味四七汤。《正传》曰：心虚而痰郁，遇险临危，触事丧志，使人有惕惕之状，是为惊悸。

悸者，心痹病也。非缘外有所触，自然跳动不宁，其原由水衰火旺，故心胸躁动（宜天王补心丹）。或水停心下，心为火而恶水，故筑筑跳动不自安（宜茯苓饮子、半夏麻黄汤）。或汗吐下后，正气虚而悸不得卧（宜温胆汤）。此皆病之由也。总而论之，要不外乎心伤火动、火郁痰生二语，其为症状，舌强、恍惚、善悲。丹溪以血与痰概之（虚宜天王补心丹，痰宜辰砂远志丸），可以识其端矣。

【悸病形证】仲景曰：心悸者，水惧火也，惟肾欺心，故为悸。伤寒饮水多，必心下悸。又曰：食少饮多，水停心下，甚者则悸，微者短气。《三因》曰：五饮停畜，闭于中，使人惊悸，属饮家。《纲目》曰：水饮为症，必头眩心悸。

恐者，心肾肝胃病也。心藏神，神伤则心怯而恐，火伤水也。胃属土，肾属水，土邪伤水则为恐。肝者，肾之子，水强则胆壮，水衰则血虚，故易恐。而恐者，又肾之情志，故心肝胃三经，皆有恐病，其原莫不由于肾也。此则《内经》之旨也。故恐病由心者，宜镇其神（宜定志丸加金银箔、琥珀、犀角、龙齿等）；恐病由肾者，宜壮其气（宜四君子汤倍茯苓）；恐病由胆与肝者，宜养其阴（宜酸枣仁汤去黄芪、莲肉，加山萸、丹皮、白芍）；恐病由肾本经伤者，宜壮其水（宜人参散去肉桂，加牛膝、远志）。

【脉法】《得效》曰：恐则脉沉。《入门》曰：恐伤肾，则脉必沉。《脉经》曰：人恐怖，其脉何状？师曰：脉形如循丝累累然，其面白脱色也。又曰：人愧者，其脉何类？师曰：脉浮而面色乍白乍赤也。

【恐病原由】《内经》曰：肾在志为恐。又曰：胃为恐。注云：胃热则肾气微弱，故为恐。又曰：精气并于肾则恐，由心虚而肾气并之，故为恐。《灵枢》曰：足少阴之脉病，善恐。又曰：恐惧而不解，则伤精。又曰：恐者，神散荡而不收。又曰：恐则气下。注云：上焦固禁，下焦气远，故气不行矣。子和曰：肝藏血，血不足则恐。《纲目》曰：恐与惊相似，然惊者，为自不知也；恐者，为自知也。说惊者，闻声乃惊；恐者，自知如人将捕之状，及不能独自坐，不能独自卧，或夜必用灯者是也。

22.《医学体用》（清代王香岩）

论目瞑神蒙通宵不寐得之惊恐

经谓五脏六腑之精气，皆上注于目，为精明之窍，水之精为志，火之精为神，目者心之使也。神者心之所藏也。惊则心无所依，神无所归。平素操劳过度、情性躁急，加以惊恐，激动，肝阳与心火相为煽惑，五志阳升，心无主张，水火不济，阳不交阴，彻夜不寐，心火挟动，肝阳上膺清窍，则目不交睫。盖惊则气乱，郁火生痰，痰火二者阻蔽肝胆包络之间，清明之气被痰火所蒙，阴阳之气，魂魄之精，营卫之行，从此交乱。所以目瞪神呆、语无伦次、起卧不安、心绪纷纭、神识乍清乍蒙、唇焦舌绛、渴饮、筋脉振惕、大便燥结不解，缘厥气客于脏腑，则卫气独行于阳，不得入于阴。阴虚阳亢，故目不瞑矣。盖肝藏魂、谋虑出焉，心藏神、为神明之府，二者神失守舍，舍空痰聚，致肝阳化风，心火鸱张，所以见症如斯也。诊得脉象，左寸关弦滑而大。以脉参症，恐防癫痫、痉厥之变，姑镇肝风、清心火，宣窍涤痰，一则冀其退热。附方请政。

紫丹参　陈胆星　元参　朱茯神　真川连　淡竹沥（鲜石菖根汁一匙和冲）橘红　甘菊　苍龙齿　天竺黄　金石斛　石决明　粉丹皮　珠黄散

此法定神安魂、镇肝清心为治，志意惚乱之要剂也。用丹参、川连、龙齿为君者。盖丹参色紫以治肝经热胜风生，而和血理肝定悸，丹参正以宁心，心宁则神清，肝心为神魂之主而藏血者也，神舍失守，心无主张，血乏荣。养则心火、肝风因而上越，以此味为熄风清火、安主平惊之妙品。川连降心主宫城、上焦之实火而达蒙蔽之明主，其功岂不巨哉？苍龙禀乎东方之神，苍为肝脏之本，色以龙性最善于变化，其齿为骨之余，兼固肾阴而敛浮阳，为安神定魂、治惊惕之主宰。佐胆星、竹沥、竺黄为臣者，盖胆星收肝胆之浊痰，竹沥少佐菖根汁者，使通心络以豁有余之痰火，而魂魄之精，营卫之行，从此可交矣。天竺黄出自南海，受天地之精气，结成黄质，且心主南方火位，天竺黄正得南海大竹之精英，故能凉心经，以清壮热，即利窍隧而豁痰迷。玄参功在滋肾阴，清浮游之火。得橘红为降逆、利气之使。石斛能敷精于肝阴，淫气归筋膜，及从心而和脉络。茯神而用朱砂拌者，益心气以清神，既济水火，有护心主之外郭，保守宫城之御军，使心火不张也。石决明靖内风而熄妄动之浮阳，聪明耳目以安神志，乃平肝之妙品。菊备四气，饱经露霜，共安内动之虚风而靖君相之浮火。丹皮性禀芬芳，泻血中经隧之伏火，为用阴和阳之清味。复加珠黄散者，有安内清宫节制之功臣也。如肝风得平，心主安靖，脏腑之厥气顿驱，浮阳痰火肃清，精血得养，神归其室，阴阳互交，则惊悸上来之症，乌有不廖乎？

三、怒

1.《证治要诀》（明代戴元礼）

怒在阴阳，为阴闭遏其阳，而阳不得伸也。经云：阴出之阳则怒。又云：血并于上，气并于下，心烦冤善怒。东垣云：多怒者，风热陷下于地是也。怒属肝胆。经云：在脏为肝，在志为怒。又云：肝脏血，血有余则怒。又云：胆为怒是也。丹溪治怒方，香附末（六两）、甘草末（一两），上和匀，白汤调服五钱。运气怒，皆属木太过。经云：木太过曰发生，发生之纪，其病怒。又云：岁木太过，风气流行，甚则善怒。

2.《古今医统大全》（明代徐春甫）

病机

又曰：阴出之阳则怒。又云：血并于上，气并于下，心烦悗善怒。

怒在阴之阳，则阴闭遏其阳，而阳不得伸，故怒也。

忿怒

书云：忿怒则气逆，甚则呕血。少怒则形佚，忿恨则损寿，怒目久视日月则损明。大怒伤肝，血不荣于筋而气激矣。气激上逆，呕血食泄目暗，使人薄厥。切切忿怒当止之，盛而不止，至为之伤。喜忘前言，腰背隐痛，不可以俯仰屈伸。多怒则百脉不定。又大怒则鬓发焦，筋血为劳。卒不死，俟五脏传遍终死矣，药力不及。苟能戒心易志，可以得生。

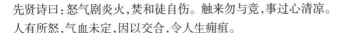

先贤诗曰:怒气剧炎火,焚和徒自伤。触来勿与竞,事过心清凉。

人有所怒,气血未定,因以交合,令人生痈疽。

3.《石室秘录》(清代陈士铎)

怒伤肝治法

凡人有郁郁不乐,忽然气塞而不能言,苟治之不得法则死矣。夫郁证未有不伤肝者也,伤肝又可伐肝乎?伐肝是愈助其郁,郁且不能解,又何以救死于顷刻哉?方用救肝开郁汤,白芍二两,柴胡、甘草各一钱,白芥子三钱,白术、茯苓、当归各五钱,陈皮二钱,水煎服。一剂而声出,再剂而神安,三剂而郁气尽解。此方妙在用白芍之多至二两,则直入肝经,以益其匮乏之气,自然血生而火熄;又用白术、当归健土以生血,柴胡以解郁,甘草以和中,白芥子以消膈膜之痰;又妙在多用茯苓,使郁气与痰涎,尽入于膀胱之中,而消弭于无形也。倘人有郁气不解,奄奄黄瘦,亦急以此方治之,何至变生不测哉!

附:胆怯治法

凡人胆怯不敢见人者,少阳胆经虚也。而所以致少阳胆经之虚者,肝木之衰也。而肝木之衰,又因肾水之不足,法当补肾以生肝木。方用熟地一两,山茱萸四钱,芍药、当归、茯神各五钱,柴胡、白芥子、枣仁、肉桂各一钱,水煎服。此方之妙,补肾之中用补肝之品。尤妙再去补心,使心不取给于肝胆之血,则胆之汁有余而怯形可去。又妙用肉桂以入肝,如人得勇往之人,自然顷刻胆壮矣。此治腑实有妙理,人知之乎?

4.《杂病源流犀烛》(清代沈金鳌)

怒者,肝胆病也。怒本情之正,惟发不中节,则肝胆之气横逆,而二经遂伤,且木盛克土,久必伤脾,怒所以为病也。程子云:因是人有可怒之事而怒之,圣人之心本无怒,如此用怒,便是情之正,便是发而中节之和,岂至成病。今所谓怒者,以肝胆属木,木性本直,木势必伸,稍有所郁,不能遂其直达之性,不能顺其上伸之势。因激而成怒,则此怒已非情之正,已非中节之和,即其怒已是病。况木郁则激,激则横,横则变生诸症,有不可意计测者矣。程子又云:治怒为难,惟克己可以治怒,此圣贤治怒之法也。余亦云:治怒为难,惟平肝可以治怒,此医家治怒之法也,言肝而胆在其中(宜香甘散)。

四、悲忧思

1.《河间六书》(金代刘完素)

悲,金肺之志,金木能令燥者火也。心火主于热,喜痛,故悲痛苦恼者,心神烦热躁乱而非清净,所以悲哭。而五液俱出者,火热亢极,而反兼水化制之故也。夫五脏者肝心脾肺肾,五脏之志者怒喜悲(一作忧)思恐。若志过度则劳伤本脏。凡五志所伤皆热。六欲者,眼耳鼻舌身意;七情者,喜怒哀乐爱恶欲(一作好爱恶)。肝之所伤,则皆属火热。所谓阳动阴静,故形神劳则躁不宁,静则清平。是故上善若水,下愚如火。先圣曰:六欲七情,为道之患,属火故也。……又如酒醉而热,则五志七情竞起,故经曰:战栗惊惑、悲笑谵妄、歌唱骂詈、癫狂皆为热。故热甚癫狂者,皆此证也。

2.《古今医统大全》(明代徐春甫)

悲哀

书云:悲哀憔悴,哭泣喘乏,阴阳不交,伤也。故吊死问病则喜神散。悲哀动中则伤魂,魂伤则狂妄不精,久而阴缩拘挛,两胁痛,不举。悲哀太甚则胞络伤,而阳气内动,发则心下溃,溲数血也。大悲伐性,悲则心系急,肺叶举,上焦不通,荣卫不舒,热气在中而气消。

思虑

黄帝曰:外不劳形于事,内无思想之患,以恬愉为务,以自得为功。形体不敝,精神不散,可寿百数矣。

彭祖曰:凡人不可无思虑,当渐渐除之。身虚无,但有游气。气息得理,百病不生。又曰:道不在烦,但能不思衣,不思食,不思声色,不思胜负,不思得失,不思荣辱,心不劳,神不极,但尔,可得千岁。

《灵枢》曰:思虑怵惕则伤神。神伤则恐惧自失,皮烂脱肉,毛悴色夭。

书云:思虑过度,恐惧无时,郁而生涎,涎遂转升而不降,为忧气劳思五噎之病。思虑则心虚,外邪从之,而积气在中,时减于食。又云:思虑伤心,为吐衄,为发焦。谋为过当,饮食不敌,养生之大患也。

张丞节云:劳,经言瘵证,有虫,患者相继,诚有是理。只譬如俗谈不娩事,人害相思也,与一女人情密,勿经别离,念念不舍,失寝忘餐,便觉形容瘦悴,不偿所愿,竟为沉。

士人有观书忘食,一日有紫衣立前曰:公不可久思,思则我死矣。问其何人。曰:我谷神也。

于是绝思而食。是故盖思则气结,伏热不散,久而血气俱虚,疾至夭枉也。

忧愁

《灵枢》曰:内伤于忧怒,则气上逆,上逆则六腑不通,温气不行,凝血蕴里而不散,津液涩渗,着而不去,积遂成矣。

书云:忧伤肺,气闭塞而不行。又云:遇事而忧不止,遂成肺劳,胸膈逆满,气从胸达背,隐痛不已。忧愁不解则伤意,恍惚不宁,四肢不耐。当食而忧,神为之惊,寐不安。

女人忧思哭泣,令阴阳气结,月水少,时多内热,若渴不已,肌体枯黑。深忧重恚,寝息失时,伤也。

憎爱

老子曰:甚爱必大费,多藏必厚亡。知足不辱,知止不殆,可以长久。甚爱色,费精神,甚爱则遇祸患。所爱者少,所费者多。惟知足知止,则身可不辱不危也,故可长久。

憎爱损性伤神。心有所憎,不用深憎,常运心于物,平等。心有所爱,不用深爱,如觉颇偏,寻即改正。不然,损性伤神。

多好则专迷不理,多恶则憔悴无惟,戕生之斧也。

《淮南子》曰:好憎者,使人心劳。弗疾去则志气日耗,故不能终其寿。

疑惑

书云:疑惑不已,心无所主,正气不行,外邪干之,失寝忘餐,沉沉默默,气血以虚,渐为虚劳。

《春秋》晋侯有疾,秦医和视之曰:不可为也,疾如蛊。赵孟曰:何为蛊?对曰:淫溺惑乱之所生。于文,皿虫为蛊。在《易》女惑男,风落山,谓之蛊。其卦巽下艮上。巽为长女,为风;艮为少男,为山。少男而悦长女,非匹,故惑。山木得风而落也。

《三国史补》云:常疑必为心疾。李蟠常疑遇毒,锁井而饮。心,火府也,为外物所中,终身不痊。多疑惑,病之本也。

昔有客饮酒馆者,壁有雕弓,影落杯中,客疑其蛇也,归而疾作。复再饮其地,始知其为弓也,遂愈。又僧入暗室,踏破生茄,疑为物损命,念念不释。中夜有扣门索命者,僧约明日荐祓。天明视之,茄也。疑之为害如此。

3.《杂病源流犀烛》(清代沈金鳌)

悲病之原

悲者,心肝两虚病也。凡人心气虚,神失所守,肝虚又不能生之,则志不能伸,已无畅遂之致,而金来乘木,肺气复与相并,肺本主悲,故遂生悲病。所谓善悲者,不必实有可悲之事,心中只是快怏不快,虽遇可喜,亦只强为欢笑而已(宜加味温胆汤、安神补心汤)。

【脉法】《得效》曰:悲则脉结,或云紧。《入门》曰:悲伤心包,则脉必紧。

【悲病原由】……忧者,肺与脾病也。肺居华说之顶,下通心肝之气,心有所愁苦而不乐,则上搏乎肺而成忧,故忧为肺病。肺与脾同称太阴,同行气以给众脏,肺既成忧病,则闭结不解,气固于内而气不通,气不通,则大小便闭而伤脾,故忧又为脾病(宜静神丹、归脾汤)。

【脉法】《得效》曰:忧则脉涩。《入门》曰:忧伤肺则脉必涩。

【忧病原由】《内经》曰:肺在志为忧,忧则气沉。《灵枢》曰:愁忧不解则伤意,意为脾神也。又曰:忧则隔塞否闭,气脉断绝,而上下不通也。思者,脾与心病也。脾之神为意。意者,心之所发也。由发而渐引焉曰思,则当其发属在脾,及其思属在心。故玄晏先生曰:思发于脾而成于心也。《中庸》曰:有弗思,思之弗得弗措。《论语》曰:君子有九思。孟子曰:心之官则思。是思固不可不用者,然思之太过,则流荡失节,必至伤神,神伤,百病蜂集矣,其何以堪。故或有劳心思虑,损伤精神,致头眩目昏,心虚气短,惊悸烦热者(宜清心补血汤)。有思虑伤心,致心神不足,而不能寐者(宜养心汤)。有忧思过度,令人惕然心跳动而不自安者(宜静神丹)。有思虑太甚,致心气不足,忽忽善忘,恐怯不安,梦寐不祥者(宜定志丸)。有思虑太甚,心血耗散,竟至怔忡恍惚者(宜益荣汤)。有因思劳伤心脾,致健忘失事,言语颠倒如痴者(宜归脾汤)。有思力太猛,心神失守,致痰涎聚于心包,渐成痴癫者(宜加味茯苓汤)。凡此皆思之病也,皆过用其思之病也。乃若过用其悲忧恐惧,亦有类于此者,治法大约可以相参。

【脉法】《得效》曰:思则脉沉,一云结。《入门》曰:思伤脾,则脉必结。又曰:凡七情之脉,惟气口紧盛而已,细分之,乃有如此等项之不同也。

五、健忘

1.《备急千金要方》(唐代孙思邈)

羽音人,呻而好恚,恚而善忘,恍惚有所思,此为土克水。阳击阴,阴气伏而阳气起,起则热,热则实,实则怒,怒则忘,耳听无闻,四肢满急,小便赤黄,言音口动而不出,笑而看人,此为邪热伤肾,甚则不可治。若面黑黄,耳不应,亦可治。

2.《丹溪心法》(元代朱震亨)

健忘,精神短少者多,亦有痰者。

戴云:健忘者为事有始无终,言谈不知首尾,此以为病之名,非比生成之愚顽不知人事。

【附录】健忘者,此证皆由忧思过度,损其心胞,以致神舍不清,遇事多忘。乃思虑过度,病在心脾。又云:思伤脾,亦令朝暗遗忘,治之以归脾汤,须兼理心脾,神宁意定,其证自除。

3.《古今医统大全》（明代徐春甫）

治法

健忘由劳心血耗，神不内守，故卒然而遂忘。宜养血，则心气自足而神自安，何健忘之有？过思伤脾，痰涎郁滞，虑愈深而忘愈健，宜理脾寡欲，则痰涎既豁而神斯清，何健忘之有？

4.《证治准绳》（明代王肯堂）

黄帝曰：人之善忘者，何气使然？岐伯曰：上气不足，下气有余，肠胃实而心气虚，虚则荣卫留于下，久之不以时上，故善忘也。肾盛怒而不止则伤志，志伤则喜忘其前言。血并于下，气并于上，乱而喜忘。火不及曰伏明，伏明之纪，其病昏惑悲忘。太阳司天，寒气下临，心气上从，善忘。太阳之复，甚则入心，善忘善悲。

人生气禀不同，得气之清，则心之知觉者明，得气之浊，则心之知觉者昏。心之明者，无有限量，虽千百世已往之事，一过目则终身记而不忘，岂得忘其目前者乎。心之昏者，精神既短，则目前不待于伤心，而不能追忆其事矣。刘河间谓水清明而火昏浊，故上善若水，下愚若火，此禀质使之然也。设禀质清浊混者，则不耐于事物之扰，扰则失其灵而健忘也。盖气与血，人之神也。经曰：静则神藏，躁则消亡。静乃水之体，躁乃火之用。故性静则心存乎中，情动则心忘于外，动不已则忘亦不已，忘不已则存乎中者几希，存乎中者几希则语后便忘，不俟终身已。所以世人多忘者，役役扰扰，纷纭交错，当事于一生，其气血之阴者将竭，必禀质在中人以上，清明有所守，不为事物所乱者，百难一人也。由是言之，药固有安心养血之功，不若平其心，易其气，养其己而已。若夫痰之健忘者，乃一时之病。然病忘之邪，非独痰也。凡是心有所寄，与诸火热伤乱其心者，皆得健忘。如《灵枢》谓盛怒伤志，志伤善忘。《内经》谓血并于下，气并于上，乱而善忘。夫如是，岂可不各从所由而为治耶。

思虑过度，病在心脾，宜归脾汤，有痰加竹沥。有因精神短少者，人参养荣汤、小定志丸、宁志膏。

有因痰迷心窍者，导痰汤下寿星丸，或加味茯苓汤。

上虚下盛，于补心药中加升举之剂。心火不降，肾水不升，神志不定，事多健忘，宜朱雀丸。《千金》孔子大圣枕中方，龟甲、龙骨、远志、菖蒲四味，等分为末，酒服方寸匕，日三服，常令人大聪明。

治多忘方，菖蒲一分，茯苓、茯神、人参各五分，远志七分，为末。酒服方寸匕，日三夜一，五日效。

《圣惠方》菖蒲、远志各一分，捣为细末。戊子日服方寸匕，开心不忘。《肘后方》治人心孔塞，多忘喜误，丁酉日密自至市，买远志着巾角中，为末服之，勿令人知。本草：商陆花主人心塞，多忘喜误，取花阴干百日捣末，日暮水服方寸匕，卧思念所欲事，即于眼中自见。

5.《证治汇补》（清代李用粹）

大意

健忘由精神短少，神志不交，亦有天禀不足者，亦有属痰者。（汇补）

内因

忧思过度，损伤心胞，以致神舍不宁，遇事多忘。又思伤脾，神不归脾，亦令转盼遗忘，若求望高远，所愿不遂，悉属心神耗散。

外候

健忘者，陡然而忘其事也，为事有始无终，言谈不知首尾。

健忘因心肾不交

心不下交于肾，浊火乱其神明，肾不上交于心，精气伏而不用，火居上则搏而为痰，水居下则因而生躁。

故补肾而使之时上，养心而使之时下，则神气清明，志意合治矣。（必读）

治法

当养心血，调脾土，佐以宁神定志之品。

用药

大抵思虑过度，病在心脾者，归脾汤。挟痰，加竹沥、姜汁。精神短少者，人参养荣汤。痰迷心窍者，导痰汤送寿星丸。心肾不交，神志不宁者，朱雀丸。禀赋不足，神志虚扰者，大圣枕中方。

6.《石室秘录》（清代陈士铎）

论治法

健忘，上病也。方用人参、芡实、麦冬、生枣仁、当归、山茱萸各三两，五味子、远志、菖蒲、柏子仁去油各一两，熟地五两，莲须二两，山药四两，各为末，蜜为丸，每日早晚，各用白滚水送下各五钱，半料而痊。

7.《冯氏锦囊秘录》（清代冯兆张）

惊悸怔忡健忘合参

健忘者，为事有始无终，言谈不知首尾，有因精神短少者，亦有因痰者，亦有肾虚伤志者。

《经》曰：肾盛怒而不止者伤志，喜忘其前言。丹溪曰：此证皆由忧思过度，求望高远，所愿不遂，损其心胸，以致心舍不清，遇事多忘，病在心脾，凡思伤脾，故令转遗忘，治之以归脾汤，兼理心脾，神宁意定其证自除。总之不耐于事务之扰扰者，则血气之阴者将竭，故失其清明之体，而善忘也。夫药固有安心养血之功，不若守神静虑，返观内守为尤胜也。《经》又曰：上气不足，下气有余，肠胃实而心气虚，虚则荣卫留于下，久之不以时上，故善忘也。

上气者，心家之清气也，下气者，肠胃之浊气也，荣卫留于下，则肾中之精气不能时时上交于心，故健忘。又曰：血并于下，气并于上，乱而喜忘。血并于下，则无以养其心，气并于上，则无以充其肾，坎离不交，乱其揆度，故善忘也。夫心知将来，肾藏已往，故内经之论，健忘俱责之心肾不交。心不下交于肾，浊火乱其神明，肾不上交于心，精气伏而不用，火居上则因而为痰，水居下则因而生躁，扰扰纭纭，昏而不宁，故补肾而使之时上，养心而使之善下，则神气清明，志意常治，而何健忘之有？

……凡志由心出，事由心定，当养血以补心，健忘心中若了了，口欲言而忍然中止，甚则随语随忘，此平素失意抑郁，而涎饮渗于心窍，更多由肾虚而不能藏已往也。治宜养心滋肾，兼开导其痰，亦须补其太阴，盖心肾不交，原于神之失养也。

8.《张氏医通》（清代张璐）

健忘

经云：上气不足，下气有余，肠胃实而心肺虚，虚则营卫留于下，久之不以时上，故善忘也。

　　按《内经》之原健忘者,俱责之心肾不交,心不下交于肾,浊火乱其神明,肾不上交于心,精气伏而不灵。火居上,则因而为痰,水居下,则因而生躁,躁扰不宁,是以健忘也。治法,心气不足,妄有见闻,心悸跳动,恍惚不定,千金茯神汤。思虑过度,病在心脾者,归脾汤。挟虚痰者,加姜汁、竹沥。精神短少,人参养荣汤送远志丸。痰迷心窍者,导痰汤加木香。上虚下热,天王补心丹。心火不降,肾水不升,神明不定而健忘,六味丸加五味、远志。心气不定,恍惚多忘,四君子去白术加菖蒲、远志、朱砂,等分,蜜丸服。心气不足,精神恍惚,少睡,夜多盗汗,怔忡健忘,辰砂妙香散。瘀积于内而善忘如狂,代抵当丸。

　　石顽曰:因病而健忘者,精血亏少,或为痰饮瘀血所致,是可以药治之。若生平健忘,乃心大窍疏之故,岂药石所能疗乎。故凡开凿混沌之方,悉行裁汰。

9.《杂病源流犀烛》(清代沈金鳌)

　　健忘,心肾不交病也。心不下交于肾,则浊火乱其神明。肾不上交于心,则精气伏而不用。火居上,则因而为痰;水居下,则因而生躁。故惟补肾而使之时上,养心而使之善下,则神气清明,志意常治,而自不健忘矣。其为症,可枚举也:或思虑过度而病在心脾(宜引神归舍丹、归脾汤)。或素多痰饮(宜茯苓汤)。或痰迷心窍,言语如痴而多忘(宜导痰汤送下寿星丸)。或精神短少(宜人参养荣汤)。或上盛下虚(宜养心汤)。或上虚下盛(宜龙眼汤)。或心火不降,肾水不开,神志不宁(宜朱雀丸)。或勤政劳心,读书刻苦(宜安神定志丸)。或禀赋阴魄不足,神志虚扰(宜定志丸、孔圣枕中丹)。或年老神衰而善忘(宜加减固本丸)。健忘之故,约略尽矣。

　　【健忘原由症治】《医鉴》曰:健忘者,陡然而忘其事,尽心力思量不来也,主心脾二经,治法必先养心血理脾土,以宁神定志药调理之。

10.《杂病广要·脏腑类》(日本·丹波元坚)

健忘

　　健忘之健,与健啖、健步之健同义,犹言善忘。或以为健者建也,如创建其事,随即遗忘也,谬矣。

病由心虚

　　多忘者,心虚也。心主血脉而藏于神,若风邪乘于血气,使阴阳不和,时相并隔,乍虚乍实,血气相乱,致心神虚损而多忘。(《病源论》)

　　健忘之病,本于心虚,血气衰少,精神昏愦,故志动乱而多忘也。盖心者,君主之官,神明出焉。苟为怵惕思虑所伤,或愁忧过损,惊惧失志,皆致是疾。故曰愁忧思虑则伤心,心伤则喜忘。(《圣济》)

病由心脾受伤

　　脾主意与思,意者记所往事,思则兼心之所为也。故论云:言心未必是思,言思则必是心。破外人议思心同时,理甚明也。今脾受病,则意舍不清,心神不宁,使人健忘,尽心力思量不来者是也。

　　夫健忘者,常常喜忘是也。盖脾主意与思,心亦主思。思虑过度,意舍不清,神官不职,使人健忘。治之之法,当理心脾,使神意宁静,思则得之矣。(《济生》)

　　健忘者,陡然而忘其返。虽曰此证皆由忧思过度,损其心胞,以致神舍不清,遇事多忘;然过思伤脾,亦能令人健忘。治之须兼理心脾,神凝意定,其证自除。(《大成》)

　　健忘者,陡然而忘其事也。皆主于心脾二经,盖心之官则思,脾之官亦主思。此由思虑过多,伤于心,则血耗散,神不守舍,伤于脾,则胃气衰惫而虑愈深,二者皆令人遇事则卒然而遂忘也。盖心主血,因血少不能养其真藏,或停饮而气郁以生痰,气既滞,脾不得舒,是病皆出此作,然治之之法,必须养其心血,理其脾土,凝神定志之剂以调理之。亦当以幽闲之处,安乐之中,使其绝于忧虑,远其六淫七情,如此日渐安矣。(《奇效》)

病由痰、由热、由怒、由血气并

健忘,精神短少者多,亦有因痰者。(《丹溪》)

痰之健忘者,乃一时之病。然病忘之邪,非独痰也。凡是心有所寄,与诸火热伤乱其心者,皆得健忘。如《灵枢》谓盛怒伤志,志伤善忘。《内经》谓血并于下,气并于上,乱而善忘。夫如是,岂可不各从所由而为治耶。(《准绳》)

老少之别

少壮之人,营卫足而心肾充,多无是证;惟衰老之人,多见此候也。治疗是证,惟中衰者可愈,老迈者难复。其有少壮之人,多昏睡健忘者,乃内有火痰之候。(《医级》)

治例

健忘属气血两虚,忌升、燥热,复忌苦寒、辛散,宜益脾阴兼补气、酸敛、甘温、甘寒、辛平以通窍。(《本草经疏》)

心火不降,肾水不升,神志不定,事多健忘,宜朱雀丸。(《准绳》)

心气不足,精神恍惚,少睡,夜多盗汗,怔忡健忘,辰砂妙香散。瘀积于内而善忘如狂,代抵当丸。(《医通》)

因病而健忘者精血亏少,或为痰饮瘀血所致,是可以药治之。若生平健忘,乃心大窍疏之故,岂药石所能疗乎。故凡开凿混沌之方,悉行裁汰。(同上)

11.《医述》(清代程文圃)

健忘

哲言

人生气禀不同,得气之清,则心之知觉者灵;得气之浊,则心之知觉者昏。心之灵者,无有限量,虽千百世已往之事,一过目则终身记之而不忘;心之昏者,虽无所伤,而目前之事,亦不能记矣。刘河间谓:水清明,火昏浊,故上善若水,下愚若火,此禀质使然。设禀清浊相混者,则不能耐事烦扰,烦扰则失其灵而健忘。盖血与气,人之神也。《经》曰:静则神藏,躁则消亡。静乃水之体,躁乃火之用。故性静则心存于中,动则心忘于外,动不已则忘不已,忘不已则存于中者几希,故语后便忘,不俟终日。所以老人多忘,盖由役役扰扰,纷纭交错,气血之阴,于斯将竭。求其清明,则曰寡欲,此善治乎火也。苟不以此是务,而日以百忧感其心,万事劳其形,惟恃刀圭之力,以求旦夕之功,是谓舍本逐末,徇外遗内,岂根本之论哉!(《推求师意》)

人之记性,皆在脑中。小儿善忘者,脑未满也。老人健忘者,脑渐空也。凡外见一形,必有一形留于脑中,人每记忆往事,必闭目上瞪而思索之,此即凝神于脑之意也。(《见闻录》)

《内经》之论健忘,俱责之心肾不交。心不下交于肾,浊火乱其神明;肾不上交于心,精气伏而不用。

火居上则因而为痰,水居下则因而生躁,扰扰纭纭,昏而不定。故补肾而使之时上,养心而使之善下,则神气清明,志意常治矣。(《医宗必读》)

健忘者,为事有始无终,言谈不知首尾。有因精神短少者,有因痰者,有因肾虚伤志者。《经》曰:肾盛怒而不止则伤志,喜忘其前言。丹溪曰:此证皆由忧思过度,所愿不遂,损其心志,以致神舍不清,遇事多忘,病在心脾。凡思伤脾,故令转盼遗忘,治以归脾汤,调养心脾,神安意定,其证自除。(《冯氏锦囊》)

健忘治法:心气不足,妄有见闻,心悸恍惚者,《千金》茯神汤。思虑过度,病在心脾者,归脾汤。

挟痰者加姜汁、竹沥。精神短少者,人参养营汤送远志丸。痰迷心窍者,导痰汤。上虚下热者,天王补心丹。心火不降,肾水不升,神明不定而健忘者,六味丸加五味子、远志。心气不足,恍惚多忘者,四君子汤去白术,加菖蒲、远志、朱砂,蜜丸服。精神恍惚,少睡盗汗,怔忡健忘者,辰砂妙香散。瘀积善忘如狂者,代抵当丸。

因病健忘者,精血亏少,或为痰饮瘀血所致,可以药治。若生平健忘,乃心窍大疏,岂药石所能疗乎?故凡开凿混沌之方,悉行裁汰。(张路玉)

六、不寐、不得卧(多寐)

1.《古今医统大全》(明代徐春甫)

不寐候

病机

《灵枢·邪客篇》:帝曰:夫邪气之客人也,或令人目不瞑不卧,何气使然?伯高曰:五谷入于胃也,其糟粕、津液、宗气分为三隧。故宗气积于胸中,出于咽喉,以贯心脉,而行呼吸焉。营气者,泌其津液,注之于脉,化以为血,以荣四末,内注五脏六腑,以应刻数焉。卫气者,出其气之悍疾,而先行于四末、分肉、皮肤之间,而不休者也,昼日行于阳,夜行于阴,常从足少阴之分间,行于五脏六腑,则卫气独卫其外,行于阳,不得入于阴。阴虚,故目不瞑。帝曰:治之奈何?伯高曰:补其不足,泻其有余,调其虚实,以通其道,而去其邪。饮以半夏汤一剂,阴阳已通,其卧立至。

《口问篇》曰:阳气尽,阴气盛则目瞑;阴气尽,而阳气盛则寤矣。

春甫谓:痰火扰乱,心神不宁,思虑过伤,火炽痰郁而致不眠者,多矣。有因肾水不足,真阴不升,而心阳独亢,亦不得眠;有脾倦火郁夜卧,遂不疏散,每至五更,随气上升而发燥,便不成寐。此宜快脾发郁,清痰抑火之法也。

《伤寒书》云:伤寒瘥后不得眠者,何也?盖热气与诸阳相并,阴气未复,所以不得眠。又谓:汗下后过亡津液,心血虚而神不宁,亦不眠。

脉候

不眠,脉微涩,为血虚。

寸口浮大有火,兼滑为痰。

两尺弦大,为肾虚,相火炎上。

治法

体气素盛偶不眠,为痰火,所致,宜先用滚痰丸,次用安神丸、清心、凉隔之类。体气素弱,或因过劳,或因病后,此为不足,宜养血、安神、补心之类。

凡病后及妇人产后不得眠者,此皆血气虚,而心脾二脏不足,虽有痰火,亦不宜过于攻治,仍当以补养为君,而略佐以清痰火之药。其不因病后而不寐者,须以痰火处治,亦必少佐以养血补虚之药,方为当也。

凡人劳心思虑太过,必至血液耗亡,而痰火随炽,所以神不守舍,烦敝而不寐也;导痰清火以治其标,稍得效验,仍须养血收神,兼之静定,以治其本,则不再复以竭其真也。此心元之主,神思之病,不可不慎。每见轻浅视之,渐至元神俱竭,而不叮救者,有矣。

2.《冯氏锦囊秘录》(清代冯兆张)

夫胆为清静之府,与肝为运,以肾为源,当其阴阳和则开合得所,动静合宜,昼得干动之功,夜得坤静之义。若有浊气,如火如痰者扰之,则不眠,无清气,若天若日者,举之则多眠,更有肺金魄弱,肝魂无制,寐中而觉神魂飞扬者,更有肝受实邪,疏泄用事,不能敛纳,而致魂归于肝者,更有心阴虚而不能寐者,更有胃不和而卧不安者,更有肾神下竭,心火上炎,而烦躁不安者,以脉条分,焉有不中病情者乎。

《经》曰:胃者,六腑之海,其气下行,阳明逆不得从其道,故不卧。又曰:胃不和,则卧不安,寐从阳而主上,寐从阴而主下,胃气上逆则壅于肺,而息有音,不得从其阴降之道,故卧不安也。又曰:卧则喘者,水气之客也。水病者其本在肾,其末在肺,故为不得卧,卧则喘者,标本俱病也。此皆经言因病而致不得卧,未论及不得卧之自为病也。《经》又曰:卫气不得入于阴,常留于阳,留于阳则阳气满,阳气满则阳跷盛,不得入于阴,则阴气虚,故目不瞑,行阳则寤,行阴则寐,此其常也失其常,则不得静而藏魂,所以目不得瞑也。此经概言卫气不得入于阴而不得卧,尚未能尽心肾神交,而入阴之至理也。若心主血而藏神,若元阴不足,则不能生血,血少则神无所根据矣。夫人之神,寤则栖心,寐则归肾,故寐者,心神栖归于肾舍也。心虚则神不能归舍于肾,故不能成寐,然肾虚,则不能藏纳心神于舍,故寐而不能沉,并不能久,是以壮年肾阴强盛,则睡沉熟而长,老年阴气衰弱,则睡轻微而短。且有形之阴水既亏,则无形之相火流烁,以致神魂散越,睡卧不宁,故不寐健忘两症,虽似心病,实多由乎肾虚也。此张心求之理,并及以补所遗。

《灵枢》曰:阳气尽,阴气盛,则目瞑,阴气尽,阳气盛,则寤矣。所以夜半之时,万民皆卧,命曰合阴,盖斯时卫气已尽,营气方盛故耳,寐至夜半之后,则阴气已尽,阳气方盛,故多寤者,老人阴虚,尤多犯此,是以少阴之病,但欲寐嗜卧耳。

大抵卫独行阳,则阳盛阴虚为不卧,卫久陷阴,则阴盛阳虚为多卧,此定论也。故人久坐夜宴,及劳神过度,反不得眠,是卫气久留于阳,则阳气满而阳主动,其理可见矣。然有因劳心过度,或房劳所伤,乃使神思间无形之阴不足,以致虚火乘心,患经月昼夜不寐,虽寐而恍惚不宁者,须澄心息虑,内观养神。如用补阴药而反梦遗者,此神中之火已降,诚佳兆也。不必疑于此而另更别药,人有形体壮盛,而病飞走狂越,似乎痰火有余之症,用栀、柏、芩、连、知母寒凉之剂,而火愈作者,此正是神思间之火动,而真水不足以配之,用药者不求其属,故无效也。当救肾水其火自降,即内经所言寒之不寒,是无水也。

3.《杂病源流犀烛》(清代沈金鳌)

不寐多寐源流(梦魇)

不寐,心血虚而有热病也。然主病之经,虽专属心,其实五脏皆兼及也。说由心血不足者,或神不守舍,故不寐(宜归脾汤、琥珀养心丹)。有由肝虚而邪气袭之者,必至魂不守舍,故卧则不寐,怒益不寐,以肝藏魂、肝主怒也(宜珍珠丸)。有由真阴亏损,孤阳漂浮者,水亏火旺,火主乎动,气不得宁,故亦不寐,何者? 肺为上窍,居阳分至高,肾为下窍,居阴分最下,肺主气,肾藏气,旦则上浮于肺而动,夜则下入于肾而静,仙家所谓子藏母胎,母隐子宫,水中金也,若水亏火旺,肺金畏火,不纳肾水,阴阳俱动,故不寐,法宜清热(宜六味丸加知、柏)。有由胃不和者,胃之气本下行,而寐亦从阴而主下,非若寤之从阳主上,今胃气上逐,则壅于肺而息有音,得从其阴降之道,故亦不寐(宜橘红、甘草、金石斛、茯苓、半夏、神麦、山楂)。总之,不寐之由,在肝则不快之状多见左,在肺则不快之状多见于右,在心则不快之状多见于上部之中,在胃则不快之状多见于胸腹之中,在肾则不快之状多见于下部之中,须分经而治。

若因杂症所致,及传经移邪,又当细究。试详言之:劳心之人多不寐(宜养心汤治之)。年高之人多不寐(宜六君子汤加黄芪、枣仁)。痰多之人多不寐(宜温胆汤)。虚烦之人多不寐(宜酸枣仁汤)。此其大较也。而亦有通宵不寐者(宜安卧如神汤)。有寐即惊醒者(宜鳖甲羌活汤)。有喘不得寐者(宜苏子竹茹汤)。有虚劳烦热不寐者(宜枣半汤)。有肝虚惊悸不寐者(宜四君子汤加白芍、枣仁)。有大病后虚烦不寐者(宜二陈汤加芡实、竹茹)。有方卧即大声鼾睡,少顷即醒,由于心肺有火者(宜加味养心汤),有不能正偃,由于胃不调和者(宜和胃汤)。兼肺气盛,必泻肺(宜参白散)。有劳心胆冷,夜卧不寐者(宜定志元加枣仁、柏子仁,朱砂、乳香为衣,或加味温胆汤)。有癫狂病发,火盛痰壅不寐者(宜辰砂散)。有伤寒吐下后,虚烦不寐者(宜酸枣汤)。有心胆俱怯,触事易惊,梦多不祥,虚烦不寐者(宜温胆汤)。有失志郁抑,痰涎沃心,怔忡不寐者(宜温胆汤、加味温胆汤、加味二陈汤)。有思虑过度,因脾主思,致脾经受邪,两手脉缓,经年累月不寐者(宜益气安神汤)。有神气不宁,每卧则魂魄飞扬,觉身在床而神魂离体,惊悸多魇,通夕不寐者,此名离魂症,由肝藏魂,肝虚邪袭,魂无所归,故飞扬离体也(宜前后服真珠母丸、独活汤)。不寐之症状,固如此其多矣,说可忽乎哉。总之,怔忡以下诸病,都缘痰涎沃心,心气不足,以至变生种种。若凉心太过,则心火愈微,痰涎愈盛,渐至难治,故必以理痰顺气、养心安神为第一义。

【不寐原由形证】《灵枢》曰:壮者之气血盛,其肌肉润,气道通,荣卫之行不失其常,故昼精而夜满。老者之气衰,其肌肉活,气道涩,五脏之气相搏,其荣气衰少而卫气内伏,故昼精而夜不眠。《内经》曰:人有卧而有所不安者,藏有所伤,及精有所倚,人不能知其病,则卧不安。又曰:肺者藏之说也,肺气盛则肺大,不能偃卧。又曰:胃不和则卧不安,夫不得卧而喘也,是水气之害也。郑康成曰:口鼻之呼吸为魂,耳目之聪明为魄,以耳目与口鼻对言,则口鼻为阳,耳目为阴。以耳目口鼻与藏府对言,则耳目口鼻为阳,藏府为阴。故阳气行阳分二十五度于身体之外,则耳目口鼻皆受阳气,所以能知觉视听动作而寤矣。阳气行阴分二十五度于脏府之内,则耳目口鼻无阳气运动,所以不能知觉而寐矣。《回春》曰:伤寒及杂病多睡者,阳虚阴盛也。无睡者,阴虚阳盛也。喜明者属阳,元气实也。喜暗者属阴,元气虚也。睡向外者属阳,元气实也。睡向壁者属阴,元气虚也。《纲目》曰:人卧则血归于肝,今血不静,卧不归肝,故惊悸而不得卧也。

多寐,心脾病也。一由心神昏浊,不能自主;一由心火虚衰,不能生土而健运。其原有如此者,试言其症状:体重或浮而多寐,湿胜也(宜平胃散加防风、白术)。食方已,即困倦欲卧,脾气弱,不胜食气也,俗名饭醉(宜六君子汤加山楂、神曲、麦芽)。四肢急惰而多寐,气弱也宜人参益气汤)。……医者察其由,治其症,神而明之,其庶几矣。

【多寐原由形证】……梦者,神与魂魄病也。心藏神,中虚不过径寸,而神明居焉。故心者,神明之舍,而神即精气之所化成。《灵枢》曰:两精相搏谓之神,随神往来谓之魂,并精出入谓之魄,是神魂魄三者,固非判然不相属者也。自人心多欲,神明外驰,因而气散于内,血随气行,荣卫纷乱,魂魄不安,于是乎百疾作。疾作者,神离故也。故太上贵养神,其次才养形。凡欲神之存乎舍也,凡欲神之存乎舍,而百疾不作也。若夫梦者,亦神不安之一验耳。凡人形接则为事,神遇则为梦,神役乎物,则魂魄因而不安,魂魄不安,则飞扬妄行,合目而多梦,又况七情扰之,六淫感之,心气一虚随感而应。谚云:日之所接,夜之所梦,洵有然也(宜别离散、益气安神汤)。若古之真人,其寝不梦,非神存之故哉。梦而魇,则更甚者,或由心实,则梦惊忧奇怪之事而魇(宜静神丹)。或由心虚则梦恍惚幽昧之事而魇(宜清心补血汤)。甚有精神衰弱,当其睡卧,魂魄外游,竟为鬼邪侵迫而魇者,此名鬼魇(宜雄朱散),另详邪祟条中。甚矣,梦非细故也,其如太上之养神而可哉。

【五藏虚实为梦】《内经》曰:肝气虚则梦菌香生草,实则梦伏树下不敢起,心气虚,则梦救火阳物,实则梦燔灼;脾气虚,则梦饮食不足,实则梦筑垣说屋;肺气虚,则梦见白物,见人斩血藉藉,实则梦兵战;肾气虚,则梦舟船溺人,实则梦伏水中,若有所畏恐。

【淫邪成梦】《灵枢》曰:阴气盛则梦涉大水而恐惧,阳气盛则梦大火而燔灼,阴阳俱盛则梦相杀,上盛则梦飞,下盛则梦堕,甚饥梦取,甚饱梦与,肝盛梦怒,肺盛梦哭泣,心盛梦善笑恐畏,脾盛梦歌乐身体不举,肾盛梦腰脊两解不属。又曰:厥气客于心,则梦邱山烟火;客于肺则梦飞扬,见金铁奇物;客于肝,则梦山林树木;客于脾,则梦邱陵大泽,壤屋风雨;客于肾,则梦临渊没居水中;客于膀胱,则梦游行;客于胃,则梦饮食;客于大肠,则梦田野;客于小肠,则梦聚邑街衢;客于胆,则梦讼斗自刭;客于阴器,则梦接内;客于项,则梦斩首;客于胫,则梦行走而不能前,及居深地苑中;客于股肱,则梦礼节起拜;客于胞腹,则梦溲与便。

【魂魄为病】仲景曰:邪客使魂魄不安者,血气少也。血气少者属于心,心气虚者其人多畏,合目欲眠,梦远行而精神离散,魂魄妄行。

附:释梦《古今医统大全·释梦·病机》

《灵枢·淫邪发梦篇》帝曰:愿闻淫邪泮衍奈何? 岐伯曰:正邪从外袭内,而未有定舍,反淫于藏,不得定处,与荣卫俱行,而与魂魄飞扬,使人卧不得安而喜梦。气淫于腑,则有余于外,不足于内;气淫于脏,则有余于内,不足于外。帝曰:有余不足,有形乎? 岐伯曰:阴气盛,则梦涉大水而恐惧;阳气盛,则梦大火而燔;阴阳俱盛,则梦相杀。上盛则梦飞,下盛则梦堕;甚饥则梦取,甚饱则梦与。肝气盛,则梦怒;肺气盛,则梦恐惧,哭泣,飞扬,心气盛,则梦喜笑;脾气盛,则梦歌乐,身体重不举;肾气盛,则梦腰脊两解不属。凡此十二盛者,至而泻者,立已。厥气客于心,则梦见丘山烟火,客于肺,则梦飞扬,见金铁之奇物;客于肝,则梦山林树木;客于脾,则梦丘陵大泽,坏室风雨;客于肾,则梦临渊,没居水中;客于胃,则梦饮食;客于大肠,则梦田野;客于小肠,则梦聚邑冲衢,客于胆,则梦斗讼;客于阴器,则梦接内;客于项,则梦斩首;客于胫,则梦行走而不能前;客于股肱,则梦礼拜,客于胞,则梦溲便。凡此数不足者,至而补之立已也。

王隐君曰:痰火客于心肺,夜梦鬼交而泄,或梦腾空而飞,或梦行险而坠,或梦兵刃追诛,逃避无所,误入人家,四壁无路,或梦斗死重伤,或梦悲啼忿怒,或见枯骨烟焚,焦气扑鼻,或梦骑马舟行,忽见天边,日月光耀遍身,急急回顾,元无所自。怪梦多端,不可胜纪。要皆痰火炽于心肺使之然也。

《周礼·春官宗伯》:掌其岁时,观天地之会,辨阴阳之气,以日月星辰,占六梦吉凶:一曰正梦,二曰噩梦,三曰思梦,四曰寤梦,五曰喜梦,六曰惧梦。夫人不知占释之理,忧思郁结,疑惧成疾者,曷可胜言? 《汉艺文志》云:占卜韭一,而梦为大。故周有其官,而《诗》

载熊罴、蛇虺、虫鱼、之梦，着明大人之占，以考吉凶，以释疑惑。

《东莱类说》云：形接而为事，神遇而为梦。淫虚则梦飞，沉实则梦溺；寝藉则梦马，寝带则梦蛇；将阴则梦水，将晴则梦火；病则梦忧，喜则梦乐；神虚则梦多，神壮则梦稀，有梦亦不记。故云：至人无梦，愚者少梦。孙真人云：欲无恶梦，勿食本命所肖之物，及龟鳖、无鳞之鱼，勿杀生命，勿思淫邪悖逆之事，睡必首东受生气，侧身而外，则安睡而无梦矣。

梦之说有二：感于魄识者，有感于思念者。何谓魄识之感？五脏百骸，皆具知觉。故气清而畅，则天游；肥滞而浊，则身欲飞扬而复坠；心豁净，则游广漠之野；心烦迫，则冥窣而迷。蛇之扰我也，以带系；雷之震耳也，以鼓人。饥则取，饱则与；热则火，寒则水。推此类也，五脏魄识之感者矣。何谓思念之感？道非至人，思扰莫能绝也，故首尾一事，在未寐之前，则为思；既寐之后，则为梦。是梦则思也，思即梦也。凡旧之所履，书之所为，入梦也，则为缘习之感；凡未尝所见，未尝所闻，入梦也，则为因衍之感。谈怪变而鬼神魍象作，见台榭而天阙王宫至。忏蟾蜍也，以踏前之误；过女子也，以瘿骸之思。反复变化，忽鱼忽人，寐觉两忘，梦中说梦。推此类也，人心思念之感者矣。夫梦中之事，即世间之事也，缘象比类，岂无偶合？要之漫涣无据，靡兆我者多矣。

春甫曰：心为栖神之所，凡思虑过多，则心血亏耗，而神游于外，故多梦。所谓书之所思，夜之所梦，神魂根据形而至。形体未到之处，梦亦罕能到也。故云：梦多旧境，梦多故人。所以人年四十已后，多梦死人，盖其所交游，岂无死者？如之何其弗梦耶！昔予师叶光山起贡到京师，一夕忽梦窗友黄浦、张党者邀接行游。乃曰：故人何弃我之甚耶？予二人于此候之久矣！兹既至，可以赓歌唱饮，勿得思归。须臾梦觉，骇汗而起，曰：斯二人乃予之先贡，而俱亡之于京师者也。今梦邀予，甚为不祥。驰明束装南归，心甚惊愕。至家逾十五年而赴选，两任县令者六年，归休林下者迄今又十余年！计其寿算，将未有艾。观此梦，胡可以必信哉！虽云吉以兆吉，凶以兆凶，要在夫人正心成德，以俟夫自然之天，则吉凶消长，罔有不得其正者。

治法

传曰：诸侯梦恶则修德，大夫梦恶则修官，士庶梦恶则修身。如是，可以转灾而为福矣。

七、烦躁

1.《济生方》(宋代严用和)

夫虚烦者，心虚烦闷是也。且人之有血气，分为荣卫，别乎阴阳。荣卫通适，然后阴平阳秘，精神乃治。摄养乖方，荣卫不调，使阴阳二气有偏胜之患，或阴虚而阳胜，或阴胜而阳虚。素问云：阳虚则外寒，阴虚则内热。阳胜则外热，阴胜则内寒。今虚烦之病，阴虚生内热所致也。但虚烦有数证，不可不辨。伤寒大病之后，霍乱吐泻之后，及妇人产后，皆使人心虚烦闷。又有虚劳之人，心火内蒸，亦致心烦。治疗之法，不可不详审也。

2.《河间六书》(金代刘完素)

躁扰

躁扰躁动，烦热扰乱而不宁，火之体也。热甚于外则肢体躁扰，热甚于内则神志躁动，反复癫狂(一作颠倒)，懊恢烦心，不得眠也。或心呕哕而谓胃冷心烦疼者，非也。故烦心心痛，腹空热生而发，得食热退而减也。或逆气动躁者，俗谓咽喉，由水衰火旺而犹火之动也。故心胸躁动谓之怔忡，俗云心忪，皆为热也。

烦

懊侬烦心，反复颠倒不得眠者，烦热怫郁于内，而气不能宣通也。或胸满结痛，或头微汗出虚烦者，栀子汤主之。或气少者，加甘草一钱；或呕者及初误以丸药下者，加生姜半两。凡懊侬虚烦者，皆用凉膈散甚佳，及宜汤濯手足，使心胸结热宣散而已。心烦腹满，坐卧不安，栀子厚朴汤主之。或阳明病下之后，躁热而懊侬者。三一承气汤。汗后躁烦不得眠，五苓散或凉膈散。口燥呻吟，错语不得眠，五苓散、黄连解毒汤。烦心者，凉膈散。少阳证胸中烦而不呕者，小柴胡去半夏人参加瓜蒌实主之。

3.《证治准绳》（明代王肯堂）

烦躁总论

成氏曰：烦为扰乱而烦，躁为愤激而躁，合而言之，烦躁为热也。析而言之，烦阳也，躁阴也，烦为热之轻者，躁为热之甚者。陈氏曰：内热曰烦，外热曰躁。东垣烦躁发热论，黄帝《针经》五乱篇云：气乱于心，则烦心密默，俯首静伏云云。气在于心者，取少阴心主之俞。又云：咳喘烦冤者，是肾气之逆也。又云：烦冤者，取足少阴。又云：烦冤者，取足太阴。仲景分之为二，烦也，躁也。

盖火入于肺则烦，入于肾则躁。俱在于肾者，以道路通于肺母也。大抵烦躁者，皆心火为病，心者君火也，火旺则金烁水亏，唯火独存，故肺肾合而为烦躁。又脾经络于心中，心经起于脾中，二经相搏，湿热生烦。夫烦者，扰扰心乱，兀兀欲吐，怔忡不安。躁者，无时而热，冷汗自出，少时则止，经云阴躁者是也。仲景以栀子色赤而味苦，入心而治烦，盐豉色黑而味咸，入肾而治躁，名栀子豉汤，乃神药也。若有宿食而烦者，栀子大黄汤主之。运气烦躁有二：一曰热助心火烦躁。经云：少阴之复，懊热内作，烦躁鼽嚏。又云：少阳之复，心热烦躁，便数憎风是也。二曰寒攻心虚烦躁。经云：岁水太过，寒气流行，邪害心火，病身热烦心躁悸，阴厥是也。先贤治烦躁俱作，有属热者，有属寒者。治独烦不躁者，多属热。唯悸而烦者，为虚寒。治独躁不烦者，多属寒。唯火邪者为热。盖烦者心中烦、胸中烦，为内热也。躁者身体手足躁扰，或裸体不欲近衣，或欲在井中，为外热也。内热者，有本之热，故多属热。外热者，多是无根之火，故属寒也。

虚烦

《活人》云：虚烦似伤寒非伤寒也。成无己云：伤寒有虚烦，有心中烦，有胸中烦。二说不同，考之于书，成无己之言，实出仲景，活人无据，然往往有非因伤寒而虚烦者，今故两存之。陈无择云：虚烦身不觉热，头目昏疼，口干嗌燥不渴，清清不寐，皆虚烦也。《保命集》云：起卧不安，睡不稳，谓之烦。宜栀子豉汤、竹叶石膏汤。《活人》云：但独热者，虚烦也。诸虚烦热与伤寒相似，但不恶寒，身不疼痛，故知非伤寒也，不可发汗。头不痛，脉不紧数，故知非里实也，不可下。病此者，内外皆不可攻，攻之必遂烦渴，当与竹叶汤。若呕者，与陈皮汤一剂，不愈再与之。

《三因》淡竹茹汤，东垣朱砂安神丸。仲景云：下利后更烦，按之心下濡者，为虚烦也。栀子豉汤主之。《素问》帝曰：有病身热，汗出烦满，烦满不为汗解，此为何病？岐伯曰：汗出而身热者，风也；汗而烦满不解者，厥也；病名曰风厥。帝曰：愿卒闻之。岐伯曰：巨阳主气，故先受邪，少阴与其为表里，得热则上从之，从之则厥也。帝曰：治之奈何？岐伯曰：

表里刺之,饮之服汤。(表谓太阳,里谓少阴,刺以治风汤,以止逆上之肾气,如仲景止逆下气,麦门汤之类。)丹溪治一女子,年二十余岁,在室素强健,六月间发烦闷,困惫不食,发时欲入井,六脉皆沉细而弱数,两日后微渴,众以为病暑,治不效,四五日加呕而人瘦,手心极热,喜在阴处,渐成伏脉,时妄语,乃急制《局方》妙香丸如桐子大,以井水下一丸,半日许,大便药已出,病无退减,遂以麝香水洗药,以针穿三窍,次日以凉水送下,半日许,大便下稠痰数升,是夜得睡,困顿伏枕,旬日而愈。因记《金匮》云,昔肥而今瘦者,痰也。遂作此药治之。温胆汤,治大病后虚烦不得眠。(审知有饮者用之,无饮者勿用。)《金匮》酸枣汤,治虚劳虚烦不得眠。上九法治热烦,前五法烦热怔忡,知热在心肺也,故用竹叶、石膏、朱砂镇坠其热,使下行也。第六法烦而下利,知热在上也,故用栀豉汤吐之。第七法烦而汗出不解,知表里有邪也,故用表里饮汤。第八法脉沉口渴手心热,知热不在表也,故用妙香丸下之。第九法温胆、酸枣,治不得眠也。凡心虚则烦心,肝肾脾虚亦烦心。经云:夏脉者心也,其不及者,令人烦心。又云:肝虚、肾虚、脾虚,皆令人体重烦冤,是知烦多生于虚也。大法津液去多,五内枯燥而烦者,八珍汤加竹叶、酸枣仁、麦门冬。荣血不足,阳胜阴微而烦者,人参、生地黄、麦门冬、地骨皮、白芍药、竹茹之属,或人参养荣汤下朱砂安神丸。肾水下竭,心火上炎而烦者,竹叶石膏汤下滋肾丸。病后虚烦,有饮温胆汤,无饮远志汤。产、痘、滞下后虚烦,为血液耗散,心神不守,危矣!宜猛进独参汤。烦而小便不利,五苓散。心中蕴热而烦,清心莲子饮。烦而呕,不喜食,陈皮汤。

灸刺烦心有四:其一取心俞。经云:心主手厥阴心包络之脉,所生病者,烦心心痛,掌中热,详盛、虚、寒、热、陷下取之。又云:气乱于心则烦心密默,俯首静伏,取之手少阴心主之是也。其二取肾、膀胱俞。经云:肾足少阴之脉,所生病者,烦心心痛,痿厥,足下热痛,视盛、虚、热、寒、陷下取之。又云:舌纵涎下,烦,取足少阴。又云:足少阴之别,名曰大钟,当踝后绕跟,别走太阳,其病气逆则烦闷,取之所别也。又汗出烦满不解,表里取之,巨阳、少阴也。其三取肺俞。经云:手太阴之脉,所生病者,烦心胸满,视盛、虚、热、寒、陷下取之。又云:振寒洒洒,鼓颔,不得汗出,腹胀烦冤,取手太阴是也。其四取脾俞。经云:脾足太阴之脉,所生病者,烦心,心下急痛,溏瘕泄,水闭,视盛、虚、热、寒、陷下取之是也。

4.《医学入门》(明代李梴)

虚烦者,七情六欲,以致肾水虚而心火烦躁,或杂病后余热未净而烦,或劳役气衰火旺而烦,或阴虚相火动而烦,有类伤寒初证,外亦发热,但头身不痛,脉不紧数为异,虽阴虚亦恶寒而不甚,脉亦能数而无力。大概病后虚羸少气,烦躁欲呕者,竹叶石膏汤;轻者小柴胡汤。痰逆恶心者,橘皮竹茹汤。阴证内寒外热,肢节痛,口不燥而虚者,阴旦汤。服凉药后,脉愈大而无力,热愈甚而躁渴者,单人参汤,或人参黄芪煎汤,下五苓散。劳役气虚者,补中益气汤。阴虚者,四物汤加知母、黄檗。脾胃弱者,三白汤。惊悸痰盛者,温胆汤。心神不安者,朱砂安神丸。妇人新产挟血虚烦者,四物汤加人参、淡竹叶、麦门冬、甘草。表虚忌汗,里虚忌下,但宜和平之剂调理。《千金》云:虚烦不可大攻,热去则寒起。若用伤寒汗下重剂而治虚烦,重则津竭而死,轻则内消盗汗,变为痨瘵。伤寒有未经汗吐下而烦者,胸满膈实,烦热;有已经汗吐下而烦者,胸满烦躁懊㤗,见各条。

虚烦身不觉热,头目昏疼,口干咽燥不渴,清清不寐,皆虚烦也。

起卧不安,睡不稳,谓之烦,宜栀豉汤、竹叶石膏汤。

八、郁证

1.《古今医统大全》(明代王肯堂)

病机

滑氏曰:木性本条达,火性本发扬,土性本冲和,金性本整肃,水性本流通。五者一有所郁,斯失其性矣。达、发、夺、泄、折,将以治其郁而遂其性也。

王安道曰:凡病之起,多由于郁。郁者,滞而不通之义。或因所乘而为郁,或不因所乘本气自病郁者,皆郁也,岂惟五运之变能使然哉!郁既非五运之变可拘,则达之、发之、夺之、泄之、折之之法,固可扩而充之矣。可扩而充,其应变无穷之理也欤!且夫达者,通畅也。如肝性急怒气逆,胁或胀,火时上炎,治以苦寒辛散而不愈者,则用升发之药,加以厥阴报使而从治之。又如久风入中为飧泄,及不因外风之入,而清气在下为飧泄,则以轻扬之剂,举而散之。凡此之类,皆达之之法也。王氏以吐训达,不能使人无疑。以其肺金盛而抑制肝木欤?则泻肝气举肝气可矣,不必吐也;以为脾胃浊气下流,而少阳清气不升欤?则益胃升阳可矣,不必吐也。虽然,木郁固有吐之之理,今以吐字总该达字,则凡木郁皆当用吐矣,其可乎哉?至于东垣所谓食塞肺分,为金与土旺于上而克木。夫金之克木,五行之常道,固不待夫物伤而后能也。且为物所伤,岂有反旺之理?若曰吐,去其物以伸木气,乃是反思木郁而施治,非为食伤而施治矣。夫食塞胸中而用吐,正《内经》所谓:其高者,因而越之之义耳,不劳引木郁之说以及之也。四郁皆然。

戴氏曰:郁者,结聚不得发越也。当升不升,当降不降,当变化不得变化,故传化失常,而郁病作矣。大抵诸病多有兼郁者,或郁久而生病,或病久而生郁,或药杂乱而成郁,故凡病必参郁治。

丹溪曰:气血冲和,百病不生。一有郁怫,诸病生焉。郁证大率有六:曰气郁,胸胁疼痛,脉沉而涩;曰湿郁,周身走痛或关节疼痛,遇阴而发,肺沉而细;曰热郁,瞀闷烦心尿赤,脉沉而数;曰痰郁,动则喘息,脉沉滑;曰血郁,四肢无力,能食便血,脉沉而芤;曰食郁,嗳酸腹饱,不喜饮食,左手脉平,右手脉紧。或七情之邪郁,或寒热之交侵,故为九气怫郁之候;或两湿之侵凌,或酒浆之积聚,故为留饮湿郁之疾。又如热郁而成痰,痰郁而成癖,血郁而成,食郁而成痞满,此必然之理也。

脉候

郁脉多沉伏,或结或促或代。

《诊家枢要》云:气、血、食、积、痰、饮,一有留滞于其间,脉必因之而止节矣。

但当求其有神,何害之有?夫所谓有神者,即经所谓有胃气也。

治法

帝曰:郁之甚者,治之奈何?岐伯曰:然调其气,过者折之,以其畏也,所谓泻之。

(滑氏云:调气过折以其畏,此治郁之法也。谓欲调其气,当即其过者而折之以其所畏。盖以郁之为郁,或内或外,或在气或在血,必各有因。治之之法,或汗或下,或吐或利,各当求其所因而折之。夫如是,郁岂有不畏乎?故下总之曰:所谓泻之之义可见矣。不必执以达之为吐,发之为汗云也。

王安道曰:如水郁折之,折者,制御也,伐而锉之也,渐杀其盛也。如肿胀之病,水气淫溢而渗道以塞。夫水之所不能胜者土也。今胃气衰弱,不能制之,故反受其侮。治当实其脾土,资其运化,俾可以制水而不敢犯,则渗道达而后愈。或病势既旺,非上法所能遏制,则用泻水之剂伐而锉之。或去菀陈,开鬼门,洁净府,三治备举迭用,以渐平之。王氏所谓抑之,制其冲逆,正欲折锉其泛溢之势也。夫实土者,守也,泄水者,攻也,兼三治者广略而决胜也。守也,攻也,广略也,虽俱为治水之法,然不审病之虚实久近浅深,杂焉而妄施,其不倾踣者鲜矣。夫五郁之病,故有法以治之,然邪气久客,正气必损。今邪气虽去,正气岂能遽乎哉?苟不平调正气,使各安其位,复其常于治郁之余,则犹未足以尽治法之妙,故又曰:然调其气。苟调之,而其气犹未服而或过,则当益其所不胜以制之,如木过者,当益金,金能制木,则木斯服矣。所不胜者,所畏者也。故曰:过者折之以其畏也。夫制物者,物之所欲也;制于物者,物之所不欲。顺其欲则喜,逆其欲则恶。今逆之以所恶,故曰所谓泻之。)

诸病久则气滞血凝而成郁结,治之虽各因其证,当兼之以解散,固不可不知也。郁滞一开,则气血通畅,而诸病各自以其方而易愈也。今之病久,每每用本病之药而不奏效者,皆其郁之之故也。医者殊不悟此,治之弗效,妄变他方,愈变愈讹,而病剧矣。此郁之为治也,亦不容以少缓,当为医者之熟知也。

何氏曰:郁为七情不舒,遂成郁结,既郁之久,变病多端。男子得之,或变为虚怯,或变噎膈,气满腹胀等证;妇女得之,或为不月,或为堕胎,崩带虚劳等证。治法必能内养,然后郁开,按证调理。

心郁者,神气昏昧,心胸微闷,主事健忘者是也。治心郁者,当加黄连、菖蒲、香连丸之类。

肝郁者,两胁微膨,或时刺痛,嗳气连连有声者是也。治肝郁者,宜用青皮、川芎、吴茱萸、左金丸之属。

脾郁者,中脘微满,生涎少食,倦怠嗜卧,四肢无力者是也。治脾郁宜用苍术、半夏、砂仁、神曲、陈皮、越鞠丸之属。

肺郁者,毛皮枯涩,燥而不润,欲嗽而无痰者是也。治肺郁者,桔梗、栝蒌、杏仁之类。

肾郁者,小腹微硬,腰腿重胀,精髓亏少,淋浊时作,不能久立者是也。治肾郁者,宜用苍术、茯苓、肉桂、小茴香、青娥丸之类。

胆郁者,口苦,身微潮热往来,惕惕然人将捕之是也。治胆郁者,宜用竹茹、生姜、温胆汤之类。

大抵七情六淫,五脏六腑,气血痰湿,饮食寒热,无往而不郁也。治之宜各求其属而施之,则无不愈者。

2.《景岳全书》(明代张景岳)

论情志三郁证治

凡五气之郁,则诸病皆有,此因病而郁也;至若情志之郁,则总由乎心,此因郁而病也。第自古言郁者,但知解郁顺气,通作实邪论治,不无失矣。兹予辨其三证,庶可无误,盖一曰怒郁,二曰思郁,三曰忧郁。如怒郁者,方其大怒气逆之时,则实邪在肝,多见气满腹胀,所当平也。及其怒后而逆气已去,惟中气受伤矣,既无胀满疼痛等证,而或为倦怠,或为少食,此以木邪克土,损在脾矣,是可不知培养而仍在消伐,则所伐者其谁乎?此怒郁之有先后,亦有虚实,所当辨治如此。又若思郁者,则惟旷女嫠妇,及灯窗困厄,积疑任怨者皆有之。思则气结,结于心而伤于脾也。及其既甚,则上连肺胃而为咳喘,为失血,为膈噎,为呕吐;下连肝肾,则为带浊,为崩淋,为不月,为劳损。若初病而气结为滞者,宜顺宜开;久病而损及中气者,宜修宜补。然以情病者,非情不解,其在女子,必得愿遂而后可释,或以怒胜思,亦可暂解;其在男子,使非有能屈能伸,达观上智者,终不易却也。若病已既成,损伤必甚,而再行消伐,其不明也亦甚矣。又若忧郁病者,则全属大虚,本无邪实,此多以衣食之累,利害之牵,及悲忧惊恐而致郁者,总皆受郁之类。盖悲则气消,忧则气沉,必伤脾肺;惊则气乱,恐则气下,必伤肝肾,此其戚戚悠悠,精气但有消索,神志不振,心脾日以耗伤。凡此之辈,皆阳消证也,尚何实邪? 使不知培养真元,而再加解散,真与鹭鸶脚上割股者何异? 是不可不详加审察,以济人之危也。

怒郁之治:若暴怒伤肝,逆气未解,而为胀满或疼痛者,宜解肝煎、神香散,或六郁汤,或越鞠丸。若怒气伤肝,因而动火,以致烦热,胁痛胀满或动血者,宜化肝煎。若怒郁不解或生痰者,宜温胆汤。若怒后逆气既散,肝脾受伤,而致倦怠食少者,宜五味异功散,或五君子煎,或大营煎、归脾汤之类调养之。

思郁之治:若初有郁结滞逆不开者,宜和胃煎加减主之,或二陈汤,或沉香降气散,或启脾丸皆可择用。凡妇人思郁不解,致伤冲任之源,而血气日亏,渐至经脉不调,或短少渐闭者,宜逍遥饮,或大营煎。若思忆不遂,以致遗精带浊,病在心肺不摄者,宜秘元煎。若思虑过度,以致遗精滑泄及经脉错乱,病在肝肾不固者,宜固阴煎。若思郁动火,以致崩淋失血,赤带内热,经脉错乱者,宜保阴煎。若思郁动火,阴虚肺热,烦渴,咳嗽见血,或骨蒸夜热者,宜四阴煎,或一阴煎酌宜用之。若生儒塞厄,思结枯肠,及任劳任怨,心脾受伤,以致怔忡健忘,倦怠食少,渐至消瘦,或为膈噎呕吐者,宜寿脾煎,或七福饮;若心膈气有不顺或微见疼痛者,宜归脾汤,或加砂仁、白豆蔻、丁香之类以微顺之。

忧郁内伤之治:若初郁不开,未至内伤,而胸膈痞闷者,宜二陈汤、平胃散,或和胃煎,或调气平胃散,或神香散,或六君子汤之类以调之。若忧郁伤脾而吞酸呕恶者,宜温胃饮,或神香散。若忧郁伤脾肺而困倦、怔忡、倦怠、食少者,宜归脾汤,或寿脾煎。若忧思伤心脾,以致气血日消,饮食日减,肌肉日削者,宜五福饮、七福饮,甚者大补元煎。

3.《证治汇补》(清代李用粹)

大意

气血冲和,百病不生,一有怫郁,百病生焉。(丹溪)郁者,结聚而不得发越也,当升不升,当降不降,当变化不得变化。(《医鉴》)故有病久而生郁者,亦有郁久而生病者,或服药杂乱而成者。

内因

郁乃滞而不通之义,或七情之抑遏,或寒暑之交侵,而为九气怫郁之候,或雨雪之浸淫,或酒食之积聚。

而为留饮湿郁之候,(《汇补》)其因有六,气血湿热痰食是也,然气郁则生湿,湿郁则成热,热郁则成痰,痰郁而血不行,血郁而食不化,六者,又相因也。(丹溪)

七情郁症

七情不快,郁久成病,或为虚怯,或为噎膈,或为痞满,或为腹胀,或为胁痛,女子则经闭堕胎,带下崩中,可见百病兼郁如此。(何氏)

脉法

郁脉多沉,在上见于寸,在中见于关,在下见于尺。又郁脉或结或促或代,盖血气食积痰饮,一有留滞于其间,脉必因之而止矣。(《脉经》)

总治

郁病虽多,皆因气不周流,法当顺气为先,开提为次,至于降火化痰消积,犹当分多少治之。(《汇补》)

郁宜调中

治郁之法,多以调中为要者,无他,盖脾胃居中,心肺在上,肾肝处下,四脏所受之邪,过于中者,中气常先受之,况乎饮食不节,寒暑不调,停痰积饮,而脾胃亦先受伤,所以中焦致郁恒多也,治宜开发运动,鼓舞中州,则三阴三阳之郁,不攻自解矣。(《汇补》)

郁分五行

五行之理,木性条达,火性发扬,土性冲和,金性清肃,水性流通,一有怫郁,失其性矣,(滑氏)故木郁达之,火郁发之,土郁夺之,金郁泄之,水郁折之,然调其气,过者折之,以其畏也,所谓泻之。(《黄帝内经》)

调气总法

五郁之治,各有其法,然邪气之客,正气必损,故必调平正气,以复其常于治郁之后,苟调其气而尚未平复,则当益其所不胜以制之,如木郁不已,当清肺金,火郁不已,当滋肾水,水郁不已,当补脾土,金郁不已。

当引火归源,土郁不已,当养肝调气,此皆以其所畏而治之,即过者折之之理也。(《汇补》)

用药

主以二陈汤,加香附、抚芎;如湿郁,加苍术、白芷,热郁,加黄芩、山栀,痰郁,加枳实、贝母,血郁,加桃仁、红花,食郁,加山楂、麦芽,气郁,加枳、朴、乌药、木香,盖气血痰食之病,多有兼郁者,故必以开郁药佐之,古方越鞠丸,是得治法之要也,(《汇补》)若夫思虑成郁,用归脾汤,恚怒成郁,用逍遥散,俱加山栀,盖郁则气涩血耗,故用当归随参补血,白芍随术解郁,复用炒黑山栀,取其味清气浮,能升能降,以解五脏热,益少阴血,若不早治,劳瘵之由也。(《入门》)

4.《医经溯洄集》(元代王履)

五郁论

治五郁之法,尝闻之王太仆矣。其释《内经》曰:木郁达之,谓吐之令其条达也。火郁发之,谓汗之令其疏散也。土郁夺之,谓下之令无壅碍也。金郁泄之,谓渗泄解表利小便也。水郁折之,谓抑之制其冲逆也。太仆此说之后,靡不宗之。然愚则未能快然于中焉。尝细观之似犹有可言,且折之一句,较之上四句,尤为难晓。因有反复经文以求其至。

按《内经》帝曰:"郁之甚者,治之奈何?岐伯曰,木郁达之,火郁发之,土郁夺之,金郁泄之,水郁折之。然调其气,过者折之,以其畏也,所谓泄之。"总十三句通为一章,当分三节。自"帝曰"止"木郁折之"九句为一节,治郁法之问答也。然"调其气"一句,为一节治郁之余法也。"过者折之,以其畏也,所谓泄之"三句为一节,调气之余法也。夫五法者,经虽为病由五运之郁所致而立,然扩而充之,则未常不可也。且凡病之起也,多由乎郁,郁者,滞而不通之义,或因所乘而为郁,或不因所乘而本气自郁皆郁也,岂惟五运之变能使然哉!郁既非五运之变可拘,则达之、发之、夺之、泄之、折之之法,固可扩焉而充之矣,可扩而充,其应变不穷之理也欤!姑陈于左。

木郁达之,达者,通畅之也。如肝性急,怒气逆,胠胁或胀,火时上炎,治以苦寒辛散而不愈者,则用升发之药,加以厥阴报使而从治之。又如久风入中为飧泄,及不因外风之入而清气在下为飧泄。则以轻扬之剂举而散之。凡此之类,皆达之之法也。王氏谓吐之令其条达,为木郁达之。东垣谓食塞胸中,食为坤土,胸为金位,金主杀伐,与坤土俱在于上而旺于天,金能克木,故肝木生发之气,伏于地下,非木郁而何?吐去上焦阴土之物,木得舒畅,则郁结去矣,此木郁达之也。窃意王氏以吐训达,此不能使人无疑者,以为肺金盛而抑制肝木欤?则泻肺气、举肝气可矣,不必吐也。以为脾胃浊气下流,而少阳清气不升欤?则益胃升阳可矣,不必吐也。虽然木郁固有吐之之理,今以"吐"字,总该达字,则是凡木郁皆当用吐矣,其可乎哉?至于东垣所谓食塞肺分,为金与土旺于上而克木,又不能使人无疑者。夫金之克木,五行之常道,固不待夫物伤而后能也,且为物所伤,岂有反旺之理?若曰吐去其物,以伸木气,乃是反为木郁而施治,非为食伤而施治矣。夫食塞胸中而用吐,正《内经》所谓"其高者因而越之"之义耳,恐不劳引木郁之说,以汩之也。

火郁发之,发者,汗之也,升举之也。如腠理外闭,邪热怫郁,则解表取汗以散之。又如龙火郁甚于内,非苦寒降沉之剂可治,则用升浮之药,佐以甘温,顺其性而从治之,使势穷则止,如东垣升阳散火汤是也。凡此之类,皆发之之法也。

土郁夺之,夺者,攻下也,劫而衰之也。如邪热入胃,用咸寒之剂以攻去之,又如中满腹胀,湿热内甚,其人壮气实者,则攻下之;其或势盛,而不能顿除者,则劫夺其势,而使之衰。又如湿热为痢,有非力轻之剂可治者,则或攻或劫以致其平。凡此之类,皆夺之之法也。

金郁泄之,泄者,渗泄而利小便也,疏通其气也。如肺金为肾水上原,金受火铄,其令不行,原郁而渗道闭矣,宜肃清金化滋以利之。又如肺气膹满,胸凭仰息,非利肺气之剂,不足以疏通之。凡此之类,皆泄之之法也。王氏谓渗泄、解表、利小便,为金郁泄之。夫渗泄利小便,固为泄金郁矣,其"解表"二字,莫晓其意,得非以人之皮毛属肺,其受邪为金郁,而解表为泄之乎?窃谓如此则凡筋病便是木郁,肉病便是土郁耶?此二字未当于理,今删去。且解表间于渗泄利小便之中,是渗泄利小便为二治矣。若以渗泄为滋肺生水,以利小便为直治膀胱,则直治膀胱,既责不在肺,何为金郁乎?是亦不通。故余易之曰:渗泄而利小便也。

水郁折之,折者,制御也,伐而挫之也,渐杀其势也。如肿胀之病,水气淫溢,而渗道以塞。夫水之所不胜者,土也。今土气衰弱,不能制之,故反受其侮,治当实其脾土,资其运化,俾可以制水而不敢犯,则渗道达而后愈。或病势既旺,非上法所能遏制,则用泄水之药以伐而挫之。或去菀陈莝,开鬼门,洁净府,三治备举,迭用以渐平之。王氏所谓抑之制其冲逆,正欲折挫其泛滥之势也。夫实土者守也,泄水者攻也;兼三治者,广略而决胜也。守也,攻也;广略也,虽俱为治水之法,然不审病者之虚实、久近、浅深、杂焉而妄施治之,其不倾踣者寡矣。

且夫五郁之病,固有法以治之矣,然邪气久客,正气必损,今邪气虽去,正气岂能遽平哉?苟不平调正气,使各安其位,复其常于治郁之余,则犹未足以尽治法之妙,故又曰:"然调其气。"苟调之,而其气犹或过而未服,则当益其所不胜以制之。如木过者当益金,金能制木,则木斯服矣。所不胜者,所畏者也。故曰:"过者折之,以其畏也。"夫制物者,物之所欲也;制于物者,物之所不欲也。顺其欲则喜,逆其欲则恶,今逆之以所恶,故曰,所谓泻之,王氏以咸泻肾,酸泻肝之类为说,未尽厥旨。虽然自"调其气"以下,盖《经》之本旨,故余推其义如此,若扩充为应变之用,则不必尽然也。

九、其他

1. 百合（《张氏医通》清代张璐）

金匮云：论曰，百合病者，百脉一宗，悉致其病也。意欲食，复不能食，常默默，欲卧不能卧，欲行不能行，饮食或有美时，或有不欲闻食臭时。如寒无寒，如热无热，口苦小便赤，诸药不能治。得药则剧吐利，如有神灵者，身形如和，其脉微数。每溺时头痛者，六十日乃愈。若溺时头不痛，淅淅然者，四十日愈。若溺时快然，但头眩者，二十日愈。其证或未病而预见，或病四五日而出，或病二十日，或一月微见者，各随证治之。

百合病发汗后者，百合知母汤主之。百合病下之后者，滑石代赭汤主之。百合病吐之后者，百合鸡子汤主之。百合病不经吐下发汗，病形如初者，百合地黄汤主之。百合病一月不解，变成渴者，百合洗方主之。百合病渴不瘥者，栝蒌牡蛎散主之。百合病变发热者，百合滑石散主之。百合病见于阴者，以阳法救之，见于阳者，以阴法救之。见阳攻阴，发其汗，此为逆。见阴攻阳，乃复下之，此亦为逆。

所谓百脉一宗，言周身之血尽归于心主也。心主血脉，又主火。若火淫则热蓄不散，流于血脉，故百脉一宗，悉致其病也。人身气阳而血阴，若气盛则热，气衰则寒。今病在血，不干于气，所以如寒无寒，如热无热，欲食不食，欲卧不卧，欲行不行，皆阳火烁阴，无可奈何之状也。又上热则为口苦，下热则为便赤，亦阳火烁阴之患也。药虽治病，然必藉胃气以行之。若毒血在脾胃，经脉闭塞，药虽入而胃弱不能行，故得药转剧而吐利也。病不在皮肉筋骨，则身形如和。惟热在血，故脉微数也。脉数血热，则心火上炎，不下交于肾。而膀胱之经亦不得引精于上。上虚则溺时淅然头眩，甚则为头痛，以此微甚，可卜其愈日之远近也。其治法咸用百合为君，以安心补神，能去血中之热，利大小便，导涤瘀积，然必鲜者，始克有济。若汗之而失者，佐知母以调其上焦之津液。下之而失者，佐滑石、代赭以理其下焦之痹结。吐之而失者，佐鸡子黄以补其中焦之荣血。若不经吐下发汗，但佐生地黄汁以凉血。血凉则热毒解而蕴积自行，故大便出如黑漆矣。其一月不解，百脉壅塞，津液不化而成渴者，故用百合洗之，则一身之脉皆得通畅，而津液行，渴自止。勿食盐豉者，以味咸而凝血也。若洗后渴不瘥，是中无津液，则以栝蒌、牡蛎主之。若变发热，乃脉郁而成热，佐滑石以通利之。百合病皆持两端，不表不里，为其热行血脉之中，非如伤寒可行汗下等法，所以每多误治之失。往往有绵延经岁不已者，愈期不复可拘也。至于误行汗下，变证救治，大略不逾上法。但当随所禀虚实偏胜而调之，切勿误认下元虚弱而用温补之法也。按百合病，即痿证之暴者，伤寒后得此为百合，肺病日久而得者，为痿。

石顽治内翰孟端士尊堂太夫人，因端士职任兰台，久疏定省，兼闻稍有违和，虚火不时上升，自汗不止，心神恍惚，饮食不能食，欲卧不能卧，口苦小便难，溺则洒淅头晕。自去岁迄今，历更诸医，每用一药，辄增一病。用白术则窒塞胀满，用橘皮则喘息怔忡，用远志则烦扰哄热，用木香则腹热咽干，用黄芪则迷闷不食，用枳壳则喘咳气乏，用门冬则小便不禁，用肉桂则颅胀咳逆，用补骨脂则后重燥结，用知、柏则小腹枯瘪，用芩、栀则脐下引急，用香薷则耳鸣目眩，时时欲人扶掖而走，用大黄则脐下筑筑，少腹愈觉收引。遂致畏药如蝎，惟日用人参钱许，入粥饮和服，聊藉支撑。交春虚火倍剧，火气一升则周身大汗，神气欲脱，惟倦极少寐，则汗不出而神思稍宁，觉后少顷，火气复升，汗亦随至，较之盗汗迥殊。直至仲春中浣，邀石顽诊之。其脉微数，而左尺与左寸倍于他部，气口按之，似有似无。诊后，款述从前所患,并用药转剧之由,曾遍询吴下诸名医,无一能识其为何病者。

石顽曰:此本平时思虑伤脾,脾阴受困,而厥阳之火,尽归于心,扰其百脉致病,病名百合。此证惟仲景金匮要略言之甚详。本文原云,诸药不能治,所以每服一药,辄增一病。惟百合地黄汤为之专药。奈病久中气亏乏殆尽,复经药误而成坏病,姑先用生脉散加百合、茯神、龙齿以安其神,稍兼萸、连以折其势,数剂稍安。即令勿药,以养胃气。但令日用鲜百合煮汤服之。交秋天气下降,火气渐伏,可保无虞。迨后仲秋,端士请假归省,欣然勿药而康。后因劳心思虑,其火复有升动之意,或令服佐金丸而安。嗣后稍觉火炎,即服前丸。第苦燥之性,苦先入心,兼之辛躁入肝,久服不无反从火化之虞。平治权衡之要,可不预为顾虑乎。

2. 奔豚(《杂病广要》日本丹波元坚)

奔豚者,如江豚之状,气从小腹上冲心而痛也。凡欲作奔豚者,其气在脐下筑筑然而动也,宜理中汤去白术加肉桂主之,痛甚加茱萸。凡烧针令其汗出者,针处被寒核起而赤者,必发奔豚也。宜灸其核上各一壮,与桂枝加桂汤。若痛甚手足厥冷者,宜当归四逆汤加肉桂、吴茱萸主之。盖桂大能泄奔豚,茯苓能伐肾邪,故加之;术能燥肾闭气故去之,药中不可不慎。用甘烂水煎药,取其力薄,不助肾邪也。

仲景所谓奔豚气,与《难经》肾积,其证不同,而如巢元方犹不免牵混,后世或以为疝气之名,要在学人分别之焉。盖其扩充仲景者,则寥寥罕闻尔。

源候

夫奔豚气者,肾之积气,起于惊恐忧思所生。若惊恐则伤神,心藏神也。忧思则伤志,肾藏志也。

神志伤动,气积于肾,而气下上游走,如豚之奔,故曰奔豚。其气乘心,若心中踊踊,如车所惊,如人所恐,五脏不定,食饮辄呕,气满胸中,狂痴不定,妄言妄见,此惊恐奔豚之状。若气满支心,心下闷乱,不欲闻人声,休作有时,乍瘥乍极,吸吸短气,手足厥逆,内烦结痛,温温欲呕,此忧思奔豚之状。诊其脉来触祝触祝者,病奔豚也。(《病源论》)(按:若心中踊踊以下,《外台》引《短剧文》有少异,又车字作事字是,盖此段义不无疑,姑存之。)

3. 卑惵(《证治汇补》清代李用粹)

有胸中痞塞,不欲饮食,心中常有所歉,爱居暗室,或倚门见人,即惊避无地,似失志状,此为卑惵之病,由心血不足者,人参养荣汤;脾胃不和者,六君子汤加益智、远志治之。

4. 脱精、失营(《证治汇补》清代李用粹)

饮食居处,暴乐暴苦,始乐后苦,皆伤精气,病从内生,其先富后贫而病,曰失精,先贵后贱而病,曰脱营,外症身渐瘦,无精神,(钱氏)又有郁结在脾,不思饮食,午后发热,酉戌时退,或烦闷渴呕,或坐卧如痴,喜向暗处,妇人经少,男子溺涩,皆郁病也,更有失名利之士,有志恢图,过于劳倦,形气衰少,谷气不盛,上焦不行。

5. 诸气(《杂病源流犀烛·诸气源流》清代沈金鳌)

诸气,肺病也。经曰:肺主气。又曰:诸气皆属于肺。凡人清纯元气,与血流行,循环无端,若冲击横行于脏腑间,而为痛、为痞满、为积聚等病者,气失其平也。下手脉沉,便知是气极则伏。若感气,肺脉必洪大。若动怒,肝脉亦必洪。轩岐分九气,喜怒劳思悲恐惊寒暑,喜则气缓,怒则气逆,劳则气耗,思则气结,悲则气沮,恐则气凝,惊则气乱,寒则气收,暑则气泄。又喜恐惊属心肾胆,过则耗散真气,怔忡、健忘、失志,不足诸证作。怒忧思属肝脾肺,过则郁抑邪气,癫狂、噎膈、肿胀、疼痛,有余诸证作(以上诸症治法,详本条内)。法宜高者抑之，下者与之，寒者温之，热者清之，惊者平之，劳者和之，然后诸气可得而治也。古人云：人有病在七情，非药可治也，还即以情治之。此旨甚微。医者亦所宜审，如恐可治喜，以遽迫死亡之言怖之。悲可治怒，以怆怵甘楚之言感之。喜可治忧，以谑浪亵狎之言调之。怒可治思，以污辱欺妄之言触之。思可治恐，以虑彼忘此之言夺之。此足救医药之所不逮者。丹溪云：气有余便是火。说言邪气有余，非言元气也。经云：壮火食气。亦谓邪气之实而壮者，能耗元气，宜稍清之，使有余之邪，不为元气之害（宜黄芩、山栀、黄连、生地、黄柏、连翘等）。但苦寒之药，施于邪气有余者方可，若元气不足，邪气有余，苦寒之品，最伤脾胃，切勿妄投。总之，用药有四法：气虚当补（宜人参、黄芪、白术、茯苓、河车、炙草），气升当降（宜苏子、橘红、乌药、枇杷叶，重则降香、沉香），气逆当调（宜木香、白蔻仁、砂仁、香附、陈皮），气实当破（宜枳壳、枳实、青皮、槟榔、厚朴）。循是四法，再能各因病症而治之，自无不效矣。所谓病因若何？有患者自觉冷气从下而上者，非真冷也，上升之气，自肝而出，中挟相火，阳亢阴微：火极似寒者（宜六味丸）。有气结。痰在喉间吞吐不得，膈痞呕恶者（宜四七汤）。有气虚，胸中虚痞喜按者（宜补中益气汤）。有气逆，上盛下虚，痰盛胸嗌者（宜苏子降气汤）。有气逆，肋满积聚胀痛者（宜沉香化气丸）。有气收，胸寒上喘，腹胀不和者（宜分气紫苏饮）。有气不宣流，成疮疖并挫闪腰肋痛者（宜复元通气散）。有气聚而不得散者（宜大七气汤）。有昏迷痰塞，牙紧似中风，但身冷无汗者，急以苏合丸灌之。再依次服药（次宜顺气散，再次宜调气散）。如余痰未平，再换方药治（宜星香散）。一切气郁，总宜以化滞为主（宜木香化滞汤）。

附录二

焦虑障碍相关古方选

1. **安神镇惊丸**

【方源】《万病回春》

【组成】当归（酒洗，一两）　白芍（煨，一两）　川芎（七钱）　生地（酒洗，两半）　白茯苓（去皮木，七钱）　贝母（去心，二两）　远志（去心，七钱）　酸枣仁（炒，五钱）　麦门冬（去心，二两）　黄连（姜汁炒，五钱）　陈皮（去白，一两）　甘草（二钱）　朱砂（一两，研末飞过）

【用法】上为细末，炼蜜丸，如绿豆大。每服五十丸，食远枣汤送下。

【主治】治血虚心神不安、惊悸怔忡、不寐等症。

2. **安卧如神汤（引《中医方剂大辞典》）**

【方源】《杂病源流犀烛》卷六。

【异名】安睡如神汤（《医学集成》卷三）。

【组成】茯苓　茯神　白术　山药　寒水石（煅）　枣仁各一钱　远志　炙草各七分　朱砂五分　人参四分。

【主治】通宵不寐。

3. **安枕无忧散（引《中医方剂大辞典》）**

【方源】《良朋汇集》卷二。

【组成】陈皮　半夏（制）　白茯苓　枳实（炒）　竹茹　麦冬（去心）　圆眼肉　石膏各一两五分　人参五钱　甘草一钱。

【用法】水二钟，煎八分，温服，滓再煎服。

【主治】心胆虚怯，昼夜不得眠。

4. **安神代茶饮（引自《中医方剂大辞典》）**

【方源】《慈禧光绪医方选议》。

【组成】龙齿三钱（煅）　石菖蒲一钱。

【用法】水煎，代茶。

【功用】宁心安神。

【主治】心经病。

【方论选录】方中石菖蒲入心、脾经，具开窍安神之作用，《神农本草经》称本药可"开心孔，补五脏"；龙齿归心、肝经，可镇惊安神、平肝潜阳，治心悸、惊痫诸证。

5. 安神定志丸（引《中医方剂大辞典》）

【方源】《医学心悟》卷四。

【组成】茯苓 茯神 人参 远志各一两 石菖蒲 龙齿各五钱。

【用法】炼蜜为丸，如梧桐子大，辰砂为衣。每服二钱，开水送下。

【主治】①《医学心悟》：惊恐不安卧，其人梦中惊跳怵惕。②《医钞类编》：癫证心中慌乱。

6. 巴戟天丸

【方源】《古今医统大全》。

【组成】巴戟天（去心，半两） 石菖蒲 地骨皮 白茯苓（为末，作糊） 远志（制） 白茯神（各一两） 人参（三钱）。

【用法】上为末，黏米粉同茯苓末作糊，以菖蒲汤调为丸，梧桐子大。每服三十丸，酒、白汤任下，日三服。

【主治】治健忘。服此令人聪明善记。

7. 八物远志丸

【方源】《古今医统大全》。

【组成】远志（去皮、心） 石菖蒲 麦门冬 茯神 白茯苓（各一两） 白术 人参（各半两） 牛黄（二钱）

【用法】上为末，炼蜜丸，如梧桐子大，朱砂为衣。每服二十丸，白汤送下。

【主治】平补心气，安神镇惊，除膈间痰热等证。

8. 补真丸

【方源】《圣济总录》。

【组成】肉苁蓉（半斤，酒浸一宿，去皱皮，切，焙，为末） 菟丝子（酒浸一宿，净洗，焙，捣末）

【用法】右二味同捣匀，取生地黄汁二升，于银石器内慢火熬成膏，别取青竹沥一盏，时时洒膏内，候稠黏放冷，和前药为丸，如梧桐子大，空心温酒或盐汤下三十丸至五十丸，日中再服。

【主治】壮元气，益精髓，润髭鬓，久服无暴性。

9. 柴胡疏肝散（引《中医方剂大辞典》）

【方源】《证治准绳·类方》卷四引《统旨》。

【异名】柴胡疏肝散（《验方新编》卷五）、柴胡疏肝汤（《不知医必要》卷二）。

【组成】柴胡 陈皮（醋炒）各二钱 川芎 芍药 枳壳（麸炒）各一钱半 甘草（炙）五分 香附一钱半

【用法】上作一服。水二钟，煎八分，食前服。

【功用】《杂病证治新义》：疏肝理气。

【主治】因怒气郁而胁痛，寒热往来，痛而胀闷，不得俯仰，喜太息，脉弦。现用于神经官能症、中耳炎等。

①《准绳·类方》引《统旨》：胁痛。②《景岳全书》：胁肋疼痛，寒热往来。③《医钞类编》：肝实胁痛，不得转侧，喜太息。④《内科概要》：胁痛，因怒气郁者，痛而胀闷，不得俯仰，脉弦。

　　10. 辰砂宁志丸

　　【方源】《万病回春》。

　　【组成】辰砂（二两,用无灰酒三升,煮酒将尽,留二盏用之）　远志（去心）　石菖蒲（去毛）　酸枣仁（炒）　乳香（炙）　当归身（酒洗,各七钱）　人参（五分）　白伏神（去皮木,七钱）　白茯苓（去皮,七钱）。

　　【用法】共捣细末,用猪心一个研如泥,入前药末,并煮辰砂,酒搅匀,丸如绿豆大。每服六、七十丸,临卧以枣汤送下。

　　【主治】治劳神过度致伤心血,惊悸怔忡、梦寐不宁,若有人来捕捉,渐成心疾,甚至癫狂者。

　　11. 菖蒲益智丸

　　【方源】《三因极一病症方论》。

　　【组成】菖蒲（炒）　远志（去心,姜汁淹,炒）　人参　桔梗（炒）　牛膝（酒浸,各一两一分）　桂心（三分）　茯苓（一两三分）　附子（炮去皮脐,一两）。

　　【用法】上末,蜜丸,如梧子大。每服三十丸,温酒、米汤下,食前服。

　　【主治】治喜忘恍惚。破积聚,止痛,安神定志,聪明耳目。

　　12. 沉香降气汤（引《中医方剂大辞典》）

　　【方源】《太平惠民和剂局方》卷三（绍兴续添方）。

　　【组成】香附子（炒,去毛）四百两　沉香十八两半　缩砂仁四十八两　甘草一百二十两。

　　【用法】上为细末。每服一钱,加盐少许,凌旦雾露,空心沸汤点服。

　　【功用】①《太平惠民和剂局方》（绍兴续添方）:开胃消痰,散壅思食。②《丸散膏丹集成》:通顺气血。

　　【主治】肝气郁结,脾失健运,胸脘痞闷,心腹胀满,恶心呕吐,食欲不振;妇女月经不调,少腹胀痛。

　　①《太平惠民和剂局方》（绍兴续添方）:阴阳壅滞,气不升降,胸膈痞塞,心腹胀满,喘促短气,干哕烦满,咳嗽痰涎,口中无味,嗜卧减食;及胃痹留饮,噫醋闻酸,胁下支结。常觉妨闷;及中寒咳逆,脾湿洞泄,两胁虚鸣,脐下撮痛;及脚气,毒气上冲,心腹坚满,肢体浮肿。②《普济方》:小儿因乳母忧闷愁思虑,或有忿怒之气乳儿,随气而上,不能剋化而致气奶呕吐。③《医略六书》:气逆眩晕,脉沉涩者。

　　13. 淡竹茹汤

　　【方源】《三因极一病症方论》。

　　【组成】麦门冬（去心）　小麦（各二两半）　甘草（炙,一两）　人参　白茯苓（各一两半）　半夏（汤洗七次,二两）。

　　【用法】上为锉散。每服四大钱,水二盏,姜七片,枣三枚,淡竹茹一块如指大,煎七分,去滓,食前服。虚劳烦闷,尤宜服之。

　　【主治】治心虚烦闷,头疼短气,内热不解,心中闷乱;及妇人产后心虚惊悸,烦闷欲绝。

　　14. 丹参饮子

　　【方源】《古今医统大全》。

　　【组成】丹参　当归（酒洗）　白术（炒）　天门冬（去心）　麦门冬（去心,各一钱半）

贝母　陈皮　知母　甘草（各七分）　石菖蒲（一钱）　黄连（姜汁炒，五分）　五味子（九粒）。

【用法】上水盏半、姜一片，煎八分，不拘时温服。

【主治】治健忘。辛苦勤读之士宜服此。

一方：治健忘，以远志、菖蒲煎汤，常当茶吃。

15. 大七气汤

【方源】《三因极一病症方论》。

【组成】半夏（汤洗七次，五两）　白茯苓（四两）　厚朴（姜制炒，三两）　紫苏（二两）。

【用法】上锉散。每服四钱，水盏半，姜七片，煎七分，去滓，食前服。

【主治】治喜怒不节，忧思兼并，多生悲恐，或时振惊，致脏气不平，憎寒发热，心腹胀满，傍冲两胁，上塞咽喉，有如炙脔，吐咽不下，皆七气所生。

16. 读书丸

【方源】《古今医统大全》。

【组成】人参　远志　石菖蒲　菟丝子　生地黄　地骨皮　五味子　酸枣仁　当归　川芎（各等分）。

【用法】上为细末，炼蜜丸，梧桐子大。每服三十丸，空心枣汤下。

【主治】治健忘，能除百病，日记万言。

17. 大归神丹

【方源】《古今医统大全》。

【组成】人参　当归　酸枣仁　白茯苓　远志（姜汁炒，各一两）　龙齿（半两）　琥珀（半两）　金银箔（各二十片）。

【用法】上为细末，酒煮稀糊丸，如小豆大。每服二十丸，日用麦门冬汤下，夜以酸枣仁汤下。

【主治】治健忘。镇心安神。

18. 定志小丸

【方源】《杂病广要》。

【组成】菖蒲　远志（各二两）　茯苓　人参（各三两）。

【用法】上四味末之，蜜丸，饮服如梧子大七丸，日三。加茯神为茯神丸，散服亦佳。（《千金》）（按：此方本由《肘后》疗人心孔昏塞，多忘喜误，末服方寸匕。《翼方》名开心散，主好忘。）《外台》：《古今录验》一方，加茯神一两半，牛黄五铢，为六味，茯苓、远志、菖蒲各一两。（《圣济》亦名茯神丸。）《和剂》名定志丸，炼蜜和丸，以朱砂为衣。《圣济》治心热健忘，远志散，于本方加黄连为末，食后酒调方寸匕。《济生》远志丸，治因事有所大惊，梦寐不祥，登高陟险，神思不安，惊悸恐怯，于茯神丸加龙齿，辰砂为衣。《心法附余》加味定志丸，治痰迷心膈，惊悸征忡，于本方加琥珀、郁金。

【主治】主心气不定，五脏不足，甚者忧愁悲伤不乐，忽忽喜忘，朝瘥夕剧，暮瘥朝发，狂眩方。

19. 独活汤

【方源】《张氏医通》。

【组成】独活　羌活　柴胡（各一钱，一作前胡）　细辛（半钱）　茯苓　人参　五味子　半夏　沙参（各一钱五分）　枣仁（炒研，三钱）　甘草（炙，一钱二分）　生姜（三片）

乌梅肉（一个）。

【用法】水煎。食前热服。

【主治】治肝虚内风。卧则魂散不收。若惊悸状。

20. 二丹丸

【方源】《古今医统大全》。

【组成】丹砂 丹参 茯苓 远志 人参（各半两） 甘草 天门冬 麦门冬 熟地黄（各一两）。

【用法】上为细末，炼蜜丸，如梧桐子大。每服三十丸至五十丸，米汤下。

【主治】治健忘。安神，定志，和血。

21. 补胆防风汤

【方源】《张氏医通》。

【组成】防风（一钱） 人参（钱半） 细辛（五分） 甘草（炙） 茯神 独活 前胡 川芎（各八分） 生姜（三片） 红枣（二枚，擘）。

【用法】水煎，去滓热服。卧多惊魇遗溲者，本方加羌活、桂枝。胆寒者，去川芎、前胡，加熟枣仁、远志、肉桂、白术。有痰，加半夏、白术、天麻。

【主治】治胆虚风袭，惊悸不眠。

22. 分心气饮

【方源】《太平惠民和剂局方》。

【组成】木香（不见火） 桑白皮（炒，各半两） 丁香皮（一两） 大腹子（炮） 桔梗（去芦，炒） 人参（锉，各半两） 甘草（炙，一两）。

【用法】上㕮咀。每服二钱，水一盏，入生姜三片，枣子一个，擘破去核，及灯心十茎，煎至七分，去滓温服，不拘时候。又方见后。

【主治】治男子、妇人一切气不和，多因忧愁思虑，怒气伤神，或临食忧戚，或事不随意，使抑郁之气留滞不散，停于胸膈之间，不能流畅，致心胸痞闷，胁肋虚胀，噎塞不通，呕哕恶心，头目昏眩，四肢倦怠，面色萎黄，口苦舌干，饮食减少，日渐羸瘦，或因病之后，胸膈虚痞，不思饮食，并皆治之。

23. 分心气饮（引《中医方剂大辞典》）

【方源】《仁斋直指方》卷五。

【组成】紫苏茎叶三两，半夏（制）一两半，枳壳（制）一两半，青皮（去白）一两，陈橘红一两，大腹皮一两，桑白皮（炒）一两，木通（去节）一两，赤茯苓一两，南木香一两，槟榔一两，蓬莪术（煨）一两，麦门冬（去心）一两，桔梗一两，肉桂一两，香附一两，藿香一两，甘草（炙）一两三分。

【用法】上锉散，每服三钱，水一大盏，加生姜三片大枣两个，灯心十茎，煎七分，不拘时候服。

【功用】通利大小便。

【主治】主忧思郁怒，诸气痞满停滞。

24. 茯菟丸

【方源】《太平惠民和剂局方》。

【组成】菟丝子（五两） 白茯苓（三两） 石莲子（去壳，二两）。

【用法】上为细末，酒（一本用淮山药六两）煮糊为丸，如梧桐子大。每服三十丸。

【主治】治心气不足，思虑太过，肾经虚损，真阳不固，溺有余沥，小便白浊，梦寐频泄。

25. 茯苓补心汤

【方源】《太平惠民和剂局方》。

【组成】白茯苓　白茯神　麦门冬　生地黄　陈皮　半夏曲　当归（各一钱）　甘草（五分）。

【用法】上水、竹叶、灯心同煎服。

【主治】治思虑过多，心神愦乱，烦躁不寐。

26. 茯神散

【方源】《古今医统大全》。

【组成】茯神（二两）　远志　防风　细辛　白术　前胡　人参　桂心　甘菊花　熟地黄　枳壳（各二两）

【用法】上为细末。每服三钱，水盏半，姜三片，枣一枚，煎六分，温服。

【主治】治胆虚，目眩头痛，心神恐惧，不敢自卧。

27. 高枕无忧散

【方源】《寿世保元》。

【组成】人参（五钱）　软石膏（三钱）　陈皮　半夏（姜炒）　白茯苓（去皮）　枳实（麸炒）　竹茹　麦门冬（去心）　酸枣仁（炒）　甘草（各一钱五分）。

【用法】上锉一剂。龙眼五个，水煎服。

【主治】心胆虚弱，昼夜不眠，百方无效，服此如神。

28. 归脾汤

【方源】《杂病广要》。

【组成】白术　茯神（去木）　黄芪（去芦）　龙眼肉　酸枣仁（炒，去壳，各一两）　人参　木香（不见火，各半两）　甘草（炙，二钱半）

【用法】上㕮咀，每服四钱，水一盏半，生姜五片，枣子一枚，煎至七分，去滓温服，不拘时候。（《济生方》）

《内科摘要》治思虑伤脾，不能摄血，致血妄行，或健忘怔忡，惊悸盗汗，于本方加当归、远志。又加味归脾汤，于前方加柴胡、山栀。

【主治】治思虑过度，劳伤心脾，健忘怔忡。

29. 甘麦大枣汤

【方源】《古今医统大全》。

【组成】甘草（三两）　小麦（一升）　大枣（十枚）。

【用法】上三味，以水六升煮取三升。分三服，亦补脾气。

【主治】治脏躁善悲伤欲哭，象如神灵所作，数欠伸。

30. 琥珀多寐丸

【方源】《古今医统大全》。

【组成】真琥珀　真羚羊角（细镑）　人参　白茯神　远志（制）　甘草（各等分）。

【用法】上为细末，猪心血和蜜丸，如芡实子大，金箔为衣。每服一丸，灯心汤嚼下。

【主治】（《秘验》）治健忘恍惚，神虚不寐。

31. 琥珀定志丸

【方源】《万病回春》。

【组成】南星半斤(先将地作一坑,用炭火十八斤在坑内烧红,去炭净,好酒十余斤倾入在坑内,大瓦盆盖覆周遭,以炭火拥定,勿令泄气,次日取出,为末) 真琥珀(一两,皂角水洗去油) 大辰砂(二两,公猪心割开入内,用线缚住,悬胎煮酒二碗) 人乳(用姜汁制) 好拣参(三两) 白茯苓(三两,去皮) 白茯神(去皮木,三两) 石菖蒲(二两,猪胆汁炒) 远志(水泡去心,二两,猪胆汁煮过晒干,用姜汁制)。

【用法】上为极细末,炼蜜为丸,如梧桐子大。每夜卧时盐汤送下五、七十丸。

晒干人乳法 用人乳数碗,入瓦盆内,莫搅动,四围晒干刮一处,干则再刮,乳干以姜汁拌晒用。

【主治】专补心生血,定魄安魂,扶肝壮胆,管辖神魂,惊战虚弱,气乏痰并治。

32. 琥珀定志丸(引《中医方剂大辞典》)

【方源】《饲鹤亭集方》。

【组成】人参二两 琥珀五钱 麦冬(辰砂三钱拌)一两 冬术一两五钱 茯苓二两 远志八钱 菖蒲五钱 甘草八钱。

【用法】上炼蜜为丸。每服三钱,桂圆汤送下。

【功用】补益虚损。

【主治】思虑恐惧,神志不宁,疲倦善忘,寐中多梦,盗汗遗精。

33. 嘉禾散(引《中医方剂大辞典》)

【方源】(《太平惠民和剂局方》卷三)、谷神嘉禾散(《世医得效方》卷五)。

【组成】枇杷叶(去毛尽,涂姜汁炙,令香熟为度)、薏苡仁(微炒)、白茯苓(去皮)、人参(去芦)、缩砂仁(去皮),各一两;大腹子(微炒)、随风子(如无,楝实,诃子亦得)、杜仲(去皮,用姜汁与酒合和涂,炙令香熟微焦)、石斛(细,酒拌,微炒)、藿香叶、木香、沉香、陈皮(去白),各三分;谷蘖(微炒)、槟榔(炒)、丁香、五味子(微炒)、白豆蔻(微炒,去皮)、青皮(去瓤)、桑白皮(微炒),各半两;白术(炒)二两,神曲(微炒)、半夏(汤洗七遍,生姜一分,切作片子,与半夏同捣烂,作饼炙黄),各一分;甘草(炙)一两半。

【用法】上为末,每服二钱,水一盏,入生姜二片,肥枣三枚,同煎至七分,温服,不拘时候。如疗五噎,入干柿一枚同兼,十服见效;如疗膈气,吐逆羸困,入薤白三寸,枣五枚同煎,富人亦可服。

【功用】常服育神养气,和补脾胃,进美饮食。

【主治】治中满下虚,五噎五膈,脾胃不和,胸膈痞闷,胁肋胀满,心腹刺痛,不思饮食,或多痰逆,口苦舌酸,胸满短气,肢体怠惰,面色萎黄,如中焦虚痞,不任攻击,脏气虚寒,不受峻补,或因病气衰,食不复常,禀弱怯弱不能多食,尤宜服之。

34. 解怒补肝汤(引自《中医方剂大辞典》)

【方源】《辨证录》卷十。

【组成】白芍一两 当归五钱 泽泻一钱 柴胡一钱 荆芥一钱 甘草一钱 枳壳三分 丹皮三钱 天花粉二钱。

【用法】水煎服。

【主治】肝血少,少逢拂意之事,便觉怒气填胸,不能自遣,嗔恼不已。

35. 解郁开结汤（引自《中医方剂大辞典》）

【方源】《辨证录》卷四。

【组成】白芍一两 当归五钱 白芥子三钱 白术五钱 生枣仁三钱 甘草五分 神曲二钱 陈皮五分 薄荷一钱 丹皮三钱 玄参三钱 茯神二钱。

【用法】水煎服。

【功用】解郁开结。

【主治】郁病。思想结于心，中气郁而不舒，困卧终日，痴痴不语。

36. 解郁合欢汤（引自《中医方剂大辞典》）

【方源】《医醇賸义》卷二。

【组成】合欢花二钱 郁金二钱 沉香五分 当归二钱 白芍一钱 丹参二钱 柏仁二钱 山栀一钱五分 柴胡一钱 薄荷一钱 茯神二钱 红枣五枚 橘饼四钱。

【主治】郁火。所欲不遂，郁极火生，心烦意乱，身热而躁。

37. 交感丹（引自《抗衰老方剂词典》）

【方源】《寿亲养老新书》。

【组成】茯神四两 香附子一斤。

【用法】上药二味，捣末，蜜丸如弹子大。每服一丸，早晨细嚼，降气汤下。

【功用】疏肝理气，养心安神。

【主治】肝气郁结，心神不悦，意志不遂。

【按语】此方用香附疏肝理气，茯神养心安神，适用于老年人心情不悦，意志不遂，肝气郁结诸症。

降气汤用茯神一两，香附半两，炙甘草一两半，三药为末，每服二钱，煎沸点下前药。普济方交感丹用菟丝子、茯神。

【附录】《洪氏集验方》相关条文。

铁瓮申先生交感丹

世人中年精耗神衰，常言百事心灰，盖缘心血少，而火不能下降于肾，气惫而水不能上升至心，中焦隔绝，营卫不和；所苦者，上则心多惊悸，中则寒痞，饮食减少，下则虚冷遗泄，甚至于阴痿不兴，脏气滑泄。愚医徒知峻补下田，非独不能生水滋心，而建伪失真，立见衰悴，夭折之由，当自此始，悲夫。所处此方，广济迷流，然不可忽此药品。志心服之半年，渐屏去一切暖药，又不可持此而驰嗜欲，然后力习秘固溯流之术，其神效不可弹述。质之天地，切勿妄传。居易之祖通奉遗训云，予年五十一岁，遇铁瓮申先生，授此秘术，酷志行持。服食一年大补，平日所服暖药，一切屏尽，而饮食嗜好不减壮岁，此药力之功大矣。

今年八十五，享天然之寿，瞑目无憾，独此药传之，理当普示群生，同登道果，药后有汤与牙药，可同用之。

茯神（四两） 香附子（一斤，去毛，用新水浸一夕，炒令黄色）

上为末，炼蜜丸如弹子大。每服侵晨一丸，以后汤嚼下。

降气汤

茯神（二两） 香附子（半斤，炒浸如前） 甘草（一两半，炙黄）

上为末。每服二钱，沸汤点下。

牙药

香附子（五两）

上以生姜三两研,和滓汁浸香附子三夕,炒焦黑存性,为末,以青盐二钱,拌匀,揩牙。

38. 金箔镇心丸

【方源】《万病回春》。

【组成】朱砂　琥珀　天竺黄（各五钱）　胆星（一两）　牛黄　雄黄　珍珠（各二钱）　麝香。

【用法】心经有热,加炒黄连、当归、生地黄各二两,炙甘草五钱,人参一两,去雄黄、胆星、麝香。上为细末,炼蜜为丸,如皂角子大,金箔为衣。每服一丸,用薄荷汤送下。

【主治】治一切惊悸。

39. 健忘丹

【方源】《仁术便览》。

【组成】远志（去心,一两）　石菖蒲（去毛,一两）　黄连（姜炒,五钱）　归身（酒洗,二两）　枸杞（甘州,二两）　酸枣仁（炒,一两）　麦冬（去心,一两）　甘菊花（五钱）　生地黄（五钱）　人参（五钱）。

【用法】上炼蜜丸,朱砂三钱为衣。每五十丸茶下。

【主治】治心虚损,遇事多惊,作事健忘。读诵诗书健忘,犹可服。

40. 静神丹

【方源】《杂病源流犀烛》卷六。

【组成】酒当归　酒生地　姜远志　茯神各五钱　石菖蒲　黄连各二钱半　朱砂二钱　牛黄一钱　金箔十五片。

【用法】猪心血和丸,如黍米大,金箔为衣。每服五十丸,灯心汤送下。

【主治】忧思过度,令人惕然心跳动而不自安者。

41. 静心汤

【方源】《辨证录》卷八。

【组成】人参三钱　白术五钱　茯神五钱　炒枣仁　山药各一两　芡实一两　甘草五分　当归三钱　北五味十粒　麦冬五钱。

【用法】水煎服。二剂遗止,十剂用不再遗。

【功用】大补心气之虚。

【主治】男子用心过度,心虚,心动不宁,心火上炎,水火相隔,肾关大开,以致梦遗。其症口渴舌干,面红颧赤,眼闭即遗,一夜有数次者,疲倦困顿。

42. 静待汤

【方源】《石室秘录》卷一。

【组成】白芍　当归各三钱　茯苓五钱　柴胡五分　甘草一钱　白芥子一钱　丹皮二钱　枣仁一钱。

【用法】水煎服。

【主治】拂逆之症,火郁不得舒,躁急,不可一刻停留。

43. 静气汤

【方源】《石室秘录》卷一。

【组成】白术三钱　茯苓三钱　白芍三钱　陈皮五分　甘草五分　麦冬三钱　玄参三钱　天花粉一钱　苏子一钱。

【用法】水煎服。

【主治】心烦气动,肺燥胃干之证。

44. 加味茯苓汤

【方源】《古今医统大全》。

【组成】半夏曲　陈皮(各八分)　甘草(五分)　白茯苓　人参(各一钱)　益智仁　香附子(炒,各五分)。

【用法】上水盏半、姜三片、乌梅一个,煎八分,食远温服。

【主治】治伤脾涎滞,痰迷心窍,失事健忘。

45. 加味四七汤

【方源】《杂病广要》。

【组成】半夏(制,二两半)　白茯苓　厚朴(制,各一两半)　茯神　紫苏叶(各一两)　远志(姜汁蘸湿取肉焙)　甘草(炙,各半两)。

【用法】上锉,每服四钱,姜七片,石菖蒲半寸,枣二枚,煎服。(《直指》)

【主治】治心气郁滞,豁痰散惊。

46. 加味温胆汤

【方源】《万病回春》。

【组成】半夏(泡七次,三钱半)　竹茹　枳实(麸炒,各一钱半)　陈皮(二钱二分)　茯苓　甘草(各一钱一分)　酸枣仁(炒)　远志(去心)　五味子　人参　熟地黄(各一钱)。

【用法】上锉一剂。姜、枣煎服。

【主治】治病后虚烦不得卧及心胆虚怯,触事易惊,短气悸乏。

47. 加味定志丸

【方源】《寿世保元》。

【组成】人参(三两)　白茯神(去皮木,二两)　远志(甘草水泡,去心)　石菖蒲(各二两)　酸枣仁(炒,二两)　柏子仁(炒去壳,二两)。

【用法】上为细末。炼蜜为丸。如梧桐子大。朱砂、乳香为丸。每服五十丸。临卧枣汤送下。

【主治】治心气不足,恍惚多忘,或劳心胆冷,夜卧不睡,此药能安神定志。

48. 孔子大圣知枕中方

【方源】《备急千金要方》。

【组成】龟甲　龙骨　远志(去心)　石菖蒲(去毛)。

【用法】上四味等分为末。酒调方寸匕,日三服。

【主治】令人聪明。

人若多忘事,用远志、石菖蒲,每日煎汤服,心通万卷书。

49. 龙齿镇心丹

【方源】《太平惠民和剂局方》。

【组成】龙齿(水飞)　远志(去心,炒)　天门冬(去心)　熟地黄　山药(各六两,炒)　茯神　麦门冬(去心)　车前子(炒)　白茯苓　桂心　地骨皮　五味子(各五两)。

【用法】上为末，蜜丸如梧桐子大。每服三十丸至五十丸，空心温酒、米汤任下。

【主治】治心肾气不足，惊悸健忘，梦寐不安，遗精面少色，足胫酸疼。

60. 龙齿清魂散

【方源】《张氏医通》。

【组成】龙齿（醋） 远志（甘草汤泡。去骨） 人参 归身（各半两） 茯神 麦冬（去心） 桂心 甘草（炙，各三钱） 延胡索（一两） 细辛（钱半）。

【用法】为散。每服四五钱。姜三片，红枣一枚，水煎。日再服。此即平补正心丹去枣仁、柏仁、菖蒲、生地、山药、五味、朱砂，加延胡、细辛、甘草。

【主治】治心虚挟血，振悸不宁。产后败血冲心，笑哭如狂。

51. 妙香散

【方源】《太平惠民和剂局方》。

【主治】治男子、妇人心气不足，志意不定，惊悸恐怖，悲忧惨戚，虚烦少睡，喜怒不常，夜多盗汗，饮食无味，头目昏眩。常服补益气血，安神镇心。

【组成】麝香（别研，一钱） 木香（煨，二两半） 山药（姜汁炙） 茯神（去皮、木） 茯苓（去皮，不焙） 黄芪 远志（去心，炒，各一两） 人参 桔梗 甘草（炙，各半两） 辰砂（别研，三钱）。

【用法】上为细末。每服二钱，温酒调服，不拘时候。

52. 麦门冬散

【方源】《太平惠民和剂局方》。

【主治】治丈夫、妇人蕴积邪热，心胸烦闷，咽干口燥，睡卧不安；或大、小肠不利，并皆治之。

【组成】小草（去心） 黄连（去须） 升麻（去粗皮） 犀角屑 甘草（炙） 枳壳（去瓤，炒黄） 黄芩 大青（去根）各半两。

【用法】上为细末。每服三钱，水一盏，煎至七分，食后温服。

53. 牛黄清心丸

【方源】《太平惠民和剂局方》。

【组成】白芍药 麦门冬（去心） 黄芩 当归（去苗） 防风（去苗） 白术（各一两半） 柴胡 桔梗 芎䓖 白茯苓（去皮） 杏仁（去皮尖双仁，麸炒黄，别研）一两二钱半 神曲（各一两） 蒲黄（炒）人参（去芦）二两半 羚羊角（末） 麝香（研） 龙脑（研）各一两 肉桂（去粗皮） 大豆黄卷（碎，炒） 阿胶（碎，炒）各一两七钱半 白蔹 干姜（炮）七钱半 牛黄（研）一两二钱 犀角（末）二两 雄黄（研，飞）八钱 干山药七两 甘草（锉，炒）五两 金箔一千二百箔（四百箔为衣） 大枣一百枚（蒸熟，去皮核，研成膏）。

【用法】上除枣、杏仁、金箔、二角末及牛黄、麝香、雄黄、龙脑四味外，为细末，入余药和匀，用炼蜜与枣膏为丸，每两作一十丸，用金箔为衣。每服一丸，温水化下，食后服之。小儿惊痫，即酌度多少，以竹叶汤温温化下。

【主治】诸风缓纵不随，语言蹇涩，心怔健忘，恍惚去来，头目眩冒，胸中烦郁，痰涎壅塞，精神昏愦。又治心气不足，神志不定，惊恐怕怖，悲忧惨戚，虚烦少睡，喜怒无时，或发狂颠，神情昏乱。小儿五痫天吊，急慢惊风，潮热搐搦，头目仰视，或发痘疹，郁结不出，惊过昏迷,一切怪病。

54. 宁志膏

【方源】《太平惠民和剂局方》。

【组成】酸枣仁(微炒,去皮) 人参(各一两) 辰砂(研细水飞,半两) 乳香(以乳钵坐水盆中研,一分)

【用法】上四味研和停,炼蜜丸,如弹子大。每服一粒,温酒化下,枣汤亦得,空心临卧服。

【主治】治心脏亏虚,神志不守,恐怖惊惕,常多恍惚,易于健忘,睡卧不宁,梦涉危险,一切心疾,并皆治之。

55. 宁志丸

【方源】《古今医统大全》。

【主治】治惊悸。

【组成】人参 茯苓 茯神 柏子仁 琥珀 当归 酸枣仁(酒浸,去壳) 石菖蒲 远志(酒浸,去心,各五钱) 乳香 朱砂(各二钱)。

【用法】上为细末,炼蜜丸,梧桐子大。每服三十丸,食后枣汤下。

56. 平补镇心丹

【方源】《太平惠民和剂局方》。

【组成】酸枣仁二钱半(去皮,隔纸炒) 车前子(去土,碾破) 白茯苓(去皮) 五味子(去枝、梗) 肉桂(去粗皮,不见火) 麦门冬(去心) 茯神(去皮)各一钱半 天门冬(去心) 龙齿 熟地黄(洗,酒蒸) 山药(姜汁制)各一两半 人参一两(去芦) 朱砂一两(细研为衣) 远志(去心) 甘草(炙)各一两半。

【用法】上为末,炼蜜丸,如梧桐子大。每服三十丸,空心,饭饮下,温酒亦得,加至五十丸。

【主治】治丈夫、妇人心气不足,志意不定,神情恍惚,夜多异梦,怔悸烦郁,及血少气多,四肢倦怠,足胫酸疼,睡卧不隐,梦寐遗精,时有白浊,渐至羸瘦。

常服益精髓,养气血,悦色驻颜。

翰林刘活庵云:平补镇心丹方有二,此方有五味子、白茯苓、车前子、肉桂、人参、酸枣仁,非惟可以治心气不足,而白浊消渴尤为切要之药。《局方》无此六味,却有生地黄、苦梗、柏子仁、石菖蒲、当归,只宜治心气不足,肾气伤败,血少气多耳。

57. 平惊通圣散

【方源】《杂病广要》。

【组成】当归 人参 黄连 茯神 远志 甘草(炙,各三钱) 石菖蒲 朱砂(另研,各二钱)。

【用法】上为细末,竹叶煎汤调二钱,食后临卧服。(《医统》)《百代医宗》怔忡汤,于本方去人参、远志、石菖蒲,加川芎、白芍、熟地黄、生地黄煎服。《尊生书》静神丹,治忧思过度,惕然心跳,于本方去人参、甘草,加生地、牛黄,丸黍米大,金箔为衣,灯心汤下五十丸。

【主治】治一切惊悸怔忡健忘等证。

58. 气奔汤

【方源】《千金翼方》。

【组成】厚朴（炙）　当归　细辛　芍药　桔梗　石膏（碎）　桂心（各三两）　大黄（五两）　干地黄（四两）　干姜　泽泻　黄芩　甘草（炙，各五两）。

【用法】上一十三味，㕮咀，以水一斗，煮取三升，分温三服，服三剂，佳。（《千金》有吴茱萸，无大黄。）

【主治】主妇人奔豚气，积劳，脏气不足，胸中烦躁，关元以下如怀五千钱状方。

59. 气郁汤

【方源】《证治准绳》。

【组成】香附（童便浸一宿，焙干，杵去毛，为粗末，三钱）　苍术　橘红　制半夏（各一钱半）　贝母（去心）　白茯苓　抚芎　紫苏叶（自汗则用子）　山栀仁（炒，各一钱）　甘草　木香　槟榔（各五分）　生姜五片煎。

【用法】如胸胁作痛，此有血滞也，宜参血郁汤治之。

【主治】治因求谋不遂，或横逆之来，或贫窘所迫，或暴怒所伤，或悲哀所致，或思念太过，皆为气郁，其状胸满胁痛，脉沉而涩者是也。

60. 七气汤

【方源】《三因极一病症方论》。

【组成】半夏（汤洗去滑，五两）　人参　桂心　甘草（炙，各一两）。

【用法】上锉散。每服四钱，水盏半，姜七片，枣一枚，煎七分，去滓，食前服。

【主治】治脏腑神气不守正位，为喜怒忧思悲恐惊忤郁不行，遂聚涎饮，结积坚牢，有如坏块，心腹绞痛，不能饮食，时发时止，发则欲死。

61. 清心饮

【方源】《血证论》卷八。

【组成】当归三钱　生地三钱　白芍二钱　莲心三钱　连翘心一钱　茯神二钱　枣仁三钱　草节一钱　麦冬三钱　川贝母一钱　竹叶心一钱　龙骨三钱。

【功用】清补。

【主治】心血虚，有痰火，不卧寐。

62.《圣惠》人参远志丸

【方源】《古今医统大全》。

【组成】人参　远志　白茯苓　天门冬　黄芪　酸枣仁　石菖蒲　桔梗（各一两）　丹砂（半两）　官桂（二钱）。

【用法】上为末，炼蜜丸，绿豆大。每服二十丸至三十丸，米汤下。

【主治】治神思不定，健忘惊悸。

63.《本事》人参散

【方源】《古今医统大全》。

【组成】人参　枳壳　五味子　桂心（各三钱）　柏子仁　熟地黄（各一两）　甘菊花　枸杞子（各二钱）　茯神　山茱萸肉（各半两）。

【用法】上为细末，温酒调服二钱。

【主治】治胆虚，常多畏恐，不能独居，如人将捕，头目不利。

64. 四物安神汤

【方源】《万病回春》。

【组成】当归（酒洗） 白芍（酒炒） 生地黄（酒洗） 熟地黄 人参（去芦） 白术（去芦） 茯神（去皮木） 酸枣仁（炒） 黄连（姜炒） 栀子（炒） 麦门冬（去心） 竹茹（各七分） 辰砂（研末，临服调入，五分） 乌梅（一个）。

【用法】上锉一剂。枣二枚，炒米一撮，水煎，食远服。

【主治】治心中无血养，故作怔忡。兼服辰砂安神丸。

心若时跳时止者，是痰因火动也。二陈汤治痰因火动作怔忡（方见痰症）。根据本方加枳实、麦冬、竹茹、炒黄连、炒山栀、人参、白术、当归、辰砂、乌梅、竹沥、姜三片、枣一枚，水煎，用辰砂末调服。心慌神乱者，血虚火动也。

65. 三神散

【方源】《古今医统大全》。

【组成】白茯神 远志（制） 石菖蒲（去毛）各三两。

【用法】上为细末。每服四钱，食后空心各一服，水一盏，煎八分，和渣服。十日后则不忘，久久服之，能日记千言。

【主治】治健忘不记事者。

66. 遂情汤

【方源】《辨证录》卷八。

【组成】香附三分 白芍一两 荆芥五分 麦冬三钱 茯神三钱 白术三钱 生枣仁三钱 人参五分 神曲三分 甘草一分 柴胡五分 白芥子五分。

【用法】水煎服。十剂肝气开，又十剂心气开，又十剂脾胃之气大开矣。

【主治】主治思结于心中，魂驰于梦寐，渐而茶饭懒吞，语言无绪，悠悠忽忽，终日思眠，面色憔悴，精神沮丧，因而畏寒畏热，骨中似疼非疼，腹内如馁非馁，乃相思之恶症。

67. 四七汤

【方源】《太平惠民和剂局方》。

【组成】半夏（五两） 茯苓（四两） 紫苏叶（二两） 厚朴（三两）。

【用法】上㕮咀。每服四钱，水一盏半，生姜七片，枣一个，煎至六分，去滓，热服，不拘时候。若因思虑过度，阴阳不分，清浊相干，小便白浊，用此药下青州白丸子，最为切当。妇人恶阻，尤宜服之。一名厚朴半夏汤，一名大七气汤。《局方》有七气汤，用半夏五两，人参、官桂、甘草各一两，生姜煎服，大治七气，并心腹绞痛。然药味太甜，恐未必能止疼顺气。一方治七情所伤，中脘不快，气不升降，腹胁胀满，用香附子炒半斤，橘红六两，甘草一两，煎服，尤妙。好事者谓其耗气，则不然。盖有是病，服是药也。

【主治】治喜、怒、悲、思、忧、恐、惊之气，结成痰涎，状如破絮，或如梅核，在咽喉之间，咯不出，咽不下，此七气所为也。或中脘痞满，气不舒快，或痰涎壅盛，上气喘急，或因痰饮中结，呕逆恶心，并宜服之。（出《易简方》）

68. 十四味建中汤

【方源】《太平惠民和剂局方》。

【组成】当归（去芦，酒浸，焙干） 白芍药（锉） 白术（锉，洗） 甘草（炙） 人参（去芦） 麦门冬（去心） 川芎（洗净） 肉桂（去粗皮） 附子（炮，去皮、脐） 肉苁蓉（酒浸一宿） 半夏（汤洗七次） 黄芪（炙） 茯苓（去皮） 熟地黄（洗去土，酒蒸一宿，焙干）各等分

【用法】上咬咀,为粗散。每服三钱,水一盏半,生姜三片,枣子一枚,煎至一盏,去滓,食前温服。

【主治】治荣卫不足,腑脏俱伤,积劳虚损,形体羸瘠,短气嗜卧,寒热头痛,痰沫,手足多冷,面白脱色,小腹拘急,百节尽疼,夜卧汗多,梦寐惊悸,频数,失血虚极,心忪面黑,脾肾久虚,饮食失亏。

69. 十香返生丹

【方源】《春脚集》。

【组成】公丁香 木香 沉香 藿香 苏合香 降香 香附 诃子肉 僵蚕 天麻 郁金 瓜蒌仁 礞石 莲子心 檀香 朱砂 琥珀各二两 牛黄 安息香 麝香各一两 甘草四两 冰片五钱 金箔三百张

【用法】为细末,甘草膏兑白蜜为丸,金箔为衣,每丸重一钱,每服二丸。

【主治】治……或诸风狂死,如见鬼神,自言自语,或登高者,姜汤送下;……七情所伤而死者,灯心煎汤化下;夜寐怔忡,神魂游荡,重复又卧,醒后不知人事者,灯心、赤金煎汤送下……。

70. 十四友丸

【方源】《太平惠民和剂局方》。

【组成】熟地黄 白茯苓 白茯神(去木) 人参 酸枣仁(炒) 柏子仁(别研) 紫石英(别研) 肉桂 阿胶(蛤粉炒) 当归 黄芪 远志(汤浸,去心,酒洒蒸)各一两 辰砂(别研)一分 龙齿(别研)二两

【用法】上为末,同别研四味,炼蜜为丸,如梧桐子大。每服三十丸,食后枣汤下。

【主治】补心肾虚,怔忪昏愦,神志不宁,睡卧不安。故《经》曰:"脏有所伤,情有所倚,人不能知其病,则卧不安。"

71. 十味温胆汤(引《中医方剂大辞典》)

【方源】首载于《世医得效方》,明代《证治准绳·类方》收录。

【组成】半夏(汤泡) 枳实(麸炒) 陈皮(去白)各二钱 白茯苓(去皮)一钱半 酸枣仁(炒) 远志(去心,甘草汁煮) 五味子 熟地黄(酒洗,焙) 人参(去芦)各一钱 粉草(炙)半钱

【用法】水二盏,生姜五片,红枣一枚,煎一盏,不时服。

【功用】益气养血,化痰宁心。

【主治】心虚胆怯,痰浊内扰证。触事易惊,惊悸不眠,夜多噩梦,短气自汗,耳鸣目眩,四肢浮肿,饮食无味,胸中烦闷,坐卧不安,舌淡苔腻,脉沉缓。

72. 深师龙骨汤

【方源】《外台秘要》。

【组成】龙骨 茯苓 桂心 远志(去心)各一两 麦冬(去心)二两 牡蛎(熬) 甘草(炙)各三两 生姜四两

【用法】上八味咬咀,以水七升,煮取二升,分为二服。(《外台》)(按:此桂枝加龙骨牡蛎汤变方。)《圣惠》治产后脏气虚,心神惊悸,龙齿散,于本方去龙骨、茯苓,加龙齿、茯神、人参、熟干地黄、当归、芍药。(《杂病广要》)

【主治】疗宿惊失志,忽忽喜忘,悲伤不乐,阳气不起方。

73. 深师五邪丸

【方源】《外台秘要》。

【主治】疗心惊恐梦寤愁忧,烦躁不乐,心神错乱,邪气经入五脏,往来烦闷,悲哀啼气。

【组成】芎䓖 龙角(无角用齿) 茯苓 紫石英(研) 防风 厚朴(炙) 铁精(研) 甘草(炙)各四分 远志(去心)六分 丹参 大黄 栀子仁 桂心 细辛 菖蒲 椒(汗去目) 人参 干姜 附子(炮) 吴茱萸各五分 芥子三分 禹余粮(研)七分

【用法】上二十二味捣下筛,和以蜜丸如梧子大,未食,服二十丸,夜服十丸,枣汤下,不知增之,忌海藻菘菜生葱生菜猪羊肉饧等物。

74. 深师人参汤

【方源】《外台秘要》。

【主治】疗忽忽善忘,小便赤黄,喜梦见死人,或梦居水中,惊恐惕惕如怖,目视眈眈,不欲闻人声,饮食不得味,神情恍惚,不安定志,养魂方。

【组成】人参 甘草(炙)各二两 半夏(洗)一两 龙骨六两 远志八两 麦门冬(洗,去心)一升 干地黄四两 大枣(擘)五十枚 小麦一升 阿胶(炙)三两 胶饴八两 石膏(碎,绵裹)四两

【用法】上十二味切,以水三斗,煮小麦令熟,去麦纳药,煮取七升,去滓,纳胶饴令烊,一服一升,日三夜一,安卧当小汗弥佳,忌海藻、菘菜、羊肉、芜荑。

75. 寿星丸

【方源】《古今医统大全》。

【组成】天南星(每个打作三、四块,先以炭火二十斤烧地坑通红,取出火,以酒五升倾坑内,候酒尽,下南星于内,以盆覆之,勿令走气,次日取出南星,研末)一斤 朱砂(另研)三两 琥珀(另研)一两

【用法】上末和匀,姜汁打糊丸,小豆大。每服三十丸,人参汤下。

【主治】治痰迷心窍,健忘惊悸。

76. 舒结汤

【方源】《辨证录》卷三。

【组成】柴胡二钱 荆芥二钱 白芍一两 甘草一钱 半夏一钱 独活一钱 枣仁四钱 麦冬五钱。

【用法】水煎服。一剂目瞑而卧。

【主治】肝胆气结,惊悸之后,目张不能瞑。

77. 酸枣仁汤

【方源】《万病回春》。

【组成】酸枣仁(和皮微炒) 人参(去芦) 白茯苓(去皮)各等分

【用法】上锉一剂。水煎,如不要睡,即热服;如要睡,即冷服。

【主治】治多睡及不睡。

胆虚不眠,寒也,用酸枣仁(炒),为末,竹叶煎汤调服。胆实多睡,热也。用酸枣仁(生)为末,茶、姜汁调服。

一小儿十五岁,因用心太过,少寐惊悸、怔忡恶寒。先用补中益气汤、茯苓、酸枣、远

志,恶寒渐止;又用加味归脾汤,惊悸少安;又用养心汤而痊。

78. 酸枣茯神汤(引《中医方剂大辞典》)

【方源】《杏苑》卷七

【组成】茯神 柏子仁 酸枣仁 熟地黄各一钱五分 桂心三分 人参一钱五分 五味子八分 白芍药六分 甘草(炙)四分 生姜三片

【用法】上㕮咀。用水煎取八分,临卧热服。

【主治】胆气虚怯,头痛目眩,心神恐畏,遇事多惊。

79. 铁粉牛黄丸(引)

【方源】《杂病广要》。

【组成】铁粉(再研水飞过焙干)二两 辰砂(别研水飞过极细焙干)一两 天竹黄(别研极细)一分 牛黄(细研,治急风加至一两)半两 铅白霜(别细研)一分

【用法】上五味,煎糯米粥饭和为丸,如绿豆大,每服十五丸,人参汤下,日再服,糯米饮下亦得。

【主治】主心经留热,安精神,化风痰,止心下松悸。

80. 天王补心丹

【方源】《校注妇人良方》。

【组成】人参(去芦)五钱 茯苓五钱 玄参五钱 丹参五钱 桔梗五钱 远志五钱 当归(酒浸)一两 五味一两 麦门冬(去心)一两 天门冬一两 柏子仁一两 酸枣仁(炒)一两 生地黄四两。

【用法】《万病回春》方后注:一方有熟地黄、百部、牛膝、杜仲、茯神、甘草各等分,金箔为衣,炼蜜为丸,如弹子大。临卧服一丸,细嚼,灯心、红枣煎汤送下。无麦冬、黄连、生地黄。

【主治】宁心保神,益血固精,壮力强志,令人不忘;清三焦,化痰涎,祛烦热,除惊悸,疗咽干,育养心神。

《古今医统大全》方后注:《道藏》天王补心丹,治心肾两虚,水火不济,致夜不寐,心悸口干,烦躁不定。此治本之要药也。

81. 温胆汤

【方源】《杂病广要》。

【组成】半夏(汤洗七次) 竹茹 枳实(麸炒,去瓤)各二两 橘红(去白)三两 甘草(炙)一两 白茯苓一两半

【用法】上为锉散,每服四大钱,水一盏半,姜五片,枣一个,煎七分,去滓食前服。(《三因》)《得效》十味温胆汤(主治同),于本方加酸枣仁、远志、北五味子、熟地黄、条参。(《金匮翼》去五味子。)《经验秘方》温胆汤,定心志,于本方去竹茹,加远志、酸枣仁。(宜与《伤寒·惊悸》相参。)

【主治】治心胆虚怯,触事易惊,或梦寐不祥,或异象惑,遂致心惊胆慑,气郁生涎,涎与气搏,变生诸证,或短气悸乏,或复自汗,四肢浮肿,饮食无味,心虚烦闷,坐卧不安。

82. 温胆汤(引)

【方源】《万病回春》。

【组成】人参 白术(去芦) 茯神(去皮木) 当归(酒洗) 生地黄(酒洗) 酸枣仁(炒) 麦门冬 半夏(姜汁炒) 枳实(麸炒) 黄连(酒炒) 竹茹 山栀(炒)各等分

甘草三分　辰砂(临服研末,调入)五分

【用法】上锉一剂。姜一片,枣一枚,乌梅一个,竹沥调辰砂末服。

【主治】治痰火而惊惕不眠。

83. 泻肝汤(引自《中医方剂大辞典》)

【方源】《三因》卷八。

【组成】前胡(去苗)　柴胡　秦皮(去粗皮)　细辛(去苗)　栀子仁　黄芩　升麻　蕤仁　决明子各等分

【用法】上锉散。每服四钱,水二盏,加苦竹叶、车前叶各五片,煎至盏半,纳药再煎至八分,去滓,入芒消一钱匕,煎溶,不拘时候服。

【主治】肝实热,阳气伏邪,胁痛,忿忿悲怒,发热喘逆,满闷,目痛,视物不明,狂悸,非意而言,乍宽乍急,所作反常。

84. 香附甘草散(引自《医部全录》)

【方源】丹溪方。

【组成】香附米六两　甘草一两

【用法】上为细末。每服二钱,白汤调下,立消。

【主治】治怒气。(附:《医方类聚》引此方治疗"胸烦痞闷"。又称香附六一散)

85. 逍遥散

【方源】《太平惠民和剂局方》。

【组成】甘草(微炙赤)半两　当归(去苗,锉,微炒)　茯苓(去皮,白者)　芍药(白)　白术　柴胡(去苗)各一两

【用法】上为粗末。每服二钱,水一大盏,烧生姜一块切破,薄荷少许,同煎至七分,去渣,热服不拘时候。

【主治】治血虚劳倦,五心烦热,肢体疼痛,头目昏重,心忪颊赤,口燥咽干,发热盗嗜卧,及血热相搏,月水不调,脐腹胀痛,寒热如疟。又疗室女血弱阴虚,荣卫不和,痰嗽潮热,肌体羸瘦,渐成骨蒸。

86. 小定志丸

【方源】《三因极一病证方论》。

【组成】菖蒲(炒)　远志(去心,姜汁淹)各二两　茯苓　茯神　人参各三两　辰砂(为衣)

【用法】上为末,蜜丸,如梧子大。每服五十丸,米汤下。一方,去茯神,名开心散,饮服二钱匕,不以时。

【主治】治心气不定,五脏不足,甚者忧忧愁愁不乐,忽忽喜忘,朝瘥暮剧,暮瘥朝发;及因事有所大惊,梦寐不祥,登高涉险,致神魂不安,惊悸恐怯。

87. 血府逐瘀汤

【方源】《医林改错》。

【组成】当归三钱　生地三钱　桃仁四钱　红花三钱　枳壳二钱　赤芍二钱　柴胡一钱　甘草二钱　桔梗一钱半　川芎一钱半　牛膝三钱。

【用法】水煎服。

【主治】主治头痛,胸痛,胸不任物,胸任重物,天亮出汗,食自胸右下,心里热(名曰灯

笼病),瞀闷,急躁,夜睡梦多,呃逆,饮水即呛,不眠,小儿夜啼,心跳心忙,夜不安,俗言肝气病,干呕,晚发一阵热。

88. 养血清火汤

【方源】《万病回春》。

【组成】当归　川芎七分　白芍(酒炒)　生地黄(酒洗)　黄连(酒炒)各一钱　片芩(去朽)八分　栀子(炒)八分　酸枣仁(炒)　麦门冬(去心)各一两　远志(去心)辰砂(五分,另研调服)　甘草(三分)

【用法】上锉一剂。生姜三片,水煎,温服。

【主治】治心慌神乱、烦躁不宁。

89. 养心汤

【方源】《寿世保元》。

【组成】人参　麦门冬(去心)　黄连(微炒)　白茯苓(去皮)　白茯神(去木)　当归(酒洗)　白芍(酒炒)　远志(去心)　陈皮　柏子仁　酸枣仁　甘草各等分

【用法】上锉。莲肉五个,去心。水煎。温服。

【主治】劳心,痰多少睡,心神不定。

90. 养心汤(引)

【方源】《古今医统大全》。

【组成】当归身　生地黄　熟地黄　茯神各一钱　人参　麦门冬各钱半　五味子十五粒　柏子仁　酸枣仁各八分　甘草(炙)四分

【用法】水盏半,加灯心、莲子,煎八分,食远服。

【主治】治体质素弱或兼病后思虑过多,而不寐者。

91. 养神丸

【方源】《圣济总录》。

【组成】远志(去心)　麦门冬(去心焙)　菖蒲　熟干地黄(焙)　山芋　人参　茯神(去木)各一两　甘草(炙)半两　白术三分

【用法】上九味捣罗为末,炼蜜和,再捣下三二百杵,丸如梧桐子大,每服三十丸,食后米饮下。

【主治】治心气不定,惊悸多忘。

92. 预知子丸

【方源】《太平惠民和剂局方》。

【组成】枸杞子(净)　白茯苓(去皮)　黄精(蒸熟)　朱砂(研,水飞)　预知子(去皮)　石菖蒲　茯神(去木)　人参(去芦)　柏子仁　地骨皮(去土)　远志(去心)　山药各等分

【用法】上件一十二味,捣,罗为细末,炼蜜丸,如龙眼核大,更以朱砂为衣。每服一丸,细嚼,人参汤送下,不拘时候。(绍兴续添方)

【主治】治心气不足,志意不定,神情恍惚,语言错妄,忪悸烦郁,愁忧惨戚,喜怒多恐,健忘少睡,夜多异梦,寤即惊魇,或发狂眩,暴不知人,并宜服之。

93. 益荣汤(引自)

【方源】《古今医统大全》。

【组成】当归　茯神　人参　黄芪各一钱　芍药　紫石英　酸枣仁　柏子仁各五分　小草　木香　甘草各三分

【用法】上水盏半、姜三片、枣一枚,煎八分服。

【主治】治思虑过度,心血耗伤,怔忡恍惚,此汤主之。

94. 远志丸

【方源】《三因极一病证方论》。

【组成】远志(去心炒)　山药(炒)　熟地黄　天门冬(去心)　龙齿(水飞)各六两　麦门冬(去心)　五味子　车前子(炒)　白茯苓　茯神(去木)　地骨皮　桂心各五两

【用法】上为末,蜜丸,梧子大。每服三十九至五十丸,空心温服,酒、米汤任下。

【主治】治心肾气不足,惊悸健忘,梦寐不安,遗精,面少色,足胫酸疼。

95. 越鞠丸(引自《中医方剂大辞典》)

【方源】《丹溪心法》卷三。

【组成】苍术　香附　抚芎　神曲　山栀各等分

【用法】上为末,水泛为丸,如绿豆大。

【功用】解诸郁。

【主治】六郁。

【附录】《医方集解》:此手足太阴手少阳药也,吴鹤皋曰,越鞠者,发越鞠郁之谓也,香附开气郁,苍术燥湿郁,抚芎调血郁,栀子解火郁,神曲消食郁,陈来章曰,皆理气也,气畅而郁舒矣。《删补名医方论》曰:夫人以气为本,气和则上下不失其度,营运不停其机,病从何生?若饮食不节,寒温不适,喜怒无常,忧思无度,使冲和之气升降失常,以致胃郁不思饮食,脾郁不消水谷,气郁胸腹胀满,血郁胸膈刺痛,湿郁痰饮,火郁为热,及呕吐恶心,吞酸吐酸,嘈杂嗳气,百病丛生。故用香附以开气郁,苍术以除湿郁,抚芎以行血郁,山栀以清火郁,神曲以消食郁。此朱震亨因五郁之法,而变通者也。五药相须,共收五郁之效。然当问何郁病甚,盒饭以何药为主?至若气虚加人参,气痛加木香,郁甚加郁金,懒食加谷糵,胀加厚朴,痞加枳实,呕痰加姜、夏,火盛加萸、连,则又存乎临证者之详审也。

96. 益气安神汤

【方源】《万病回春》。

【组成】当归一钱二分　茯神(去皮木)二钱一分　黄连八分　麦门冬(去心)　酸枣仁(炒)　远志(去心)　人参　黄芪(蜜炙)　胆星　淡竹叶各一钱　小草六分　生地黄一钱

【用法】上锉一剂。生姜一片,枣一枚,水煎服。

【主治】治七情六淫相感而心虚,夜多梦寐,睡卧不宁,恍惚惊怖痰痪。

97. 镇心汤(引《古今医鉴》)

【方源】云林验方。

【组成】当归一钱二分　川芎七分　生地黄八分　片芩八分　黄连六分　栀子仁(炒)七分　酸枣仁(炒)一钱　远志(制)一钱　麦门冬(去心)一钱　白芍八分

【用法】上锉一剂。生姜煎服。

【主治】治心慌立应。(《济世全书》作清火安神汤,治惊悸怔忡,心神慌乱。)

98. 珍珠母丸

【方源】《张氏医通》。

【组成】珍珠母(即石决明,七孔者良,赤醋淬)七钱五分 龙齿(赤醋淬,水飞) 沉香(另研,勿见火)各五钱 人参 茯苓 枣仁(炒) 柏子仁 犀角(镑)各一两 当归身 熟地黄各一两 朱砂(另研,水飞)五钱

【用法】上为细末,炼白蜜丸,梧子大,朱砂为衣,每服五七十丸,临卧薄荷汤送下。

【主治】治肝虚不能藏魂。惊悸不寐。

99. 真珠丸(引)

【方源】《普济本事方》。

【组成】真珠母(未钻真珠也,研如粉,同碾)三分 当归(洗,去芦,薄切,焙干后秤) 熟干地黄(酒洒,九蒸九曝,焙干)各一两半 人参(去芦) 酸枣仁(微炒,去皮研) 柏子仁(研)各一两 犀角(镑为细末) 茯神(去木) 沉香 龙齿各半两

【用法】右为细末,炼蜜为丸,如梧子大,辰砂为衣。每服四、五十丸,金银、薄荷汤下,日午、夜卧服。

【主治】治肝经因虚,内受风邪,卧则魂散不宁,状若惊悸。

100. 朱砂安神丸

【方源】《兰室秘藏》安神丸。

【组成】朱砂半两 黄连六钱 炙甘草五钱半 生地黄二钱半 当归二钱半

【用法】上四味为细末,另研朱砂,水飞如尘,阴干,为衣,汤浸蒸饼为丸,如黍米大,每服十五丸,津唾咽之,食后服。

【主治】治心神烦乱怔忡,兀兀欲吐,胸中气乱而热,有似懊侬之状。皆膈上血中伏火,蒸蒸然不安,宜用权衡法,以镇阴火之浮越,以养上焦之元气。

101. 朱雀丸(引)

【方源】《杂病广要》。

【组成】茯神(去皮)二两 沉香半两

【用法】上为细末,炼蜜丸如小豆大,每服三十丸,食后人参汤下甚妙。(《选奇后集正传》引河间,朱砂半两研为衣。此方余家常用,加朱砂为散,甚效。)《粹言》茯苓定志丸,治恐伤肾,神志不宁,于本方加茯苓、人参、朱砂,面糊丸,白汤下。

【主治】治心神不定,恍惚不乐,火不下降,时有振跳,消ющ养火全心气,朱雀丸。

【附录】《丹溪心法》:心病,怔忡不止。《医灯续焰》:心肾不交,心神不定,事多健忘。《医方考》:因惊而得者,名曰惊气怔忡。《内经》曰:惊则气乱。宜其怔怔忡忡,如物之扑也。是方也,茯神之甘平,可以宁心;沉香之坚实,可使下气,气下则怔忡瘳矣。

102. 朱砂消痰饮(引自)

【方源】《古今医统大全》。

【组成】牛胆南星半两 朱砂(另研)减半 麝香(另研)二分

【用法】上为末,临卧姜汁汤调服一钱。

【主治】治心气痰迷心窍,惊悸。

103. 秫米半夏汤(引自《杂病广要》)

【方源】《灵枢经》中有此方,世医鲜用之。

【组成】秫米(一升) 半夏(五合)

【用法】千里长流水一斗,扬之万遍,取清者五升,煮秫米数沸,炊以苇薪,令竭至一升

半,去秫米、半夏,取汁饮之。每服一小杯,日三服。其新病者,覆杯即卧,汗之即已;久病者,三日三饮而已也。

【主治】久病不寐者,神效。

104. 治健忘方

【方源】《杂病广要》。

【组成】天门冬　远志　茯苓　干地黄各等分

【用法】上四味末之,蜜丸,酒服二十丸,如梧子,日三服,加至三十丸,常服之勿绝。(《千金》)《圣惠》补心虚,治健忘,茯神散,于本方加人参、龙骨、菖蒲,粗罗为散,入枣三枚,水煎。

【主治】健忘。

105. 治老人不寐丸

【方源】《外科传薪集》。

【组成】六味地黄丸(一料)　加麦冬(四两)　黄连(三钱)　炒枣仁(五两)　肉桂(五两)　当归(三两)　甘菊花(三两,要家种者)　白芥子(三两)

【用法】共为细末,蜜丸。每日白滚水送下五钱,服后用饭,此丸老人可服至百岁云。

【主治】治老人不寐。

106. 状元丸

【方源】《万病回春》。

【组成】人参二钱　白茯神(去皮木)　当归(酒洗)　酸枣仁(炒)各三钱　麦门冬(去心)　远志(去心)　龙眼肉　生地黄(酒洗)　玄参　朱砂　石菖蒲(去毛,一寸九节者佳)各三钱　柏子仁(去油)二钱

【用法】上为细末,猪心血为丸,如绿豆大,金箔为衣。每服二、三十丸,糯米汤送下。

【主治】专补心生血,宁神定志,清火化痰。台阁勤政,劳心灯窗,读书辛苦,并健忘怔忡不寐及不善记而多忘者,服之,能日诵千言,胸藏万卷,神效。

107. 制忡汤(引自《中医方剂大辞典》)

【方源】《辨证录》卷四。

【组成】人参五钱　白术五钱　白芍一两　当归一两　生枣仁一两　北五味一钱麦冬五钱　贝母五分　竹沥十匙

【用法】水煎服。一剂而怔忡少定,二剂更安,十剂全愈。

【功用】补心肝,养肺金。

【主治】怔忡。心肝两虚,心弱不能制肺,一遇拂情之事,或听逆耳之言,便觉心气怦怦上冲,有不能自主之势,似烦而非烦,似晕而非晕。

108. 怔忡饮(引自《中医方剂大辞典》)

【方源】《仙拈集》卷二。

【组成】半夏　茯苓　人参各等分

【用法】水煎服。

【主治】心惧怯,如人欲捕之状。

109. 怔忡酒(引自《中医方剂大辞典》)

【方源】《增订医方易简》卷六。

【**组成**】麦冬（去心）二两　白茯苓一两　柏子仁（去油）一两　归身一两　生地一两五分　龙眼肉二两

【**用法**】上药盛绢袋中,用无灰酒十斤,坛内浸三日,连坛煮亦可。

【**主治**】虚劳怔忡。

110. 治要茯苓散（引自《中医方剂大辞典》）

【**方源**】《校注妇人良方》卷三。

【**组成**】麦门冬　茯神各一两半　通草　升麻各一两二钱半　赤石脂一两七钱五分知母一两　大枣十二枚　紫菀　桂心各七钱五分　淡竹茹五钱

【**用法**】上为末。每服一两,水煎服。

【**主治**】心经实热。口干烦渴,眠卧不安,或心神恍惚。

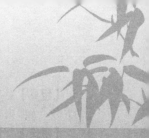

附录三

焦虑障碍相关古代医案选

一、惊悸

1. 惊悸《秦景明先生医案》

一人患惊悸三月矣。闻响则惊,遇夜则恐,恐甚上屋窬墙,旋食旋饥,日啖饭数碗。或谓心偏神失,用补心汤,病益甚。一日求诊于余。右关洪数无论,两尺浮大,按之极濡。此病得之酒,其皆因由肾水枯竭,客热犯胃也。《内经》曰:肾主恐。又曰:胃热亦令人恐。又曰:胃热则消食易饥。又曰:足阳明胃病闻木音则惕然而惊,病甚则寄垣上屋。汝病在胃与肾,脾合胃,心属火,是脾之母。补心则胃益实,火甚则益涸水,宜其药之补而病反剧也。但汝之本病在肾,标病在胃。今以泻黄汤先治标,后以肾气丸徐治本,一寒热并用,一补泻兼施,得毋讶我之前后迥别乎?但服泻黄汤三日,当不饥矣,服肾气丸十日,当不恐矣。已而果然获痊。

泻黄汤　膏、藿、栀、防、草。

肾气丸　即六味地黄丸。

2. 惊悸《类证治裁》

贡氏。惊悸恍惚,不饥不食不寐,脉虚促。病因怒恐而得,胆火上冒则头眩心忡,胸脘刺痛,气结,呵欠怯冷,倏烦热多惊,皆阳越失镇,服药鲜效,总由治失其要。先镇浮阳,再议和阴。牡蛎、龙骨俱煅研二钱,磁石一钱、柏子仁、连翘心各五分,茯神、生枣仁各二钱,三服症象大减;改用羚羊角六分,嫩桑叶三钱,熟地、枣仁、茯神、白芍各二钱,小麦一合,麦冬、半夏各钱半,数服能寐思食矣。

3. 心悸《宋元明清名医类案·清陈莲舫医案》

熊太太,就述证情,大致肝病为多。《经》言:诸气之升,皆属于肝。肝体阴而用阳,侮犯中焦,烁灼上冲,苦主火,酸主肝,其为肝火无疑。甚至上蒙清空之部为头眩,逼近宫城之处为心悸。考诸脏附于背,营枯不能受热,冲脉填于下,血悸不能高枕。女科本以肝为先天,由悲伤起因,由肝而及心脾。总之三阴皆虚,虚不受补,肝病拒补也。愈虚而愈不受补者,所以前能受补而今不能受也。发时若形外脱,其亏损可知。拟上两方,一为发病服,一为调理服,进退其间,服无不效。

发病方:

西洋参,法半夏,玉蝴蝶,真獭肝,石龙齿,北橘叶,竹二青,左金丸,生白芍,佛手花,辰茯神,制丹参,炒远志,红皮枣,吉林参。

调理方:

生白芍,抱茯神,炒归身,佛手花,橘叶,宋半夏,煅龙齿,制女珍,玉蝴蝶,竹茹,盐水炒杜仲，蛤粉炒阿胶，吉林参须，潼蒺藜，白蒺藜，龙眼肉内包黄连外裹金箔。

4. 惊悸《南雅堂医案》

夜不能寐，少卧则惊醒，惴惴恐怖，反侧不安，乃胆气怯弱之故，盖胆属少阳，在半表半里之间，为心肾交接之会，心气由少阳而下交于肾，肾气亦由少阳而上交于心。胆气既虚，则心肾二气交接愈难，是以惊怖易起，不能成寐。治宜责诸少阳，然少阳胆经与厥阴肝经互相表里，法须肝胆同治，庶克有济。兹拟方于下：

炒白芍五钱，酸枣仁三钱，炒远志二钱（去心）。

水同煎服。

5. 心悸《南雅堂医案》

心悸善忘，初由受惊而起，经年未愈。脉芤兼滑，不耐操劳。系心血本虚，痰涎袭入。用补心丹合十味温胆法治之，方拟于后：

人参二钱　酸枣仁二钱（炒研）　天门冬一钱五分　麦门冬一钱五分（不去心）　丹参一钱　元参一钱　白茯神一钱五分　白茯苓一钱五分　远志八分（去心）　当归身一钱　石菖蒲五分　炙甘草五分　制半夏二钱　生地三钱　淡竹茹二钱　陈皮八分　五味子五分　枳实五分　柏子仁一钱　桔梗五分。

6. 吴篪《临证医案笔记》

皖藩蒋调元，缘被议后，蓦然惊惕时动，虚烦呕涎，体倦自汗，坐卧不安。诊脉弦数滑，由于心虚胆怯，气郁生涎，外有所触，忧郁恍惚，虚火上冲，故心下筑筑然跳动，而成惊悸之证。即用温胆汤加羚羊角、菖蒲、麦冬，兼以加味归脾汤，调理半月乃安。

7. 惊悸《辨证奇闻》

一闻声惊，心怦怦，半日后止。人谓心有痰，痰药不效。久不必闻声，亦惊且悸，常若有人来捕者，是惊悸相连而至。虽是心虚，惊悸实不同。盖惊轻悸重，惊从外来动心，悸从内生动心也。若怔忡，正悸之渐也；若悸，非惊之渐也。故惊悸宜知轻重。一遇怔忡，宜防惊，惊宜防悸。然虽分轻重，治虚则一。用安定汤：黄芪、熟地一两，当归、生枣仁、白术、茯神、麦冬五钱，远志、柏子仁、玄参三钱，半夏二钱，甘草一钱。一二剂轻，十剂愈。夫神魂不定而惊生，神魂不安而悸起，皆心肝血虚。血虚则神无归，魂无主。今大补心肝之血，则心肝有以相养，何有惊悸？倘用药骤效，未几仍然者，此心肝大虚，另用镇神丹：人参四两，当归、麦冬、生枣仁、茯苓、生地三两，白术五两，远志二两，熟地八两，柏子仁、白芥子、醋淬龙骨一两，虎睛一对、陈皮三钱。各为末，密丸，滚水下，早晚各五钱，一料全愈。龙能定惊，虎能止悸。入补心肾药中，使心肾交，神魂自定。

8. 惊悸《辨证奇闻》

一先惊后悸，亦有先悸后惊，似不同，不知实无异，不过轻重之殊。前已备言，此又重申者，盖辨惊悸，分中有合，合中有分耳。惊有出于暂不出于常，悸有成于暗不成于明者，又不可不别。暂惊轻于常惊，明悸重于暗悸而惊悸仍同，则将分治乎？抑合治乎？知其合中之分，则分治效；知其分中之合，则合治亦效。盖惊出于暂，吾治其常；悸出于明，吾治其暗。吾一方合而治之，名两静汤；人参、巴戟天一两，生枣仁二两，菖蒲一钱，白芥子、丹砂三钱。四剂定。方妙在生枣仁之多，以安心，尤妙在人参、巴戟以通心肾。则心气通肾夜安，肾气通心日安。又何虑常、暂、明、暗哉。

9. 惊悸《顾松园医镜》

一妇因儿痘，惊苦积劳，虚烦不得卧，心胆虚怯，触事惊悸，百药不效。投以温胆汤。后因虚极，加人参数剂而效。质之，仲淳曰：此必有痰而善饮者也。询之果然。

二、怔忡

1. 怔忡《宋元明清名医类案‐许学士医案》

一尼，恶风怠倦，乍寒乍热，面赤，心怔忡，或时自汗。是时疫气大行，医见其寒热，作伤寒治之，用大、小柴胡汤，杂进数日，病急。许诊视，告之曰：三部无寒邪脉，但厥阴弦长而上鱼际，宜服抑阴等药。乃以生地二两，赤芍一两，柴胡、秦艽、黄芩各五钱，为细末，蜜丸如梧桐子大，每服三十丸，乌梅汤吞之，日三服。良愈。

2. 怔忡《古今名医案按》

一人，病怔忡善忘，口淡舌燥，多汗，四肢疲软，发热，小便白而浊。众医以内伤不足，拟进茸、附等药未决。脉之虚大而数，曰：是由思虑过度，厥阴之火为害耳。夫君火以名，相火以位，相火代君火行事者也。相火一扰，能为百病，百端之起，皆由心生。越人云：忧愁思虑则伤心。其人平生志大心高，所谋不遂，抑郁积久，致内伤也。服补中益气汤、朱砂安神丸，空心进小坎离丸，月余而安。

震按：怔忡本非重病，而居官者多患之，因劳心太过，或兼惊忧所致。治法不外养血安神，补元镇怯，然亦难效，莫若抛弃一切，淡然漠然，病自肯去。老子曰：内观其心，心无其心。广成子曰：毋劳尔形，毋摇尔精，毋使尔思虑营营，岂惟却病，并可长生。

3. 怔忡《杏轩医案》

芄兄羔抱怔忡，久而不愈，每发心旌摇摇，头晕神倦，辗转不安。予诊之曰：此烦劳郁伤，心脾肝三经病也。方定黑归脾汤去木香，加白芍、柴胡，合逍遥散，间参以麦冬、五味子、柏子仁、丹参、牡蛎之属。疾发虽轻，然犹未断，芄兄忧之。予曰：神者伸也，人之神好伸而恶郁，郁则伤神。孔圣二论，首揭说乐；佛家般若经，首称自在；庄生著南华，首标逍遥游。情志中病，未可全凭药力，务须屏烦颐养，方能除根。如言闲散半载，服煎药两百剂，至今疾不复发。

4. 怔忡《辨证奇闻》

一怔忡，遇拂情，听逆言，便觉心气怦怦，不能自主，似烦非烦，似晕非晕，人谓心虚。然心虚由肝虚，肝虚肺必旺，以心弱不能制肺也。肺无火炼，必制木太过，肝更不能生心，心气益困。故补心必补肝，补肝尤宜制肺。然肺娇脏，寒凉制肺，必伤脾胃，脾胃受寒，不能运化水谷，肝何所资？肾又何益？所以肺不宜制而宜养。况肺愈养愈安，愈制愈动。用制忡汤：人参、白术、麦冬五钱，白芍、当归、枣仁一两，北五味一钱，贝母五分，竹沥十匙。水煎调服。十剂全愈。妙全在不定心，但补肝平木，木平则火不易动。补肺养金，则木更静，木静，肝生血，自润心液，不助心焰，怔忡自愈。

5. 怔忡《辨证奇闻》

一怔忡，日轻夜重，欲思熟睡不可得，人谓心虚极，谁知肾气乏乎。人夜卧，心气下降肾宫，肾不虚则开门延入，彼此欢然。惟肾太耗，家贫客至，束手无策，客见如此，自不久留，徘徊岐路，托足无门，傍徨四顾，又将何如。法大补肾精，肾精充足，自然客至相投，开宴畅饮。用心肾两交汤：熟地一两，枣皮、炒枣仁八钱，人参、当归、白芥子、麦冬五钱，肉桂、黄连三分。一剂熟睡,十剂全愈。此补肾仍补心,似无专补,不知肾足心虚,主富客贫,菲薄轻弃。今心肾两足,素封之主见多金之客,自相得益彰。况益连、桂介绍,有不赋胶漆者,吾不信也。

6. 怔忡《辨证奇闻》

一心常怦怦不安,若官事未了,人欲来捕之状。人谓心气虚,谁知胆气怯乎?少阳胆,心母也。母虚子亦虚,又何疑乎?惟胆气虚,何更作怔忡?不知各脏皆取决于胆,胆气一虚,各脏无所遵从,心尤无主,故怦怦不安,似怔忡实非怔忡。法徒补心则怔忡不能痊,补各脏腑而不补胆气,内无刚断之风,外有纷纭之扰,安望心之宁静乎?故必补胆气,后可去怯。用坚胆汤:白术、人参五钱,茯神、花粉、生枣仁三钱,白芍二两,铁粉、丹砂、竹茹一钱。二剂胆壮,十剂怦怦如失。此肝胆同治,亦心胆共治。肝胆相表里,治胆因治肝者,兄旺弟不衰也。心胆为母子,补胆兼补心者,子强母不弱也。况镇定之品以安神,刻削之味以消痰,宜取效之速也。

7. 怔忡《湖岳村叟医案》

玉皇庙王姓妇,四十余,患怔忡惊悸病。自觉心中惕惕,少闻物鸣之声,即时惊恐汗出。渐至面黄肌瘦,饮食减少。三月内服药不下三、四十帖,均无效。看彼药方,大概麦冬、朱砂、清半夏、川黄连之类,意在清热镇惊化痰。诊其脉,肾脉极细弱,心脉洪数无力。此乃水亏不能济火之故。某医之治,不知抽坎塞离之法,所以不效也。余用六味汤加远志、菖蒲、玄参,服三帖有效,十帖痊愈,永不发矣。

按:怔忡俗名"心跳"。心为火脏,血虚不足以养之,火气冲动则跳,痰入心中,阻其心气亦跳,胃火盛,上攻于心亦跳。或开心窍,安心神,养阴血,或泻胃之火,不外此种治法。君治此证有四案,处四方,药味大致略同,亦不外六味、四物,加开心宁神之药。明乎治矣。

8. 怔忡(《湖岳村叟医案》)

伯牛岗张姓,年三十余,患怔忡惊悸证。夜不安席,每闻人言物鸣,惊恐不定,神情立变,屡治不验。请余往疗,诊得心肝二脉洪数有力,察其气色,满面燥红。又问能饮水否?答曰:"善饮。"此乃肝木太旺,心火妄动。经曰:"心者,君主之官,"君喜静而恶动。按五行,肝为心之母。世间未有母害子者。此有两说焉,五行得其平者生,亢者害也。欲安国,必先除贼,贼除则君权自复。权复则令行,君明臣良,纷乱之世,化为清平,有何惊悸怔忡不除也?余用四物汤加减,服一帖微效,二帖大效,五帖全瘳。

四物汤加减

当归 12 克,川芎 10 克,白芍 12 克,生地 10 克,龙胆草 6 克,胡黄连 6 克,青皮 10 克,龙齿 10 克,丹皮 10 克,栀子 6 克,柴胡 12 克,甘草 6 克,水煎服。

9. 怔忡《湖岳村叟医案》

沈玉魁年六旬余,素有劳疾,忽加怔忡惊悸,昼夜不寐,屡治不愈。迎余往疗,诊得心脉虚极且数。此因劳心过度,心火有升无降之故。但使心火下降于肾宫,阴阳交泰,而谓通夜不能清眠者,余未信也。

养心宁睡汤

茯神 9 克,天竺黄 9 克,炒枣仁 9 克,柏子仁 9 克,远志 6 克,辰砂 3 克(研),麦冬 9 克,菖蒲 9 克,连翘 9 克,黄连 3 克,灯芯 2 尺,莲子心 9 克,甘草 6 克,水煎服。

三、七情

1. 悲《宋元明清名医类案·许学士医案》

一妇无故悲泣不止。或谓之有祟，祈禳请祷不应。许学士曰:《金匮》云:妇人脏躁，喜悲伤欲哭，象如神灵所作，数欠伸者，甘麦大枣汤主之。用其方十四贴而愈。盖悲属肺，《经》云:在脏为肺，在志为悲。又曰:精气并于肺则悲，是也。此方补脾而能治肺病者，虚则补母之义也。

2. 悲《宋元明清名医类案·张子和医案》

息城司侯，闻父死于贼，乃大悲，哭罢，便觉心痛，日增不已，月余成块，状若覆杯，大痛不任，药皆无功，乃求于戴人。戴人至，适巫者在其傍，乃学巫者，杂以狂言，以谑病者，至是大笑不忍，回面向壁，一二日，心下结硬皆散。所谓喜胜悲，《内经》自有此法也。

3. 怒《宋元明清名医类案·张子和医案》

项关令之妻，病怒，不欲食，常好叫呼怒骂，欲杀左右，恶言不辍。众医处药，半载无功。戴人视之曰:此难以药治。乃使二娼，各涂丹粉，作伶人状，其妇大笑。次日又令作角抵，又大笑。复于其旁，常以两个能食之妇，夸其食美，此妇亦索其食一尝之。不数日，怒减食增而瘥。

4. 肝病多怒《明清十八家名医医案·陈莲舫医案秘钞》

女科以肝为先天，善怒而多火，厥阴冲犯太阴、阳明，当要脘宇作痛，痛势自午至半夜为甚，属气痹营虚也。由胃及脾，阴稀为脾泄，结燥为脾约，种种脾升胃降失司，中无砥柱，郁火内炽，嘈杂一发，纳食即呆，病久渐损，肌肉瘦削，遇事多怒。照述拟方，治肝木以柔克刚，调脾胃以通为补。

野于术，东白芍，川青皮，合欢皮，制丹参，沙苑子，绿萼梅，沉香曲，西党参(檀香汁炒)，桑寄生，姜半夏，西洋参，竹二青。

5. 易怒《千里医案》

杭州裘，五内如焚，起灭无定时，易怒多疑，舌腻口甜，脉弦左尤甚。肝热由于胆寒，脾瘅由于胃滞。所谓五志火动，神明内扰也。隆冬蛰藏之时，宜用育阴潜阳法。

大熟地三钱　阿胶一钱五分　天冬一钱五分　茯神二钱　竹茹八分　牡丹皮一钱五分　牡蛎三钱　佩兰叶一钱　莲心十粒　白芍二钱　泽泻一钱五分　枣仁二钱　黑芝麻三钱

另服朱砂安神丸，莲心糊丸。

光按:此方与症丝丝入扣。

6. 忧《宋元明清名医类案·朱丹溪医案》

陈状元弟，因忧病嗽唾血，面黧色，药之十日不效。谓其兄曰:此病得之失志伤肾，必用喜解，乃可愈。即求一足衣食之地处之，于是大喜，即时色退，不药可愈。由是而言，治病必求其本。虽药中其病，苟不察其得病之因，亦不能愈也。

7. 忧思(《古今图书集成·医部全录》)

谭植素谨言，为韶州佐，一日，会堂属官，筵中有萝卜颇大，众羡之。谭曰:尚有大如人者。众皆笑以为无。谭悔恨自咎;人不见如是大者，而吾以是语之，宜其以吾言为妄且笑也。因而忧愤，连日不能食。其子煌读书达事，思父素不轻言，因愧赧成疾，必实所言，始可疗病。遂遣人至家，取萝卜如人大者，至官所，复会堂属，强父扶疾而陪。酒至数巡，以车载至席前。众皆惊讶，其父大喜，厥旦疾愈，此亦《素问》喜胜忧也。

8. 思《宋元明清名医类案·朱丹溪医案》

一女，新嫁后，其夫经商二年不归，因不食，困卧如痴，无他病，多向里床坐。丹溪诊之，肝脉弦出寸口。曰：此思男子不得，气结于脾，药难独治，得喜可解。不然，令其怒。脾主思，过思则脾气结而不食。怒属肝木，木能克土，怒则气升发而冲，开脾气矣。其父掌其面，呵责之，号泣大怒，至三时许，令慰解之。与药一服，即索粥食矣。朱曰：思气虽解，必得喜，庶不再结。乃诈以夫有书，旦夕且归。后三月，夫果归而愈。

9. 忧思《宋元明清名医类案·朱丹溪医案》

丹溪曰：一蜀僧出家时，其母在堂，及游浙右，经七年。忽一日，念母之心甚切，欲归无腰缠，徒而朝夕望而泣，以是得病，黄瘦倦怠。时僧年二十五岁，太无罗先生见之，令其隔壁泊宿。每日以牛肉、猪肚甘肥等煮糜烂与之。凡经半月余，且时以慰谕之言劳之，又许钞十锭作路费。曰：不望报，但欲救汝之命耳。察其形稍苏，脉稍充，与桃仁承气，一日三贴下之，皆是血块痰积方止。次日只与熟菜、稀粥将息。又半月，其僧遂如故。又半月有余，与钞十锭，遂行。

10. 忧思《古今图书集成·医部全录》

一女子母甚是相爱，既嫁而母死，遂思念不已，精神短少，恹恹嗜卧，诸药不应。其夫延韩世良治之。韩曰：此病得之于思，药不易愈，当以术治之。乃贿一巫妇，授以秘语。一日，夫谓妻曰：汝之念母如此，不识彼在地下，亦念汝否？吾当他往，汝盍求巫妇卜之。妻欣诺，遂召巫至，焚香礼拜而母灵降矣。一言一默，宛然其母之生前也。女遂大泣。母叱之曰：勿泣！汝之生命剋我，我遂早死，我之死，皆汝之故。今在阴司欲报汝仇，汝病恹恹，实我所为，我生则与尔母子，死则与尔寇仇矣。言讫，女改容大怒，诟之曰：我因母病，母反我害，我何乐而思之？自是而病愈矣。此亦以情疗之也。

11. 恐（《古今图书集成·医部全录》）

周本心年六十岁，形气俱实，因大恐，正月间染病，心不自安，如人将捕之状，夜卧亦不安，两耳后亦觉火光炎上，食饮虽进而不知味，口干而不欲食，以人参、白术、当归身为君，陈皮为佐，加盐炒黄柏、炙元参各少许，煎服自愈，月余而安。

12. 惊《宋元明清名医类案·张子和医案》

卫德新之妻，旅中宿于楼上，夜值盗劫烧舍，惊堕床下。自后每闻有响，则惊倒不知人。家人辈蹑足而行，莫敢冒触有声，岁余不瘥。医作心病治之，人参、珍珠及定志丸皆无效。戴人见而断之曰：惊者为阳，从外入也；恐者为阴，从内出也。惊者，为自不知故也；恐者，自知也。足少阳胆经属木，胆者，敢也。惊怕则胆伤矣。乃命二侍女执其两手于高椅之上，当面前下置一小几。戴人曰：娘子自视此。一木猛击之，其妇大惊。戴人曰：我以木击之，何必惊乎？伺少定，击之，惊少缓。又斯须，连击三五次。又以杖击门，又暗使人击背后之窗，徐徐惊定而笑。曰：是何治法？戴人曰：《内经》云惊者平之。平者，常也，平常见之，必无惊。是夜使人击其门窗，自夕达曙，寝息如故。夫惊者神上越也。从此遂愈。

13. 恐《吴门曹氏三代医验集》

某右。肝气郁结，心营不足，痰热气火乘之，遂有疑惑恐惧之状，绵延日久莫可自解，脉左细数右微滑,急须标本两治。

归身一钱半,炒 陈胆星七分 天竺黄三钱 青礞石一钱半 抱木茯神四钱 盐半夏三钱 合欢皮四钱 广郁金一钱 炒枣仁一钱半 紫贝齿一两,生杵 远志炭七分 竹茹二钱 川石斛四钱 白薇一钱半

14. 惊《南雅堂医案》

精神恍惚,卧则梦魂颠倒,神若远离,闻声倏然惊醒,通宵不能成寐,左关脉实。是肝经受邪,非属心虚之证。盖魂藏于肝,肝血不足则神魂无主,势将飞越,是以梦寐不安。神而明之,存乎其人。方拟列于下:

龙齿二钱,微煅 炒白芍三钱 当归身一钱 柏子仁一钱 白茯神三钱 麦门冬一钱,不去心 巴戟天一钱 菟丝子一钱 酸枣仁二钱,炒远志一钱,去心

水同煎服。

15. 惊(《古今医案按》)

张路玉治河南督学汪缄庵媳,产后病虚无气,洒洒然如惊,常时咳青黑结痰,欲咳则心中憺憺大动,咳则浑身麻木,心神不知所之。偶闻一声响,则头面烘热,微汗,神魂如飞越状。专事妇科者,屡用补养心血之剂,罔效,虚羸转剧。邀张诊之,脉浮,微弦而芤,独左寸厥厥动摇,此必胎前先伤风热。坐草时进力过甚,痰血随气上逆,冲过膈膜而流入心包也。朝用异功散加童便煅淬蛤粉,以清理痰气,大剂独参汤下来复丹,以搜涤瘀积。盖痰在膈膜之上,非焰硝无以透之;血在膈膜之上,非五灵无以浚之。然非藉人参相反之性,不能激之使出也。服数日,神识渐宁,形神渐旺。改用归脾汤加龙齿、沉香,调理而康。

吴昭如室,年壮体丰,有素而呕血,腹胀,脾约便难之恙。两遭回禄(火灾),忧恚频仍。近于失血之后,忽然神气愦乱,口噤目瞪。石顽诊之,气口数盛而促,人迎弦大而芤,形神不能自主,似有撮空之状,一医以为证犯款款,不出五日当毙。张谓不然,若是撮空,必然手势散漫,今拈着衣被,尽力扯摘,定为挟惊挟怒无疑。爪者筋之余,非惊怒而何?况脉来见促,当是痰气中结,殊非代脉之比。询其病因,惊怒俱有,遂用钩藤钩一两,煎成,入竹沥半盏,姜汁五匙,连夜服药,即得安寐。次日六脉稍平,但促未退,仍用前方减半,调牛黄末一分,其夕大解三度,共去结粪五六十枚,腹胀顿减,脉静人安,稀糜渐进,数日之间,平复如常。

震按:七情致病,病本难治,戴人、丹溪治法神矣。洞虚子专主痰火,亦难奉为要诀。石顽二案,论病最精,用药更巧。

四、郁证

郁证(《叶氏医案存真》)

悲忧哭泣致病,不饥欲呕,病属郁症,治当条达肝胃。第胃为阳土,肝寄相火,虽结瘕气,燥热未宜。

制半夏,白茯苓,炒丹皮,炒神曲,吴萸萸,夏枯草,黑山栀,川连。

客邸怀抱不舒,肝胆郁遏,升降失度,气坠精开为遗泄。地、黄、龙、牡钝涩,气郁者更郁,理气和肝获效,未经调理全功。当今冬令,温舒收藏之气未坚,失血之后,胸中隐隐不畅,未可凝阴,只宜降气和血。

钩藤钩,降香,米仁,郁金,茯苓,杜苏子,丹皮,炒桃仁。

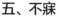

五、不寐

1. 不寐《宋元明清名医类案·许学士医案》

四明董生,卧则魂飞扬,身虽在床而神魂离体,惊悸多魇,通宵不寐。众皆以为心病,医之无效。许曰:以脉言之,肝经受邪,游魂为变,非心也。以肝有邪,魂不得归于肝,是以卧则飞扬,若离体也。肝主怒,必小怒则剧。用珍真珠母为君,龙齿佐之,因而龙齿安魂,虎睛定魄之说。

震按　凭兼见之证,辨为肝胆之病。案不载脉象,亦难核辨。然肝胆之不寐易治,而心之不寐难瘥。盖心藏神,肾藏精与志。寐虽由心,心赖肾之上交精以合神,阴能包阳,水火既济,自然熟寐。《内经》谓阳气满,则阳跷盛,不得入于阴,阴虚故目不瞑。又云,阴跷阳跷,阴阳相交,阳入阴,阴出阳,交于目锐眦,阳气盛则张目。阴气盛则瞑目。此是不寐要旨,非肝胆病之不寐也。如人并无外邪侵扰,亦无心事牵挂,而常彻夜不寐者,其神与精必两伤,大病将至,殊非永年之兆,虽投补心补肾之药,取效甚艰。即《内经》秫米半夏汤,亦有效有不效,或初效继不效,而病者辗转床褥,必求其寐,愈不肯寐,更生烦恼,去寐益远。慈山先生《老老恒言》云:寐有操纵二法。操者如贯想头顶,默数鼻息,返观丹田之类。使心有所着,乃不纷驰,庶可获寐。纵者任其心游思于杳渺无朕之区,亦可渐入朦胧之境。此诚慧心妙悟,可补轩岐所不逮。

2. 不寐《顾松园医镜》

一妇患阴虚火症,彻夜不眠者两月,饮食俱废,形体日消,皆谓不治。仲淳诊视,许以可救。盖此病虽属虚,幸脏腑无损,心经虽有火,不至灼肺。况久病脉调,身不发热,岂有他虞。多服补阴收敛之剂,自然水升火降而愈。用生脉散加茯苓、枣仁、远志、当归、生地大剂投之。因虚甚气怯,佐以琥珀、辰砂、金、银器之类,约百余剂而瘳。

3. 不寐《巢渭芳医话》

丁未岁,太平洲陈家弄朱某。两载不寐,形丰,脉细有力,四方延医,论治均不一效,由夏六月就诊来孟。余询切病情,因经营所伤,系肝火上灼,水火不相交泰之征。视服各药,非温胆、即归脾。随曰:是症与心肾不涉。不过肝阳挟痰湿以阻肝胆为患,心气无以下交。拟龙胆泻肝加珍珠母等,佐以逐痰湿法,出入二十余剂,绝无所苦矣。(《二续名医类案》)

4. 不得卧(《重订灵兰要览下卷》)

《九灵山房集》云:浙江省平章左答纳失理在帅阃时病无睡,睡则心悸神慑,如处孤垒,而四面受敌,达旦目眵眵无所见,耳瞆瞆无所闻,虽坚卧密室睫未尝交也,即选医之良者,处剂累月勿瘳。后召元膺翁诊视,翁切其脉,左关之阳浮而虚,察其色,少阳之支溢于目眦,即告之曰:此得之胆虚而风上,独治其心而不祛其胆之风,非法也。因投药方,乌梅汤、抱胆丸,日再服,遂熟睡。一方治多疑,不得眠,如狂,用温胆汤加酸枣仁一两,炒研煎。从来不寐之证,前人皆以心肾不交治之,投剂无效。窃思阴阳违和,二气亦不交。椿田每用制半夏、夏枯草各五钱,取阴阳相配之义,浓煎长流水,竟覆杯而卧。治病切勿执着拘泥古方,妙在随症用药,变通化裁,精思过人,是为良工。

5. 不寐《宋元明清名医类案·马培芝医案》

恙由惊恐而起,旋即不寐。心胸热辣,咽益气瘰呃逆,甚至昏厥。《经》云:惊者,心与肝胃病也。心气强,则触之不动;心气虚,故处之易惊。肝属木、属风,风木震动,故病热惊骇。胃为多气多血之经,胃气壅则生热,故恶人与火,闻声则惊。心主藏神,惊则神舍空。阳明痰热内居心包,神不归舍,故见证若是。拟养心和胃平肝,以安神志。

北沙参,法半夏,茯神,丹参,远志,当归,柏子仁,合欢皮,白蒺藜,佛手,竹茹,龙齿,鸡子黄。

素是湿体,肺气不利,鼻塞不闻有年。今春脐下动气,上振于心,卧不能寐。脉细,左关弦硬,舌苔满白。肝肾不足,阳明湿痰不清,痰结于中,清阳之气不能上升。拟用温胆汤加味主之。

法半夏,竹茹,枳壳,秫米,丹参,北沙参,川贝,茯苓,藿梗,甘草,白术。

复诊:不寐之症,有十数条。《灵枢》云:以阳气不得入于阴之气,故目不瞑。腹有动气,下及心胸,卧不成寐。肝肾阴亏于下,胃阳扰动于中,面有油红,阴不敛阳,水火不能交济。拟培肝肾,以摄冲任。

南、北沙参,生、熟首乌,川连,肉桂,红、绿豆,生、炙甘草,赤白芍,生、熟枣仁,川钗石斛,龙齿骨,百合。

三诊:脉象细而缓,沉候带弦,缓乃脾之本脉,土虚生湿;沉候弦者,阴伤肝不和也。脾处中州,为化生气血之藏。脾虚不能布精于胃,子令母虚,神不归舍,彻夜不寐。始进和胃,继交心肾,均为得效。拟从心脾进治。

孩儿参,山药,益智仁(盐水炒),归身,白芍,白术,陈皮,佩兰,枣仁,夜合花,远志(甘草水炒),生、熟枣仁,浮小麦,红枣。

右寸脉虚,是气之不足。两尺沉细,命肾皆亏。两关小而带滑,肝脾两经夹有湿邪。欲小解,大便亦随之而下,有时气坠于囊,精凝成粒。此气虚夹湿,肾元不固,虚阳上浮,头目昏晕,卧不成寐。拟益气固阴,以敛浮阳。

党参,归身,菟丝子,益智,怀药,沙苑,蒺藜,萸肉,白芍,丹皮,生地,枣仁,泽泻。

忧思抑郁,最损心脾,心主藏神,脾司志意,二经俱病,五内俱违。心为君主之官,脾乃后天之本。精因神怯以内陷,神内精伤而无依,以故神扰意乱,意夕无寐,故多患惊悸怔忡之病。

异功散加远志,枣仁、归身、黄芪。

6. 不寐《辨证奇闻》

一昼夜不能寐,人谓心热,火动不止,谁知心肾不交乎。盖肾不交心,日不寐;心不交肾,夜不寐。日夜不能寐,心肾两不交耳。所以不交者,心过热,肾过寒也。心属火,过热则炎上而不交肾;肾属水,过寒则沉下而不交心。法使心不热、肾不寒,自然寒中有热,热中有寒,两相引,两相合。用上下两济汤:人参、白术五钱,熟地一两,枣皮三钱,肉桂、黄连五分。一剂即寐。盖黄连凉心,肉桂温肾,同用交心肾于顷刻。然无补药辅之,则热者太燥,寒者过凉。得参、术、枣皮、熟地则交接无非欢愉。然非多用则力薄,恐不能久效。

7. 不寐《辨证奇闻》

一夜不能寐,畏鬼,辗转反侧,少睡即惊,再睡恍如捉拿,人谓心肾不交,谁知胆气怯。少阳胆在半表里,心由少阳交肾,肾亦由少阳交心。胆气虚,心肾至,不能相延为介绍,心肾怒,两相攻击,胆愈虚,惊易起,益不能寐。宜补少阳胆。然补胆又不得不补厥阴肝。盖肝胆表里,补肝正补胆。用肝胆两益汤:白芍、炒枣仁一两,远志五钱,二剂熟睡,三剂惊失。白芍入肝胆,远志、枣仁似入心不入胆,不知二味入心亦入胆,况同白芍用,又何疑乎。胆既

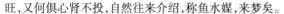

旺,又何俱心肾不投,自然往来介绍,称鱼水媒,来梦矣。

8. 不寐(《辨证奇闻》)

一神气不安,魂梦飞扬,身在床,神若远离,闻声既惊,通宵不能闭目。人谓心气虚,谁知肝经受邪乎。肝藏魂,肝血足则魂藏,虚则魂越。游魂多变,亦由虚也。否则魂藏肝中,虽邪引不动,故得寐。今肝血既亏,肝皆火气,魂将安寄?一若离魂,身与魂为两矣。然离魂,魂离能见物,不寐则不见物。所以不能见物者,阴中有阳,非若离魂之纯阴也。法祛肝邪,先补肝血,血足邪自离,梦自绝。用引寐汤:白芍一两,当归、麦冬五钱,龙齿末火煅、柏子仁二钱,菟丝、巴戟、炒枣仁、茯神三钱。数剂自愈。方补心肝,用之甚奇者,全在龙齿。古谓治魂不宁宜虎睛,治魂飞扬宜龙齿,取其入肝平木也。夫龙能变化,动象也,不寐用龙齿,不益助游魂不定乎?不知龙虽动而善藏,动之极正藏之极。用龙齿以引寐,非取其动中之藏乎?此古未言,余不觉泄天地之奇。

9. 不寐(《辨证奇闻》)

一心颤神慑,如处孤垒四面受敌,达旦不寐,目无见,耳无闻,欲少闭睫不可得。人谓心肾不交,谁知胆虚风袭乎。胆虚则怯,邪乘而入,既入胆中,胆气无主,胆欲通心,邪不许;胆欲交肾,邪又不许,此目无见,耳无闻也。心肾因胆气不通亦各守本宫,不敢交接,故欲闭睫不可得。少阳胆属木,风木同象,故风最易入。风乘胆虚,居而不出,胆畏风威,胆愈怯矣。何啻卧薪尝胆,安得悠然来梦乎?法必助胆气,佐祛风荡邪,风散胆壮,庶可高枕而卧。用祛邪益胆汤:柴胡、白芥子二钱,郁李仁、竹茹、甘草一钱,乌梅一个,当归一两,川芎、沙参三钱,麦冬五钱,陈皮五分。二剂颤慑止,四剂耳闻目见,亦熟睡。方全不引心肾,惟泄胆木风邪,又得芎、归相助,风邪外散,胆汁不干,可以分给心肾,自心肾交,欲寐矣。

六、其他

1. 健忘(何书田《簳山草堂医案》)

心营不足,肝阳内搅,气不舒而健忘。治宜培养心脾,兼熄木火。

西党参　广陈皮　石决明　白茯神　柏子霜　制于术　炒归身　牡丹皮　远志　龙眼肉

2. 健忘(吴篪《临证医案笔记》)

抚州太守邱滋畲云,少时记性尚可,迩来遇事多忘,且食少不眠,精神短少难支。余曰:脉弱迟细,缘勤政营心,思虑过度,心血不足,则记前失后;命元元阳不充,故眠食不安。且年已半百,皆气血渐衰所致。宜服归脾汤,间用人参养荣汤,服之甚效。后用十全大补汤并八味地黄丸峻补气血,调摄数月而安。

赣县六尹龙肃斋,常患目疾,嗣多健忘。脉虚弦数,乃劳心太过,心肝血虚,精神散越,致遇事善忘也。宜服养心汤,间用归脾汤以龙眼肉熬膏为丸,常服而愈。

3. 梅核气(《赵海仙医案》)

操持过度,抑郁伤肝。肝脏厥阴之气,由胃系上升于喉,喉间不利,状如物阻,咯之不出,咽之不下。书云梅核气是也。速当扫尽尘氛,自开怀抱,庶可与药饵并济。

菱皮,苏梗,贝母,桑叶,丹皮,昆布,射干,绿海粉,橄榄核,陈皮,半夏,杏仁。

肝肺之气不舒,升降之机紊序,上逆于会厌之间,致咽嗌为之不利,状如物阻,咯之不出。书云梅核气是也。拟方善图。

海粉,丹皮,桑叶,苏子霜,松萝茶叶,射干,蛤粉,竹茹,青果核,昆布,半夏粉,茯苓,川贝。

4. 阳痿(《王九峰医案》)

思为脾志,神思过用,病所由生,心为君主之官,端拱无为,相火代心司职,曲运神机。摇动相火,截血上行,下为遗泄因循失治,病势转深,更加虚阳上越眩晕等症。诸风掉眩,皆属于肝。面色载阳,肾虚故也。不能久立久行者,肝主筋,肾主骨,肝肾不足以滋营筋骨也。眼花耳鸣者,肾气通于耳,肝开窍于目,水亏不能上升于耳,血少不能归明于目也,胸背间隐痛如列者,二气无能流贯,脉络不通也,呕吐黄绿水,肝色青,脾色黄,青黄合色则绿。乃木乘土位之征也。前阴为宗筋之会,会于气街,而阳明为之长。心肝不足,冲脉不充,宗筋不振也,阴筋不兴。滋阴降火,苦坚之法,最是良谋,惜少通以济塞之品,以故无效。不受温补热塞之剂者,盖壮年非相火真衰,乃抑郁致火不宣扬,膻中阴曀,离火不振也。相火不足,治宜益火之源,以消阴翳,相火不宣,则宜斡旋肝气,以畅诸经。譬如盛火弊彰,微透风则翕然而鼓矣。

黑归脾汤加沉香、琥珀、黄柏、元参。蜜丸。

5. 脏躁(《古今医案按》)

一妇无故悲泣不止,或谓之有祟,祈禳请祷不应。许学士曰:《金匮》云,妇人脏燥,喜悲伤欲哭,象如神灵所作,数欠伸者,甘麦大枣汤主之。用其方十四帖而愈。盖悲属肺,经云在脏为肺,在志为悲。又曰,精气并于肺则悲是也。此方补脾而能治肺病者,虚则补母之义也。

6. 脏躁(《丁甘仁医案续编》)

徐左。无故悲泣,脾虚脏躁,神不安舍,痰热居之,神识时清时昧,俨语郑声。脉象虚弦而滑。宜养阴柔肝,清神涤痰,然非旦夕可以图功也。

生白芍二钱　左牡蛎四钱　青龙齿三钱　炒枣仁三钱　炙远志一钱　朱茯神三钱
竹沥、半夏二钱　天竺黄钱半　川象贝各二钱　合欢皮钱半　黑稽豆衣三钱　淮小麦四钱
红枣五枚　炒竹茹钱半　枳实炭一钱,同拌。

7. 宾门太守夫人气不升降证(明代张继科《三合集》)

因丧中子,伤悼无节,发热不寐,神思恍惚,头颅掉眩,五心烦热,膈内冲上,大如鸡子,或如拳如碗,饮食不进,嘈杂不宁。呼予诊之,已旬余日不睡不食。适值请代,百事填冗,诸司之札叠至,不得已赴诊。目已试方,皆与脉证未合。医者辩论纷纭,靡所从适。宾门以未效故,疑信居半。予书脉药之概。调理一月渐平。

适诊尺脉沉微,沉虽肾之本形,微则肾气弱,阴气不上紫矣;寸脉洪阔,孤阳浮上。浮者不降,沉者未升,心肾不交故气冲,因过恸而形现。然来去靡常,气本无形之物,非有形者,凝于一而不散也。心者神明之官,以木为母,以土为子。木郁失其荣养,则神无所依;土悬不能归藏,则血无所寄。憧憧半月不能睡,五心烦热,医者每用归脾汤,而升降无序,上下成否,归之不得。少阳脉来沉况,发热作眩,岂水木相离耶? 柴、芩清之未效,可知其故矣。今补肝、补肾为第一义,俾阴升阳降,诸经乃可次第调之。枸杞、山萸萸,用以补肝肾;枣仁、归身、茯神,用以养心;陈皮、淡戒盐水拌炒,引金气下行;香附、童便制过,量投少许,可平冲气上逆;山药调脾;藿梗启胃。其参、术俟肺脉稍平,地黄丸俟胃气渐开,服之未为晚也。

人生惟此阴阳二气相承而已,心、肺居上为阳,阳之浊者为阴,下始紫于阴中;肝、肾居

下为阴,阴之清者为阳,上始调于阳分。阴升阳降,百脉流通,斯为无病。独是肾水一亏则阴气不升,阴气不升则阳气不降,水木交困,二经俱有相火,此作渴之原也。至夜始渴,肝肾司阴也;气动惊醒,魂藏不深也;遍体发热,阳浮于外也;日间厌食,胃脉尚未启也。人参、白术,皆能补胃,因气升不用。若升降得宜,必滋肾以纳肺气。但医家补气易,补阴难。《经》曰:阴不足者,补之以味。味乃天地自然之味,如大栗之咸,山药之甘,豆角之淡,韭菜之辛之类,非烹调之味也,故丹溪有茹淡论。且咸能凝血,酸能败血,血虚者禁用。日惟茹淡以养阴,服药以补血,庶几其有瘳乎?且尺脉沉弱,女得男脉,叔和"太过"一语,盖指少妇言耳。若年届七七,癸水渐微,初剂即投阿胶,恐血药濡滞,有碍气道,宜以枸杞代之。医谓女科不用枸杞,言亦良是。不知女子二七天癸至,此脉盛之始;七七癸水绝,此脉衰之终。量用枸杞,衰弱之余,补而不滞,须服四两,始投阿胶,亦不得已而行权也。

时当初秋,肺金司令,金能生水。两尺如毛,谓肾得其养,气聚于一而不涣,非真如毛也。肺脉不下生肾水,浮气于上,曷故?盖癸水已竭,肾弱不能收纳肺气,兼之哀痛关心,气结上部,即欲下降,非引静及滋肾不可。胃口厌食,人以胃气为生。脉得沉细,细匪多血,沉为失气。皆日前服药过为荡涤,兼用血药,更为害事也,至气升不降。总由心肾不交,速宜滋肾养心,失之不治,渐成烦燥消渴,骨蒸不寐之证。或谓:地黄腻膈,阿胶补肺,莲子汤作酸。不知地黄入砂仁少许,捣和蜜丸,空心服,直达下焦则不腻膈;阿胶初制,驴皮用黑,取象肾,本肾经药,无桔梗为引则不入肺;莲子汤作酸,以新煎者较之粥汤,孰清孰浊?粥汤相宜,莲子汤亦不相悖,况能养心养胃耶?

前方去藿梗、枸杞、山茱萸,加阿胶、白芍、杜仲、人参、白术、甘草,调治一月全愈。

8. 气冲(《宋元明清名医类案·明代萧琢如医案》)

湖北张某,为书店帮伙,一日延诊,云:近得异疾,时有气痛,自脐下小腹起,暂冲痛至心,顷之止,已而复作,夜间尤甚,诸医不能治,已一月有奇,吾家有老医,寄居此间,请为指示病源,并赐妙方,当执以授阅,藉增识解。审视舌苔白滑,脉沉迟,即与桂枝加桂汤,并于方后注云:《伤寒论》一则曰,发汗后,其人脐下悸,欲作奔豚,烧针令其汗。针处被寒,必发奔豚,茯苓桂枝甘草大枣汤主之。一则曰,气从少腹上冲心者,与桂枝加桂汤,此乃奔豚症,与仲师方案恰合,可以一剂知,二剂愈,已而果验。

肾水上逆之奔豚,见之最多,以桂枝加桂与之,百发百中,惟肝火上逆之奔豚,患者极少。一日偶从友人闲谈,其同居有妇人前来云:其媳患气痛,口苦咽干,寒热往来。余曰:可取方往,不必临诊。意必小柴胡症也。其妇要求过诊,友人亦从旁敦劝,询知痛从少腹上冲胸及咽喉,顷之即止,已而复发如初,脉之弦数,舌苔白。即谓友人曰:此症幸临视,否则方虽无妨碍,病必不服。此乃肝火上逆之奔豚,为生平所罕见,当用《金匮》奔豚汤。即疏方与之,一剂知,三剂已。

9. 气冲(《旧德堂医案》)

相国文湛持在左春坊时,患左足下有一线之火直冲会厌,燔灼咽嗌,必得抬肩数次,火气稍退,顷之复来,或用补中益气加肉桂服之更甚,求治于家君。脉两尺虚软,知非实火奔迫,乃虚炎泛上。然虚证之中又有脾肾之分,脾虚者气常下陷,法当升举,肾虚者气常上僭,又当补敛。今真阴衰耗,孤阳无依,须滋坎之阴,以抑离之亢,乃为正治。方以熟地四钱,丹皮、山茱萸各二钱,麦冬钱半,五味三分,黄柏七分,牛膝一钱,煎成加童便一杯,服四帖而虚火乃退,左足遂凉。

10. 虚损(《宋元明清名医类案 - 马培芝医案》)

心主血而藏神,脾统血而藏意,肝藏血而荣筋,思虑烦劳,心脾营血固亏,而气分亦弱。肺为气之主,肾为气之根。夫营出中焦,卫出下焦,故肾为立命之本。劳则气坠于下,心神不安,四肢慵倦,形神消瘦,口渴便难,中虚营损显然。幸脉息尚和,眠食如常。拟养心脾,调中益气。

炙芪,人参,益智,杜仲,枸杞,当归,橘红,法夏,枣仁,熟地,山药,茯苓,炙草,于术,鹿茸,柏子仁,料豆,元眼,红枣。清膏。

11. 阳痿(《古今医案按卷八》)

张景岳曰:余尝治一强壮少年,遭酷吏之恐。病似胀非胀、似热非热、绝食而困。众谓痰火,宜清中焦。余诊之曰,此恐惧内伤,少阳气索而病及心肾,大亏证也,遂峻加温补,兼治心脾,一月而愈。愈后虽形健如初,而阳寂不举。余曰根蒂若斯,肾伤已甚,非少壮所宜之兆。速宜培养心肾,庶免他虞,彼不肯信,未及半载,竟复病而殁,可见恐惧之害,其不小者如此。